神经重症监护病房临床实用脑电图学

N-ICU EEG CLINICAL PRACTICE

主　编　江　文
主　审　黄远桂

北京大学医学出版社

SHENJING ZHONGZHENGJIANHU BINGFANG LINCHUANG SHIYONG NAODIANTUXUE

图书在版编目（CIP）数据

神经重症监护病房临床实用脑电图学 / 江文主编
. —北京：北京大学医学出版社，2021.7
ISBN 978-7-5659-2187-2

Ⅰ. ①神… Ⅱ. ①江… Ⅲ. ①脑电图－研究 Ⅳ.
① R741.044

中国版本图书馆 CIP 数据核字（2021）第 073888 号

神经重症监护病房临床实用脑电图学

主　　编：江　文
出版发行：北京大学医学出版社
地　　址：（100191）北京市海淀区学院路 38 号　北京大学医学部院内
电　　话：发行部 010-82802230；图书邮购 010-82802495
网　　址：http://www.pumpress.com.cn
E-mail：booksale@bjmu.edu.cn
印　　刷：北京金康利印刷有限公司
经　　销：新华书店
责任编辑：高　瑾　　**责任校对**：靳新强　　**责任印制**：李　啸
开　　本：889 mm×1194 mm　1/16　　**印张**：16.25　　**字数**：470 千字
版　　次：2021 年 7 月第 1 版　2021 年 7 月第 1 次印刷
书　　号：ISBN 978-7-5659-2187-2
定　　价：139.00 元

编者名单

主　　编　江　文（空军军医大学西京医院）

副 主 编　刘永红（空军军医大学西京医院）
杨　方（空军军医大学西京医院）

编　　委（以姓氏笔画为序）
丁　晶（复旦大学附属中山医院）
王　乐（空军军医大学西京医院）
王　萱（空军军医大学西京医院）
王　群（首都医科大学附属北京天坛医院）
李　玮（陆军军医大学大坪医院）
李　雯（空军军医大学西京医院）
冷秀秀（空军军医大学西京医院）
张金妮（空军军医大学西京医院）
张晶晶（空军军医大学西京医院）
陈蓓蓓（空军军医大学西京医院）
孟宪栋（解放军联勤保障部队 940 医院）
赵晶晶（空军军医大学西京医院）
晋　琅（空军军医大学西京医院）
康晓刚（空军军医大学西京医院）

学术秘书　陈蓓蓓　王　乐　张晶晶

序一

自 1924 年 Hans Berger 首次记录到人类脑电活动，至今将近百年。脑电活动的发现和脑电图检测技术在临床的应用，为人类开辟了一个认识大脑功能活动和诊断脑疾病的重要途径。近 40 年来，几代从事神经电生理基础和临床研究的学者，亲身感受了计算机技术的飞速进步对于脑电图和神经电生理起到的巨大推动作用。将来，脑电图及相关的各种神经电生理技术必将在脑科学研究和癫痫等各种神经系统疾病的诊断治疗方面发挥越来越大的作用。

在临床重症医学领域，特别是神经重症监护病房（N-ICU），实时连续脑电监测和由其衍生的各种脑趋势监测是判断脑功能状态最直接和最敏感的指标，也是判断脑损伤预后的可靠依据。因此不论是从事脑电图专业还是神经重症专业人员，都应当掌握脑电图的基本知识，积极推进以持续脑电监测为主的各种脑功能监测在 ICU 的应用。但国内目前的状况是，脑电监测在各科 ICU 的应用还不够普遍或不够规范。这项工作一方面需要具有适用于 ICU 的监测设备和建立相应的团队，学习了解脑电图的基本知识，规范脑电监测的操作技术和记录质量；另一方面脑电图专业人员也要重视与 ICU 的合作，充分掌握 ICU 患者与各类疾病相关的脑电图特点和重点，密切结合临床，正确解读重症患者脑电图的诊断和预后含义。

空军军医大学西京医院神经科在老一代专家黄远桂教授的带领下，在癫痫和脑电图领域有着深厚的积淀。在此基础上，江文教授率领的团队在国内较早开展了在 N-ICU 内脑电监测的一系列临床和研究工作，积累了丰富的经验。《神经重症监护病房临床实用脑电图学》是国内首部应用于 ICU 领域的脑电图专著，系统介绍了与 N-ICU 相关的脑电图基础知识，并重点介绍了对于癫痫持续状态、昏迷、脑死亡等神经重症患者，脑电图判读对病因诊断、脑功能评估及预后方面的重要作用。书中不仅解读了近年来国外的相关指南、共识等文献，更展现了作者团队自己的临床实践经验和研究成果。全书中有大量临床实例，图文并茂，非常有助于读者理解和学习。相信本书的出版将进一步推动脑电图在 N-ICU 和全科或其他各种专科 ICU 领域的广泛应用，在重症患者的临床诊断和脑功能评估、指导合理治疗及改善预后方面发挥更大的作用。

刘晓燕

2021 年 1 月 22 日，北京

序二

我国神经重症监护病房的建立始于20世纪80年代后期，随着世界神经重症医学的发展，从21世纪初始，我国的重症医学在神经重症的基础理论与团队理念提升，专业的医疗护理团队建设，以及物理空间和设备条件完善三个方面都有了长足的进步。而与此学科有重要关联的临床脑电图学在神经重症患者的诊断、治疗和脑功能监测中的重要作用亦有较快的发展。因此也迫切需要有相关的书籍来进一步提高重症监护病房的医、护和技术人员的操作和判断水平，以助力重症医学的发展。

空军军医大学西京医院神经重症监护病区成立于21世纪初期，已经培养了有一定的相关理论知识和临床实践经验的医、护、技团队。他们在多年的临床与科研实践基础上，着重结合临床实际及国际重症医学方面的最新进展，编著了《神经重症监护病房临床实用脑电图学》一书。希望本书的出版对于推动脑电图学在N-ICU中的应用和研究，提升我国神经重症医学领域诊断、治疗和预后判断方面的能力起到积极的作用。同时也希望编写团队在未来的实践中积累更多的临床经验及进一步的理论研究，为我国神经重症医学事业的发展做出更大的贡献，以造福于神经重症患者。

2021年2月22日，西安

前　言

脑电图作为脑功能监测的一种重要手段，具有无创、实时、经济及便携等优势，在神经重症监护病房（N-ICU）患者的诊疗过程中扮演着重要角色，常被誉为监测重症患者脑功能的窗口。脑电图监测可以帮助识别非惊厥性发作，鉴别各种发作性疾病，指导难治性癫痫持续状态的治疗，判别重症患者的脑功能，以及诊断脑死亡等。但由于 N-ICU 监护仪器多、各种医疗护理操作频繁、患者病情重、病情变化快，因此对于 N-ICU 脑电图监测设备配置、团队组成、操作流程及结果判读等要求更高。

本书主要包括电生理基本知识与判读、N-ICU 脑电图监测指导临末诊断、N-ICU 脑电图监测指导临床治疗、N-ICU 脑电图监测指导预后评估 4 篇共 18 章，期望为 N-ICU 相关工作人员，如神经内科医师、神经外科医师、重症医学科医师、麻醉医师、脑电图医师及脑电图技师等在 N-ICU 脑电图应用方面提供参考。

本书编者来自于从事 N-ICU 神经电生理监护相关工作的医师团队，具有较丰富的 N-ICU 脑电图监测与判读经验。但由于学术水平和专业知识有限，书中错误与不足之处在所难免，恳请批评指正，以便修改完善。

江文

空军军医大学西京医院神经内科

2021 年 1 月于西安

编者说明

1. 本书中所有脑电图插图中脑电图基本参数设置部分，如无特殊说明，均为低频滤波 0.5 Hz，高频滤波 70 Hz，灵敏度 100 μV/cm，走纸速度 30 mm/s。

2. 本书中所有脑电图插图中如有 EMG 导联，如无特殊说明，均为体表双导 EMG，其中 Delt-L、Delt-R 分别代表左右侧三角肌 EMG，Leg-L、Leg-R 分别代表左右侧股四头肌 EMG。特殊部位的 EMG 会有特别说明。

3. 受纸质版面所限，书中脑电图插图均有不同程度的缩小，可能影响清晰度。为方便读者阅读请刮开扫描以下二维码获得高清晰度的彩色原图。

01083

刮开后扫描观看

常用缩略语表

（以英文缩略语首字母为序）

AASM	American Academy of Sleep Medicine	美国睡眠医学会
ACNS	American Clinical Neurophysiology Society	美国临床神经生理学协会
ADR	alpha/delta ratio	α/δ 功率比值
aEEG	amplitude-integrated EEG	振幅整合脑电图
AEPs	auditory evoked potentials	听觉诱发电位
BAEPs	brainstem auditory evoked potentials	脑干听觉诱发电位
BIPDs	bilateral independent periodic discharges	双侧独立性周期性放电
BSI	brain symmetry index	脑对称指数
CAP	cyclic alternating pattern	循环交替模式
CCT	central conductive time	中枢传导时间
cDOC	chronic disorders of consciousness	慢性意识障碍
cEEG	continuous EEG	长程脑电图
CISS	Chinese ischemic stroke subclassification	中国缺血性卒中亚型
CRRT	continuous renal replacement	持续性肾替代治疗
CRS-R	coma recovery scale-revised	昏迷恢复量表（修订版）
CTA	computed tomography angiography	CT 血管成像
CVT	cerebral venous thrombosis	脑静脉系统血栓形成
DBS	deep brain stimulation	脑深部电刺激
DCI	delayed cerebral ischemia	迟发性脑缺血
DoC	disorders of consciousness	意识障碍
DSA	digital subtraction angiography	数字减影血管造影
DWI	diffusion weighted image	弥散加权成像
ECG	electrocardiography	心电图
EDB	extreme delta brush	极度 δ 刷
EDs	epileptic discharges	癫痫性放电
EEG	electroencephalogram	脑电图
EEG-R	electroencephalogram reactivity	脑电图反应性
EMCS	emergence from minimally conscious state	脱离微意识状态
EMG	electromyogram	肌电图
EMSE	epidemiology-based mortality score in status epilepticus	基于流行病学癫痫持续状态病死率评分
EOG	electrooculogram	眼动图

EPC	epilepsia partialis continua	持续性部分性癫痫
EPs	evoked potentials	诱发电位
ERG	electroretinogram	视网膜电流图
ERP	event-related potentials	事件相关电位
ESICM	European Society of Intensive Care Medicine	欧洲重症医学会
FBDS	faciobrachial dystonic seizure	面臂肌张力障碍发作
FIRDA	frontal intermittent rhythmic delta activity	额区间断节律性 δ 活动
fMRI	functional mangetic resonance imaging	功能磁共振成像
FVEP	flash visual evoked potentials	闪光视觉诱发电位
GAD	anti-glutamic acid decarboxylase	抗谷氨酸脱羧酶
GCS	Glasgow coma scale	格拉斯哥昏迷评分
GCSE	generalized convulsive status epilepticus	全面性惊厥性癫痫持续状态
GPDs	generalized periodic discharges	全面性周期性放电
GRDA	generalized rhythmic delta activity	全面性节律性 δ 活动
HF	high-frequency filters	高频滤波
IEDs	interictal epileptiform discharges	发作间期癫痫样放电
IFCN	International Federation of Clinical Neurophysiology	国际临床神经生理学联盟
ILAE	International League Against Epilepsy	国际抗癫痫联盟
LF	low-frequency filters	低频滤波
LPDs	lateralized periodic discharges	一侧周期性放电
LRDA	lateralized rhythmic delta activity	一侧节律性 δ 活动
LS-TIA	limb-shaking transient ischemic attack	肢体抖动型短暂性脑缺血发作
MCS	minimally conscious state	微意识状态
MLAEP	middle-latency auditory evoked potentials	中潜伏期听觉诱发电位
MLSEP	middle-latency somatosensory evoked potentials	中潜伏期体感诱发电位
MMN	mismatch negativity	失匹配负波
MRA	magnetic resonance angiography	磁共振血管成像
MRI	magnetic resonance imaging	磁共振成像
mRS	modified Rankin score	改良 Rankin 评分
MSE	myoclonic status epilepticus	肌阵挛性癫痫持续状态
MSTF	Multi-Society Task Force of PVS	多学科 PVS 工作组
NCS	nonconvulsive seizures	非惊厥性癫痫发作
NCSE	nonconvulsive status epilepticus	非惊厥性癫痫持续状态
N-ICU	neuro-intensive care unit	神经重症监护病房
NIHSS	National Institutes of Health Stroke Scale	美国国立卫生研究院卒中评定量表
NREM	non-rapid eye movement	非快速眼动
NSE	neuron-specific enolase	神经元特异性烯醇化酶
PEDs	periodic epileptiform discharges	周期性癫痫样放电
PHM	post-hypoxic myoclonus	缺氧后肌阵挛

PNES	psychogenic non-epileptic seizures	心因性非癫痫性发作
PSG	polysomnogram	多导睡眠监测
PVS	persistent vegetative state	持续性植物状态
PWI	perfusion weighted imaging	灌注加权成像
qEEG	quantitative electroencephalography	量化脑电图
RAV	relative alpha variability	相对 α 变异
RBP	relative bomb power	相对频带功率
REM	rapid eye movement	快速眼动
ROSC	recovery of spontaneous circulation	自主循环恢复
RSE	refractory status epilepticus	难治性癫痫持续状态
RTTD	rhythmic temporal theta burst of drowsiness	思睡期节律性颞区 θ 波爆发
SCS	spinal cord stimulation	脊髓电刺激
SIRPIDs	stimulus-induced rhythmic，period，or ictal discharges	刺激诱发的节律性、周期性或发作性放电
SLSEP	short-latency somatosensory evoked potentials	短潜伏期体感诱发电位
SRSE	super refractory status epilepticus	超级难治性癫痫持续状态
SSEP	somatosensory evoked potentials	体感诱发电位
SSPE	subacute sclerosing panencephalitis	亚急性硬化性全脑炎
STESS	status epilepticus severity score	癫痫持续状态严重程度评分
SWS	slow wave sleep	慢波睡眠
TBI	traumatic brain injury	创伤性脑损伤
TCD	transcranial Doppler	经颅多普勒超声
tDCS	transcranial direct current stimulation	经颅直流电刺激
TMS	transcranial magnetic stimulation	经颅磁刺激
TMS-EEG	transcranial magnetic stimulation-electroencephalogram	经颅磁刺激联合脑电图
UWS	unresponsive wakefulness syndrome	无反应觉醒综合征
VEP	visual evoked potentials	视觉诱发电位
VNS	vagus nerve stimulation	迷走神经刺激
VS	vegetative state	植物状态

目　录

第一篇　电生理基本知识与判读

第二篇　N-ICU 脑电图监测指导临床诊断

第一篇
电生理基本知识与判读

第一章　脑电图基本知识

脑电图（electroencephalogram，EEG）检查是神经科医生评估神经重症患者脑功能时必不可少的辅助诊断工具之一。由于神经重症监护病房（neuro-intensive care unit，N-ICU）中患者病情危重，临床检查常因此受到各种限制。EEG 监测具有可床旁操作、可实时监测的优点，能够辅助病情判定、病因鉴别、识别痫性发作、调整治疗方案，并为患者预后判别提供依据。本章主要介绍 N-ICU 中 EEG 采集的基本知识。

第一节　电生理学基础

EEG 是通过精密的电子仪器，从头皮上将脑部的自发性生物电位记录后放大，反映脑细胞群自发性、节律性电活动的电位曲线。位于大脑皮质的神经元是 EEG 的主要信号产生器，需要数以千计的这些细胞的突触后电位的总和才能产生头皮电位。若皮质 6 cm^2 区域神经元同步放电，头皮 EEG 就可以记录到尖波或棘波。头皮 EEG 记录的电位以微伏（μV）为单位，通常为 10 ～ 100 μV，而心电图的测量单位为毫伏（mV）。有关神经元电活动的概念如下。

一、静息电位（resting potential，RP）

神经元是构成神经系统结构和功能的基本单位，由胞体、轴突和树突组成。静息状态下，细胞内以 K^+和有机阴离子为主，细胞外以 Na^+、Ca^{2+}和 Cl^-为主，这些带电离子进行跨膜转运形成跨膜电位。静息状态下，细胞膜对 K^+通透性最高，故静息电位更接近于 K^+平衡电位，约－ 70 mV（细胞内为负）。当细胞受到刺激时，静息电位发生改变。静息电位绝对值增大（由－ 70 mV 变为－ 90 mV），称为超极化；静息电位绝对值减小（由－ 70 mV 变为－ 50 mV），则为去极化；细胞膜去极化后恢复静息电位的过程称之为复极化[1-3]。

二、动作电位（action potential，AP）

AP 是一切可兴奋细胞兴奋的标志。细胞在静息状态下接受一个阈刺激或阈上刺激后产生一个连续的膜电位瞬态变化过程，称为 AP。AP 是从膜内为负的 RP，在极短的时间内变为膜内为正，然后又回到膜内为负的 RP 水平的变化过程，由去极化相和复极化相组成（图 1-1）。根据 AP 波形和形成机制的特征，可将 AP 分为钠依赖性 AP（最多见）、钙依赖性 AP（发生在神经细胞树突处）和钠、钙依赖性 AP（神经元轴突终末处）。AP 具有以下特点：①“全或无”现象：必须要给予阈刺激或阈上刺激才可产生 AP，若给予阈下刺激，则不会产生 AP；②可扩布性：AP 产生后可迅速向周围扩布，直至整个神经元细胞膜上依次产生 AP；③不衰减传导：AP 在细胞膜传导时，其幅度和形状不因传导距离的增加而改变[1-3]。

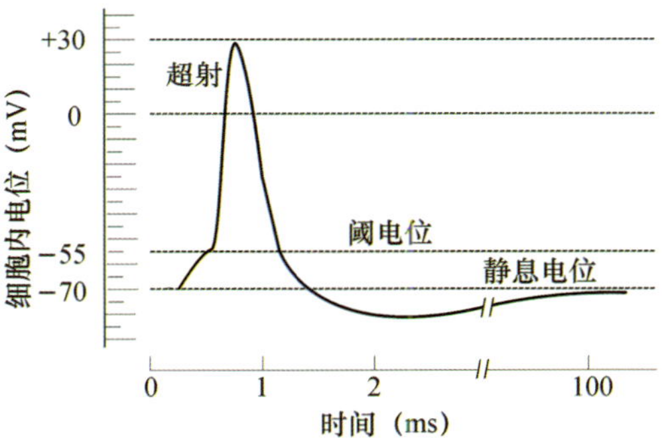

图 1-1　AP 模式图

AP 沿轴突（即神经纤维）的传导是双向的，以局部电流的形式向远处传播。局部电流的流动方向是由正电位区流向负电位区，即在膜内侧是经细胞内液由神经元兴奋区流向邻近的未兴奋区，在膜外侧经细胞外液由神经元未兴奋区返回兴奋区[1]。

三、局部电位

当神经元受到阈下刺激时，其膜上的离子通道部分开放，使膜电位产生轻度的去极化（未达到阈电位水平）或超极化反应，称之为局部电位。局部电位具有以下特征：①不符合“全或无”特性：其幅度与刺激强度有关；②电紧张式扩布：呈衰减性传播；③总和现象：没有不应期，多个局部反应可在时间上或空间上叠加起来，发生总和现象[1-2]。

四、突触和突触后电位

突触是神经元与神经元、神经元与效应器之间进行联系的特定区域。根据突触信息传递的方式不同，可分为电突触和化学性突触，后者最普遍。电突触是指一个神经元受刺激后产生电流通过缝隙连接传至另一个神经元。一般为双向性传递，传递速度极快，且不存在潜伏期。电突触的功能主要是促进不同神经元之间产生同步化放电。化学性突触是依靠突触前神经末梢释放神经递质来影响突触后神经元，由突触前成分、突触后成分和突触间隙构成。当突触前膜释放某种兴奋性神经递质时，使突触后膜对 Na^+、K^+、Cl^-，尤其是 Na^+的通透性增高，使突触后膜发生局部去极化，使该突触后神经元兴奋性增高，称为兴奋性突触后电位（excitatory postsynaptic potential，EPSP）；当突触前膜释放某种抑制性神经递质，使突触后膜对 K^+、Cl^-的通透性增高，突触后膜发生局部超极化，该突触后神经元兴奋性降低，称为抑制性突触后电位（inhibitory post synaptic potential，IPSP）。EPSP 和 IPSP 均为局部电位，大小取决于突触前膜释放递质的数量。当 EPSP 发生总和使电位达到阈电位水平时，突触后神经元产生兴奋即 AP。通常情况下，脑电活动的产生主要来自突触后电位（图 1-2 至图 1-3）[2,4]。

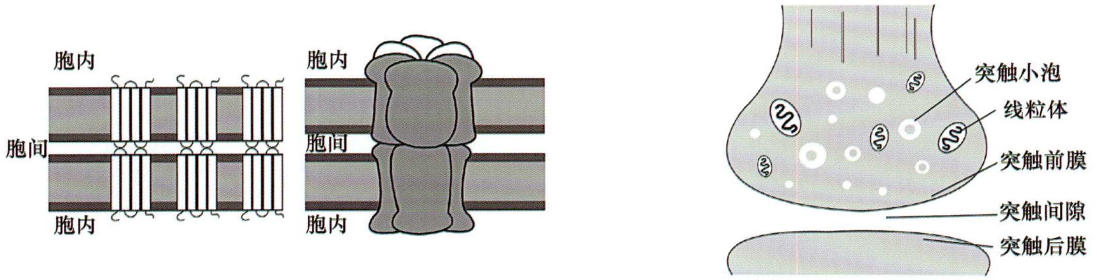

A. 电突触模式图　　B. 化学性突触模式图

图 1-2　突触模式图

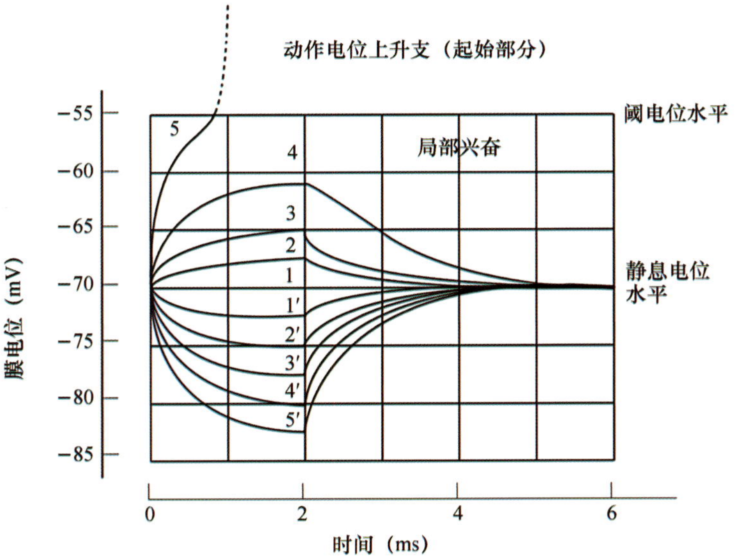

图 1-3　局部电位模式图

图为细胞内记录的膜电位变化，静息电位水平以上为不同强度刺激引起的去极化局部电位，静息电位水平以下为超极化局部电位

第二节　电极种类和位置

一、电极的种类

目前用于临床 EEG 记录的电极种类繁多，如盘状电极、柱状电极、针电极，以及带有集成电极的电极帽等，每种电极都有其优缺点（表 1-1）[5]。N-ICU 中的理想电极应该可以快速容易地安放，不需要专业的脑电技师时刻待命，并且可以保持长时间稳定且具有符合要求的阻抗。

表 1-1　N-ICU 中可以使用的电极及其优、缺点

类型	优点	缺点
盘状电极	• 良好的阻抗 • 能够长程监测 • 可根据需要修改电极位置 • 国际临床神经生理学联盟（IFCN）推荐 • 可以提供与 MRI 兼容的塑料电极	• 费时
柱状电极	• 良好的阻抗 • 可用于轻微颅骨缺损的患者 • 可根据需要修改电极位置	• 记录时间较短 • 不适用于颅骨缺损严重者
电极帽	• 快速安放 • 比较好的阻抗（仅在皮肤准备充分的情况下）	• 仅可监测 4 h • 一些系统可能容易出现高阻抗 • 容易出现“盐桥”效应 • 不适用于颅骨缺损患者
针电极	• 快速安放 • 提供与 MRI 兼容的塑料电极 • 提供稳定的记录条件 • 可为蝶骨电极	• 可能容易感染皮肤 • 有创 • 仅适用于昏迷患者
一次性系统和预胶电极	• 快速安放 • 无交叉感染的风险 • 可由经验少的医疗工作者放置	• 导联数较少，不能完全覆盖头皮 • 阻抗适中 / 不良 • 仅适用于较短时间监测

1. 盘状电极

临床应用最为广泛，为直径 7 mm 左右的圆盘形电极。该电极接触头皮的一侧，其中间有孔并向外凸起，用于注入导电膏。因其具有柔韧性高、阻抗稳定的特点，可用于颅骨缺损的患者，也可用于长程 EEG 监测。盘状电极最长佩戴时间可在 10 天之上，但为避免长时间佩戴压迫造成头皮损伤，一般建议单次 EEG 监测时间不超过 72 h。目前，还有塑料盘状电极可与 MRI 兼容[6]。盘状电极应用的缺点为相对费时、费力和需要熟练的技术人员。

2. 柱状电极

又称桥式电极，常用于普通短程 EEG 记录。该电极一端垂直置于头皮表面，另一端连接一个直角支架形成桥式结构，用特制的弹性胶带电极帽固定在桥的横梁上。该电极常用于普通短程 EEG 记录，其优点是安装方便快捷；缺点是电极易脱落，患者只能取安静坐位，短程应用。

3. 针电极

临床上很少使用。为针尖裸露而针体绝缘的银针，刺入头皮记录，其阻抗稳定，可用于长程 EEG 监测。与盘状电极相比，其记录伪差更少。由于这种电极穿过皮肤屏障，检查前不需要进行皮肤准备；由于其“侵入性”和潜在的疼痛刺激，针电极仅适用于昏迷患者，且电极安放数量有限。目前已有与 MRI 兼容的针电极。

4. 电极帽

电极帽方便短程和紧急 EEG 记录。由于安放迅速，可以快速启动脑电监测观察脑功能以及诊断非惊厥性癫痫发作。电极帽一般不适合长程 EEG 监测。

5. 其他类型

一些厂商提供了一次性且“易于安放”的便携系统，可由未经培训的医务人员使用。这些设备通常保留用于需要立即提供 EEG 监测，却无法使用其他解决方案的情况。

二、电极安放和导联方式

1. 电极安放[7-8]

头皮电极的安放点代表大脑各个不同的解剖部位。与常规 EEG 监测一样，N-ICU 中电极安放应采用国际 10-20 系统（图 1-4），包括 19 个记录电极和 2 个参考电极。美国临床神经生理学协会（American Clinical Neurophysiology Society，ACNS）推荐的具体安放位点为：

（1）首先在头皮表面确定两条基线，一条为鼻根至枕外粗隆的前后连线（为 100%），另一条为双耳前凹之间的左右连线（为 100%）。二者在头顶的交点为 Cz 电极的位置。

（2）从鼻根向后 10% 处为 Fpz（额极中线），从 Fpz 向后每 20% 为一个电极的位置，依次为 Fz（额中线）、Cz（中央中线）、Pz（顶中线）及 Oz（枕中线）。Oz 与枕外粗隆的间距为 10%。

（3）双耳前凹连线距左耳前凹 10% 处为 T3（左中颞）电极位置，以后向右每 20% 放置一个电极，

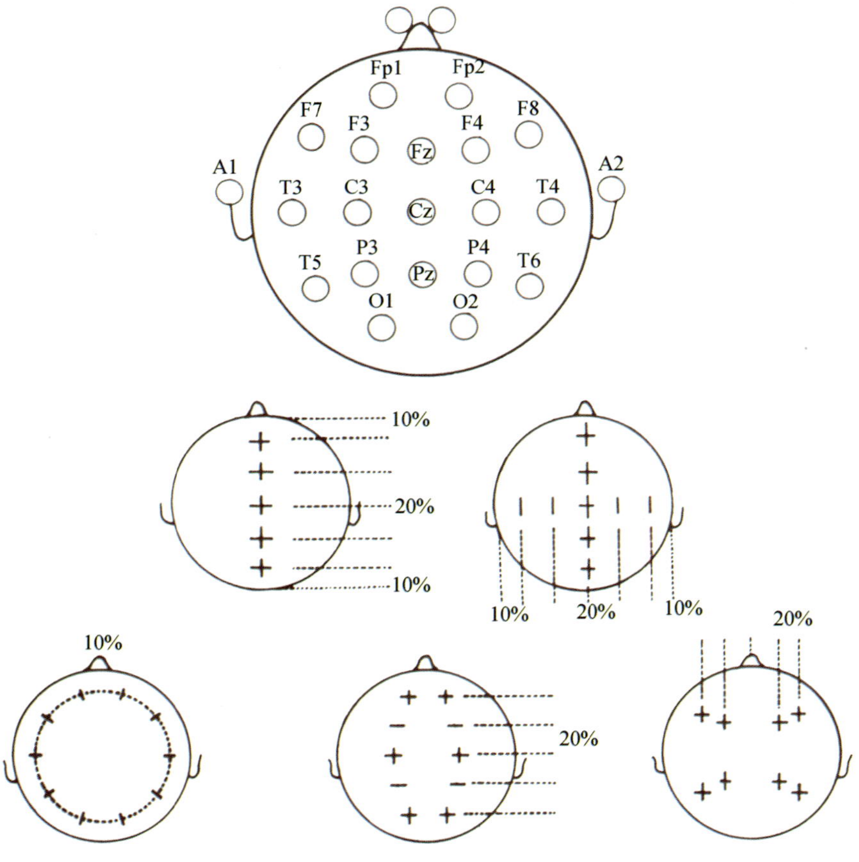

图 1-4　国际 10-20 系统电极设置

依次为C3（左中央）、Cz（中央中线）、C4（右中央）和T4（右中颞）。T4与右耳前凹间距为10%。

（4）从Fpz通过T3至Oz的连线为左颞连线，从Fpz向左10%为Fp1（左额极），从Fp1沿左外侧向后每20%放置一个电极，依次为F7（左前颞）、T3（左中颞）、T5（左后颞）及O1（左枕），其中T3为此线与双耳前凹连线的交点，O1与Oz间距为10%。

（5）Fpz沿右外侧向后连线与此相对应，从前向后依次为Fp2（右额极）、F8（右前颞）、T4（右中颞）、T6（右后颞）及O2（右枕）。

（6）从Fp1至O1和从Fp2至O2各作一连线，为左、右矢状旁连线，从Fp1和Fp2连线向后每20%为一个电极位点，左侧依次为F3（左额）、C3（左中央）、P3（左顶）和O1（左枕），右侧依次为F4（右额）、C4（右中央）、P4（右顶）和O2（右枕）。在10-20系统中，Fpz和Oz不包括在19个记录位点内。

10-20系统是经过长期研究和临床实践而形成的，并被国际脑电图学界广泛接受。其优点为：①电极数较多；②电极位置的排列与头颅的大小和形状成比例，克服了因头围大小和头形变异所带来的影响，使不论处于生长期的儿童，还是有小头畸形、脑积水等各种病理情况的患者，其脑电图结果在个体之间及同一个体自身前后的记录之间都具有可比性；③与解剖部位基本吻合，但前颞例外，F7和F8分别位于双侧额下回的后方，并不是真正的前颞区，而头皮表面与前颞区最接近的部位是T1和T2，位于眼外眦与外耳孔连线的后1/3点向上2 cm处。

2. 导联方式

电极可采用参考导联或双极导联方式连接。

（1）参考导联

参考导联也称单极导联，将头皮各记录电极与同侧的参考电极相连接，其描记出的EEG为各记录电极与参考电极之间的电位差（图1-5 A）。常使用的参考电极为耳电极。

耳电极参考导联：标准耳电极参考导联描记的是左右侧头皮各记录电极与相应侧耳电极之间的电位差，在数值上非常接近记录电极的绝对电位。但当耳电极临近导联（如颞部导联）有高波幅异常电位时，该电位可能传递到同侧耳垂而使耳电极活化，导致EEG判读受到影响。

平均参考导联（average referential montage，AV）：以各个头皮电极电位通过高电阻输入后的平均值作为基准取代耳电极电位，能够消除来自耳电极电位不为零的影响。建议在单极导联中加用平均参考导联，以消除耳电极影响。

（2）双极导联

将头皮上的两个记录电极分别连接于EEG前置放大器输入1和输入2两端，记录的是两个电极在一定时间点的电位差（图1-5 B）。双极导联的优点是较参考导联定位准确，不易受到其他生物电的影响，并可排除耳电极活性化所引起的伪差。缺点是不适于记录准确的波形或电位变动的绝对值。需要注意的

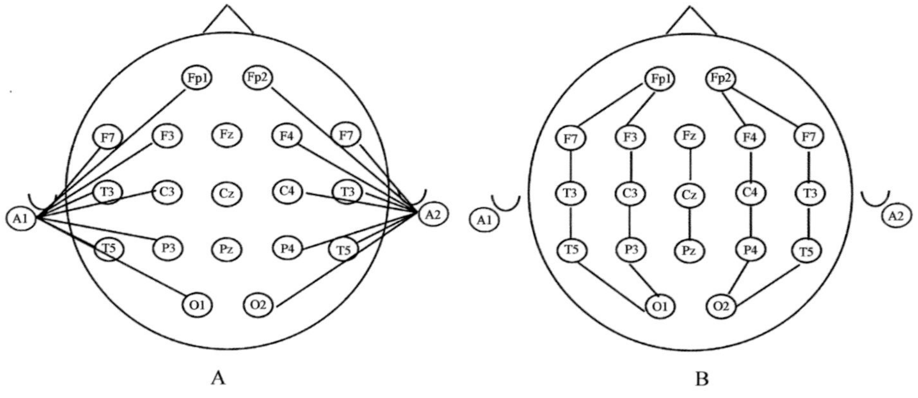

图1-5　不同导联方式　A. 耳电极参考导联；**B.** 双极导联纵联

是，双极导联安置时应该在两个活性电极之间保持适当距离，一般为 3 ～ 6 cm，不应小于 2 cm。

在完整 EEG 描记中，参考导联是分析 EEG 的基础。在参考导联显示某一部位有异常波形时，可以在双极导联上得到证实。双极导联需与参考导联联合使用，具体分析才能得出正确的结论。

3. 阻抗[9-10]

皮质电信号传出过程中需穿过多个电屏障，如脑脊液、硬脑膜、颅骨、皮肤、电极和电线等。这些电屏障对电信号的阻碍作用在交流电路中称为“阻抗”，以欧姆（Ω）为单位进行测量。根据 IFCN 指南和 ACNS 的建议，每次记录前应检查每个电极的阻抗，理想情况下不应超过 5000 Ω（≤ 5 kΩ）。

EEG 记录仪能够使用“共模抑制”来减少伪差，即在电极阻抗一致的前提下，以可靠方式抑制噪声。同样，此功能取决于电极阻抗与放大器输入阻抗之间的比率。尽管后者是一个固定值，但不同患者颅骨及皮肤的阻抗会有所不同。如果皮肤阻抗增加，则共模抑制能力降低，可能记录更多噪声。高阻抗还可能由于皮肤电位（皮肤外表面和内表面之间的自然电位差）而使伪差加大。在 EEG 检查实践中，建议使用＜ 10 kΩ 的统一阻抗。

第三节　脑电图相关基本参数

一、带通滤波[5，8]

滤波的目的在于减少干扰并尽可能保持所要观察信号的真实性。

1. 低频滤波（low-frequency filters，LF）

也称高通滤波（high-pass filters），即对所设定的频率点的脑波电压衰减 20% ～ 30%，在此点之下，频率越慢，衰减越明显，IFCN 推荐的普通 EEG 将 LF 设置为 0.3 Hz 或 0.5 Hz，N-ICU 中 EEG 的低频滤波一般应设置为 0.5 Hz 到 1 Hz。

2. 高频滤波（high-frequency filters，HF）

也称为低通滤波（low-pass filters）。在设定一个高频滤波点时，意味着该频率点脑波电压被衰减 20% ～ 30%。以此频率点为界，频率越低，衰减程度越小；反之频率越高，衰减程度越大。高频滤波常应设置为 70 Hz 左右。

3. 陷波滤波（notch filters）

可根据当地使用的交流电选择 50 Hz 或 60 Hz 滤除交流电干扰。值得注意的是，建议在没有陷波滤波器的情况下开始记录，因为与头皮接触较松的电极会出现明显的陷波伪影（图 1-6 及图 1-7 为不同滤波方式对 EEG 的影响）。

二、灵敏度[5，8]

数字化 EEG 的波幅调节参数称为灵敏度（sensitivity），是指输入信号电压（μV）与输出偏转的垂直距离（mm）的比值，用 μV/mm 表示。成人背景活动波幅较低，一般用 7 μV/mm 或 10 μV/mm；儿童波幅较高，可选用 10 μV/mm 或 20 μV/mm。在儿童慢波睡眠期、阵发性放电或异常慢波背景时，波幅可能高达数百微伏，可适当降低灵敏度，避免各通道记录的脑波相互重叠，影响对波形的分析和定位。脑死亡的 EEG 标准为不超过 2 μV 的电活动，因此在怀疑脑死亡时，应将灵敏度增加至 2 μV/mm，但低于 2 μV 的信号很难区分是脑电信号还是仪器本身的噪声。

三、时间分辨率[5，8]

即走纸速度，大部分 EEG 设有 30 mm/s、15 mm/s 和 60 mm/s 几种不同的纸速选择。国际上大多数国家的 EEG 中心采用的标准走纸速度为 30 mm/s，少数中心使用 25 mm/s 或 15 mm/s 的走纸速度。调整走

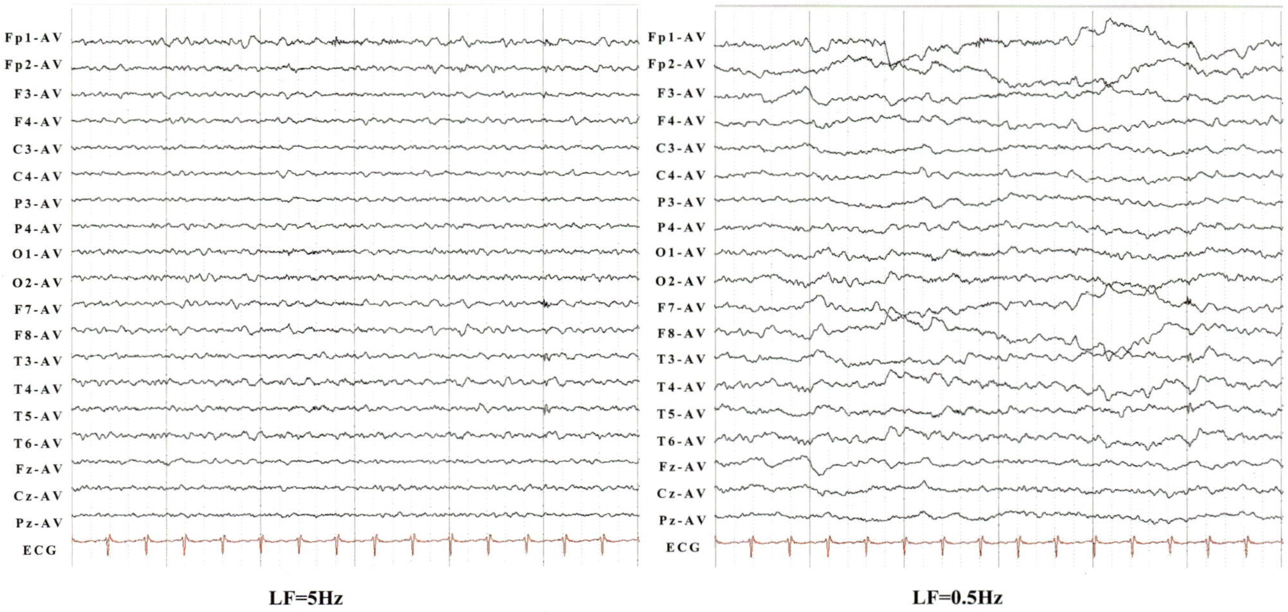

图 1-6　过度低频滤波对波形的影响

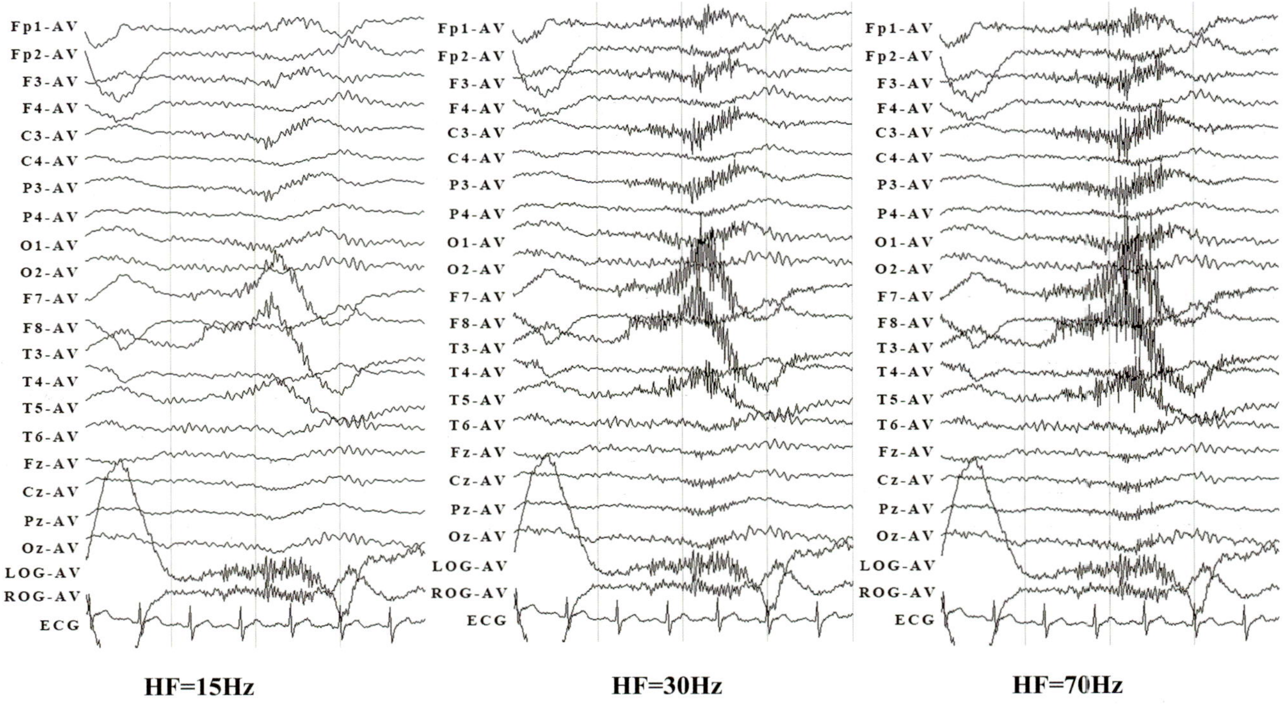

图 1-7　过度高频滤波对波形的影响

纸速度可便于分辨一些特殊的 EEG 变化，如慢走纸速度（以 20 秒 / 屏、30 秒 / 屏甚至 60 秒 / 屏显示）常用于观察和显示一些间隔较长的周期性变化，如亚急性硬化性全脑炎（subacute sclerosing panencephalitis，SSPE）的周期性波、爆发-抑制或分析睡眠脑电图等情况下，以 20 秒 / 屏、30 秒 / 屏甚至 60 秒 / 屏显示，可使一个或多个周期能够比较完整地显示在一张纸或一个屏上（图 1-8 及图 1-9 显示不同走纸速度对 EEG 的影响）。降低走纸速度会使慢波波形变尖，同时不易分辨快波的频率差别，故不应用于观察分析波形的变化；加快走纸速度可将波形展宽，用于分析和测量快波的频率与特征，分析微小的不同步活动，区别有规律的 50 Hz 交流电干扰和无节律的肌电活动。

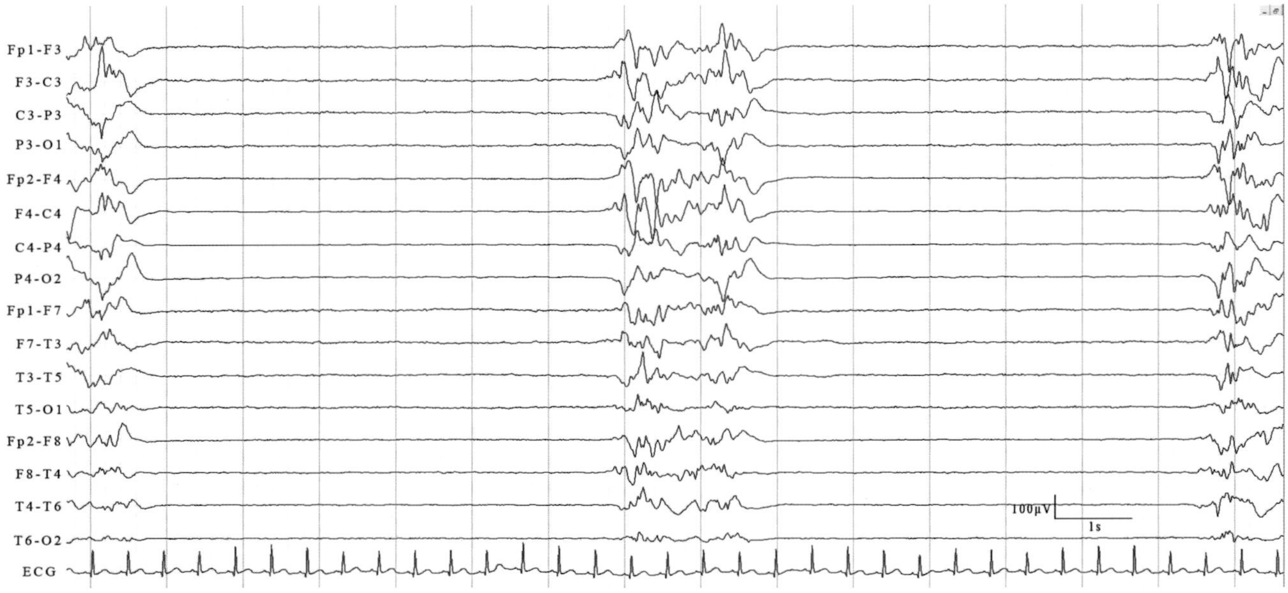

图 1-8　走纸速度 30 mm/s，爆发-抑制

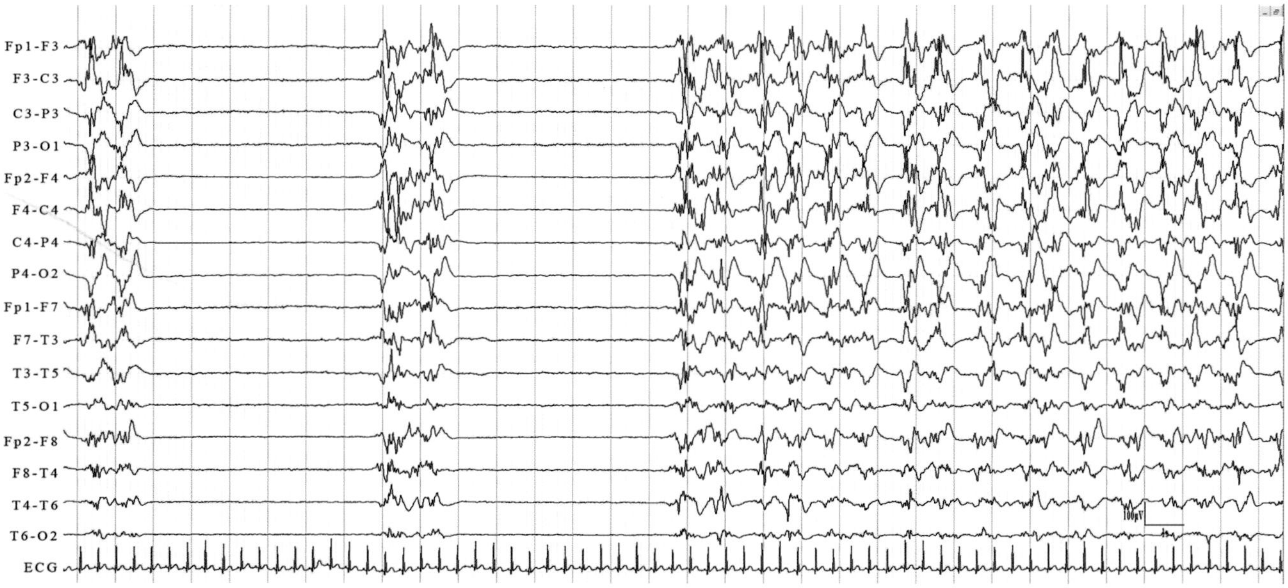

图 1-9　走纸速度 15 mm/s，爆发-抑制

第四节　床旁注意事项

EEG 在 N-ICU 中具有很高的应用价值，为了更好地进行监测，必须在可靠和严格的条件下进行。应做到使用合适的电极，准备皮肤，确认周围环境干扰和控制所有混杂因素等。

一、周围仪器

重症患者常需要许多辅助设备支持治疗，包括呼吸机、透析机、体外循环、体温管理仪器、防褥疮床垫和微量泵等，这些设备可能会产生伪差，如果难以采集高质量的 EEG 信号，应评估产生伪差的可能原因。

二、体温[11]

体温管理是很多急性脑损伤患者治疗的一部分。即使没有任何脑部损伤，体温过低也会逐渐导致脑波活动减慢，继而受到抑制。但是，体温在 30℃以上时对脑波活动不会产生明显影响。EEG 检查可以在低温治疗时进行，并且是特定情况下比较可靠的预后指标，但应注意记录时的体温。

三、药物[12]

重症患者常接受镇痛镇静剂、抗精神病药、抗癫痫药和抗生素（主要是青霉素和头孢菌素）等治疗，这些药物可能引起 EEG 改变。分析 EEG 时应考虑到相关药物所致影响。

四、颅骨缺损

颅骨缺损面积大于电极表面积时，在相应覆盖导联可能出现局灶性快波增多和波幅增高（称为“缺口效应”）。如果未及时发现明显的颅骨缺损，可能导致误判。

五、肌肉活动

重症患者可能会出现不同类型的不自主运动（肌阵挛、阵挛、痉挛、肢体抖动、摇晃和震颤等）。这些动作可能产生肌电伪差，甚至使波形变得难以解读。必要时可应用神经肌肉阻滞剂（如维库溴铵）消除肌电伪差。

六、推荐记录时间

记录时间通常依据监测目的而定。短程 EEG 监测时间需要 0.5 ～ 2 h，多用于昏迷患者的预后评估；长程 EEG 监测时间至少为 24 ～ 48 h，主要用于癫痫持续状态和非惊厥性癫痫发作的诊治[13-14]。2019 年，中国脑死亡判定标准与技术规范[15]规定脑死亡评估时 EEG 监测时间需≥ 30 min。脑电图应作为所有重症患者出现不明原因意识状态改变时的常规检查，并且应根据临床情况和 EEG 的可用性逐例逐日评估其监测时间。

第五节　正常人脑电图

一、正常成人脑电图

正常成人清醒状态下，一般以枕区为优势的 8 ～ 13 Hz α 节律为主调，闭眼且精神放松状态下容易出现；注意力集中，特别是视觉注意和积极的精神活动可使其阻滞。β 活动是指频率为 14 ～ 30 Hz 的快波活动。β 活动是正常成人清醒期 EEG 的主要成分，分布广泛，波幅通常较低，多在 20 μV 以下。在清醒安静状态下可见出现于一侧或双侧中央区（C3、C4）的一种梳状节律，在颅顶区（Cz）最突出，频率在 9 ～ 11 Hz，波幅在 30 ～ 80 μV，其中常混有 20 Hz 左右的快波活动，称之为中央区或 Rolandic 区 μ 节律，可被对侧肢体运动抑制，这种 μ 节律的反应性表明其与感觉运动皮质区的功能密切相关。正常成年人清醒状态时仅有少量（约 5%）散在 6 ～ 7 Hz 的低波幅 θ 波，主要分布在额、中央区，此外在颞、顶区也有少量分布，一般不形成节律。

二、正常儿童脑电图

儿童清醒期 EEG 以慢波为主。婴幼儿期枕区尚未形成 α 节律；在 3 岁左右出现最初的 α 节律（约 8 Hz）；10 岁时出现 10 Hz 左右的 α 节律，频率接近成人水平，但仍有慢 α 和少量 θ 或 δ 波。正常小儿后头部可有数量不等的慢波活动，以枕区最突出，称为儿童后头部慢波，属正常发育现象，进入青春期后消失。

三、正常睡眠期脑电图

睡眠期 EEG 活动与清醒期有很大不同，根据眼球运动将睡眠分为非快速眼动（non-rapid eye movement，NREM）睡眠期及快速眼动（rapid eye movement，REM）睡眠期。NREM 睡眠期又可分为Ⅰ～Ⅲ期。NREM Ⅰ期表现为 α 波解体，频率减慢，成人可出现 5 ～ 7 Hz 低至中波幅 θ 活动（中央、顶区为著），并出现睡眠顶尖波及缓慢眼球运动。顶尖波以双侧中央、顶区最明显，可单个或连续出现，是 NREM Ⅰ期的标志性脑波。NREM Ⅱ期是在低幅脑电活动的基础上出现特征性睡眠纺锤波（12 ～ 14 Hz）及 K- 复合波，眼球运动通常消失。NREM Ⅲ期是在睡眠纺锤波的基础上逐渐出现不规则高波幅慢波活动（δ 波），随着睡眠的加深，慢波频率逐渐减慢、波幅逐渐增高并成为主导脑波。REM 期以低幅 θ 波和间歇出现的低电压 α 波混合为主，同时可见快速眼球运动。

EEG 在 N-ICU 中具有很高的应用价值，为了更好地进行监测，必须在可靠和严格的条件下进行。

参考文献

[1] 朱大年，王庭槐 . 生理学 . 第 9 版 . 北京：人民卫生出版社，2018.

[2] 赵铁建，郭健 . 神经生理学 . 第 2 版 . 北京：人民卫生出版社，2018.

[3] Catterall WA. Voltage-gated sodium channels at 60：structure，function and pathophysiology. J Physiol，2012，590（11）：2577-2589.

[4] Biasiucci A，Franceschiello B，Murray MM. Electroencephalography. Curr Biol，2019，29（3）：R80-R85.

[5] American Clinical Neurophysiology Society. Guideline 1：minimum technical requirements for performing clinical electroencephalography. Am J Electroneurodiagnostic Technol，2006，46（3）：198-204.

[6] Mirsattari SM，Lee DH，Jones D，et al. MRI compatible EEG electrode system for routine use in the epilepsy monitoring unit and intensive care unit. Clin Neurophysiol，2004，115（9）：2175-2180.

[7] Nuwer MR，Comi G，Emerson R，et al. IFCN standards for digital recording of clinical EEG. International Federation of Clinical Neurophysiology. Electroencephalogr Clin Neurophysiol，1998，106（3）：259-261.

[8] Fisch BJ. The generator of the EEG. In：Fisch &Spehlmann's EEG primer：basic principles of digital and analog EEG. Amsterdam：Elsevier ltd，1999：4-9.

[9] Kappenman ES，Luck SJ. The effects of electrode impedance on data quality and statistical significance in ERP recordings. Psychophysiology，2010，47（5）：888-904.

[10] Mahajan Y，McArthur G. Does combing the scalp reduce scalp electrode impedances？ J Neurosci Methods，2010，188（2）：287-289.

[11] Stecker MM，Cheung AT，Pochettino A，et al. Deep hypothermic circulatory arrest：I. Effects of cooling on electroencephalogram and evoked potentials. Ann Thorac Surg，2001，71（1）：14-21.

[12] Bauer G，Bauer R. EEG，drug effects，and central nervous system poisoning. In：Schomer DL，Lopes da Silva FH，eds. Niedermeyer's electroencephalography：basic principles，clinical applications，and related fields. Philadelphia：Lippincott Williams & Wilkins，2011：901-934.

[13] Claassen J，Taccone FS，Horn P，et al. Neurointensive Care Section of the European Society of Intensive Care Medicine. Recommendations on the use of EEG monitoring in critically ill patients：consensus statement from the neurointensive care section of the ESICM. Intensive Care Med，2013，39（8）：1337-1351.

[14] 中华医学会神经病学分会神经重症协作组 . 神经重症监护病房脑电图监测规范推荐意见 . 中华神经科杂志，2015，48（7）：547-550.

[15] 国家卫生健康委员会脑损伤质控评价中心，中华医学会神经病学分会神经重症协作组，中国医师协会神经内科医师分会神经重症专业委员会 . 中国成人脑死亡判定标准与操作规范（第二版）. 中华医学杂志，2019，99（17）：1288-1292.

（陈蓓蓓　冷秀秀　刘永红　江　文）

第二章　N-ICU 脑电图基本术语

为确保重症患者脑电图解读的客观性和一致性，准确合理地评估这些模式的临床相关性，促进多中心临床研究与交流，对脑电图中各类脑电模式进行规范术语描述至关重要。本章主要从脑电图基本概念、重症患者背景脑电图描述术语、重症患者节律性或周期性脑电模式描述术语，以及重症患者散在癫痫样放电（非节律性和非周期性）的量化与分类术语四个方面对 N-ICU 脑电图标准化术语进行描述。

一、脑电图基本概念

1. 周期（cycle）与频率（frequency）

周期和频率是对脑波同一特征的两种不同描述方式。周期是指一个波从开始到终止的时间，单位为 ms。频率是指一秒钟内相同周期的脑波重复出现的次数，单位为 Hz 或周期 / 秒（c/s）。临床 EEG 分析的脑波频率范围在 0.1 ～ 100 Hz，一般在 0.3 ～ 70 Hz。国际上统一用希腊字母命名，将脑波频率分为 δ 、θ 、α 、β 、γ 五个频带，其中 β 和 γ 频带又称快波频段，θ 和 δ 频带又称慢波频段。80 Hz 以上的高频电活动称为高频振荡（表 2-1）。

表 2-1　脑波频率的分类

名称（频带）	频率范围（Hz）	名称（频带）	频率范围（Hz）
δ	＜ 4	β	＞ 13 ～ 30
θ	4 ～＜ 8	γ	＞ 30 ～ 80
α	8 ～ 13	高频振荡	＞ 80 ～ 500

2. 波幅（amplitude）

波幅也称电压（单位 μV），是任意两个电极之间的电位差。系指从波峰引一垂线，垂直于基线，此线与该波的起点和终点连线相交，波峰至其交点的距离为该波的波幅。一般标准状态下，1 mm ＝ 10 μV，波幅较低时可将灵敏度调整为 1 mm ＝ 7 μV，波幅过高则可调为 1 mm ＝ 20 μV。

3. 调节（regulation）与调幅（modulation）

调节指脑波的频率调节，反映脑电活动的规律性。正常成人的脑波频率相当稳定，同一次记录中的一段时间内，同一部位的频率差不应超过 1 Hz，两侧半球相应部位的频率差不应超过 0.5 Hz，否则为调节不良。脑发育尚未成熟的小儿则缺乏如此稳定的频率调节。如脑波完全没有规律则为失节律、无节律活动或节律失调。

调幅指脑波的波幅变化规律，反映脑电活动的稳定性。正常成人脑波的基本节律，特别是清醒期枕区 α 节律呈渐高、渐低的梭形串，每串节律持续约 1 s，两串之间为少量低波幅 β 活动，这种现象即为调幅。正常小儿在 9 ～ 10 岁以后才出现比较稳定的调幅现象。

4. 位相（phase）（图 2-1）

位相又称时相，指脑电波形随时间的推移与基线的关系。

（1）正相波与负相波：以基线为标准，某一脑波的波峰向下为正相波，波峰向上为负相波。

（2）同位相、位相差与位相倒置：在同一时间点两个不同部位的脑波位相一致，即位相差等于零时

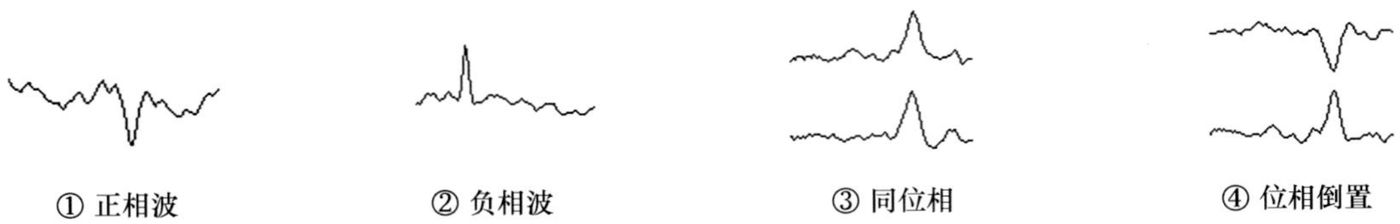

图 2-1 各位相模式图

称同位相，否则称为非同位相；有 180° 位相差时称为位相倒置。

（3）位相数：某一脑波放电与基线交叉的次数（纵向双极导联上最易观察）。适用于描述周期性放电、棘和（或）尖慢波（包括慢波）中的整个棘慢或尖慢复合波。位相数可描述为：1、2、3 或＞3。

5. 波形（waveform）（图 2-2）

（1）正弦样波（sine wave）：正常脑波的基本形态多为正弦形，波峰和波谷都比较圆钝，负相和正相偏转大致相当。见于正常的 α、θ、δ 及正常睡眠纺锤波。

（2）弓形波（arch wave）：又称梳状节律，波形一侧圆钝而另一侧尖锐，如同弓形，分为弓背向下“W”形和弓背向上“M”形。

（3）尖波（sharp wave）：突出于背景，波峰呈尖峰样，时限在 70 ～ 200 ms。

（4）棘波（spike wave）：与尖波相似，但时限在 70 ms 以内。波峰比尖波更锐利，上升支陡峭，下降支稍缓。

（5）复合波（complex wave）：复合波由两个或两个以上不同波组成，如棘慢复合波、尖慢复合波或多棘慢复合波等。

（6）双相波（biphasic wave）：脑波沿基线向上向下各有一次偏转，形成正-负或负-正双相，波形可为尖波、棘波或慢波。

（7）三相波（triphasic wave）：一个脑波沿基线上下连续有三次不同位相的偏转，形成负-正-负三相尖波或尖慢复合波图形。典型的三相波第一相为波幅较低的负相尖波，第二相为波幅较高（超过 70 μV）的正相尖波，第三相为波幅高于第一相的慢波，频率通常为 1 ～ 2 Hz，常双侧同步出现，多见于代谢性脑病的患者。患者通常处于昏迷状态，睡眠和静脉注射苯二氮䓬类药物后，三相波的波幅和数量可能会降低。

（8）多相波（polyphasic wave）：脑波沿基线上下有多次偏转，形成多位相的波群，如多棘波或多棘慢复合波。

（9）多形性波（polymorphic wave）：多为 δ 频带的慢波，波形畸变不规则，上升支和下降支不对称，常有不规则切迹或重叠波。

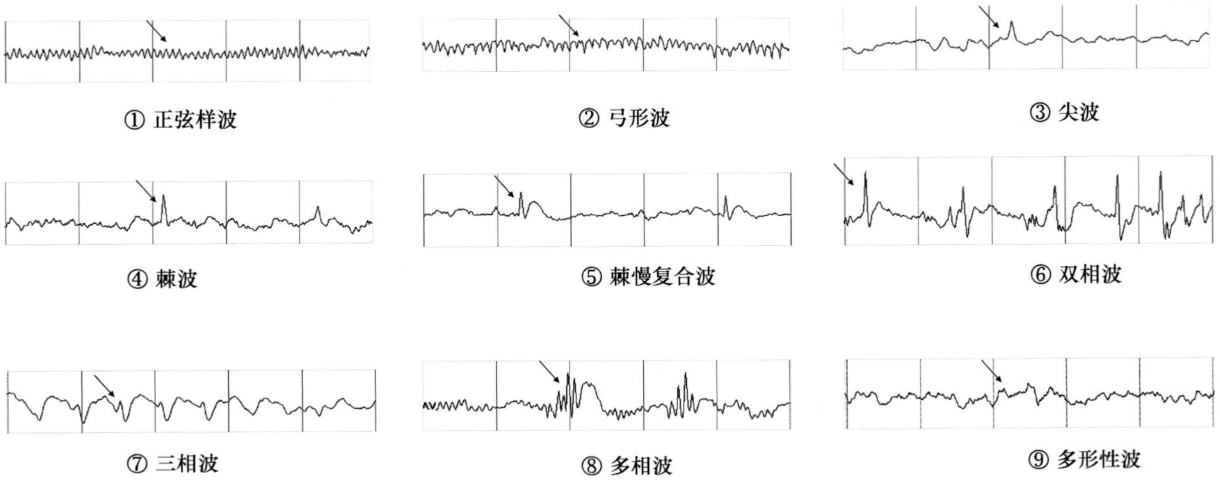

图 2-2 各波形模式图

6. 分布方式

（1）对称性（symmetrical）：大脑两半球各对应区域脑电活动的波形、频率和波幅大致相同为对称；当在参考导联记录中，两侧波幅差＜ 50%，或两侧频率差 0.5 ～ 1 Hz，称为轻度不对称；两侧波幅差≥ 50%，或频率差＞ 1 Hz，称为明显不对称。

（2）同步性（synchronized）：在头部两个或两个以上部位乃至两侧半球形态相同的脑波同时出现为同步；反之为不同步。

（3）全面性（generalized，G）：脑电活动出现在双侧半球的各个脑区，左右半球相应区域的频率及波幅基本对称，即双侧同步、对称模式，但前后脑区的波幅可有差异。可分为：

A. 以前额为主（指前头部波幅至少比后头部高 50%，采用同侧耳电极、平均参考电极或非头颅参考电极记录）；

B. 以枕区为主（指枕区波幅至少比前头部高 50%，采用同侧耳电极、平均参考电极或非头颅参考电极记录）；

C. 以中线为主（指中线波幅至少比旁矢状线高 50%，采用平均或非头颅参考电极记录）；

D. 全面性，无其他特征说明。

（4）弥漫性（diffused）：与全面性相似，但波形、波幅和（或）频率有不固定、非持续性的不对称及不同步现象。通常用来描述背景活动。

（5）偏侧性（lateralized，L）：仅用于描述一侧半球为主的特殊脑电活动，如一侧半球的慢波、棘慢复合波或低电压活动等。该术语包括一侧模式、双侧同步不对称和特定脑区的模式，包括局灶性、区域性和半球性模式。背景活动的一侧性改变应属于不对称。

（6）局灶性（localized or focal）：是指局限在某一局部的特殊脑电活动，可仅涉及一个电极记录部位，也可累及相邻的几个电极记录部位，可随时间扩散至附近范围。

（7）双侧独立性（bilateral independent，BI）：指出现 2 个独立（非同步）偏侧模式，且每侧半球各出现一个偏侧模式。

（8）多灶性（multifocal，MF）：指至少出现 3 个独立的偏侧模式，且每侧半球至少出现一个偏侧模式。

（9）游走性（shift）：某一特征的脑波活动从一部位逐渐移行至同侧半球或对侧半球的另一个部位，一般可见到该波形的活动在一个部位逐渐减弱的同时，在另一个部位逐渐出现，两个部位之间常有一定的衔接过程，或在时间上非常接近，但频率不一定一致。

7. 出现方式

（1）节律性（rhythmic，R）：指形态和时程相对一致的波形连续重复出现，且连续性波形间无时间间隔。一个波形的时程应与下一个波形的时程相差＜ 50%，且大多数波形（＞ 50%）满足上述条件时方可称之为节律性。

（2）周期性（periodic，P）：指某种突出于背景的脑波或波群（形态相对一致的波形）以近规律的时间间隔连续重复出现。“近规律的时间间隔”是指在大多数周期（＞ 50%）中，从一个周期到下一个周期的时程变化小于 50%。

注：节律性或周期性模式，应满足持续至少 6 个周期（例如 1 Hz 持续 6 s，或 3 Hz 持续 2 s）。

（3）出现率（prevalence）：指包含某种模式的记录或时段的百分数。分为①持续：≥ 90% 记录或时段；②大量：50% ～ 89% 记录或时段；③常见：10% ～ 49% 记录或时段；④偶见：1% ～ 9% 记录或时段；⑤罕见：＜ 1% 记录或时段。

（4）时程（duration）：为某种非持续性脑电模式出现的时长。分为①极长程：≥ 1 h；②长程：5 ～ 59 min；③中程：1 ～ 4.9 min；④短程：10 ～ 59 s；⑤极短程：＜ 10 s。

（5）活动（activity）：泛指任何一种连续出现的占优势的脑波，没有严格的定义。任何一种突出于背景活动的脑波连续数个发放都可统称为活动，如阵发性 θ 活动、尖波活动等。

（6）爆发（burst）及阵发（paroxysm）

爆发指一组突出于背景，突然出现，突然终止，并持续一定时间的脑波。持续时间＞ 0.5 s，且至少具有 4 个位相（即至少穿过基线 3 次）。爆发波可由各种波形构成，波幅通常明显高于背景活动。

阵发为突出于背景活动并持续一段时间的脑波，但出现和终止不太突然[1-5]。

二、重症患者背景脑电图描述术语

1. 主要背景 EEG 频率

δ 、θ 和（或）≥ α（包括 β）（图 2-3 至图 2-6）。如果 2 个或 3 个频带同样突出，所占比例相当，则分别描述每个频带。

2. 对称性（symmetry）

①对称；②轻度不对称：参考导联上，在＞ 50% 记录中出现波幅不对称，两侧差＜ 50%，或者频率不对称，两侧差 0.5 ～ 1 Hz；③明显不对称：在＞ 50% 记录中，两侧波幅差≥ 50%，或频率差＞ 1 Hz。

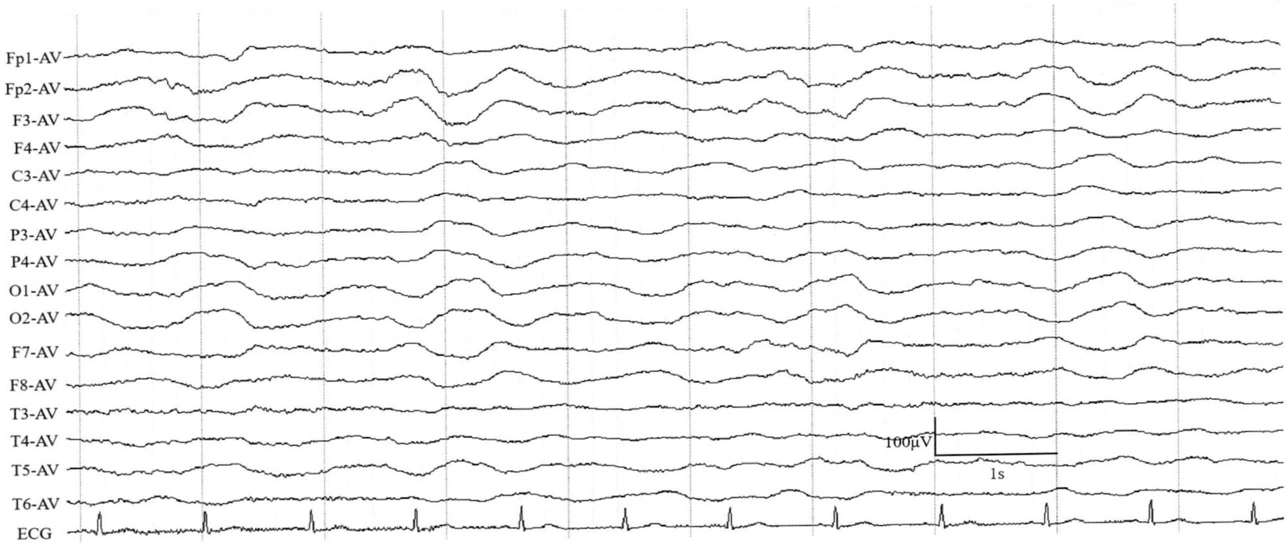

图 2-3 女，16 岁，抗 NMDAR 脑炎，意识模糊

EEG 背景为 δ 波活动，正常电压（40 ～ 90 μV）

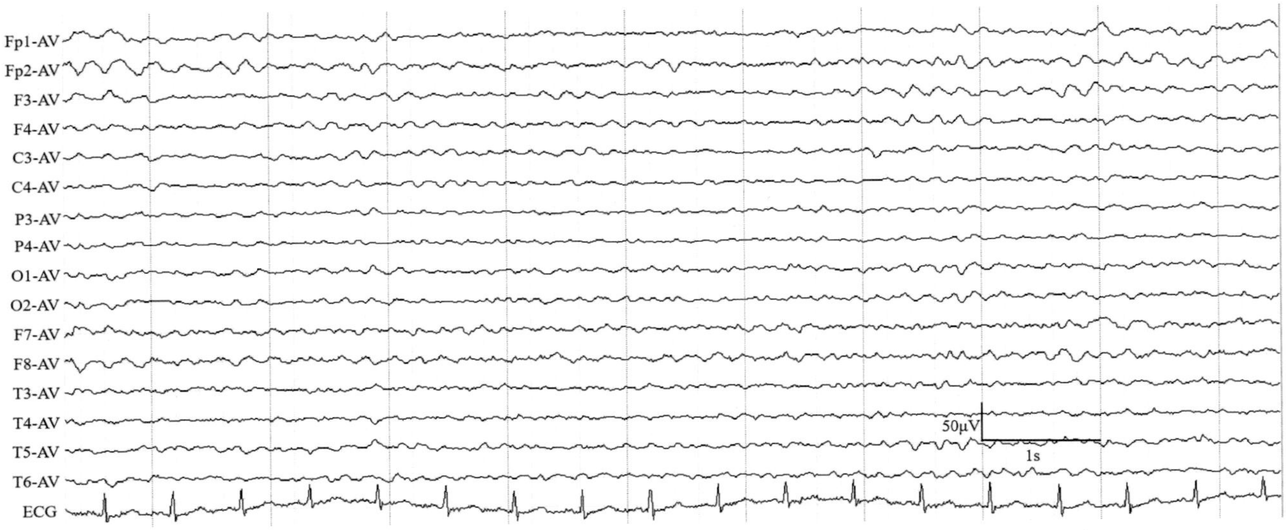

图 2-4 男，31 岁，抗 GAD65 抗体相关脑炎，浅昏迷

脑电背景为 θ 节律（4 ～ 6 Hz，15 ～ 30 μV）

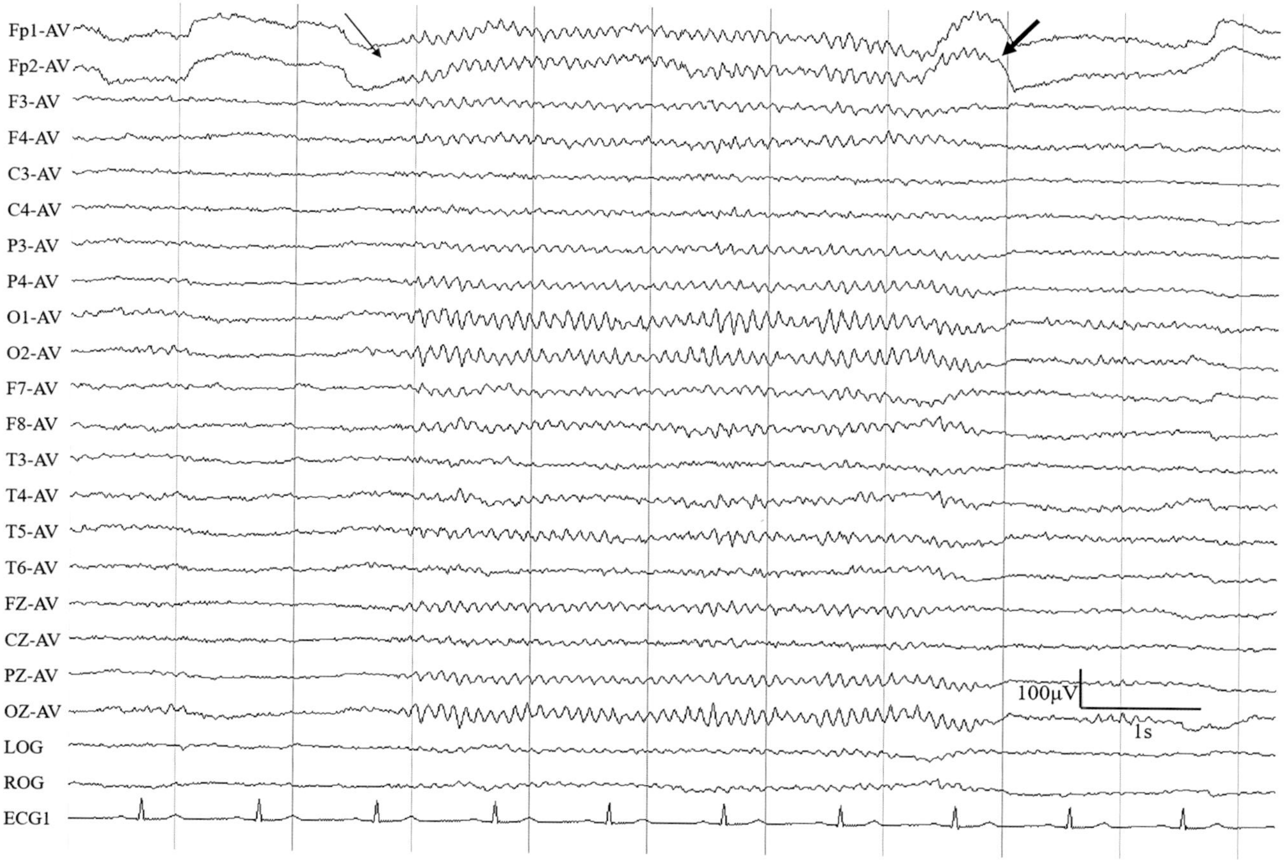

图 2-5　男，28 岁，单纯疱疹病毒性脑炎，清醒
后头部优势的 α 节律（9 ～ 10 Hz），双侧对称
细箭头处为闭眼，粗箭头处为睁眼，睁眼后出现睁眼抑制现象

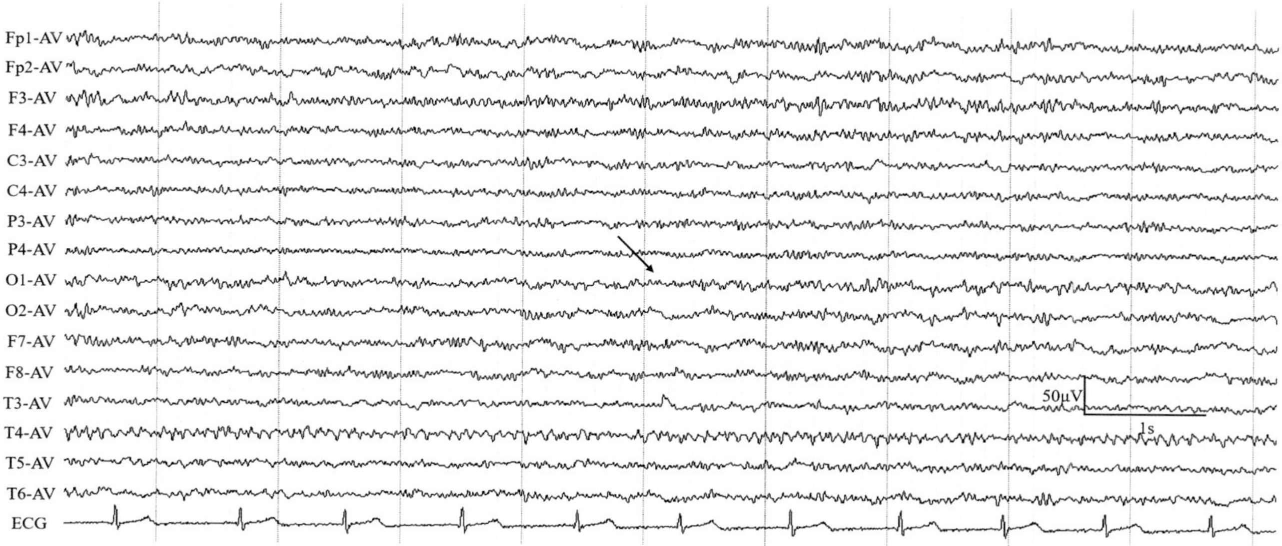

图 2-6　男，53 岁，抗 LGI1 抗体相关脑炎，意识模糊
EEG 背景为 β 波活动，低电压（5 ～ 20 μV）

需注明是否有缺口效应（breach effect）（图 2-7）。

3. 后头部优势的“α”节律（posterior dominant“alpha”rhythm）

必须说明是否出现睁眼抑制现象，并详述频率（图 2-5）。

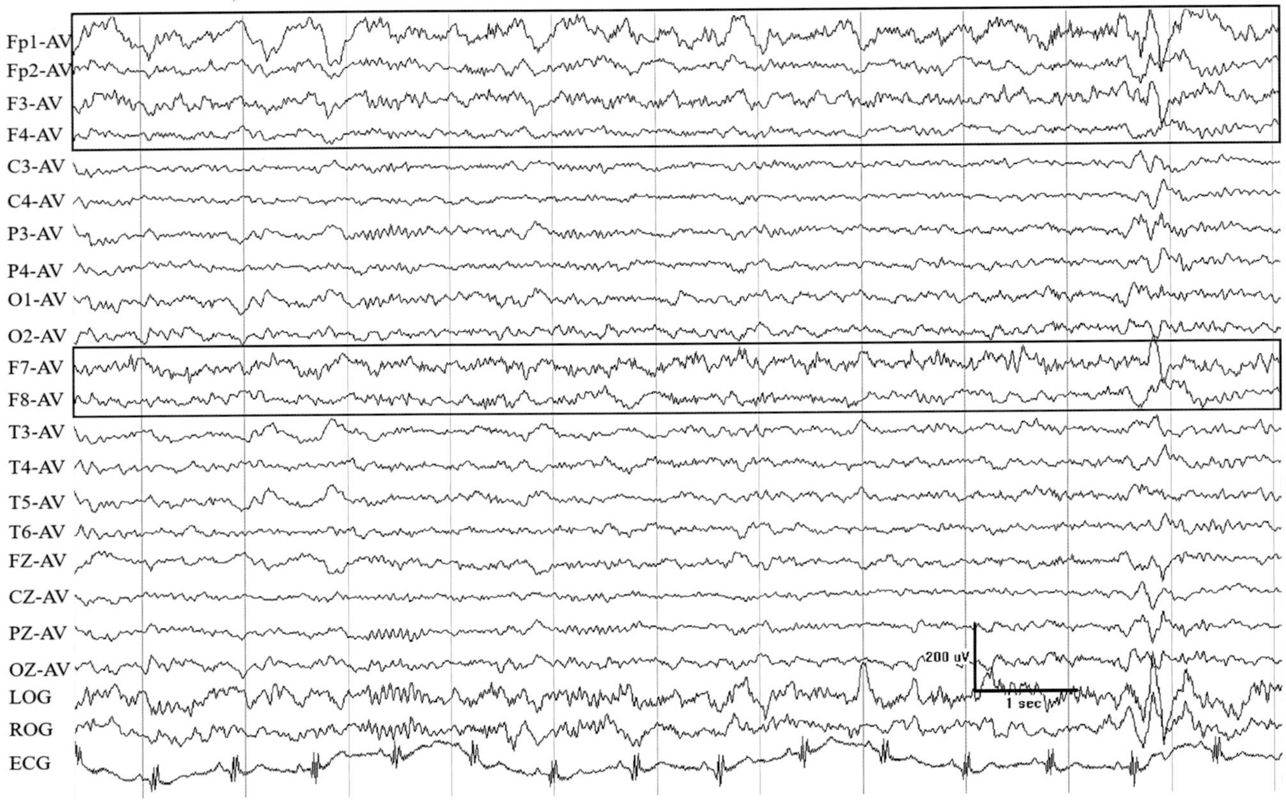

图 2-7 男，18 岁，系车祸致严重脑损伤术后半年，左侧前额去骨瓣术后，意识清醒
FP1、F3 及 F7 导联不规则慢波，叠加低波幅快波活动（该患者有左侧前额颅骨缺损）

4. 前–后梯度（anterior-posterior gradient）

有、无或倒置。前–后梯度，是指在记录的任一时间点，从前头部向后头部方向出现明确而连续的电压差和频率差，表现为前头部导联波幅较低、频率较快，而后头部导联波幅较高、频率较慢。前–后逆梯度定义类似，是指从后头部向前头部方向的明确而连续的电压差和频率差。

5. 变异（variability）

有、无、未知 / 不清楚 / 不适用。

6. 反应性（reactivity）

用于描述由刺激所致的 EEG 改变。可分为有、无或不清楚 / 未知 / 不适用。可表现为波幅和频率的改变，包括电压衰减。应注意刺激的强度和（或）类型。不应将肌电活动或眨眼伪差视为反应性。若反应形式仅表现为刺激诱发节律性 δ 活动（stimulus-induced rhythmic delta activity，SI-RDA）（图 2-8）、刺激诱发周期性放电（stimulus-induced periodic discharges，SI-PDs）（图 2-9）或刺激诱发发作（stimulus-induced seizures，SI-seizures）（图 2-10），可描述为“有反应性，仅刺激诱发的节律性、周期性或发作性放电（stimulus-induced rhythmic，periodic or ictal discharges，SIRPIDs）”，该反应性为非生理性反应性。

7. 电压（voltage）

①正常；②低电压（在标准 10-20 系统双极纵联中，大多数或所有背景活动＜ 20 μV）；③抑制（所有背景活动＜ 10 μV）。如果背景不连续，应选择波幅较高部分进行测量。

8. 睡眠Ⅱ期［K- 复合波（K-complexes）和纺锤波（spindles）］

①正常（K- 复合波和纺锤波均正常出现）；②出现（至少出现其中一种），但异常；③缺如（两者均缺如）。

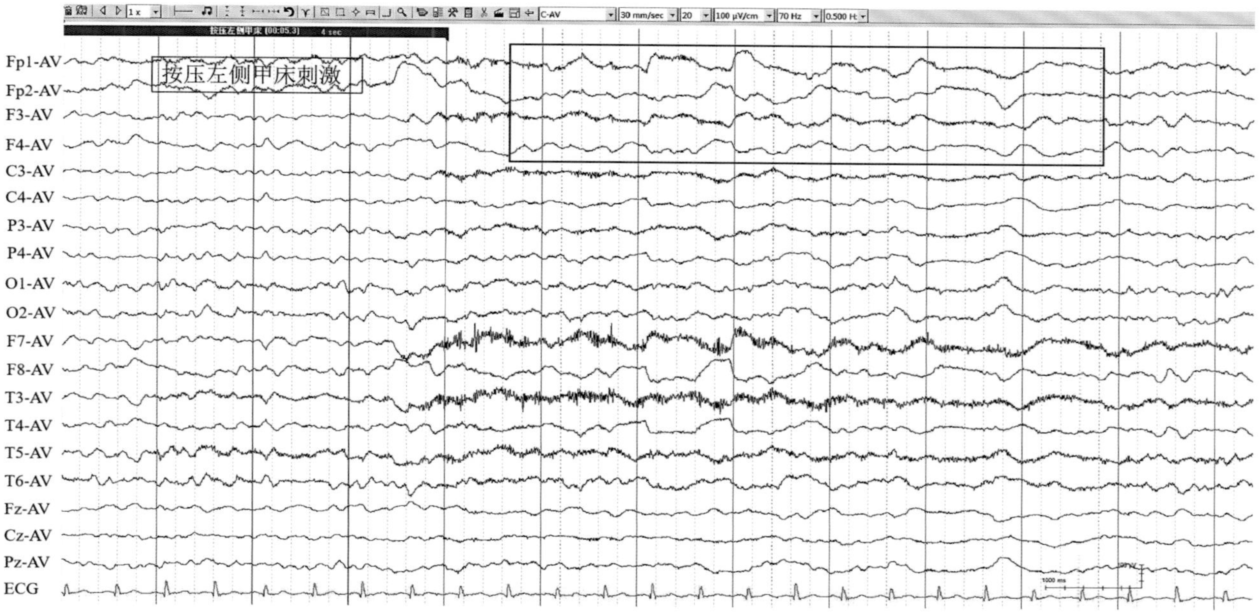

图 2-8 女，38 岁，抗 NMDA 受体脑炎，意识模糊

SI-RDA，刺激（按压左侧甲床）诱发的节律性 δ 波活动

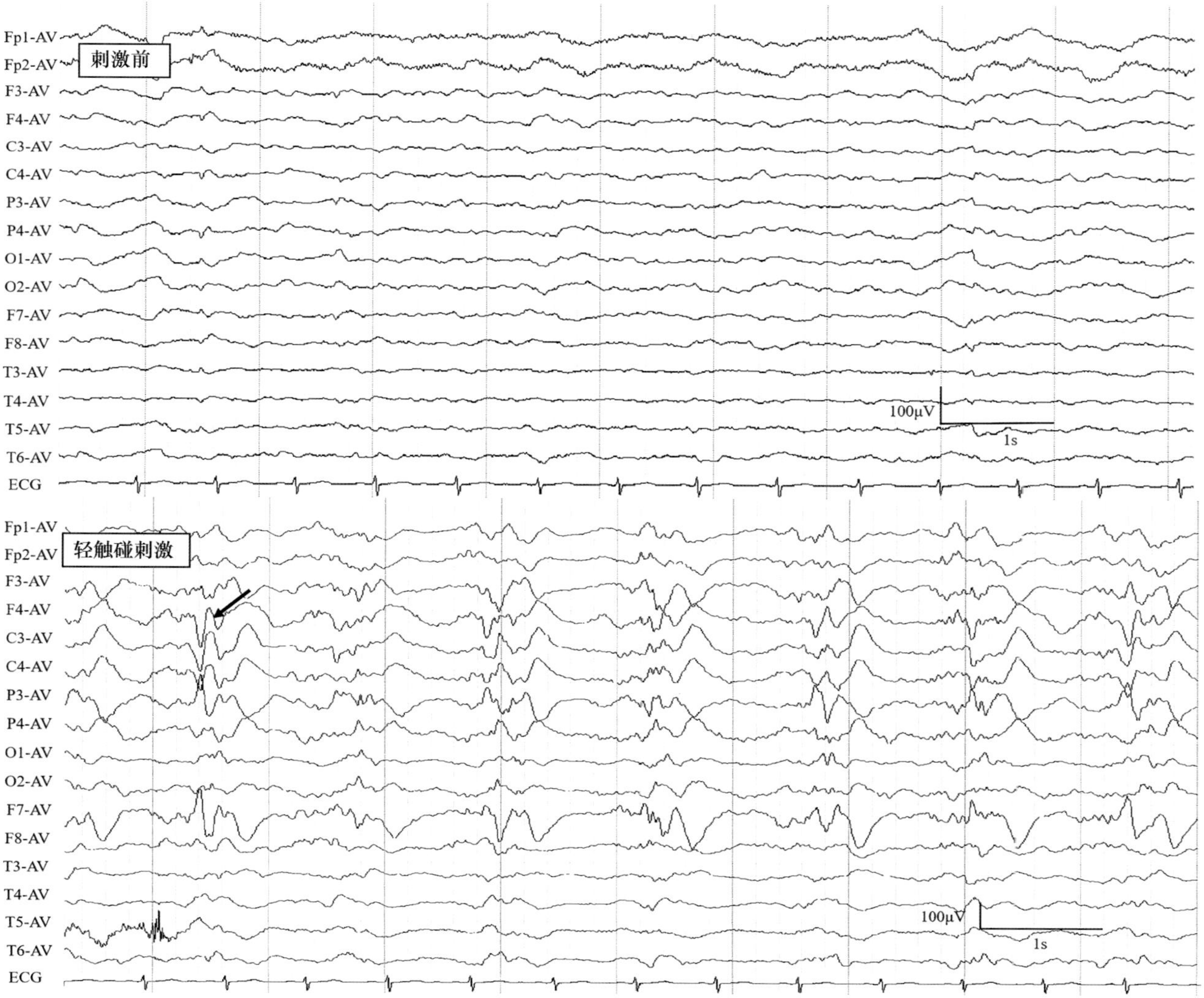

图 2-9 女，37 岁，惊厥性癫痫持续状态，意识模糊

SI-PDs，轻触碰刺激诱发的周期性放电

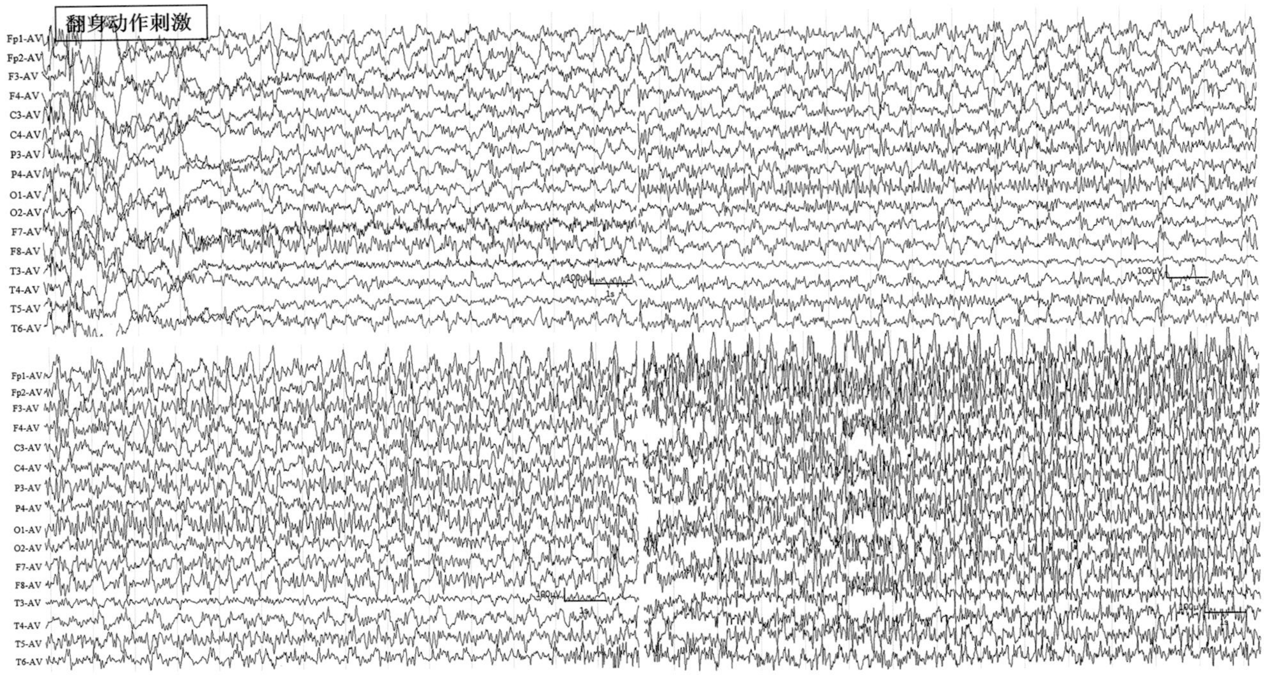

图 2-10 男，31 岁，抗 LGI1 抗体相关脑炎，中度昏迷

SI-seizures，刺激（翻身动作）诱发的癫痫发作

9. 连续性（continuity）（图 2-11 至图 2-12）

（1）连续的：不伴电压衰减或抑制。

（2）接近连续：连续但偶伴一段时期（≤ 10% 的记录）的电压衰减或抑制。

典型的电压衰减 / 抑制描述如下：

A. 近连续性电压衰减：在一段时间内，电压较低（≥ 10 μV）但小于背景电压的 50%。

B. 近连续性抑制：在一段时间内，电压< 10 μV。

C. 如果为刺激诱发的电压衰减或抑制，应描述为“刺激诱发的近连续性电压衰减或抑制”。

图 2-11 女，32 岁，狼疮脑病，浅昏迷，全面抑制

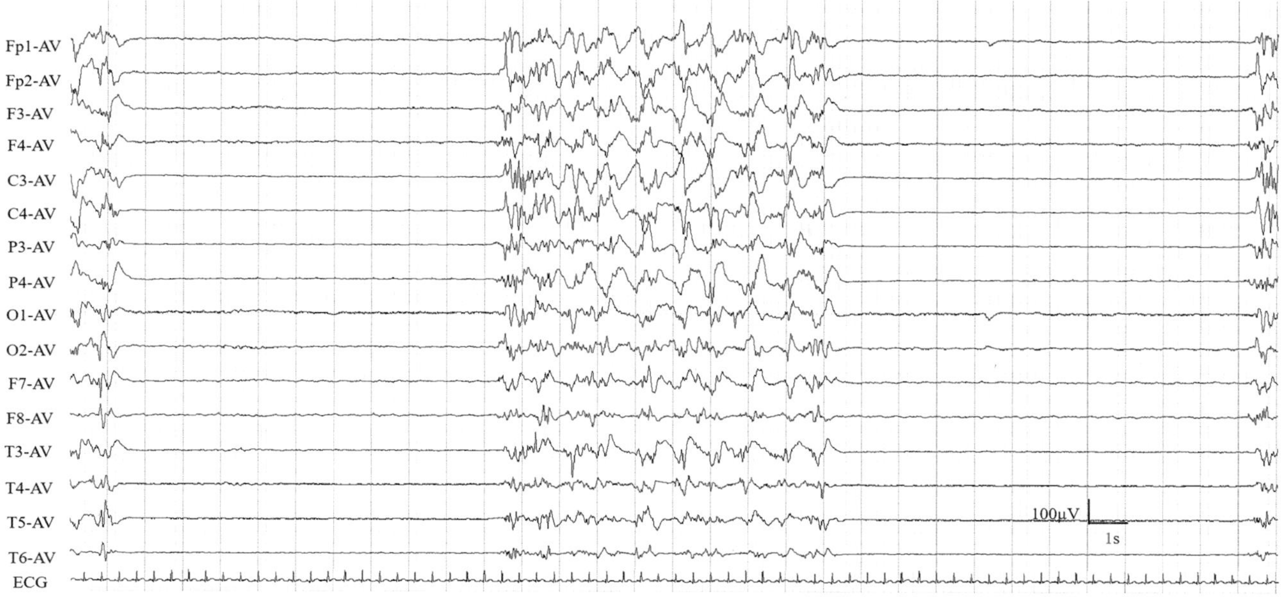

图 2-12　女，40 岁，抗 NMDA 受体脑炎，药物诱导性昏迷，爆发–抑制

（3）不连续：10% ～ 49% 记录时间出现如上所述的电压衰减或抑制。

（4）爆发衰减（burst-attenuation）或爆发–抑制（burst-suppression）：> 50% 记录时间出现如上所述的电压衰减或抑制，表现为爆发与衰减或抑制交替出现。

（5）抑制：全程记录 EEG 表现为抑制[3-6]。

三、重症患者节律性或周期性脑电模式描述术语

所有的术语包括：主要术语 1 后跟随主要术语 2，并添加适当的修饰词。

1. 主要术语

主要术语 1（定位信息）：全面性（G）、偏侧性（L）、双侧独立性（BI）或多灶性（MF）。

主要术语 2（模式信息）：周期性放电（periodic discharges，PDs），节律性 δ 活动（rhythmic delta activity，RDA）或棘慢或尖慢波（spike-and-wave or sharp-and-wave，SW）。

（1）PDs：是指放电以近规律的时间间隔连续重复出现。放电是指不超过 3 个位相的波形（即穿过基线不超过两次）；或无论多少个位相，持续时间≤ 0.5 s 的波形［全面性周期性放电（generalized periodic discharges，GPDs）模式图见图 2-13］。

（2）RDA：为≤ 4 Hz 的节律性活动［一侧节律性 δ 活动（lateralized rhythmic delta activity，LRDA）模式图见图 2-14］。

（3）SW：多棘波、棘或尖波之后常规律并重复出现慢波的模式，棘波（或多棘波或尖波）成分和慢波成分之间的关系恒定。

2. 修饰词

（1）出现率、时程、频率、位相数（具体定义见脑电图基本概念部分）。

（2）锐度（sharpness）：用来描述主要位相（波幅最高的位相）和波形最尖锐的位相。仅适用于描述 PDs 和 SW 中的棘波或尖波成分，而不适用于 RDA。分类如下：①棘波；②尖波；③尖样波：尖样的 θ 或 δ 波［波的一侧陡峭和（或）拐点处为尖形］，但由于时程太长而不能称之为尖波；④钝波（平滑或正弦样）。

（3）波幅（amplitude）：对于 PDs、SW 或 RDA 特殊波形，其波幅分级与背景脑波分级不同，分类如下：

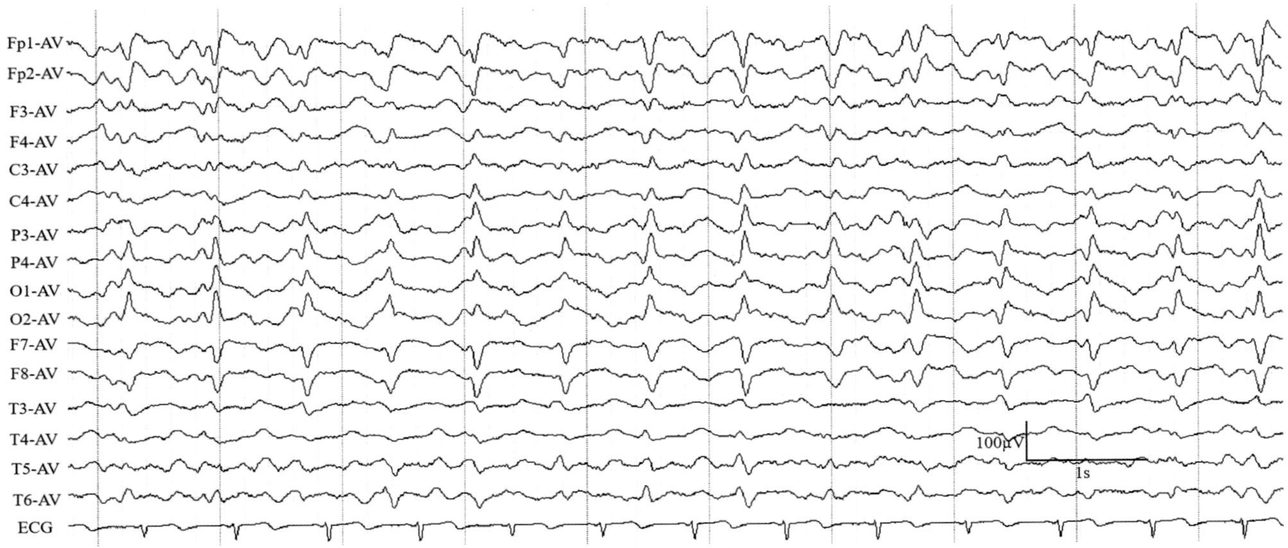

图 2-13 女，25 岁，抗 NMDA 受体脑炎，药物诱导性昏迷

EEG：1.5/s GPDs

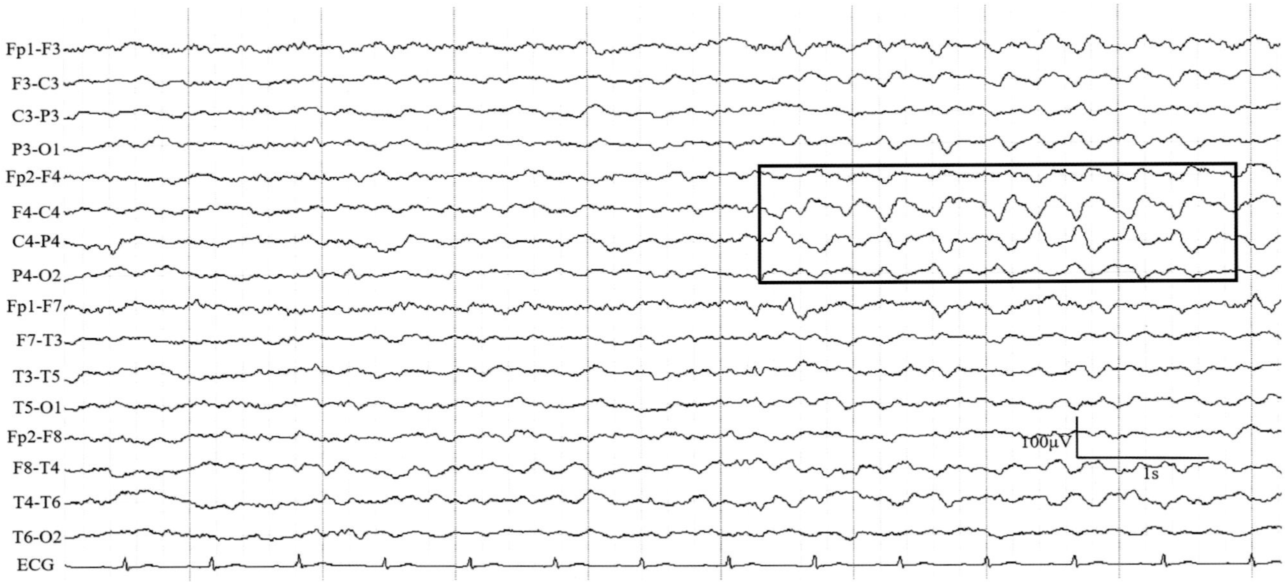

图 2-14 女，23 岁，单纯疱疹病毒性脑炎，昏睡

EEG：LRDA，C4 导联约 9 个周期的节律性 δ 波活动（框内显示）

1）绝对值（选择最易观察的标准 10-20 系统纵向双极导联）：将波幅分类为：①＜ 20 μV（“非常低”）；② 20 ～ 49 μV（“低”）；③ 50 ～ 199 μV（“中等”）；④＞ 200 μV（“高”）。

2）相对值：仅限于 PDs（需描述两种波幅：绝对值和相对值）。即：放电的最高波幅与放电之间典型背景活动的波幅比值（与绝对值在波幅测量时的相同通道和相同的导联方式中测量）。分为≤ 2 或＞ 2。

（4）极性（polarity）：仅描述主要位相（在参考导联上确定）。仅适用于描述典型放电（如 PDs 和 SW）的棘波或尖波成分，而不适用于 RDA。分为：①正相；②负相；③偶极子，水平 / 正切；④不明确。

（5）刺激-诱发（stimulus-induced，SI）：由警觉刺激诱发重复出现，伴或不伴临床预警；也可能是自发出现。如非刺激诱发，则应描述为自发。如是未知、不明确或未经测试的刺激所致，则描述为“未知”。需详细描述刺激的类型（听觉刺激、轻触觉刺激、患者护理和其他非伤害性刺激、吸痰、胸部摩擦、鼻孔搔痒等）。

（6）演变（evolving）或波动（fluctuating）：脑电活动在频率、分布或波形中出现任何改变，均可使用这两个术语进行描述。若这两个术语均不适合，则应描述为稳定。

1）演变：频率、波形或分布至少出现 2 个明确有序的改变。其中，频率演变，指至少 2 次在同一方向上连续出现至少 0.5 Hz 的频率变化，例如从 2 Hz 至 2.5 Hz 至 3 Hz，或从 3 Hz 至 2 Hz 至 1.5 Hz 的频率变化；形态演变，指连续出现至少 2 个新波形的变化；分布演变，指在标准 10-20 系统导联上至少有 2 个不同电极的有序传入或传出。

频率或分布的演变：其单一频率或分布至少持续 3 个周期；例如：3 Hz 持续≥ 1 s，继而 2 Hz 持续≥ 1.5 s，继而 1.5 Hz 持续≥ 2 s。形态的演变：不同形态或附加其过渡形式的形态持续至少 3 个周期；例如：4 个位相的棘波 PDs 持续 3 个周期，继而 2 ～ 3 个位相的尖波 PDs 持续 3 个周期，继而双相钝波 PDs 持续 3 个周期。

满足演变的标准，必须排除频率、形态或分布保持不变持续 5 min 或更长时间的 EEG 模式。因此，以下模式不符合演变：3 Hz 持续 1 min，继而 2 Hz 持续 7 min，继而 1.5 Hz 持续 2 min。

2）波动：在不超过 1 min 内，频率变化（至少 0.5 Hz）≥ 3 次，形态变化≥ 3 次，或分布（至少 1 个标准电极间距）变化≥ 3 个，且不符合演变模式。波动模式包括：1 Hz 至 1.5 Hz 至 1 Hz 至 1.5 Hz；从一个电极位置重复地传入或传出；或在 2 个形态之间重复或交替改变。

以下不应描述为波动：2 Hz 持续 30 s，继而 1.5 Hz 持续 30 s，继而 2 Hz 持续 3 min，继而 1.5 Hz 持续 30 s，继而 2 Hz 持续 5 min（变化超过 1 min）。以下应描述为波动：2 Hz 持续 10 s，继而 2.5 Hz 持续 30 s，继而 2 Hz 持续 5 s，继而 2.5 Hz 持续 5 s。

注：仅出现波幅变化的模式，均不应描述为演变或波动。

（7）附加（plus）（＋）（不适于描述 SW）

1）对于 PDs：包括每个放电活动附加快活动（θ 或更快频率，节律性或非节律性）（＋ F）（图 2-15），或附加节律性或准节律性 δ 活动（＋ R）（图 2-16）。对于 RDA：包括附加快活动（＋ F），或频繁附加尖波或棘波（＋ S）；“频繁”指每 10 s 出现＞ 1 个尖波或棘波，但非周期性和非 SW，或 RDA 形态上为尖样波（也为＋ S）（图 2-17）。如果未出现附加特征，也应注明“无＋”。

2）“附加”的亚型：所有具有“附加”特征的模式应分为＋ F，＋ R，＋ FS，或＋ FR。①“＋ F”：附加快活动，适用于 PDs 或 RDA。②“＋ R”：附加节律性或准节律性 δ 活动，仅适用于 PDs。③“＋ S”：附加尖波或棘波，或尖样波，仅适用于 RDA。④ PDs 可附加“＋ FR”，或 RDA 可附加“＋ FS”。

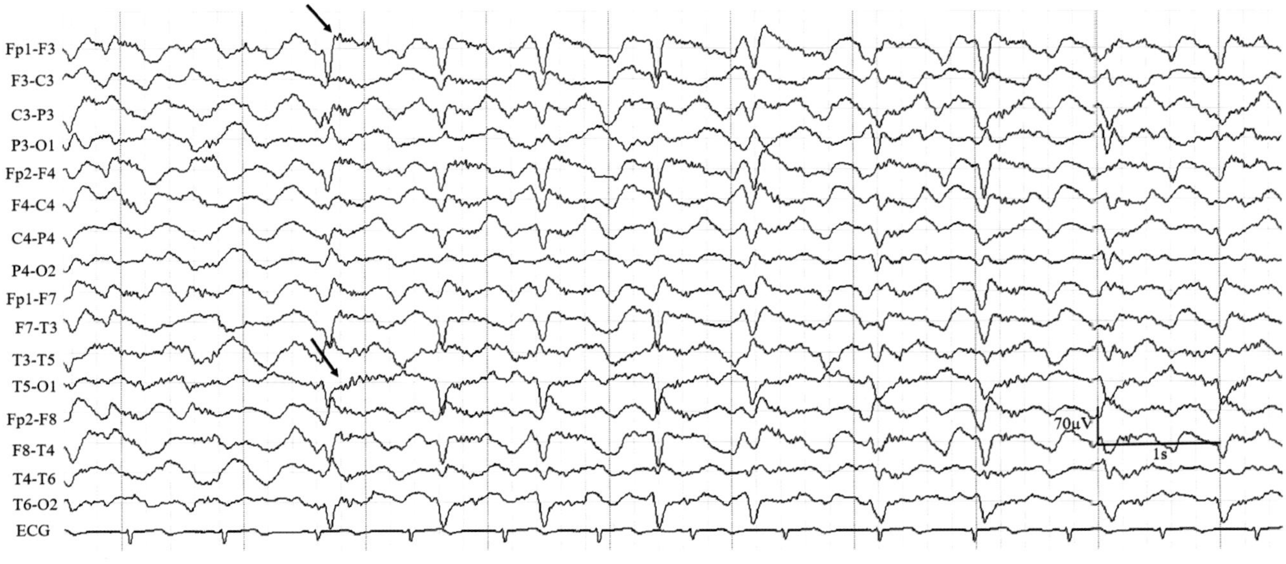

图 2-15　男，29 岁，流行性乙型脑炎，意识模糊

EEG：1.25 ～ 1.75/s GPDs ＋ F，箭头所指为叠加快波成分

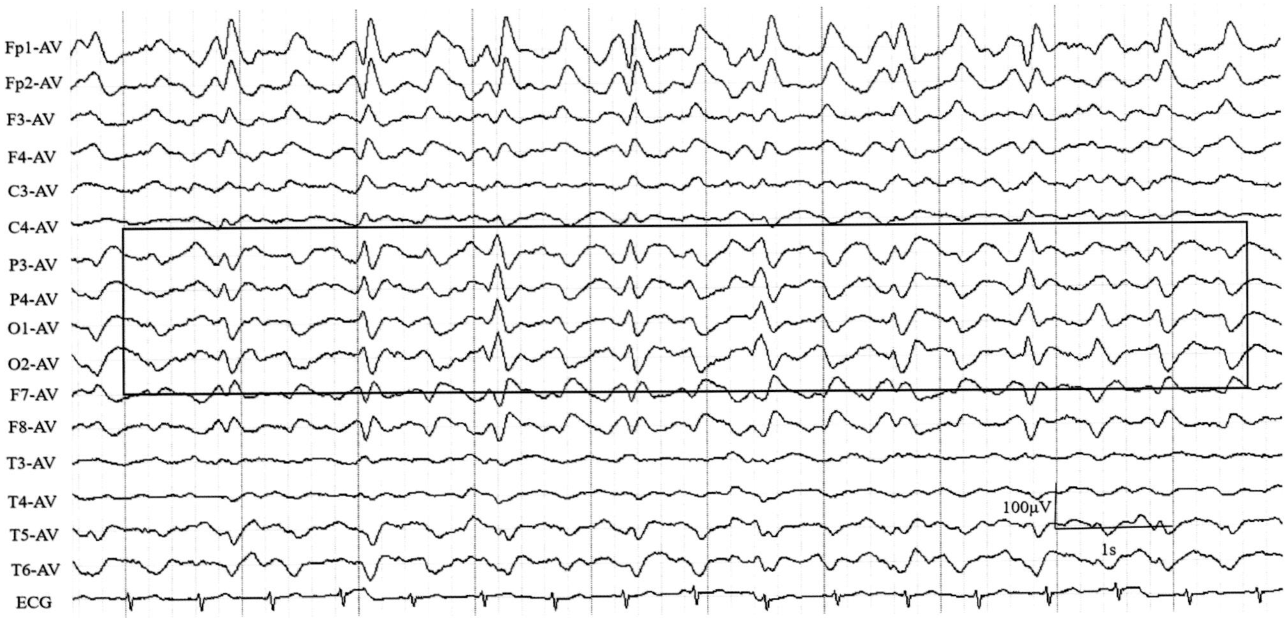

图 2-16 女，42 岁，单纯疱疹病毒性脑炎，浅昏迷

EEG：0.85 ～ 1/s GPDs ＋ R，框内为叠加准节律性 δ 波活动

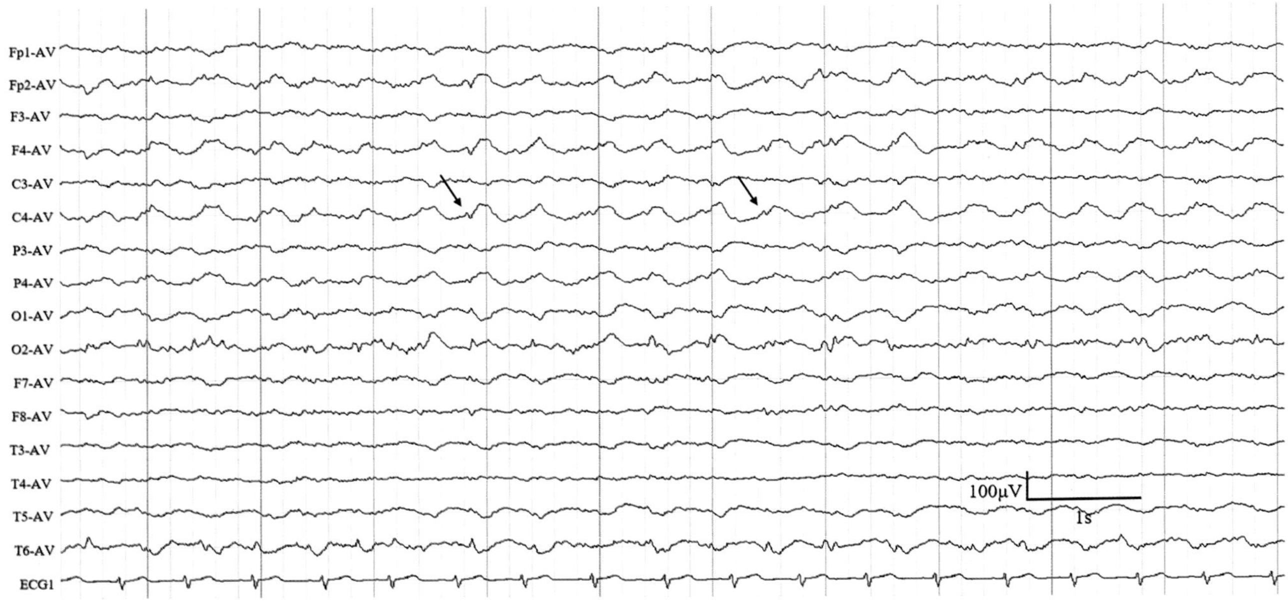

图 2-17 女，55 岁，细菌性脑膜脑炎，无反应觉醒状态

EEG：2 Hz GRDA ＋ S，箭头所指为叠加尖波活动

3. 次要修饰词

（1）准（quasi）：常用来修饰节律性或周期性，例如准节律性或准周期性（准优先于伪或半）。这种“准”和“非准”的区别只有在通过计算机定量分析确定的情况下才适用。“准”定义为在大多数波形（＞ 50%）中，从一个波形到下一个波形的时程变化在 25% ～ 50%。如果变化＜ 25%，用“准”修饰是不合适的。当不使用计算机定量分析时，准周期性认为是周期性，准节律性认为是节律性。

（2）突然起始（sudden onset）或逐渐起始（gradual onset）：突然起始是指脑波活动从无到完全形成的时长＜ 3 s。

（3）“三相”形态（“triphasic” morphology）：适用于 PDs 和 SW。无论 2 个或 3 个位相，每个位相比前一个位相时长更长，且最高波幅为正相。如果为 3 个位相波，极性必须是负-正-负；如为 2 个位相波，则为正-负。注意：根据该定义双相波形可归类为“三相”。

（4）前-后延迟（anterior-posterior lag）或后-前延迟（posterior-anterior lag）：即从前头部至后头部（或从后头部至前头部）的导联上连续出现时间延迟＞ 100 ms 的情况。指在双极纵联和参考导联中出现的典型延迟（以 ms 为单位），参考导联最好是选用同侧耳电极参考[3-6]。

四、重症患者散在癫痫样放电（非节律性和非周期性）的量化及分类术语

（1）大量（abundant）：每 10 s 出现＞ 1 次的癫痫样放电，但为非周期性。

（2）常见（frequent）：每分钟出现＞ 1 次，但每 10 s 出现＜ 1 次的癫痫样放电。

（3）偶见（occasional）：每小时出现＞ 1 次，但每分钟出现＜ 1 次的癫痫样放电。

（4）罕见（rare）：每小时出现＜ 1 次的癫痫样放电[3-4]。

参考文献

[1] 刘晓燕 . 临床脑电图学 . 第 2 版 . 北京：人民卫生出版社，2017.

[2] Hirsch LJ，Brenner RP，Drislane FW，et al. The ACNS subcommittee on research terminology for continuous EEG monitoring：proposed standardized terminology for rhythmic and periodic EEG patterns encountered in critically ill patients. J Clin Neurophysiol，2005，22（2）：128-135.

[3] Hirsch LJ，LaRoche SM，Gaspard N，et al. American Clinical Neurophysiology Society’s Standardized Critical Care EEG Terminology：2012 version. J Clin Neurophysiol，2013，30（1）：1-27.

[4] 秦兵，陈洁玲，王晓，译 . 美国临床神经生理学会指南：对重症监护脑电图标准术语的建议 . 癫痫与神经电生理学杂志，2014，23（3）：182-184.

[5] Kane N，Acharya J，Benickzy S，et al. A revised glossary of terms most commonly used by clinical electroencephalographers and updated proposal for the report format of the EEG findings. Revision 2017. Clin Neurophysiol Pract，2017，2：170-185.

[6] Gaspard N. ACNS Critical Care EEG Terminology：Value，Limitations，and Perspectives. J Clin Neurophysiol，2015，32（6）：452-455.

（冷秀秀　刘永红　王　群　江　文）

第三章　伪差及良性变异/临床意义不明确的脑电图

第一节　伪　差

伪差（artifact）是指混入EEG记录中的非脑源性电活动，可以分为生理性伪差和非生理性伪差，两个类型之间可有重叠。生理性伪差是指人体其他生理性活动所产生的伪差，常见来源包括心电、脉搏、眼球及眼睑运动、肌肉运动、汗液等。非生理性伪差是由人体以外的环境、电磁场、电极以及仪器设备等产生的伪差，常见来源包括：50 Hz交流电干扰、电极伪差、体内电刺激器（如心脏起搏器、迷走神经刺激器等）生成的伪差、光电效应伪差、医疗设备（如呼吸机、血液灌流设备等）生成的伪差及环境中的运动所导致的伪差。因N-ICU中辅助诊疗电子设备较多，医疗环境比较特殊，故出现伪差的概率显著高于普通脑电监测环境，且生理性伪差及非生理性伪差都有可能出现。对于N-ICU医生和技师而言，正确识别伪差、明确伪差来源、避免误判是一项基础必备技能[1]。

一、生理性伪差

1. 心电伪差

心电伪差是由心脏电活动产生的一种常见的生理性伪差，在以同侧耳电极为参考电极的单极导联上容易看到。当心电信号干扰某一个或某几个记录电极时，可见相应导联出现间隔大致相同、且与心率一致的正向或负向尖样波、棘样波，相当于心电图的R波，波幅可高可低（图3-1）。电极接触不良、体型

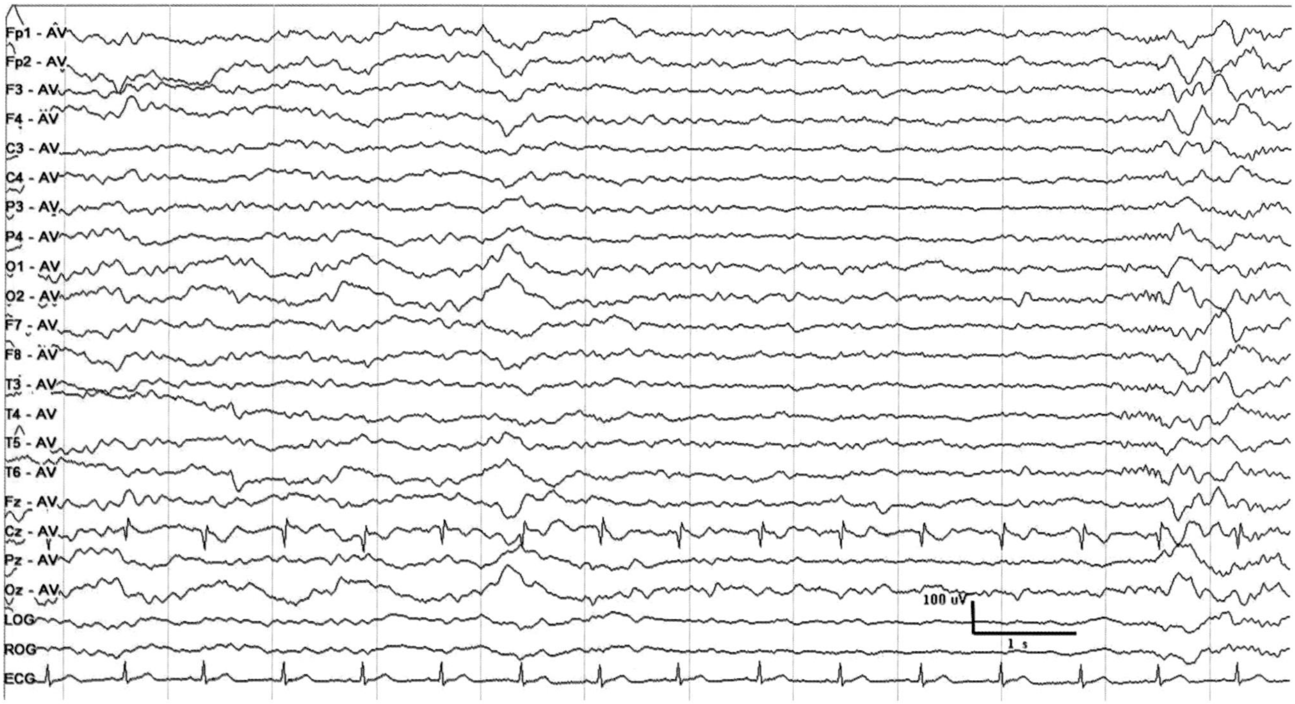

图3-1　心电伪差：Cz导联节律性正相棘波样波，与ECG同步

肥胖者，尤其在心脏呈横位的情况下，心电伪差更易出现。在 EEG 记录过程中，心电伪差有时无法完全消除，故解决这一问题的最佳方法是在 EEG 监测同期记录心电图。此外，EEG 判读时，改用双极导联或平均参考导联，可减小或消除心电伪差。需要注意的是，在进行脑死亡评估时，需要增加灵敏度分析几乎呈等电位线的背景脑电活动，此时被高度放大的微小心电伪差很难消除[2]。

2. 脉搏伪差

当电极置于动脉上时，会产生脉搏伪差，易被误判为局灶性节律性 δ 活动。其最常见于中央和颞部的电极，且通常不会影响周围电极的活动。脉搏伪差所导致的节律性慢波样波形与 ECG 的 QRS 复合波存在直接关系，通常在 QRS 复合波后延迟约 200 ～ 300 ms 出现（图 3-2）。通过触摸产生脉搏伪差的电极可识别脉搏伪差的来源，稍移动或重新放置该电极，脉搏伪差可消失。有时也可能因患者翻身等体位变化，导致电极轻度移位或接触抵抗等变化，使脉搏伪差在 EEG 记录中自然消失[2]。

3. 眼动伪差

眼动伪差是由眼球（非眼睑）运动而导致的伪差。人体眼球的角膜和视网膜间约有 100 mV 的稳定电位差，角膜表面为正相电位，视网膜为负相电位，眼球运动时，角膜和视网膜之间就会产生电位差变化，因此，无论是否有睁闭眼动作，只要有眼球运动，就能记录到该电位变化，例如清醒睁眼时扫视、闭眼时眼球游动、REM 睡眠期的快速眼动、病理性眼震等。眼动所致的伪差可见于前头部各导联，但更容易干扰到额极（Fp1 和 Fp2）和前颞（F7 和 F8）等眼部周围电极。当眼球向某一方向运动时，眼球运动朝向的电极就会出现向下偏转的电位（图 3-3）。例如，在眼球垂直运动中，当眼球向上运动时额极（Fp1 和 Fp2）的电位向下偏转，眼球向下运动时则向上偏转；在眼球水平运动中，眼球向左运动时，左前颞（F7）的电位向下偏转，右前颞（F8）则向上偏转，眼球向右运动时则刚好相反。眼球垂直运动产生的伪差易被误判为额叶起源的慢波。鉴别两者最简单的方法是，在眼眶上方和下方放置额外的电极，以同侧耳电极作为参考，比较上眼眶（Fp1 和 Fp2）和下眼眶（LIO 和 RIO）电极记录的波，若为垂直的眼球运动，则两个波为反位相，若为额叶起源的慢波，则两个波为同位相[2]。

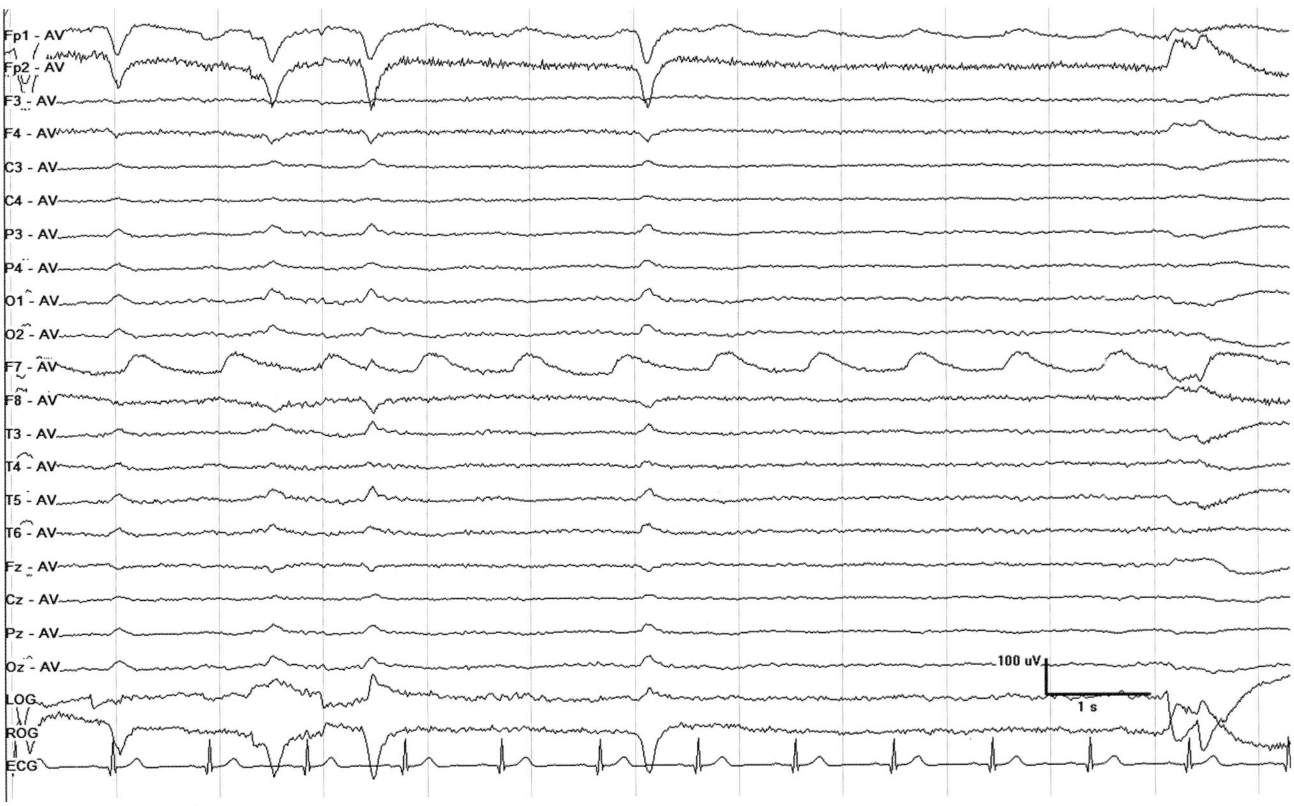

图 3-2　脉搏伪差：F7 导联节律性慢波样波，于 QRS 复合波之后出现，为血管搏动所致

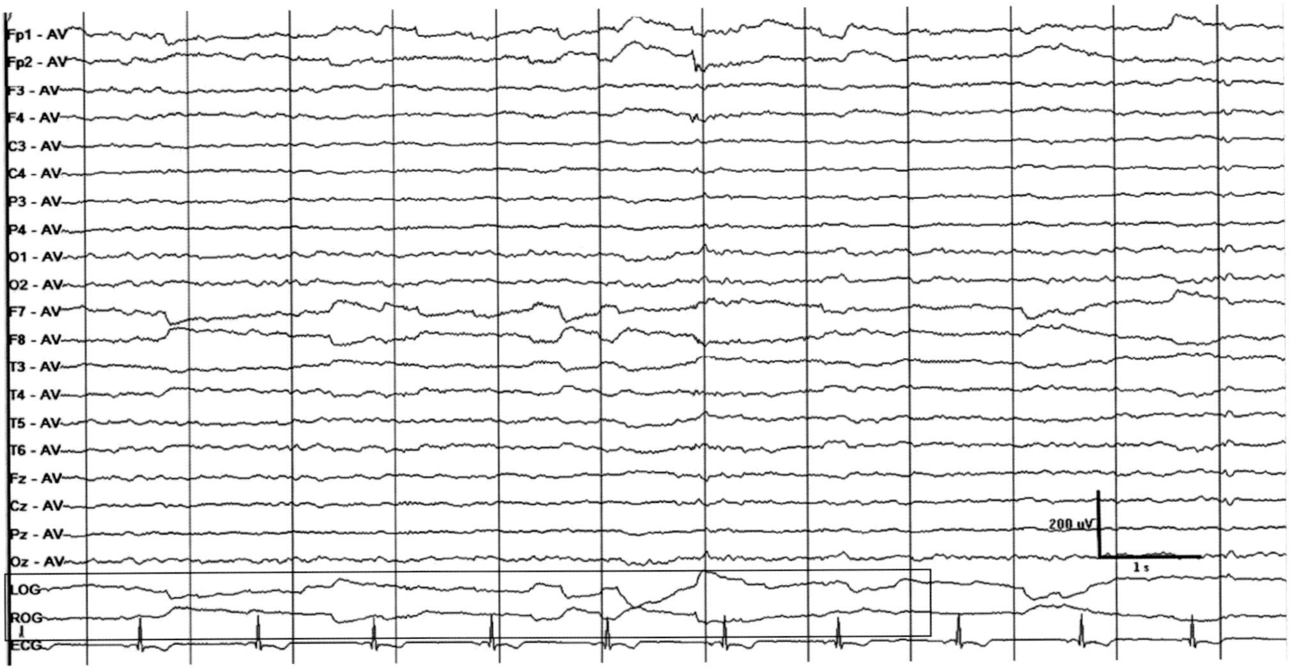

图 3-3　眼动伪差：Fp1 与 Fp2、F7 与 F8 导联呈反位相波形，与 LOG、ROG 同步，为眼球水平运动所致伪差

4. 眼睑运动伪差

眼睑运动伪差是指因瞬目、眨眼等眼睑短暂而快速闭合运动导致的一种伪差。该伪差在焦虑紧张或习惯性瞬目患者中较明显。在单极导联记录时，闭眼后可于 Fp1 和 Fp2 上记录到一个向下偏转的电位，波幅约 100 ～ 300 μV，有时波及 F3 和 F4，若其后有睁眼动作，则可观察到一个向上偏转的电位（图 3-4）。眼

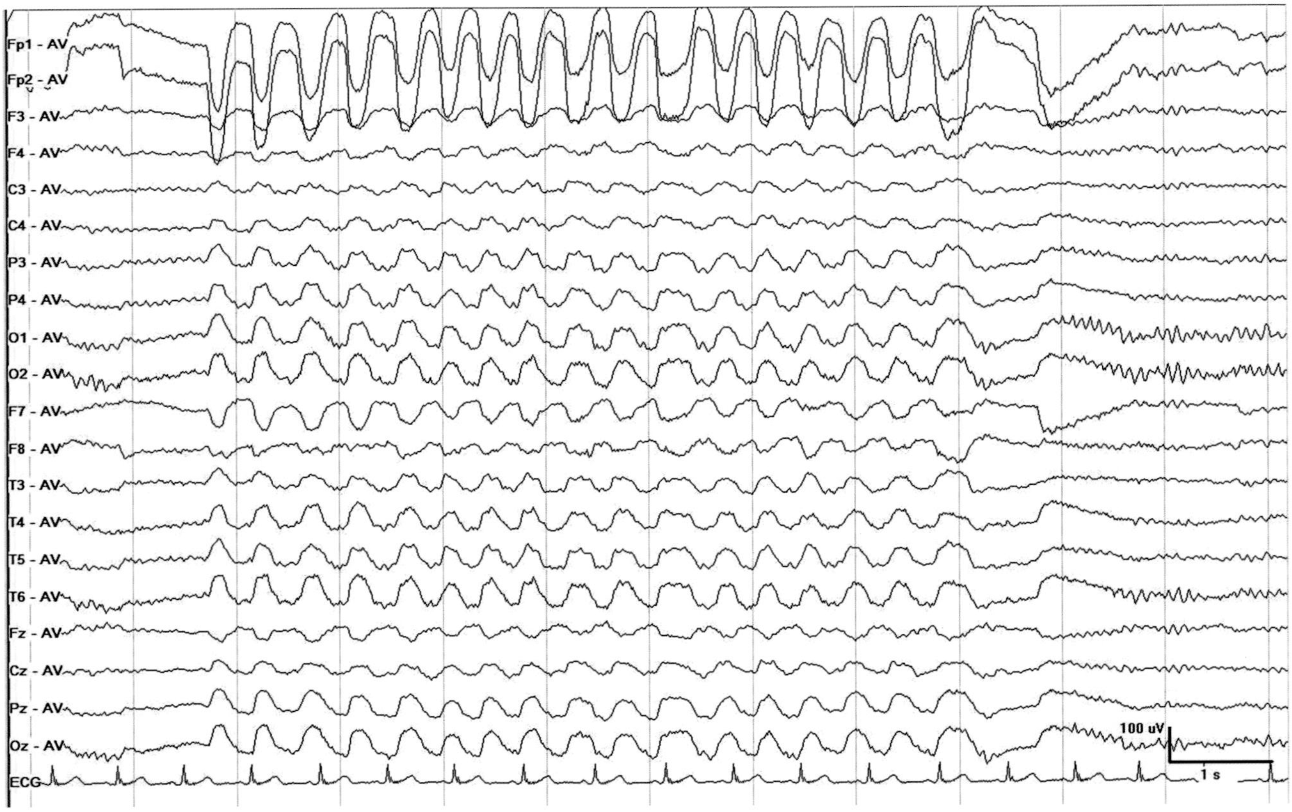

图 3-4　眼睑运动伪差：Fp1 及 Fp2 导联为著的同位相节律性慢波样波，与眼睑运动同步

睑震颤明显的患者，于额部可记录到类似 α 波或 θ 波的波形，与眨眼动作的幅度有关，有时可能被误判为额部占优势的脑电活动。为减小该伪差，可嘱患者放松或闭眼；若效果仍不明显，可轻压患者眼睑，该伪差一般可消失。眼睑运动伪差应与眼动伪差进行鉴别。眼动伪差 Fp1 与 Fp2（有时波及 F7、F8）互为反位相，而眼睑运动伪差 Fp1、Fp2（有时波及各导联）互为同位相[2]。

5. 视网膜电流图伪差

在闪光刺激期间由视网膜产生的节律性电信号，通常可在正常成人的额极电极（Fp1 和 Fp2）记录到，且与闪光刺激有锁时关系，此伪差称为视网膜电流图（electroretinogram，ERG）伪差。因为额极距离眼球最近，所以 Fp1 和 Fp2 的 ERG 伪差最大。该伪差可能被误判为脑电活动甚至潜在的癫痫样放电，可通过在闪光刺激过程中用遮光材料遮盖眼球、挡住光源，观察 EEG 中伪差是否消失，作为鉴别此类伪差的方法。需要注意的是，应对左眼和右眼分别进行测试，且只遮盖眼睛（不要遮盖 Fp1 或 Fp2 电极）。如果遮盖眼睛时该伪差不消失，再遮盖 Fp1 和 Fp2 电极，此时伪差消失，则为光电效应伪差[1]。

6. 肌电伪差

神经重症患者常有意识障碍伴不自主运动，头皮、面部、下颌和颈部等各种肌肉收缩是肌电伪差最常见的来源，同期 EEG 记录可见类似棘波成分的伪差，此类伪差有时可掩盖脑电活动（图 3-5，图 3-6）。行 EEG 检查时应注意被检者的体动，尤其是头面部动作（如咳嗽、吞咽等），因为这些动作不但可能产生肌电活动，亦可能引起电极移动或导线摆动产生相应的非生理性伪差。对于可遵医嘱配合的患者，嘱其放松是减少避免该伪差的有效方法[1]。低温治疗时易产生寒战伪差，即使在临床观察寒战不明显的情况下，也可能在 EEG 上观察到持续而明显的肌电伪差。识别肌电伪差时需进行前后对比，必要时调整电极及导线；亦可使用高频滤波器滤波，但需注意此时也可能会滤除 EEG 的快波成分。例如，当使用 15 Hz 的高频滤波器时，显著的肌肉伪差可能显示为 β 波样活动或棘波样活动，

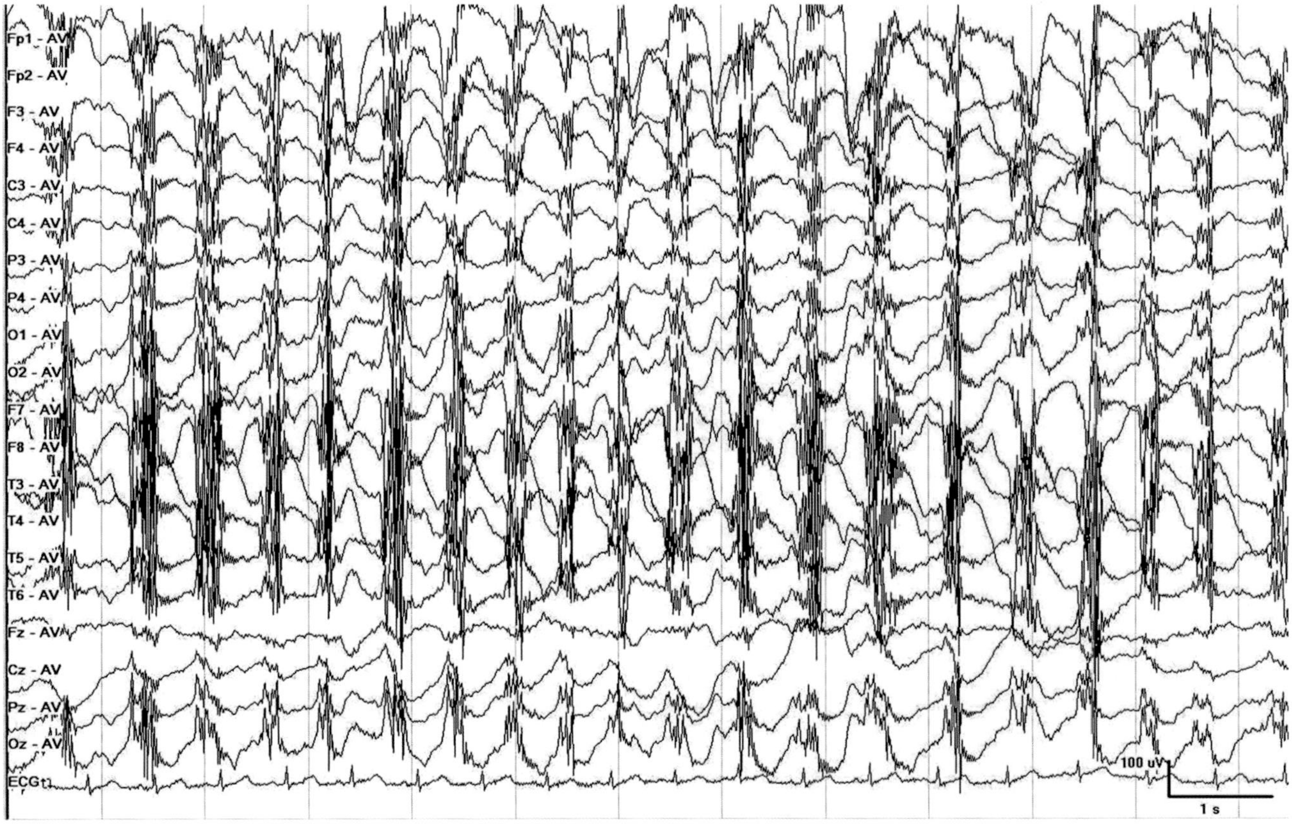

图 3-5　咀嚼肌电伪差：各导联与咀嚼同步的节律性肌电爆发

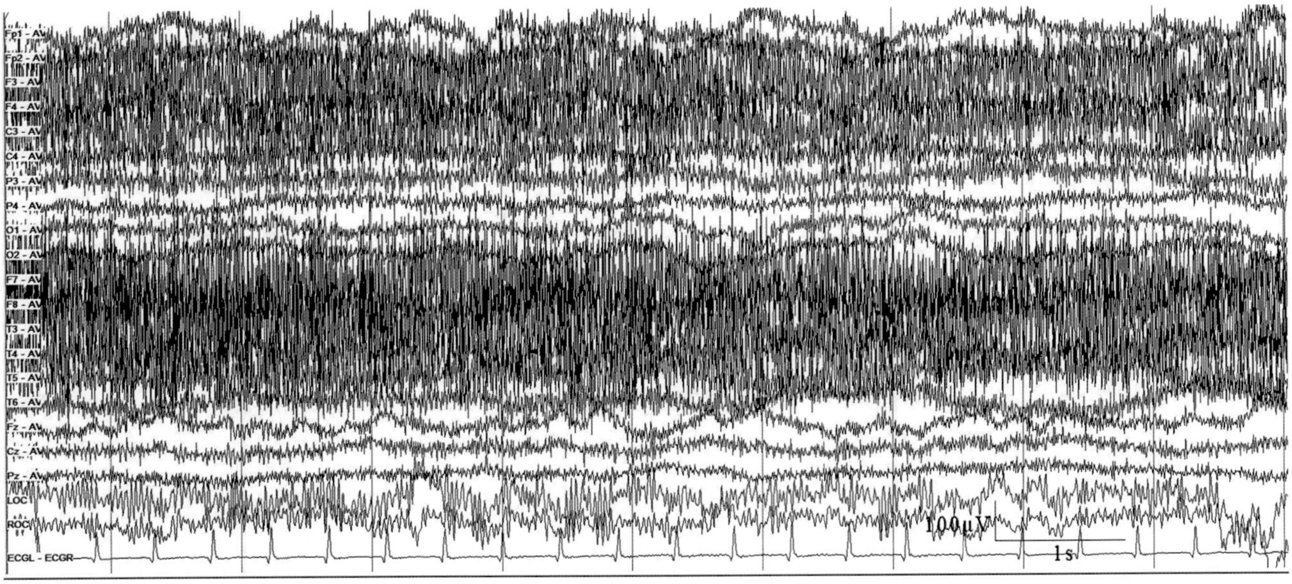

图 3-6　肢体抖动肌电伪差：各导联与肢体抖动同步的肌电伪差

进而可能被误判为痫样放电；同样的情况也见于眼球运动时出现的孤立性肌电棘波，在前颞部电极（F7 和 F8）为著[2]。

7. 舌运动电位伪差

舌运动电位（glossokinetic potential，GKP）伪差是指在舌运动时，主要在额、颞部相关的头皮电极上出现的全面性慢波样活动爆发，该伪差类似额区间断节律性 δ 活动（frontal intermittent rhythmic delta activity，FIRDA），有时可能被误判为脑源性慢波活动（图 3-7）。也有人误将 GKP 伪差归于肌电伪差之中。通常舌尖部为负电位，舌根部相对为正电位，因此舌运动可引起口腔和下颌周围的电位变化。如果在记录中发现有此可疑波形时，对于可遵医嘱患者，可令其口念重复引起舌头显著运动的发音（如“啦、

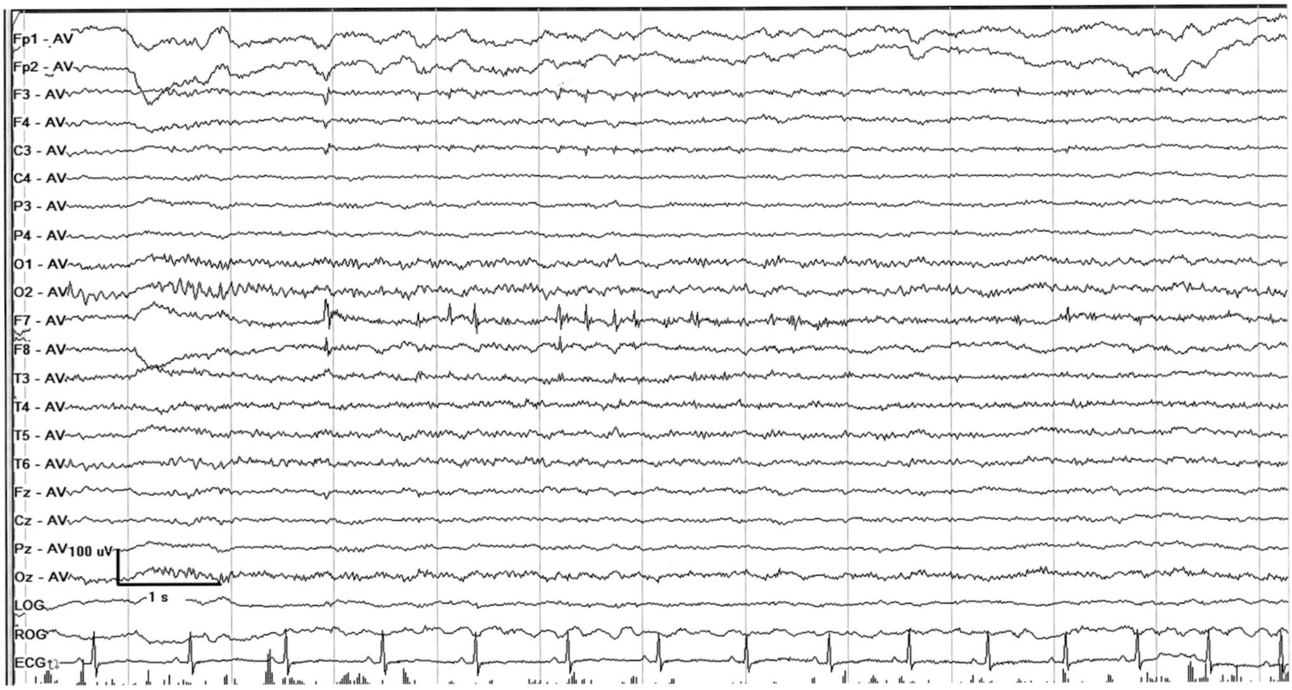

图 3-7　舌运动电位伪差：Fp1、Fp2 导联类似额区间断节律性 δ 、θ 波活动，F7、F8 导联出现与 δ 、θ 波活动同步的肌电伪差，此时患者记录有舌运动

啦、啦”“他、他、他”等）重现前述伪差；亦可让患者执行垂直和（或）横向舌运动，以模拟出这种伪差。N-ICU 患者无法自主控制舌运动时需监测 GKP，可将额外的电极置于患者口唇上方和下方，并向相反方向稍微远离中线即可清楚地记录到此伪差。应注意的是，当有类似临床症状出现时，最好在 EEG 上标记舌运动[2]。

8. 汗液伪差

当神经重症患者出现多汗时，由于汗液改变电极和皮肤之间的阻抗，以及汗腺本身活动电位产生的伪差，可在 EEG 上记录到缓慢的基线漂移样的伪差（图 3-8）。这种伪差通常发生在额、颞部等容易出汗的导联，可累及多个导联，亦可不对称；若参考电极所在部位出汗，则相关所有导联都会出现相似的伪差，切勿将其误判为与脑功能障碍相关的慢波。

应用提高低频滤波参数的方法可消除这种伪差，但同时也会影响脑电活动的慢波频率，故不建议使用此方法。正确的做法包括：应用冰毯或冰帽为患者降温，用干毛巾擦干头皮及颜面部相关区域，局部使用酒精或止汗剂减少泌汗，控制病房温度减少患者泌汗，必要时重新放置电极。可重复以上过程，以保证将该伪差降至最低[2]。

二、非生理性伪差

1. 50 Hz 交流电干扰

50 Hz 交流电干扰是最常见的非生理性伪差，常由 N-ICU 内电器设备（如电动床、呼吸机、静脉输液设备、心电监护仪、透析装置等）引起，皮肤准备不足、电缆、导线或接地故障相关的电极接触不良亦可导致[3-4]。50 Hz 交流电干扰表现为每秒 50 次的规律性、周期性正弦反转波形（正–负–正）（图 3-9）。在 N-ICU，长程 EEG 记录可能导致电极不稳定和高阻抗，此时外源性伪差（例如 50 Hz）被放大，并在一个或多个导联中被检测到，此时会产生一个“模糊”的基线，有时与肌电伪差或快速脑电活动相混淆。将走纸速度增加到 60 mm/s 可以更好地识别该伪差（图 3-10）。如果电极阻抗低（≤ 5 kΩ），但仍存在 50 Hz 交流电干扰，可尝试分别断开单个电器设备电源，并在 EEG 上观察、记录，直至确定伪差来源。需要注意，为保证患者安全，不要贸然断开呼吸机电源。若经过排查后 50 Hz 干扰仍持续存在，使用 50 Hz

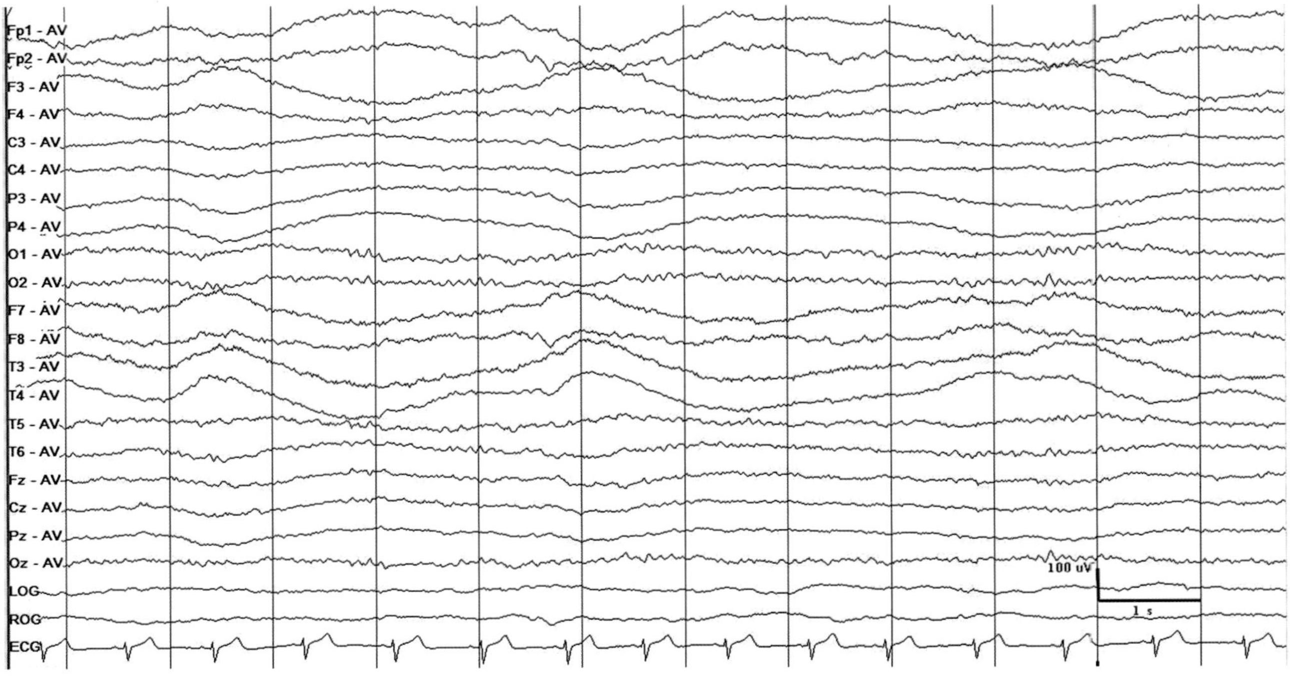

图 3-8 Fp1、Fp2、F7、F8、T3、T4 导联基线漂移，为出汗所致

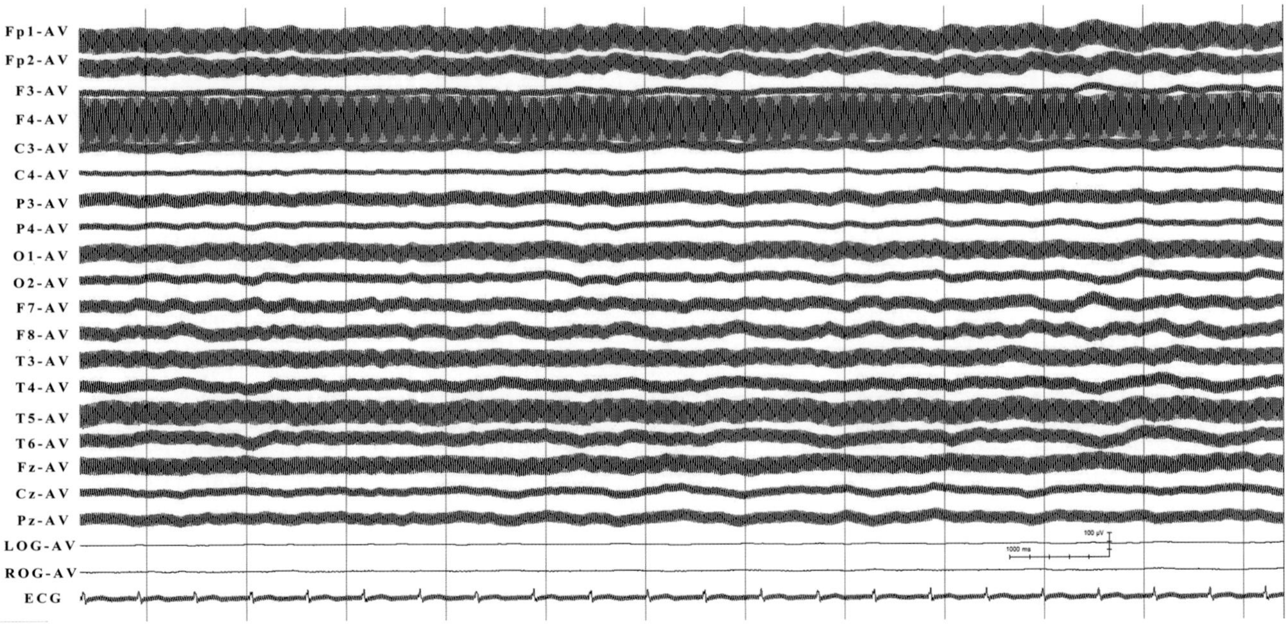

图 3-9　50 Hz 交流电干扰：各导联基线模糊，可见 50 Hz 持续性节律性快波样活动，走纸速度 30 mm/s

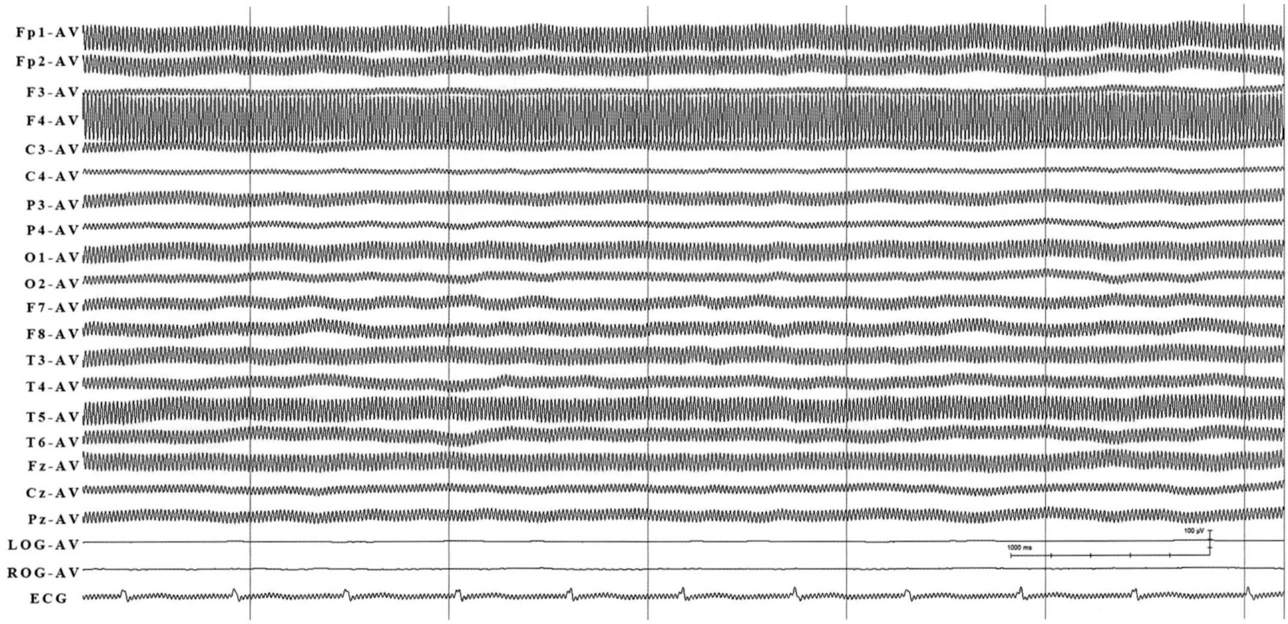

图 3-10　50 Hz 交流电干扰：同上图，走纸速度为 60 mm/s

滤波器可作为最后的选择（图 3-11）。但应注意当使用滤波器时，50 Hz 范围内其他的快波频率（包括脑电活动）也会发生衰减，此时，棘波波幅可能降低[5]。

2. 电极及导线所致伪差

电极伪差主要由于电极与皮肤接触不良、电极丝断裂、导线移动或接线盒内电极丝插头松动引起，不同的中断位置和类型可导致该伪差不同的表现。电极接触不良可导致电极阻抗不稳定，可能出现形态和波幅不同的尖波样波或慢波样波，这些波可能与局灶性大脑慢活动类似，甚至与局灶性发作开始的节律性活动相混淆（图 3-12）；当电极阻抗突然变化时，会出现一个突然的电位，具有陡升慢降的特征形态，与局灶性棘波十分类似。导线相关的异常伪差形态更具有多样性。如果所有的导线受影响，则可能被误判为全面性异常波发放；如果仅涉及某些电极，则可能被误判为局灶性异常波图形[2, 4]。

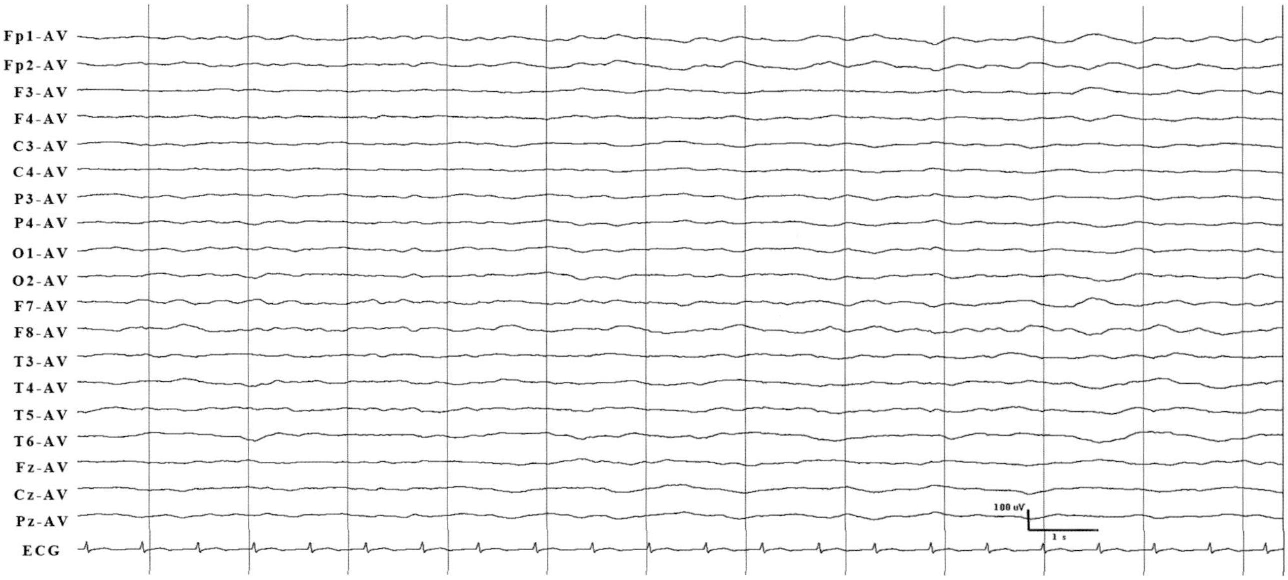

图 3-11　同图 3-9，走纸速度 30 mm/s，开启 50 Hz 陷波滤波，伪差消失

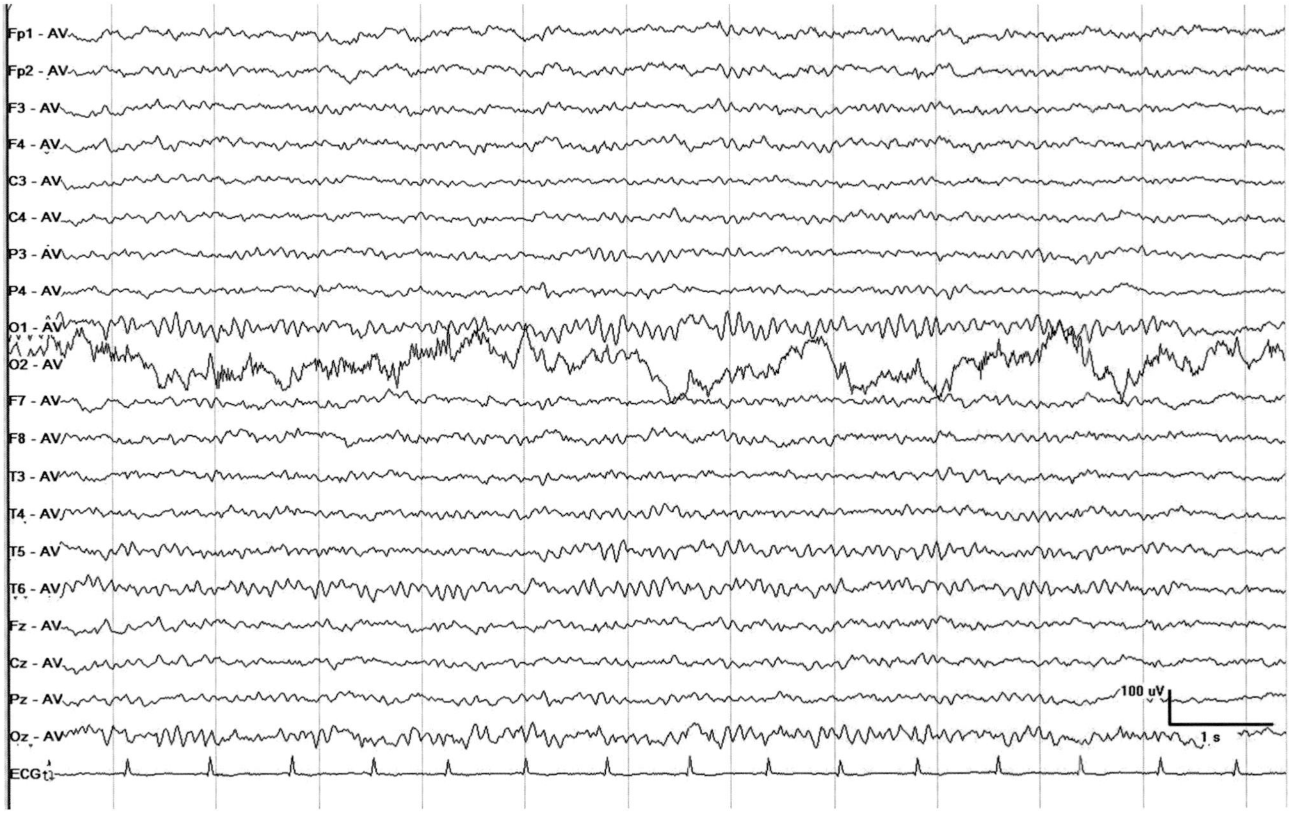

图 3-12　**电极伪差：**O2 导联伪差，为电极粘贴不牢所致

3. 体内电刺激器所致伪差

患者体内放置有电刺激器时，常会在 EEG 中出现与刺激电流性质强度、频率相关的伪差。常见的电刺激器包括心脏起搏器、迷走神经刺激器、深部脑刺激器、脊髓电刺激器等，以心脏起搏器最为常见。

心脏起搏器一般埋于电极导线同侧的胸部皮下，其伪差由起搏器产生和输出的脉冲电流引起；常表现为重复的尖波样波形，有可能被误判为发作间期的癫痫样放电。对于已植入心脏起搏器的患者，将 ECG 电极安放在距离起搏器较远的部位，有助于降低该伪差[2, 5]。

4. 光电效应伪差

闪光刺激时，头皮金属电极表面可能因节律性的光照产生瞬时光电流，此时 EEG 被照射的电极处可出现局灶性节律性电活动，与闪光刺激有锁时关系，且频率一致，随闪光刺激停止而消失，这种光电效应所致的 EEG 伪差，称为光电效应伪差（图 3-13）。该伪差最常出现在额区（Fp1、Fp2、Fz），易被误判为额区的节律性脑电活动，有时也出现在顶区或前颞区（被闪光刺激照射的电极）。该伪差需注意与 ERG 伪差鉴别（见 ERG 伪差）。为鉴别和消除该伪差，可遮盖出现伪差的电极，若此时伪差消失，则为光电效应伪差[2, 5]。

5. 呼吸机所致伪差

呼吸机是一种能代替、控制或改变自主呼吸，改善呼吸功能的装置仪器。其机械运动可引起通气管路振动，甚至带动患者头部振动，引起相应的周期性或节律性伪差，产生呼吸机伪差（图 3-14）。该伪差随呼吸机的工作而发生，与每分钟呼吸机设定的机械通气次数或观察到的患者呼吸次数直接相关。常表现为节律性高波幅慢波爆发，以双侧额区最显著。该伪差在背景 EEG 活动被抑制的情况下，可以模拟大脑起源的爆发-抑制模式。有时，只要重新定位，就能消除或减少该伪差；若伪差仍无法消除，可以在嘴唇上方和下方分别增加一个额外电极，或将两个电极连接到呼吸机管路上。应注意的是，如果选择后一种方法，需要将呼吸机暂时从气管导管上断开，以确定呼吸运动是否与呼吸机直接相关。还有一种特殊的呼吸机相关伪差，由呼吸机管路积水所致，此时应注意检查呼吸机管路，排空管路积水。对于应用呼吸机的患者，有时由于患者呼吸道内液体（如痰液、分泌物等）运动，也可出现呼吸机相关伪差[6]。

6. 血液透析装置所致伪差

持续性肾替代治疗（continuous renal replacement，CRRT）适用于危重症或急、慢性肾衰竭患者的持续性血液滤过。某些 CRRT 设备（如 Prisma®）装有旋转泵，治疗过程中可能会在 EEG 上产生独特的伪差。以 Prisma® 为例，其可能产生与设备内旋转泵运动相关的 5.5 ～ 11 Hz 全面性锯齿样波。该伪差在

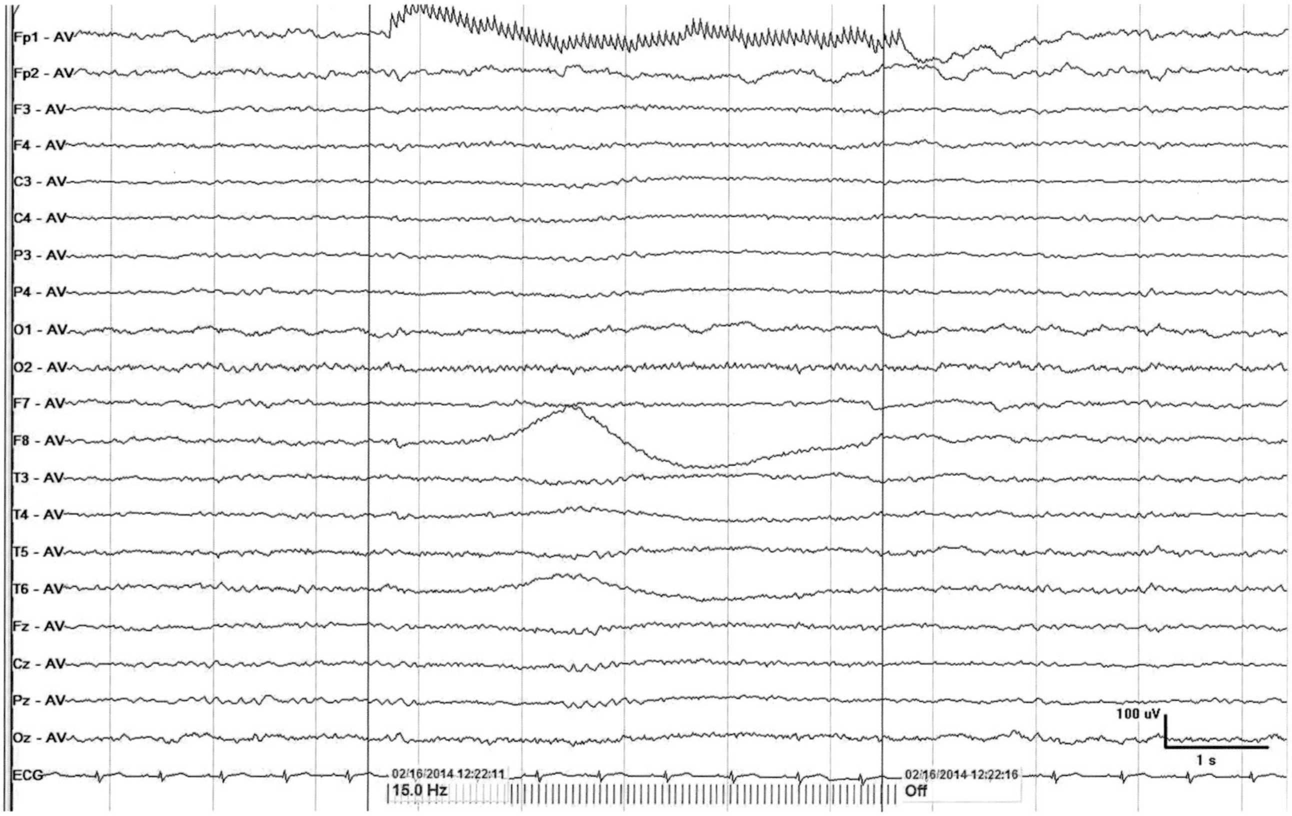

图 3-13 光电效应伪差：Fp1 导联可见与闪光刺激频率同步的快波样波，与闪光刺激有锁时关系

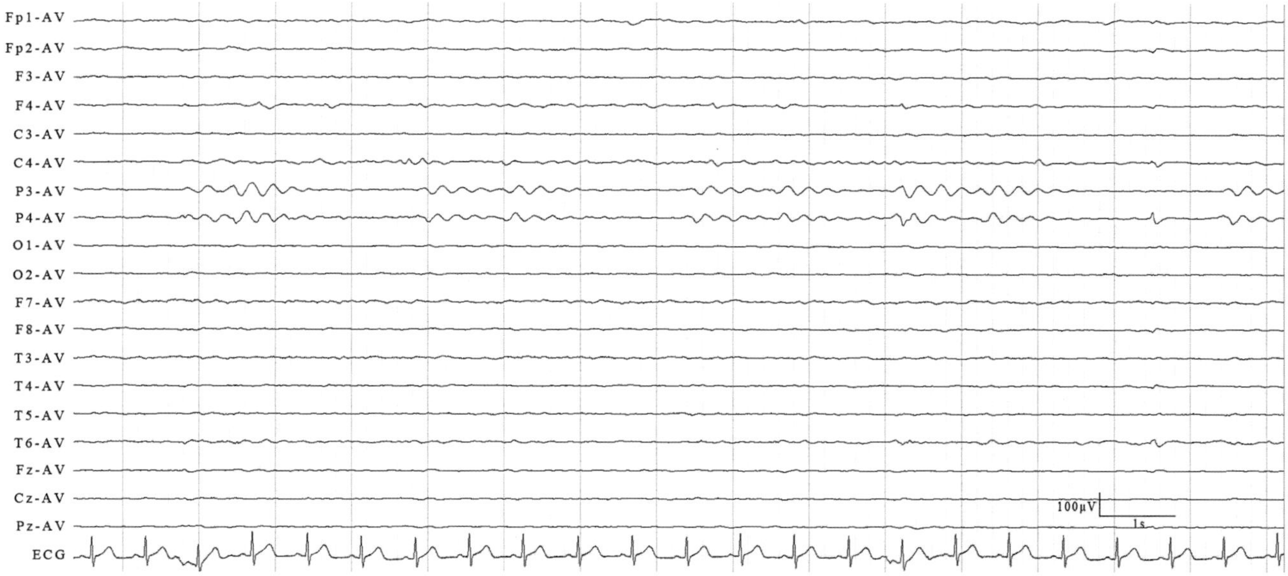

图 3-14　呼吸机伪差： 每当呼吸机给该患者停止送气时，呼吸机管路出现振动，同期 EEG 可见 P3、P4 导联出现阵发性节律性慢波样伪差（呼吸机设定的频率为 18 次 / 分）

频率和形态上类似于一种良性 EEG 变异型脑波，即思睡期节律性颞区 θ 波爆发（rhythmic temporal theta burst of drowsiness，RTTD）。与 RTTD 不同，该伪差更局限于后头部[2]。

7. 护理操作所致伪差

拍背、吸痰及清洁等护理操作，有可能引起类似癫痫样发作的节律性电活动（图 3-15 至图 3-17），应用同步视频 EEG 可准确识别这些假象。在进行相关护理操作时，应记录具体时间，以助于该伪差的判断[2, 4]。

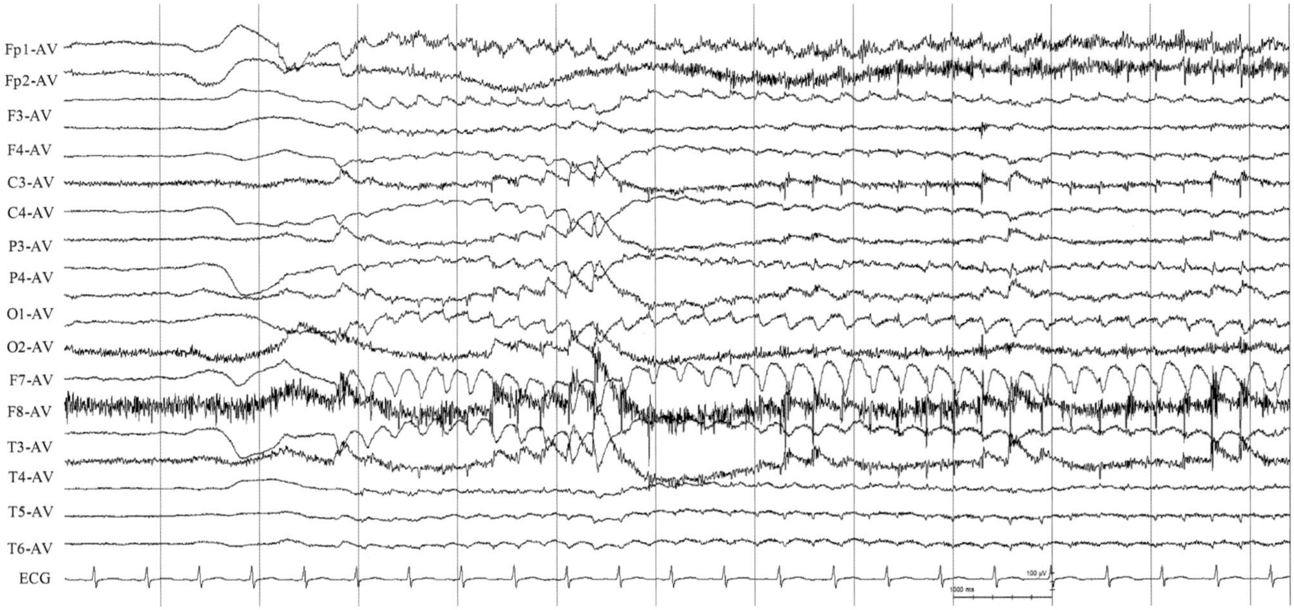

图 3-15　拍背所致伪差： 各导联节律性慢波样波，同步视频显示护士正在进行拍背护理，节律性慢波与拍背动作同时起止，频率与拍背频率一致

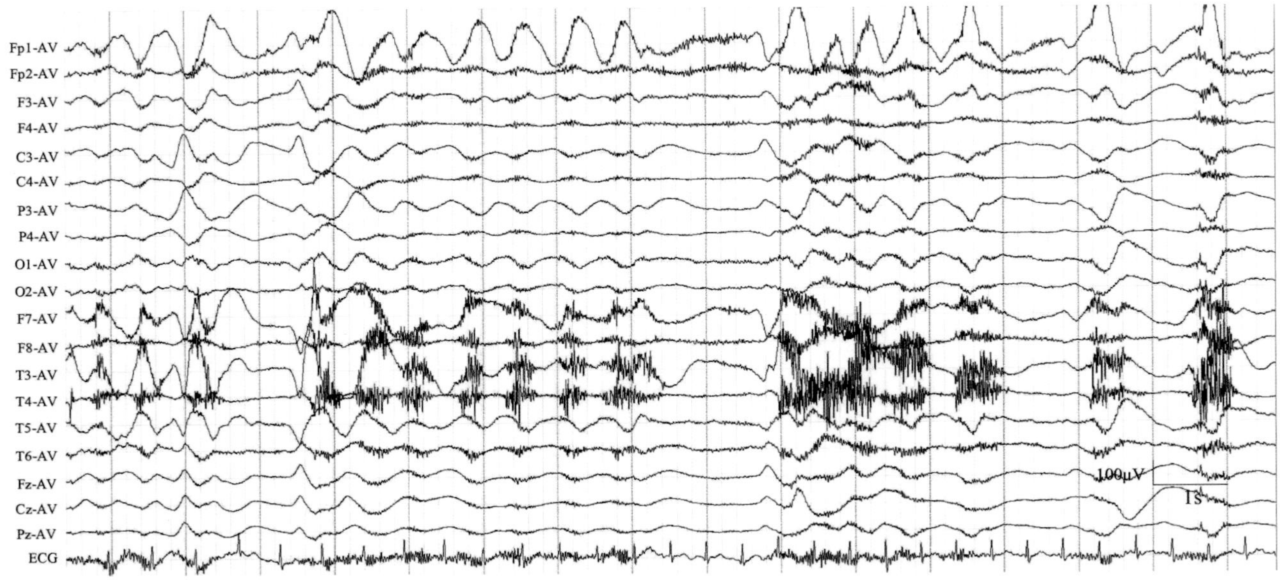

图 3-16　吸痰所致伪差：各导联节律性慢波样波，同步视频显示护士正在进行吸痰操作，慢波与吸痰动作同时起止，频率与吸痰动作频率一致，同时 F7、F8、T3 及 T4 导联可见因患者咳嗽反射所致肌电伪差

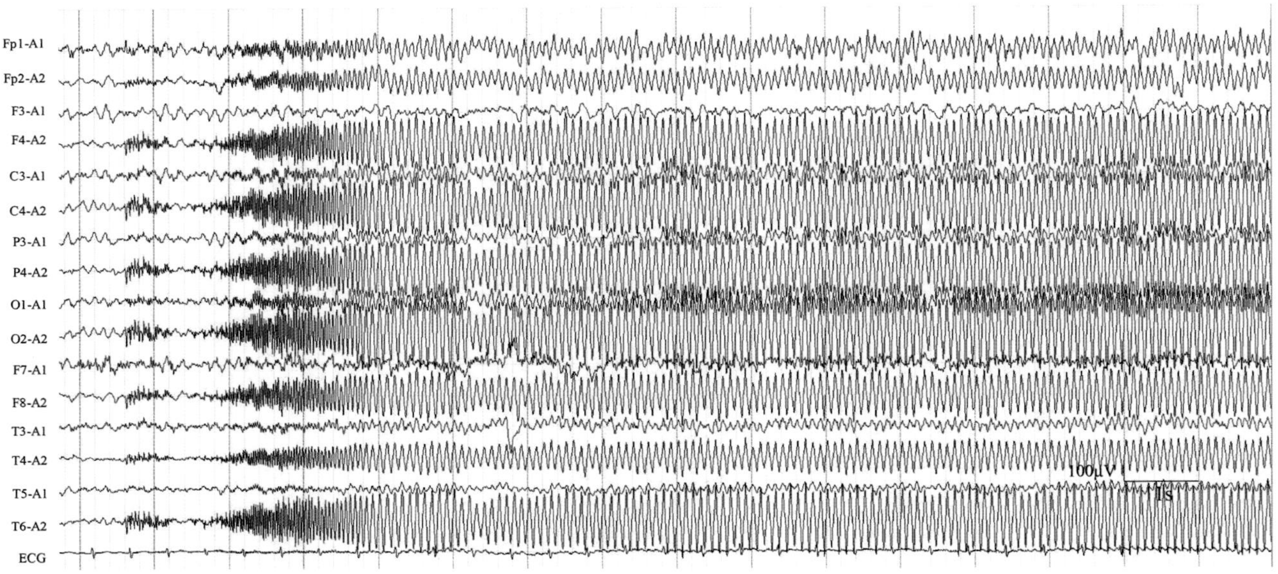

图 3-17　振肺排痰仪所致伪差：各导联节律性快波样波，以右侧为著，同步视频显示患者左侧卧位，护士正在利用振肺排痰仪排痰，快波样波与振肺排痰操作同时起止

第二节　良性变异 / 临床意义不明确的脑电图

一、14 Hz 和 6 Hz 正相爆发

14 Hz 和 6 Hz 正相爆发是一种频率分布在平均 6 Hz（范围 5 ～ 7 Hz）和平均 14 Hz（范围 13 ～ 17 Hz）的正相爆发的棘波样波，呈梳状，时限 400 ～ 1500 ms，后头部尤其是后颞部波幅最高，在参考导联最显著（图 3-18，图 3-19）。双侧可同步或不同步出现，也可于一侧恒定出现。主要出现在睡眠Ⅰ期、Ⅱ期，偶见于 REM 期。有些病例可同时出现 14 Hz 和 6 Hz 棘波，而有些病例只出现其中的一种[7-9]。

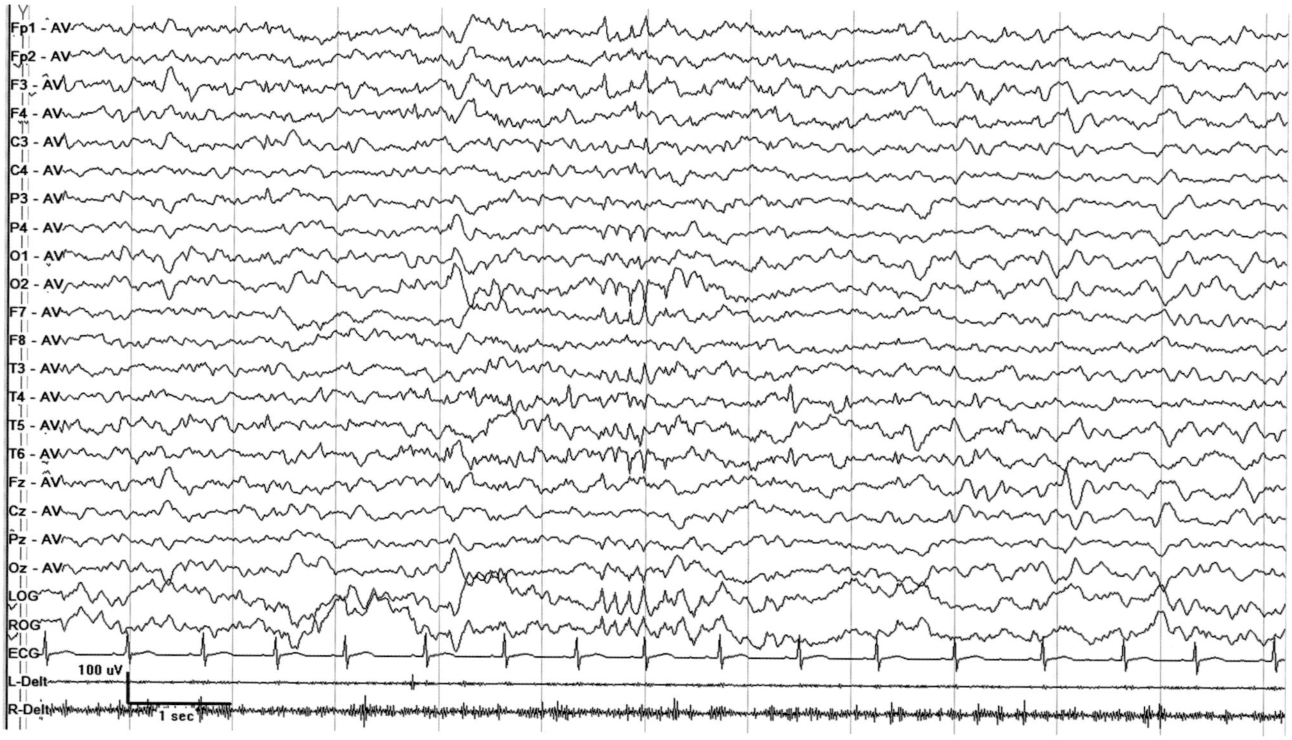

图 3-18　6 Hz 正相爆发：O1、O2、P3、P4、T5、T6 导联 5 ～ 7 Hz 正相爆发棘波

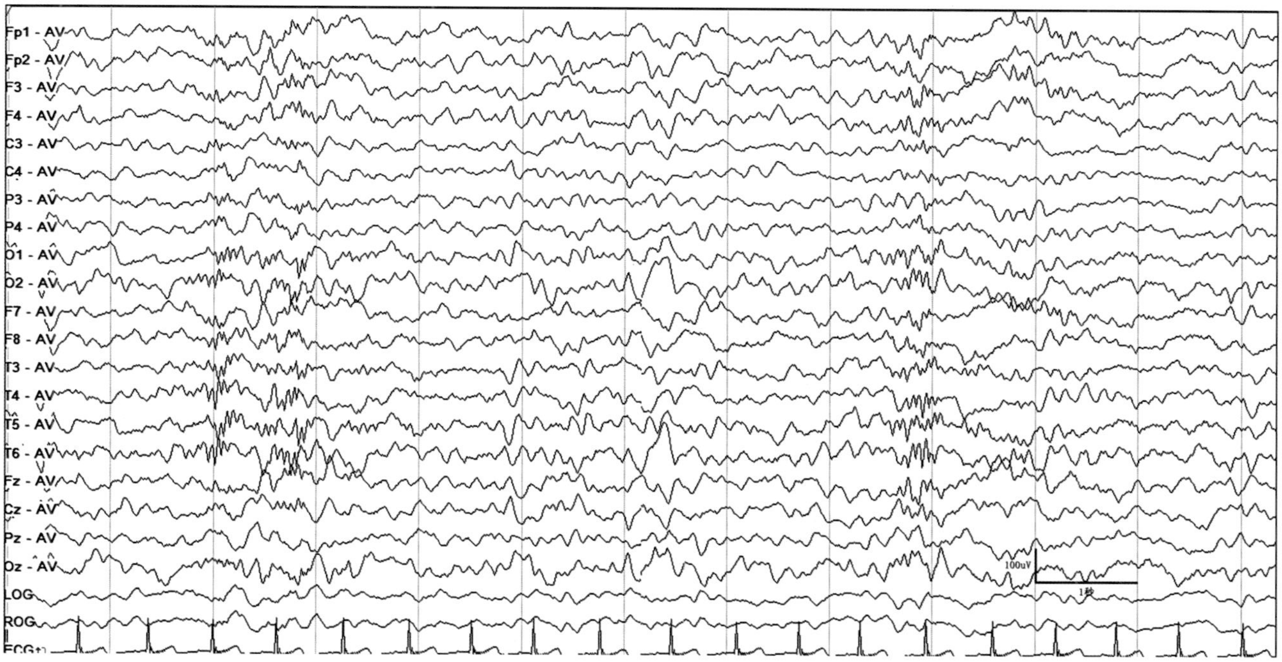

图 3-19　14 Hz 正相爆发：O1、O2、T3、T4、T5、T6 导联 13 ～ 17 Hz 正相爆发棘波

Gibbs 夫妇于 1964 年报道，14 Hz 和 6 Hz 正相爆发的频率与年龄相关。1 岁以前多为 6 Hz 正相棘波；10 ～ 30 岁之间，14 Hz 及 6 Hz 两者都有的约占 60% ～ 70%，仅出现 14 Hz 者次之，只出现 6 Hz 者最少；40 岁以后只出现 6 Hz 者比例升高。

由于 14 Hz 和 6 Hz 正相爆发与临床异常症状之间的关系不明确，是具有争议的脑电波之一。早期研究曾认为，14 Hz 和 6 Hz 正相爆发波形的病例，临床上常有自主神经症状或情感障碍、行为异常；但之后研究发现该波形在正常被检者中出现率也较高，无明确病因学特异性。目前普遍观点认为，该波形为良性脑波，属于正常变异现象，与癫痫发作无必然关联[10]。

二、小棘波

小棘波，亦称睡眠良性癫痫样一过性波，常出现在思睡期及睡眠Ⅰ、Ⅱ期，为正相、负相或双相棘波或尖波，波幅在 20 ～ 50 μV，瞬时出现，出现前后背景活动无改变，双侧同步或不同步。分布广泛，呈非局限性，主要见于额、颞区（图 3-20）。常见于成人，10 岁以下儿童少见，但在婴幼儿睡眠期，尤其在睡眠Ⅱ期，中央–顶区或中线区常常出现低波幅棘波，低波幅，有时有低–中波幅慢波跟随其后，散发或成簇出现，该波形与癫痫发作无必然关联，既可见于癫痫患儿，又可见于正常患儿。小棘波亦可见于精神病患者（尤其是躁狂–抑郁型精神病）、脑血管病患者及正常人，具体是否为异常波，应根据病史判定[8, 11]。

三、中线 θ 节律

中线 θ 节律是指中线区出现的频率 4 ～ 7 Hz、波幅大于 50 μV 的 θ 节律，可持续 4 ～ 20 s，出现于清醒期及思睡期，入睡后消失（图 3-21）。多见于青少年，一般认为与集中精力的智力活动相关，临床意义不确定[9]。

四、缺口效应

缺口效应是指在颅脑外伤、手术或颅骨病变所致颅骨局部缺损时，缺损局部电阻发生变化后在其相应部位记录到的头皮脑电波。缺口节律常常较对侧相应部位脑波波幅更高，波形尖化（图 3-22，图 3-23）[12]。

导致缺口效应的颅骨异常原因多样，包括颅骨缺损、颅骨病变（如朗格汉斯细胞组织细胞增生症、多发性骨髓瘤、颅骨转移瘤、颅骨骨结核等）或手术修补等。对于接受颅骨手术修补的患者，不同的修补材料可导致不同的 EEG 表现：应用自体骨（电阻与颅骨相似）修补，头皮 EEG 记录不到缺口效

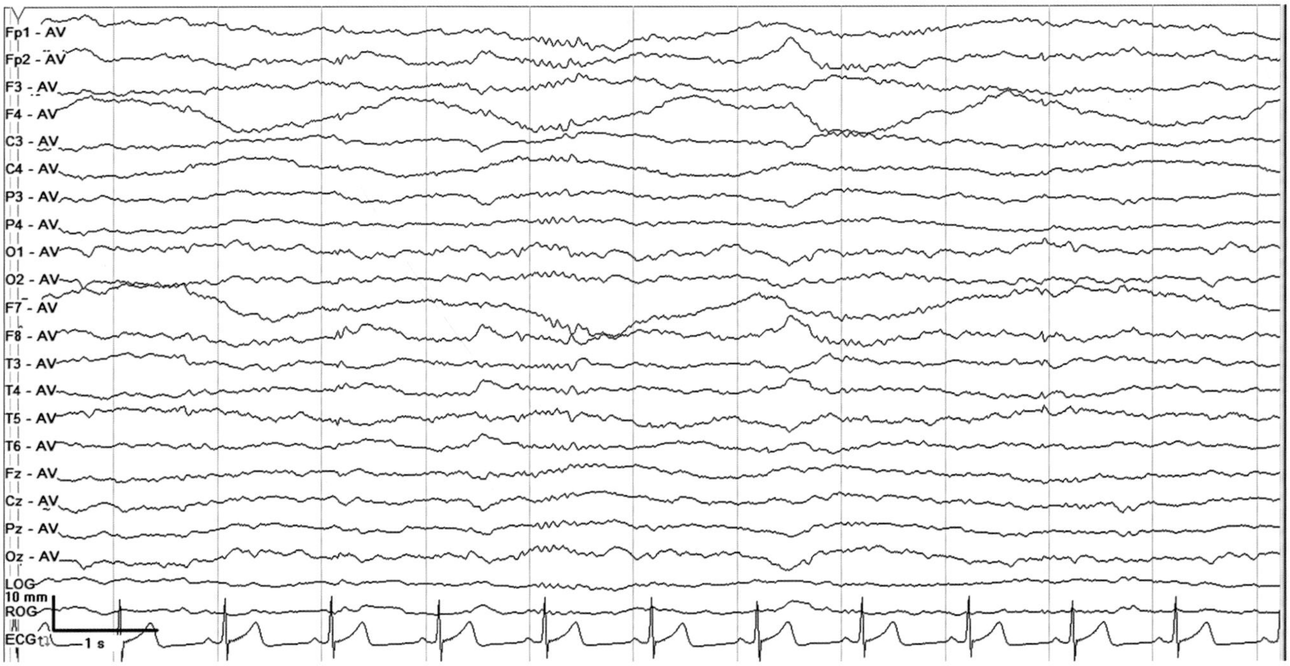

图 3-20　小棘波：Fp2、F4、F8 导联小棘波

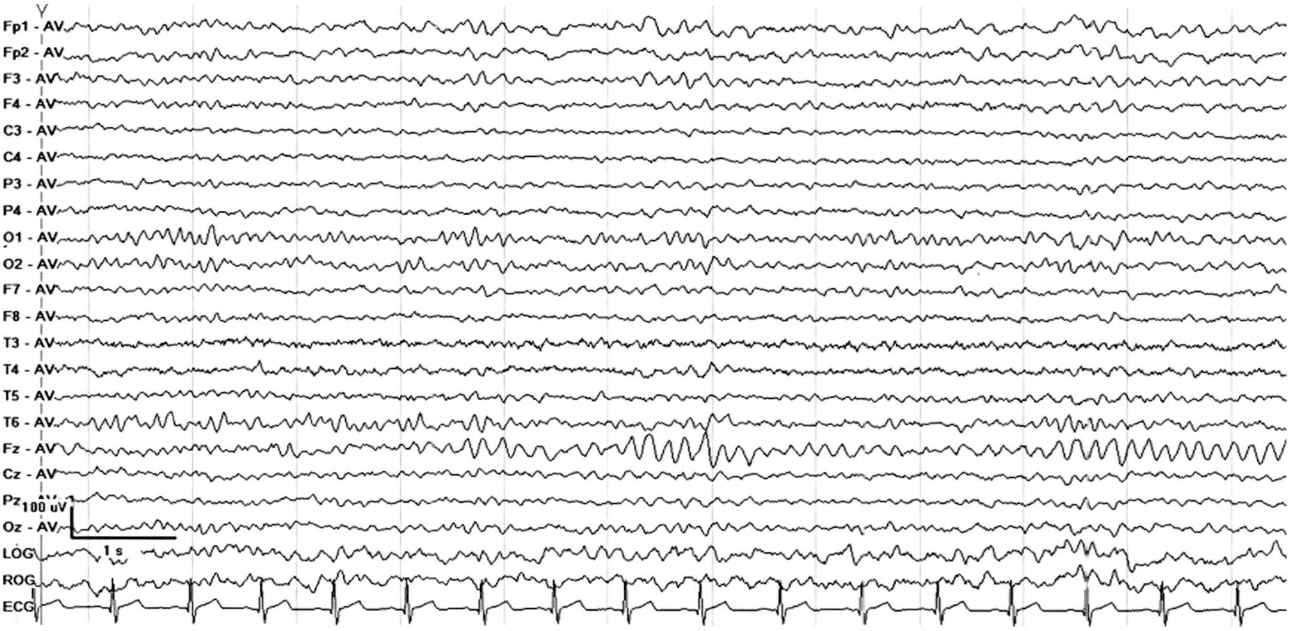

图 3-21　中线 θ 节律：Fz 导联 θ 节律

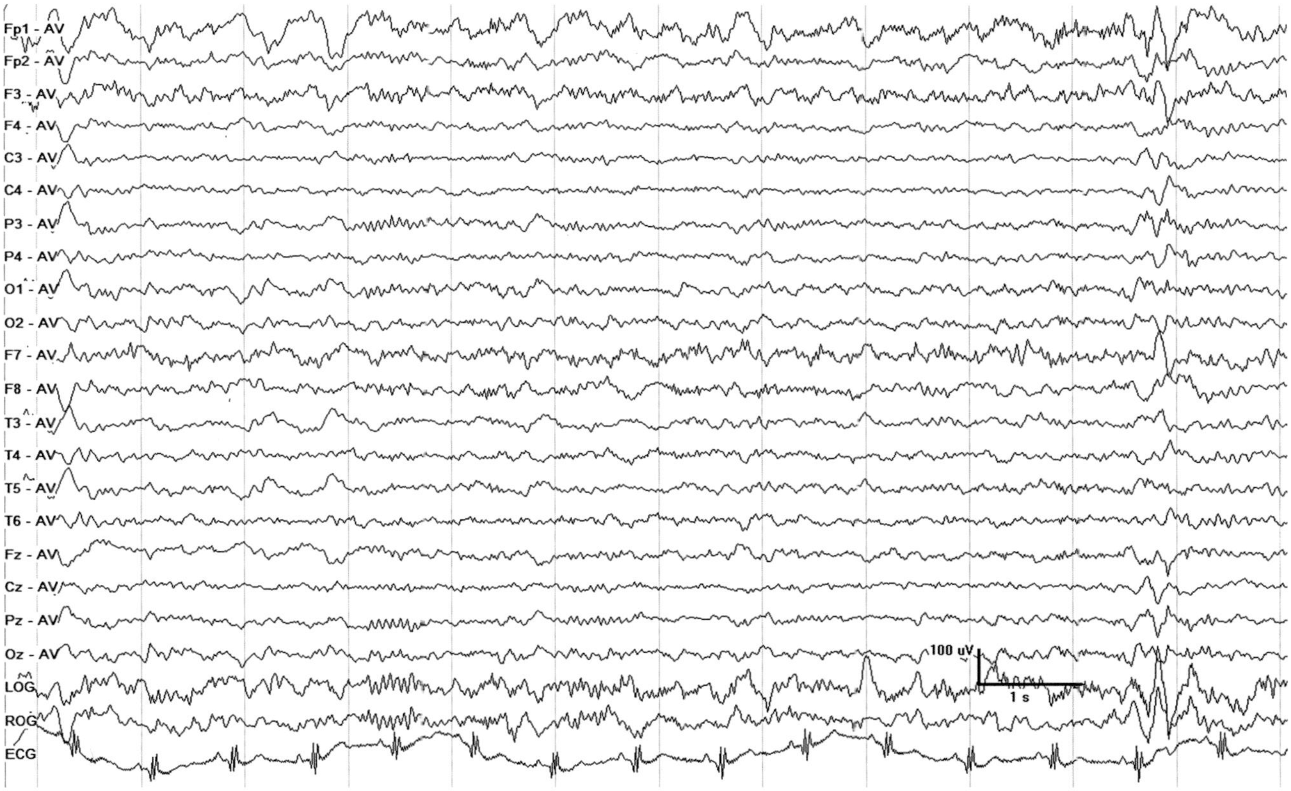

图 3-22　缺口效应：Fp1、F3、F7 不规则慢波，叠加低波幅快波活动，患者左侧颞骨缺损

应；应用钛网（电阻显著小于颅骨）修补，EEG 可记录到缺口效应；应用聚甲基丙烯酸甲酯（polymethyl methacrylate，PMMA）或聚醚醚酮（电阻大于颅骨）修补，EEG 表现为波幅减低，频率变慢[12]。

缺口效应通常是局灶的、不对称的、高波幅的脑电活动，呈拱形波形，有时类似棘波或尖波活动，可以是不规则的节律波，也可以类似尖波或棘波样波形单个出现。缺口效应需要与发作间期癫痫

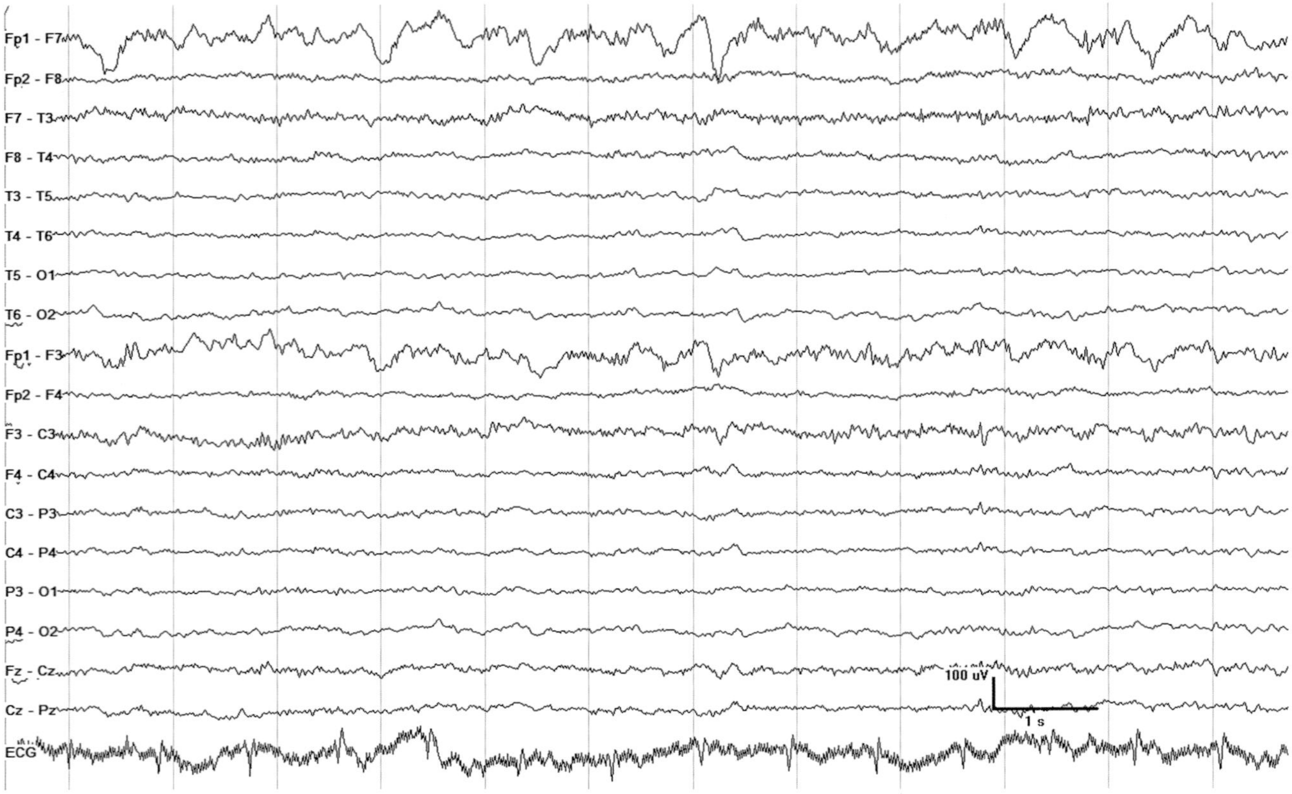

图 3-23 缺口效应：同上，双极纵联

样放电、阵发性快波活动、β 活动、低波幅慢波活动及肌电伪差进行鉴别。首先，了解病史，判断颅骨是否异常至关重要；其次，应用双极导联判读缺口效应更为合适；再次，包括睡眠记录的长程 EEG 监测有助于鉴别缺口效应和癫痫性电活动。若使用滤波降低伪差，需谨慎调整滤波参数，降低高频滤波参数可以滤除较高频率的缺口效应及肌电伪差，但是同时也可能将类似的病理性棘波或尖波滤除[12]。

参考文献

[1] White DM, Van Cott AC. EEG artifacts in the intensive care unit setting. Am J Electroneurodiagnostic Technol, 2010, 50（1）: 8-25.

[2] Tatum WO, Dworetzky BA, Schomer DL. Artifact and recording concepts in EEG. J Clin Neurophysiol, 2011, 28（3）: 252-263.

[3] Tatum WO, Dworetzky BA, Freeman WD, et al. Artifact: recording EEG in special care units. J Clin Neurophysiol, 2011, 28（3）: 264-277.

[4] Dhakal LP, Tatum WO, Freeman WD. Train of four stimulation artifact mimicking a seizure during computerized automated ICU EEG monitoring. Epilepsy Behav Case Rep, 2017, 8: 69-72.

[5] Hartmann MM, Schindler K, Gebbink TA, et al. PureEEG: automatic EEG artifact removal for epilepsy monitoring. Neurophysiol Clin, 2014, 44（5）: 479-490.

[6] Yoo JY, Gaspard N, Hirsch LJ, et al. Respiratory artifact on EEG independent of the respirator. J Clin Neurophysiol, 2014, 31（5）: 16-17.

[7] Kang JY, Krauss GL. Normal Variants Are Commonly Overread as Interictal Epileptiform Abnormalities. J Clin Neurophysiol, 2019, 36（4）: 257-263.

[8] 周锦华译 . 临床脑电图学 . 第 5 版 . 北京：清华大学出版社，2005.

[9] 刘晓燕 . 临床脑电图学 . 第 2 版 . 北京：人民卫生出版社，2019.

［10］Eber C，de Bruyn G，Knight EM. WAVEFORM WINDOW #32：14 and 6 Hz Positive Spikes：A Normal Variant that Could be Mistaken as Epileptiform. Neurodiagn J，2015，55（3）：204-210.
［11］Wennberg R，Tarazi A，Zumsteg D. Which small sharp spikes are benign epileptiform transients of sleep? Clin Neurophysiol，2018，129（11）：2492-2494.
［12］朱江，晋琅，王碧，等. 缺口节律再认识. 中华神经科杂志，2019，12：1078-1080.

（王 乐 刘永红）

第四章　N-ICU 长程脑电图监测的适应证

EEG 是探究脑部活动的方法之一，易于床旁记录，具有良好的时间分辨率，并且对脑部结构和功能的变化较为敏感。EEG 可在床旁连续监测大脑功能的实时动态变化，在重症监护治疗病房（ICU）中具有很大优势。长程脑电图（continuous EEG，cEEG）是指对有继发性脑损伤和神经功能恶化风险的危重患者，在较长时间内（数小时至数周）进行脑电图记录和同步视频记录（临床症状），并可进行脑功能趋势图等实时记录。短程脑电图监测时间多为 0.5 ～ 2 h，常用于昏迷患者的预后评估；cEEG 的监测时间至少为 24 ～ 48 h[1-2]。

某些临床事件（如非惊厥性癫痫或缺血事件）的临床表现变化难于通过神经专科查体而明确其性质，则可行 cEEG 监测患者脑功能的变化，以助于对这些脑功能异常的早期识别和处理[3]。对于重症患者出现意识水平和精神状态变化时，需及时动态监测 cEEG，从而为疾病提供重要的诊断和预后信息，协助制定临床决策，并指导治疗。以下情况常需进行 cEEG 监测。

一、判别癫痫发作和其他发作性事件

cEEG 的重要作用之一是识别非惊厥性癫痫发作（nonconvulsive seizure，NCS）。患者在全面性惊厥性癫痫持续状态（generalized convulsive status epilepticus，GCSE）或其他类型的癫痫发作得到控制后，仍处于昏迷、意识模糊等持续性意识状态，通常均需进行 cEEG 监测[4]。有研究提示，在 GCSE 得到临床控制后，对患者进行至少 24 h 的 cEEG 监测，发现 48% 的患者 EEG 表现出 NCS，14% 的患者脑电图表现为非惊厥性癫痫持续状态（nonconvulsive status epilepticus，NCSE），这些患者处于昏迷状态且无惊厥性癫痫发作的临床体征，若不应用 EEG 进行评估，极有可能对 NCSE 漏诊[5]。患者在临床发作后的意识障碍，可能与延长的癫痫发作后状态、抗癫痫药物的镇静作用或持续的 NCS 发作有关。

有全面性或一侧周期性放电的患者，包括全面性周期性放电（GPDs）、一侧周期性放电（LPDs）或双侧独立性周期性放电（BIPDs）、一侧节律性 δ 活动（LRDA）等，更倾向于发生 NCS 或 NCSE，应尽早开始 cEEG 监测。一般而言，建议 cEEG 至少监测 24 h，监测时间越长，发现 NCS 的概率越大。有研究结果提示，对于意识水平下降的危重脑病患者，监测 30 ～ 60 min 脑电图可在 45% ～ 58% 的患者中记录到 NCS，监测 24 ～ 48 h 可在 80% ～ 95% 的患者中记录到 NCS[3]。昏迷、服用药物镇静剂等患者可能需要更长时间的 cEEG 监测（≥ 48 h），因为这些患者的 NCS 可能出现较晚。

有下列情况之一者均可能出现癫痫发作，需要及时进行 cEEG 监测：GCSE 发作后、动脉瘤性蛛网膜下腔出血、脑出血、中重度颅脑损伤、中枢神经系统感染、近期神经外科手术史、脑肿瘤、急性缺血性脑卒中、缺血缺氧性脑病、代谢性脑病等。既往无已知急性脑损伤病史的患者，突然出现易激惹、昏睡及持续或波动性神经功能缺损（如失语、昏迷）等精神状态和意识状态的异常改变，以及因治疗措施（低温治疗、体外膜肺氧合等）需监测是否有癫痫发作，或是鉴别癫痫发作及非癫痫发作者，需行 cEEG 监测[6-7]。

二、重症脑血管病

cEEG 是识别和监测危重患者脑缺血病灶的重要辅助方法之一。在脑缺血时，EEG 通常表现为慢波活动的逐渐增加及快波活动的逐渐消失。cEEG 及量化脑电图（quantitative electroencephalography，qEEG）的出现，有助于在不可逆性梗死发生前快速识别脑皮质灌注的变化。

对于持续存在有明显意识改变的蛛网膜下腔出血、脑出血及急性脑梗死患者，必要时也需进行 EEG 检查以排除 NCS。对于存在意识障碍的蛛网膜下腔出血患者，通过临床查体得到的信息客观性、准确性不足，而应用 EEG 监测（特别是结合 cEEG 和 qEEG）有助于早期准确识别、判断迟发性脑缺血（delayed cerebral ischemia，DCI）的发生。2018 年的一项前瞻性临床研究应用 cEEG 探查蛛网膜下腔出血后 DCI 的发生，cEEG 平均持续监测时长为 7.7 天，结果发现，从 EEG 报警（相对 α 变异降低；α / δ 比率降低；新出现的局灶性慢波或持续恶化；迟发性癫痫性放电）到临床识别 DCI 的中位时间为 1.9 天（最短 30 min，最长 9.1 天）；接受 cEEG 监测的患者中，96.2% 出现 EEG 报警，报警的患者中仅有 19.6% 未出现 DCI。建议在蛛网膜下腔出血后 3 天（出现血管痉挛的高危窗口期）之内启动 cEEG 监测，以建立基线记录；cEEG 应持续监测至患者血管痉挛窗口期结束（发病后第 14 天）或血管痉挛风险已解除[8]。

脑出血中，约 3% ～ 17% 的患者可有癫痫发作，其中脑叶出血较皮质下出血者更易发生。癫痫发作多于发病后 3 天内发生，其中超半数患者在发病后第 1 天出现癫痫发作。Claassen 等研究了 102 名非创伤性脑出血患者的 cEEG，其中 19 例脑出血患者出现惊厥性癫痫发作，有 13 例仅有电发作，5 例同时有电发作和临床发作，其中绝大多数癫痫发作是在 EEG 监测期间发现的[9-10]。

大面积脑梗死是 N-ICU 中常见疾病之一。初步研究表明，急性脑梗死患者的改良 Rankin 评分与 EEG 异常程度之间存在相关性。另根据 Burghaus 等研究发现，急性脑梗死后 24 h 内行 EEG 监测显示 δ 活动消失、出现 θ 波和快速 β 频率均提示良性病程，相反，缺血侧半球弥漫性脑电活动频率减慢以及出现慢 δ 活动均提示病情恶化（脑水肿）[11]。

另外，cEEG 有助于识别急性缺血性卒中高危患者的脑缺血病灶，实施监测的时间应在患者缺血风险最高的时间段进行（颈动脉内膜剥脱术后监测 24 h，或对短暂性脑缺血发作逐渐加重的患者监测 24 ～ 48 h），可采取同步视频 EEG 回顾患者临床状态的变化、识别伪差，分析 cEEG 和 qEEG 的变化[12]。

不同病因所记录的 EEG 并无特异性，故 cEEG 常需与其他辅助检查（例如 TCD、CT、MRI 或 DSA 等）结合应用，协同病因判断。

三、危重脑病中的 cEEG 监测

对于严重创伤性脑损伤、心肺复苏后的缺血缺氧性脑病、中枢神经系统感染等危重脑病以及不明原因意识障碍患者，cEEG 有助于监测病情，并判断预后。

创伤性颅脑外伤的患者有患 NCS 的风险，特别是在格拉斯哥昏迷评分（GCS）≤ 8 分、有凹陷性颅骨骨折、颅脑穿透伤、大面积皮质挫伤和皮质血肿等患者更易发生 NCS。Ronne-Engstrom 等研究发现，自颅脑外伤后的（74±47）h，70 名颅脑外伤患者中有 23 例（33%）出现癫痫发作，11 例（16%）仅有棘波发放[13]。

心肺复苏后约有 1/5 的患者出现肌阵挛，包括外周或皮质下肌阵挛、肌阵挛性癫痫持续状态（myoclonic status epilepticus，MSE）、Lance-Adams 综合征（Lance-Adams syndrome，LAS）等[14]；在低温治疗期间和复温后 24 h 内，患者可能会伴发痫性发作；另有研究提示，心肺复苏后超过 10% 的昏迷患者出现 NCSE。建议此时行 EEG 监测，辅助临床诊疗。越来越多的研究表明，心肺复苏后早期（72 h 内）EEG 监测有助于判断患者预后：脑电背景不连续、存在爆发-抑制模式及无脑电反应性均与预后不良密切相关，而脑电背景连续则与预后良好相关[15-17]。

中枢神经系统感染、代谢性脑病（如肝、肾功能衰竭）及中毒性脑病等均是癫痫发作（特别是 NCS）的危险因素，建议对这些患者行 EEG 监测。目前尚没有研究明确 cEEG 用于评估脑病的严重程度及预后的最恰当时机，建议根据患者病情来决定监测时间或时长。

四、监测镇静药物的使用

对于静脉应用镇静药物或抗癫痫药物致药物诱导性昏迷的患者，cEEG 有助于客观评估患者镇静程度。

临床上，仅能通过 Richmond 躁动-镇静评分法（RASS）进行镇静程度的粗略评估，而 cEEG 可准确动态监测患者 EEG 状态（如癫痫放电、爆发-抑制或全面抑制），避免过度镇静、血流动力学相关的并发症及其他不良反应，根据患者病情个体化实施监测方案。

五、指南关于 cEEG 在 N-ICU 中适应证的推荐

2013 年，欧洲重症医学会（European Society of Intensive Care Medicine，ESICM）发布《关于在重症患者中使用脑电图监测的推荐》共识[2]，建议以下情况应用 cEEG：

1. 对惊厥性癫痫持续状态患者的推荐：**推荐**对已给予抗癫痫药物后 60 min 内仍没有恢复至功能基线的癫痫持续状态患者进行紧急 EEG 检查（强烈推荐，低质量证据 1C 级）。

2. 对难治性癫痫持续状态患者的推荐：**推荐**对难治性癫痫持续状态患者进行紧急 EEG 检查（60 min 内）（强烈推荐，低质量证据 1C 级）。

3. 对创伤性脑损伤患者的推荐：

（1）**推荐**对所有创伤性脑损伤患者伴有持续存在不明原因意识状态改变时进行 EEG 检查（强烈推荐，低质量证据 1C 级）；

（2）建议为 GCS ≤ 8 的创伤性脑损伤患者安排 EEG 检查以排除 NCS，尤其是皮质挫伤 / 血肿较大、凹陷性颅骨骨折或穿透性损伤的患者（弱推荐，低质量证据 2C 级）。

4. 对蛛网膜下腔出血患者的推荐：

（1）**推荐**所有蛛网膜下腔出血患者伴有持续不明原因意识状态改变时进行 EEG 检查以排除非惊厥性发作（强烈推荐，低质量证据 1C 级）；

（2）**建议**在昏迷的蛛网膜下腔出血患者中使用 EEG 探测迟发性缺血，因这类患者的神经系统查体常常不可靠（弱推荐，低质量证据 2C 级）。

5. 对脑出血患者的推荐：**推荐**所有脑出血患者伴有持续不明原因意识状态改变时进行 EEG 检查以排除非惊厥性发作（强烈推荐，低质量证据 1C 级）。

6. 对急性脑梗死患者的推荐：

（1）**建议**所有伴无法解释且持续存在的意识改变的急性脑梗死患者进行 EEG 检查以排除非惊厥性发作（弱推荐，极低质量证据 2D 级）；

（2）**不推荐**在急性脑梗死患者中用 EEG 检测脑缺血和目标脑灌注压（弱推荐，极低质量证据 2D 级）；

（3）**不推荐**在急性脑梗死患者中用 EEG 检测脑疝（弱推荐，极低质量证据 2D 级）。

7. 对心搏骤停后昏迷患者的推荐：

（1）**推荐**对所有心肺复苏后昏迷的患者在低温治疗期间和复温后 24 h 内进行 EEG 检查以排除非惊厥性发作（强烈推荐，低质量证据 1C 级）；

（2）**建议**使用 EEG 辅助判别心肺复苏后昏迷患者的预后，特别是接受低温治疗的患者（弱推荐，低质量证据 2C 级）。

8. 对感染性和非感染性脑炎患者的推荐：

（1）**推荐**对昏迷的脑炎患者和不明原因神经功能缺损的脑炎患者进行 EEG 检查以除外非惊厥性发作（强烈推荐，低质量证据 1C 级）；

（2）**建议**使用 EEG 辅助预测脑炎患者的预后（弱推荐，极低质量证据 2D 级）。

9. 对无急性原发性脑损伤的 ICU 昏迷患者的推荐：**建议**在没有急性原发性脑病，且存在精神状态受损或不明原因神经功能缺损的 ICU 昏迷患者进行 EEG 检查以除外非惊厥性发作，特别是那些有严重脓毒血症或肾 / 肝衰竭的患者（弱推荐，低质量证据 2C 级）。

10. 对 cEEG 监测优于间断 EEG 监测的推荐：

（1）**推荐**用 cEEG 检测难治性癫痫持续状态患者的癫痫发作（强烈推荐，低质量证据 1C 级）；

（2）**建议**对已给予抗癫痫药物后 60 min 内仍没有至功能基线的癫痫持续状态患者使用 cEEG 检测癫痫发作（弱推荐，低质量证据 2C 级）；

（3）**建议**用 cEEG 检测持续存在不明原因意识改变的 ICU 昏迷患者（创伤性脑损伤、蛛网膜下腔出血、脑出血、心肺复苏后昏迷，以及脑炎和脓毒性和代谢性脑病）的癫痫发作（弱推荐，低质量证据 2C 级）；

（4）**建议** cEEG 用于神经系统查体不可靠的昏迷性蛛网膜下腔出血患者的缺血探测（弱推荐，低质量证据 1C 级）；

（5）**建议**用 cEEG 辅助预测心肺复苏后昏迷患者的预后（弱推荐，低质量证据 1C 级）。

11. 对 ICU 患者使用标准或简化 EEG 连接方法的推荐：**推荐**对 ICU 患者采用国际标准 EEG 连接方法（21 个电极）检测非惊厥性发作（弱推荐，低质量证据 2C 级）。

参考文献

[1] 中华医学会神经病学分会神经重症协作组．神经重症监护病房脑电图监测规范推荐意见．中华神经科杂志，2015，048（007）：547-550.

[2] Claassen J，Taccone FS，Horn P，et al. Neurointensive Care Section of the European Society of Intensive Care Medicine. Recommendations on the use of EEG monitoring in critically ill patients：consensus statement from the neurointensive care section of the ESICM. Intensive Care Med，2013，39（8）：1337-1351.

[3] Herman ST，Abend NS，Bleck TP，et al. Critical Care Continuous EEG Task Force of the American Clinical Neurophysiology Society. Consensus statement on continuous EEG in critically ill adults and children，part I：indications. J Clin Neurophysiol，2015，32（2）：87-95.

[4] Treiman DM，Meyers PD，Walton NY，et al. A comparison of four treatments for generalized convulsive status epilepticus. Veterans Affairs Status Epilepticus Cooperative Study Group. N Engl J Med，1998，339（12）：792-798.

[5] DeLorenzo RJ，Waterhouse EJ，Towne AR，et al. Persistent nonconvulsive status epilepticus after the control of convulsive status epilepticus. Epilepsia，1998，39（8）：833-840.

[6] Abend NS，Gutierrez-Colina AM，Topjian AA，et al. Nonconvulsive seizures are common in critically ill children. Neurology，2011，76（12）：1071-1077.

[7] Claassen J，Mayer SA，Kowalski RG，et al. Detection of electrographic seizures with continuous EEG monitoring in critically ill patients. Neurology，2004，62（10）：1743-1748.

[8] Claassen J，Hirsch LJ，Kreiter KT，et al. Quantitative continuous EEG for detecting delayed cerebral ischemia in patients with poor-grade subarachnoid hemorrhage. Clin Neurophysiol，2004，115（12）：2699-2710.

[9] Vespa PM，O'Phelan K，Shah M，et al. Acute seizures after intracerebral hemorrhage：a factor in progressive midline shift and outcome. Neurology，2003，60（9）：1441-1446.

[10] Claassen J，Jetté N，Chum F，et al. Electrographic seizures and periodic discharges after intracerebral hemorrhage. Neurology，2007，69（13）：1356-1365.

[11] Burghaus L，Hilker R，Dohmen C，et al. Early electroencephalography in acute ischemic stroke：prediction of a malignant course？ Clin Neurol Neurosurg，2007，109（1）：45-49.

[12] Cillessen JP，van Huffelen AC，Kappelle LJ，et al. Electroencephalography improves the prediction of functional outcome in the acute stage of cerebral ischemia. Stroke，1994，25（10）：1968-1972.

[13] Ronne-Engstrom E，Winkler T. Continuous EEG monitoring in patients with traumatic brain injury reveals a high incidence of epileptiform activity. Acta Neurol Scand，2006，114（1）：47-53.

[14] Aicua Rapun I，Novy J，Solari D，et al. Early Lance-Adams syndrome after cardiac arrest：Prevalence，time to return to awareness，and outcome in a large cohort. Resuscitation，2017，115：169-172.

[15] Legriel S，Bruneel F，Sediri H，et al. Early EEG monitoring for detecting postanoxic status epilepticus during therapeutic hypothermia：a pilot study. Neurocrit Care，2009，11（3）：338-344.

[16] Rittenberger JC，Popescu A，Brenner RP，et al. Frequency and timing of nonconvulsive status epilepticus in comatose post-cardiac arrest subjects treated with hypothermia. Neurocrit Care，2012，16（1）：114-122.

[17] Mirski MA，Varelas PN. Seizures and status epilepticus in the critically ill. Crit Care Clin，2008，24（1）：115-147.

（张晶晶 江 文）

第五章　量化脑电图

EEG 是将脑部微弱生物电放大记录得到的非平稳曲线图，具有极大无序性、变异性和随机性。传统的 EEG 分析使用目测分析法，该方法对神经电生理学专业知识要求高，需专业培训方能准确判读；且具有较强的主观性，不同阅读者之间可能得出不一致的结论；另外，对 cEEG 监测得到的大量数据分析，耗费大量人力和时间。量化脑电图（qEEG）是将原始 EEG 图形通过频域或时域分析，将 EEG 基本参数（频率、节律、波幅、波形等）通过函数模型转化为各种量化参数，得到参数随时间变化的趋势图。该方法可以使分析结果更加客观，更易于临床医师对分析结果的阅读与理解；更可以实现在床旁实时读图，即时指导临床诊疗。

常用的 qEEG 趋势图包括：振幅整合脑电图（amplitude-integrated EEG，aEEG），相对频带功率（relative band power，RBP），相对 α 变异（relative alpha variability，RAV），频谱熵（spectral entropy，SE）等，其中 aEEG 在 ICU 的应用最为普遍[1-2]。

一、振幅整合脑电图（aEEG）

1. aEEG 的概述

aEEG 是一种通过对原始 EEG 振幅的变化信号经过滤波、振幅整合和时间压缩，以半对数形式表现和分析 EEG 的方法。20 世纪 60 年代，Prior 和 Maynard 首次将 aEEG 引入临床，作为一种成人手术麻醉过程中的脑功能监测手段，但当时并未受到广泛的认可[3]。直至 20 世纪 80 年代，aEEG 才逐渐被应用于儿科领域，且多用于窒息婴儿的脑功能监测。此外，在 aEEG 的监测过程中，未见检查相关并发症，说明 aEEG 是一项简单、安全、实用性强的临床工具。近年来随着计算机技术的发展，目前 aEEG 已实现振幅带与原始 EEG 之间的即时转换，而且 aEEG 电极数目少、操作简单、受环境影响小、判读容易，适于动态监测和临床上的应用分析，越发受到人们的重视。

2. aEEG 的原理及分析

（1）信号采集：根据国际标准 10-20 电极安放系统，单通道 aEEG 至少安放三个电极，将一对电极分别安放在双侧顶区（P3、P4），足月新生儿的参考电极安放在中线前部（图 5-1）[4-5]。Prior 和 Maynard 建议选择双顶区行单通道 aEEG 监测，是因为该处大脑皮质是大脑中、后动脉远端吻合的分水岭地带，对缺血较敏感，且该位置受头皮肌肉活动和眼球运动伪差的影响比颞部或额部电极小。多通道 aEEG 可以安

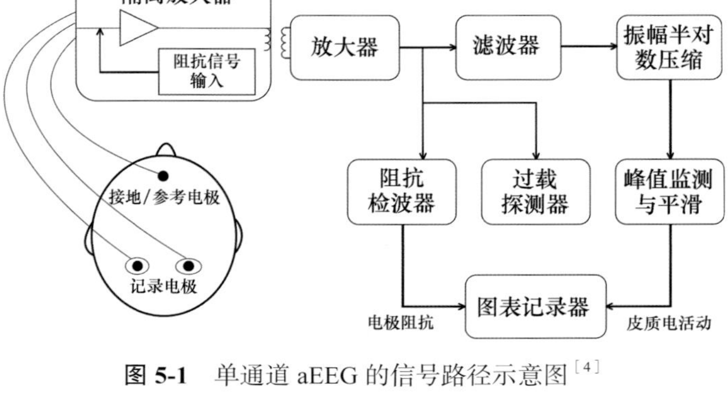

图 5-1　单通道 aEEG 的信号路径示意图[4]

放更多电极，以提高监测敏感度。ICU 可采用以下两种电极安放方法：① 4 导联记录电极（简单功能筛查）：F3、F4、P3、P4；② 8 导联记录电极（具体筛查或判断脑死亡）：Fp1、Fp2、C3、C4、O1、O2、T3、T4。研究表明，8 通道中央导联描记模式（8 导联记录电极；接地电极：Fz；参考电极：Cz 后 1 cm 处）具有良好的稳定性和敏感性，能够基本反映不同部位的皮质脑电活动变化。

（2）放大及滤波：脑电信号经电极采集后输入隔离放大器，主放大器将从隔离放大器耦合而来的脑电信号逐级放大，后者在滤波环节进行频率筛选及振幅补偿，2 Hz 以下和大于 15 Hz 以上的信号被滤除，以消除因出汗、肌肉活动、心电及电流干扰等引起的伪迹，只允许规定范围内的频率被增加。

（3）振幅压缩：将放大后的脑电波形进行“半对数压缩”，在波幅轴上按对数坐标显示，在时间轴上按照时间线性关系显示，其目的是使非常低波幅（＜ 5 μV）的背景活动能够在显示时得到增强，从而缩小原始脑电波形波幅变化的动态范围，使其能够在一条较窄的图纸上显示出来。

（4）信号输出：脑电信号以半对数形式 0 ～ 100 μV 及缓慢的纸速（6 cm/h）输出在屏幕或热敏感纸上，相邻波形相互叠加、整合，表现为宽窄相间的波谱带。此时，aEEG 描记的轨迹代表整个脑电背景活动波幅改变的信号，不再是常规的 EEG 信号。

（5）aEEG 的解读：aEEG 通常与原始 EEG 同屏显示。aEEG 的信号被绘制为单个垂直线，该垂直线代表 15 s 原始 EEG 数据样本。对于任意的 15 s 数据，该垂直线的最高点为此 15 s 原始 EEG 数据的最大振幅，最低点为最小振幅。在 aEEG 描记的轨迹中，X 轴表示时间，Y 轴表示半对数形式的脑电波幅，随着记录的不断进行，逐渐创建出一个密集信号带（活动带），其代表随时间变化的脑电活动，最大振幅构成上边界，最小振幅构成下边界，上下边界之间为带宽。上边界、下边界及带宽是 aEEG 分析的最重要指标（图 5-2）。

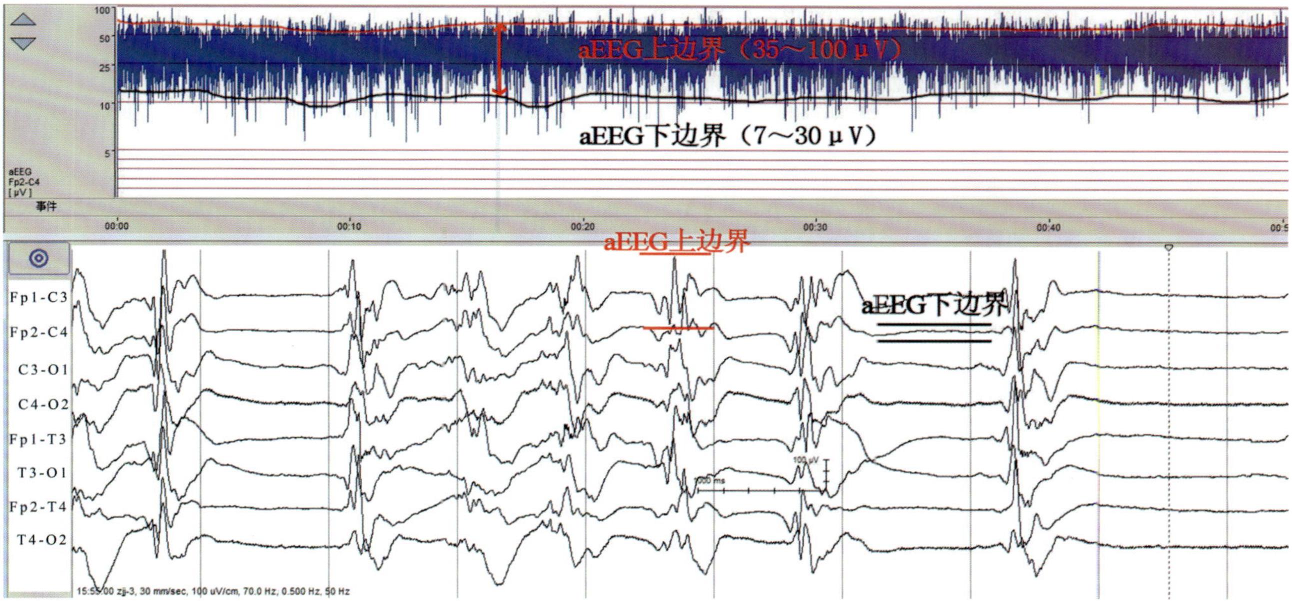

图 5-2　aEEG 带宽：经过压缩整合，15 s 内原始脑电图的最大波幅构成 aEEG 上边界（红色曲线及直线），最小波幅构成 aEEG 下边界（黑色曲线及直线），上下边界之间为带宽（红色箭头所示）

3. aEEG 分类和分级

（1）背景活动：为 aEEG 记录的最主要脑电活动模式。背景活动会随着被记录患儿的觉醒程度、药物应用和孕龄的不同而改变。依照足月新生儿参考数值的 aEEG 的分类如表 5-1 所示。另外，Naqeeb 等在 1999 年提出针对儿童 aEEG 的分级方法（表 5-2），有研究表明该分级方法同样适用于心肺复苏后昏迷的成人患者[6-7]。

表 5-1 根据带宽的上下边界对 aEEG 背景进行分类

背景模式	上边界	下边界	备注
连续背景	＞ 10 ～ 25 μV	＞ 5 μV	
不连续背景	＞ 10 μV	＜ 5 μV	最小幅度可变
爆发-抑制	—	＜ 5 μV	爆发：波幅＞ 25 μV
低电压	＜ 5 μV	＜ 5 μV	可有变异
电静息	＜ 5 μV	＜ 5 μV	等电位

表中为足月新生儿的参考数值

表 5-2 aEEG 分级

分级	aEEG 表现
正常 aEEG	振幅正常（上边界＞ 10 μV，下边界＞ 5 μV）
轻度异常 aEEG	振幅正常伴癫痫样活动，或振幅轻度异常（上边界＞ 10 μV，下边界≤ 5 μV）
重度异常 aEEG	振幅重度异常（上边界＜ 10 μV，下边界＜ 5 μV），爆发-抑制等

（2）癫痫发作：癫痫发作是一种突发、刻板、不断演变的 EEG 模式，有明确的起始和终止时期。在 aEEG 上，癫痫发作表现为上下边界同时突然上升，随后下降。癫痫发作可分为单次发作、反复发作或癫痫持续状态（持续 30 min 以上）（图 5-3）。

（3）睡眠觉醒周期：正常成年人一般具有完整的睡眠觉醒周期，在 aEEG 上呈现为平滑的正弦变化形式，即睡眠期上下边界同时降低，觉醒期上下边界同时上升，带宽相仿。脑功能重度损伤的患者可无睡眠觉醒周期，其 aEEG 表现为上下边界无周期变化。

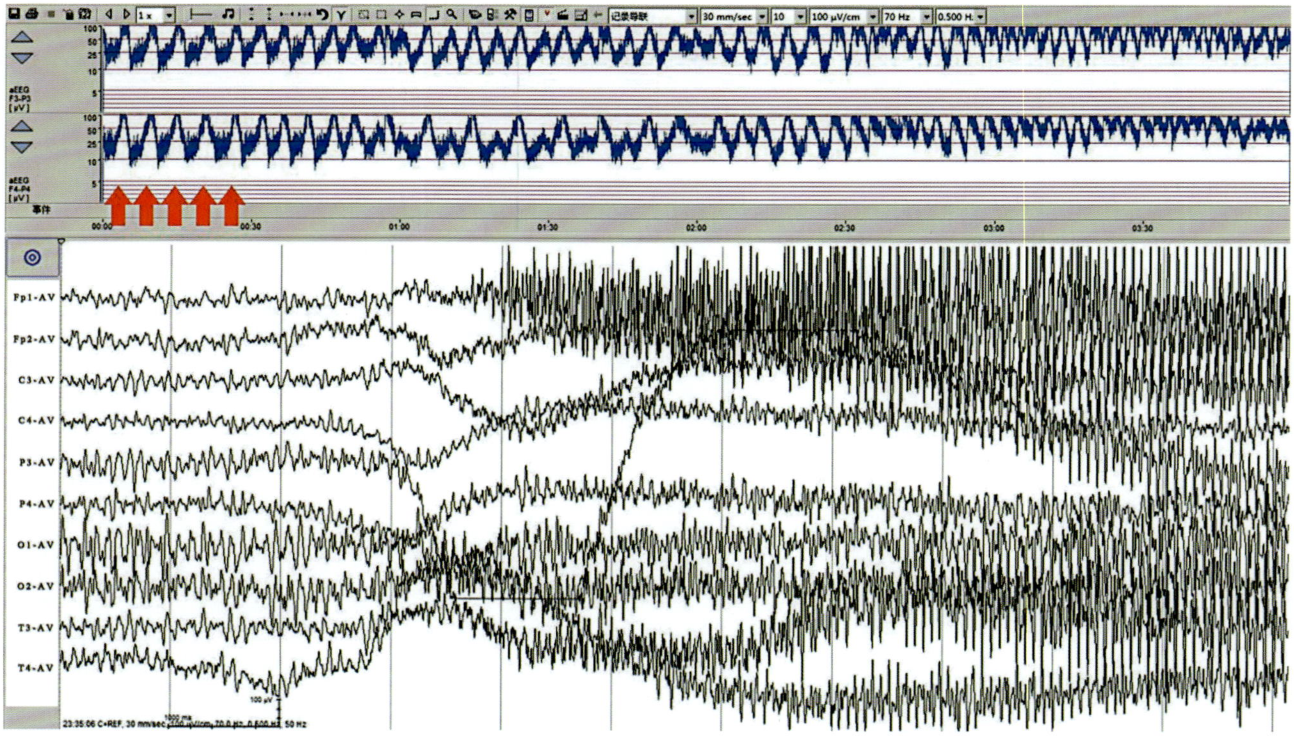

图 5-3 女性，21 岁，诊断：①病毒性脑炎；②癫痫持续状态。患者反复出现口角向右抽动伴双眼凝视，逐渐进展至双侧强直阵挛发作，发作间期意识未恢复至基线水平。aEEG 显示：发作间期 aEEG 背景活动波幅 8 ～ 25 μV，发作时，aEEG 的最大振幅和最小振幅（上、下边界）同时上升，对应的原始脑电图表现为爆发性棘波、尖波和多棘波发放（红色箭头示意前 5 次发作），波幅逐渐增高，伴随大量肌电伪差；aEEG 呈连续锯齿状图形，提示患者为连续短暂发作组成的癫痫持续状态

4. aEEG 的临床应用

（1）aEEG 在儿科领域的应用

多用于新生儿脑成熟度的判断、癫痫和脑损伤早期诊断和预后判断。不同胎龄的新生儿，EEG 表现不同，可根据 aEEG 的连续性、是否存在睡眠-觉醒周期以及波谱带宽度判断其所处的阶段。有研究对 30 例新生儿（胎龄 24 ～ 39 周）进行 aEEG 分析，提示早产儿睡眠 aEEG 周期的建立及发展与其胎龄的增长呈正相关，即：随胎龄的增长，aEEG 从高度的非连续性逐渐发展成为连续的致密波谱带[8]。

由于常规 EEG 有时应用受限，无法观察到所有癫痫发作的放电，而在 aEEG 波谱带上，癫痫发作表现为电压突然增高伴波谱带变窄，随后出现短暂抑制，其所反映的趋势能较方便地检测出新生儿的癫痫发作。但是，有研究发现 aEEG 可能会漏掉短暂的、局灶性发作，考虑与 aEEG 为单通道记录以及应用人员经验不足有关，故建议在进行 aEEG 描记时，同时至少记录一次完整的常规 EEG[9-10]。

一项对 47 例围产期窒息新生儿研究指出，aEEG 能在新生儿出生后 6 h 内确诊脑病，其阳性预测率为 86%，阴性预测率为 96%[11]。另一项研究将出生后描记 aEEG 的 30 例窒息新生儿随访至 2 岁，出生后 48 h 内进行 aEEG 描记有助于判断患儿预后，48 h 内 aEEG 振幅恢复正常提示患儿神经功能的预后良好，48 h 后仍然存在 aEEG 振幅重度异常的患儿预后差，且 aEEG 振幅异常恢复越快，患儿预后越好[12]。

（2）aEEG 在成人 ICU 及 N-ICU 的应用

由于成人大脑发育完善，各部位脑电活动水平不一致，与新生儿的脑电活动存在一定的差异，因而在进行成人脑电监测时，安放的电极数量应尽可能多，以反映全脑功能状态，这在一定程度上限制了单通道 aEEG 在成人 ICU 中的应用。目前，aEEG 在成人癫痫的诊断，心肺复苏后缺血缺氧性脑病、重症脑血管病及不同病因所致意识障碍的预后判断等方面均有相关研究。

一项前瞻性观察研究分析了 10 例癫痫患者及 46 例非癫痫患者的 aEEG 描记图形，由 4 名受过 aEEG 培训的 ICU 医师独立分析完成，其分析结果与临床诊断及常规 EEG 结果进行比较。结果表明，单通道 aEEG 描记结果的特异度高（平均为 89%），但灵敏度低（平均为 40%）。在癫痫诊断方面，aEEG 的局限性包括：无法进行波形和频率的分析，不能发现持续时间非常短暂的癫痫发作或发作间期的癫痫样放电、周期性波，可能遗漏局灶性癫痫发作，难以分辨癫痫的起源、扩散及演变过程，识别伪差较为困难。单用 aEEG 描记目前尚不能作为可靠的癫痫诊断工具，需通过结合原始 EEG 共同分析来克服以上局限性[13]。

aEEG 有简便易读、能够进行实时快速分析的优势，有助于迅速判断 ICU 危重患者的脑功能损伤和预后。有研究发现，应用持续 aEEG 监测心搏骤停患者亚低温治疗后的脑电活动，复温后 aEEG 表现为连续波形的患者均恢复意识，提示该类患者预后良好；而 aEEG 表现为低电压、爆发-抑制、癫痫持续状态的患者预后差，死亡率高[14]。

二、其他 qEEG 趋势图

1. 相对频带功率（RBP）

RBP 是基于频率的 qEEG 趋势图，利用不同颜色的面积表现出百分比，为一个波段的功率占所有波段总功率的比例（图 5-4）。脑电波根据频率不同被分为几个波段，δ 频率波段是 0.5 ～ 3 Hz 频率波段曲线下的面积，用红色表示；θ 频率波段是 4 ～ 7 Hz 频率波段曲线下的面积，用黄色表示；α 频率波段是 8 ～ 13 Hz 频率波段曲线下的面积，用绿色表示；β 频率波段是 14 ～ 30 Hz 频率波段曲线下的面积，用蓝色表示。RBP 通过分析不同的波段的相对比例，评估大脑皮质功能，其呈现的变化还可用于判断双侧脑电活动的对称性、睡眠觉醒周期等。

2. 相对 α、相对 α 变异（RAV）

相对 α 为 6 ～ 14 Hz 频带功率占 1 ～ 20 Hz 频带功率的百分比，计算机每 2 min 计算生成一个相对 α 值，以直方图表示（图 5-5）。RAV 指一段时间内（8 ～ 12 h）的相对 α 在平均基线上下波动的幅度，

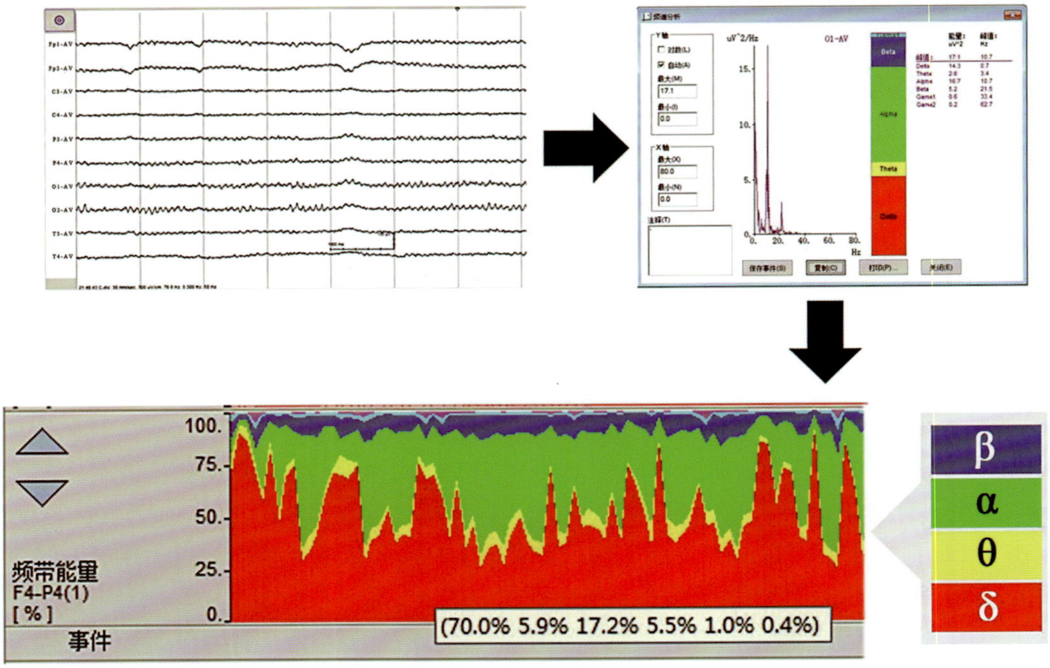

图 5-4 相对频带功率 不同颜色表示不同脑波频带：蓝色代表 β 波（14 ～ 30 Hz），绿色代表 α 波（8 ～ 13 Hz），黄色代表 θ 波（4 ～ 7 Hz），红色代表 δ 波（0.5 ～ 3 Hz）

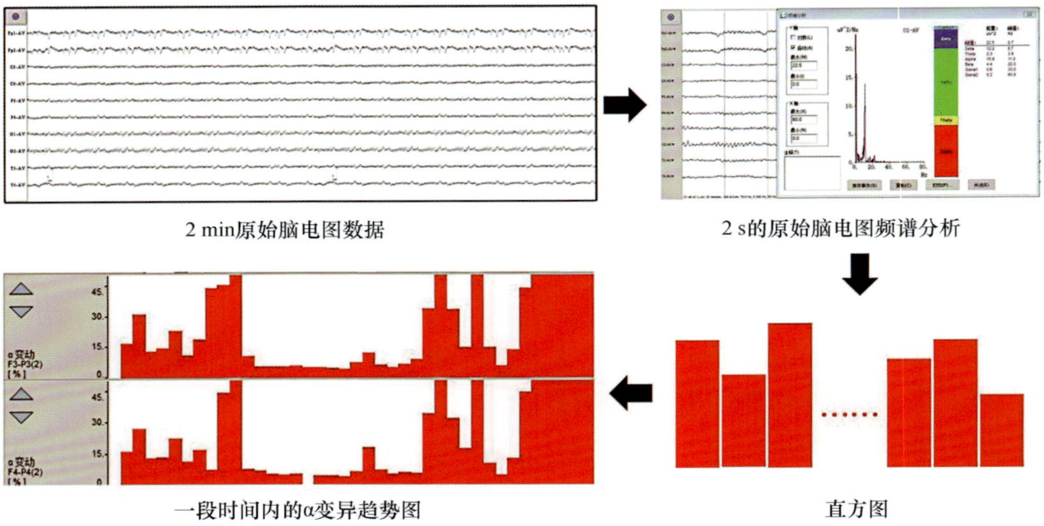

图 5-5 相对 α 和相对 α 变异 2 min 的原始 EEG 片段划分为 60 个 2 s 的块段，对每个块段频谱计算，再平均所有 60 个块段频谱，所得到的值即为相对 α（以直方图表示）；一段时间内的直方图组成的变化图谱为相对 α 变异趋势图谱

可分为 4 个等级：4 分（很好），每小时均有数值并超出基线或 8 ～ 12 h 内超出基线的 15% 以上；3 分（良好），每 4 h 均有数值并超出基线的 10%；2 分（一般），超出基线的频率很少或幅度小于 10%；1 分（差），超出基线的幅度小于 2%。该指标主要反映脑血流量和脑氧代谢情况，有助于判断蛛网膜下腔出血后的迟发性脑缺血等疾病。

3. 频谱熵

频谱熵反映一段脑电图信号的复杂性，能提供直观数据以监测镇静深度、判断昏迷程度。觉醒状态下的正常成年人，其熵值很高；在麻醉或昏迷状态下，熵值会降低。

4. 其他 qEEG 趋势图

包括绝对频带功率（absolute band power，ABP）、压缩谱阵（compressed spectrogram array，CSA）、

包络趋势（envelope）、总功率（total power，TP）、α / δ 功率比值（alpha/delta ratio，ADR）、95% 频谱边缘频率（95% spectral edge frequency，95%SEF）、爆发–抑制趋势图（burst-suppression trend）。各趋势图是提取原始 EEG 不同特征而来，可独立或同时应用，从而在振幅、功率等不同角度对疾病进行综合分析。

参考文献

[1] 管向东，欧阳彬，周建新 . 重症量化脑电 . 广州：广东科技出版社，2019.

[2] 刘晓燕 . 临床脑电图学 . 第 2 版 . 北京：人民卫生出版社，2017：647-656.

[3] Maynard D，Prior PF，Scott DF. A continuous monitoring device for cerebral activity. Electroencephalogr Clin Neurophysiol，1969，27（7）：672-673.

[4] Prior PF，Maynard D E. Monitoring cerebral function. Long-term recordings of cerebral electrical activity and evoked potentials. Amsterdam：Elsevier，1986. 1-441.

[5] Shah NA，Wusthoff CJ. How to use：amplitude-integrated EEG（aEEG）. Arch Dis Child Educ Pract Ed，2015，100（2）：75-81.

[6] Al Naqeeb N，Edwards AD，Cowan FM，et al. Assessment of neonatal encephalopathy by amplitude-integrated electroencephalography. Pediatrics，1999，103（6 Pt 1）：1263-1271.

[7] 刘登礼，汪吉梅，邵肖梅，等 . 振幅整合脑电图在新生儿缺氧缺血性脑病诊断中的应用价值 . 临床儿科杂志，2005，23（5）：324-325.

[8] Osredkar D，Toet MC，van Rooij LG，et al. Sleep-wake cycling on amplitude-integrated electroencephalography in term newborns with hypoxic-ischemic encephalopathy. Pediatrics，2005，115（2）：327-332.

[9] Burdjalov VF，Baumgart S，Spitzer AR. Cerebral function monitoring：a new scoring system for the evaluation of brain maturation in neonates. Pediatrics，2003，112（4）：855-861.

[10] Rennie JM，Chorley G，Boylan GB，et al. Non-expert use of the cerebral function monitor for neonatal seizure detection. Arch Dis Child Fetal Neonatal Ed，2004，89（1）：F37-40.

[11] Hellström-Westas L，Rosén I，Svenningsen NW. Predictive value of early continuous amplitude integrated EEG recordings on outcome after severe birth asphyxia in full term infants. Arch Dis Child Fetal Neonatal Ed，1995，72（1）：F34-38.

[12] Ter Horst HJ，Sommer C，Bergman KA，et al. Prognostic significance of amplitude-integrated EEG during the first 72 hours after birth in severely asphyxiated neonates. Pediatr Res，2004，55（6）：1026-1033.

[13] Nitzschke R，Müller J，Engelhardt R，et al. Single-channel amplitude integrated EEG recording for the identification of epileptic seizures by nonexpert physicians in the adult acute care setting. J Clin Monit Comput，2011，25（5）：329-337.

[14] Rundgren M，Rosén I，Friberg H. Amplitude-integrated EEG（aEEG）predicts outcome after cardiac arrest and induced hypothermia. Intensive Care Med，2006，32（6）：836-842.

（张晶晶　康晓刚）

第六章　脑电图反应性

脑电图反应性（electroencephalogram reactivity，EEG-R）是意识障碍患者电生理评估的重要组成部分，对各种原因引起的重症脑损伤（如外伤性、卒中、脑炎等）患者预后具有较好的判别价值[1]。但如何规范化地实施 EEG-R 检查、其准确定义及临床意义尚无高级别的循证医学证据[2-5]。

本章将结合既往文献以及本中心实践经验对 EEG-R 相关问题进行初步探讨，供大家参考。

一、脑电图反应性定义

最早关于 EEG-R 研究可以追溯到二十世纪六七十年代，直到 1988 年，Synek[6]首次将 EEG-R 引入到 EEG 分级中。美国临床神经生理学协会将 EEG-R 笼统地定义为“大脑对刺激产生的变化”[7]。目前临床可操作性定义为：头皮记录的 EEG 活动响应于外部感官刺激而发生的弥漫性和短暂性变化，表现为频率改变和（或）波幅改变。这种刺激可能是听觉的（拍手或大声呼唤患者名字），伤害性的（捏住四肢或乳头，压迫甲床或骨膜表面）或视觉的（自发或被动睁眼）。多数人认为刺激诱发的节律性、周期性或发作性放电（SIRPIDs）或肌肉伪差、运动伪差、眨眼伪差不属于 EEG-R。反应性目前主要通过视觉分析判定，对于刺激引起脑电变化的阈值，尚无明确定义。由于对反应性的视觉分析具有主观性，自动定量的方法逐渐引起大家的重视，但还没有推荐的分析方法。EEG-R 对听觉、视觉或伤害性刺激需要外周感觉通路、脑干、皮质下结构和大脑皮质的功能完整性。因此，这些结构中任何部位的严重功能障碍都可能导致 EEG-R 缺乏。

二、脑电图反应性临床意义

EEG-R 的解剖学基础依赖于脑干上行网状结构至下丘脑、底丘脑和丘脑－皮质系统所有结构及功能的完整性，反映了大脑皮质整体网络结构及功能的完整性。临床上广泛应用的脑电评价标准 Young 分级和 Synek 分级均将 EEG-R 作为重要的脑功能判断指标，且对各种病因引起的意识障碍患者的预后判定起至关重要的作用。

2011 年意大利 Logi 等对 50 例急性脑损伤（创伤性脑损伤、脑血管病或缺氧性脑病）后的昏迷患者进行了 EEG-R 研究，发现施加刺激后几秒内检测到 EEG-R 与患者后期（在 EEG 记录后 5 个月内）意识恢复密切相关（特异度 88.9%、敏感度 68.7%），提示 EEG-R 存在对此类患者意识恢复的预判率较高，但 EEG-R 缺失并不总是与预后不良相关。该研究根据多因素逻辑回归分析结果提出一个预测患者意识恢复的模型，该模型提示：若患者在脑损伤 2 个月内重要脏器功能达到稳定从而进入康复病房行 EEG 监测，入康复病房时认知功能水平（level of cognitive functioning，LCF）评分＝ 2，且存在 EEG-R，该患者意识恢复的可能性就大于 97%[8]。

2017 年瑞士 Rossetti 等研究了 359 例心搏骤停心肺复苏后的昏迷患者，发现对于心搏骤停后的昏迷患者，EEG 监测时间不同，预后的判别效力也不同。患者在靶向温度管理（targeted temperature management，TTM）和镇静状态下行 EEG 检查，是否存在 EEG-R 是判断预后的最佳指标，优于脑电其他相关参数如脑电背景活动的连续性、癫痫样放电等，且分别与预后良好和预后不良独立相关。尤其是预测良好预后方面，敏感度高达 98.9%，阳性预测值为 72.4%，准确度达 80.4%。在 TTM 之后和非镇静的状态下行 EEG 检查，存在 EEG-R 判别良好预后的阳性预测值为 68.9%，缺乏 EEG-R 也与预后不良相关，提示早期监测可以帮助临床医生对心搏骤停后昏迷患者预后进行更为早期和可靠的风险分层[9]。

2018 年法国 Azabou 等对 EEG-R 在意识障碍患者预后判别中的价值进行了系统回顾，结果表明，无论何种原因引起意识障碍，若患者存在 EEG-R，提示该患者可能预后良好；相反，不伴 EEG-R 的患者则易出现预后不良。因此，EEG-R 是诊断和预测危重病患者严重脑功能障碍的有价值的指标。鉴于目前 EEG-R 实施方法的异质性，尚无一致性的共识存在，在临床实践中，EEG-R 还应结合所有其他 EEG 的基本参数（如背景活动优势频率或背景连续性）进行综合评估，以便提供全面系统的解释[10]。

欧洲复苏委员会和重症医学会 2014 年共识声明：建议所有复苏后昏迷患者均实施 EEG-R，用于预后评估。共识建议：①应用基于 EEG 的预测参数，如在自主循环恢复（restoration of spontaneous circulation，ROSC）72 h 之后，EEG-R 缺失、存在爆发-抑制或癫痫持续状态，来预测昏迷患者的不良预后；②应用这些参数的组合，如存在爆发-抑制或癫痫持续状态加上 EEG 无反应性，或者结合 EEG 参数与其他预测参数一起，来预测不良预后；③不要使用 EEG 低电压来预测心肺复苏后昏迷患者的预后，因为电压可能受低温治疗、镇静药以及一些技术性因素的影响。另外共识推荐：不要用低温治疗期间，或者 ROSC 24 ～ 36 h 期间的爆发-抑制模式来预测患者预后。其他类型预测参数包括：双侧瞳孔对光反射或角膜反射消失、肌阵挛持续状态、双侧体感诱发电位 N20 缺失、神经元特异性烯醇化酶（neuron-specific enolase，NSE）升高、CT/MRI 弥漫性缺氧性损害表现等。如果上述预测参数产生相互矛盾的结果或预测不确定，则建议进一步的临床观察和重新评估[11]。

不管怎样，目前 EEG-R 的操作和评估具有一定的主观性，操作人员的解释也常存在偏倚，尚未达成统一共识。因此，对于 EEG-R 的临床操作以及结果评估需要标准化和规范化。

三、脑电图反应性实施方案

1. EEG-R 试验方案的差异性

既往研究中，EEG-R 实施方案差别大，重复性低。痛觉刺激是最有效的刺激方式，其次是听觉刺激和视觉刺激。刺激类型间的敏感性差异可能与 ICU 环境中不同水平的噪声和光线相关。

目前尚无指南明确规范 EEG-R 实施方案。2018 年一项基于德尔菲（Delphi）法的由 30 名国际专家参与的针对心肺复苏后 EEG-R 的实施方案达成共识[12]。对 EEG-R 试验中某一具体方法若≥ 75% 的专家同意即定义为共识（Consensus），若 66% ～ 75% 的专家同意则表述为推荐（Recommendation）。具体内容如表 6-1。

表 6-1　心肺复苏后 EEG-R 实施方案

EEG-R 共识声明（Consensus statement）	推荐（Recommendations）
1. EEG-R 刺激方案应该采取逐步上升的方式，即从无痛刺激过渡到痛刺激 必备刺激方式有：拍手声音刺激、呼唤患者姓名、按压甲床疼痛刺激	可选刺激方式：被动睁眼，中轴痛刺激（斜方肌挤压、胸骨按压）
2. 每种刺激至少重复 3 次，如果 EEG 出现反应性，则停止刺激序贯方案	每次刺激至少持续 5 s
3. EEG-R 定义为对某一种刺激的变化具有可重复性	针对某一种刺激类型，肉眼至少看见 2 次 EEG 相应的频率或波幅变化，才定义为 EEG-R
4. 肌肉、运动和眨眼伪差，诱导的脊髓运动和电发作均不符合 EEG-R	刺激诱发的节律性、周期性或发作性放电（SIRPIDs）不能定义为 EEG-R
5. 在 EEG-R 试验前不要刺激患者	
6. EEG 记录时间最少 20 min；在 EEG 上要准确地标注刺激起始和结束；要记录镇静药和镇痛药的信息	采用 V-EEG 记录；至少安放 16 个电极记录 EEG；电极阻抗低于 5 kΩ

几乎所有的参与专家均认为此共识也适用于其他原因导致的昏迷患者

2. 西京医院 N-ICU 的 EEG-R 试验方案

实施检查的医师接受过专业 EEG-R 培训，接受检查的患者根据国际 10-20 系统采用 19 导联头皮电极连续监测。

（1）在 EEG-R 测试之前不应刺激患者，减少外界环境以及监护仪器对患者的声光刺激，刺激开始前至少记录半小时 EEG 背景，并记录患者镇痛镇静药物的使用情况。

（2）刺激方式：必选刺激有：被动睁闭眼，呼唤姓名，按压人中，按压甲床。备选刺激有：掐捏乳头，（42±2）℃温水刺激手[13]。先按顺序进行被动睁闭眼，呼唤姓名刺激，再按压人中，按压甲床痛刺激。每种刺激重复 3 次，每次持续 5 s，刺激间隔 60 s，如必选刺激结果存在疑义，再做备选刺激。每次刺激前后观察 EEG 背景变化，并在 EEG 中准确标注刺激的起止点。

（3）鉴于患者意识障碍程度可能存在波动性，一般给予患者至少 2 次不同时间点的刺激（早晨与下午）。

（4）EEG-R 定义：与刺激前 5 s EEG 相比，刺激后 EEG 出现任何频率或波幅的变化，增加或减少均可，具有可重复性（每种刺激 3 次中至少出现 2 次）。肌肉活动、眨眼动作等干扰（结合视频）以及 SIRPIDs 均不属于 EEG-R。

（5）EEG-R 试验结果判定：

确定的 EEG-R：任一种刺激 3 次中至少 2 次出现明确的 EEG 背景活动变化；

可能的 EEG-R：任一种刺激 3 次中仅出现 1 次明确的 EEG 背景活动变化；

无 EEG-R：所有刺激均未出现明确的 EEG 背景活动变化。

四、脑电图反应性应用实例

病例 1

【简要病史】男性，41 岁，主因意识不清 27 天，加重伴左侧肢体活动减少 10 天于 2020 年 8 月 20 日入院。患者于 27 天前被行驶中车辆撞伤后昏迷，头颅 CT 示“左侧额顶部硬膜外血肿可能，右侧额颞顶部硬膜下血肿，多发脑挫裂伤，蛛网膜下腔出血，头皮软组织肿胀”，急行“颅内血肿清除及去骨瓣减压术”，术后患者意识逐渐转清，可点头交流，四肢可自行抬离床面。10 天后拔除腰大池引流管后意识障碍渐加深，呼之不应，左侧肢体活动较对侧减少，为行脑功能评估及促醒治疗转入我科。入院时查体：意识呈无反应觉醒状态，昏迷恢复量表-修订版（coma recovery scale-revised，CRS-R）评分：5 分。

【EEG】入院后予患者行 cEEG 监测，并行 EEG-R。患者 EEG 背景以 5～6 Hz θ 节律为主调，前头部导联为优势，并可见右侧前额、额、前颞导联 1.5～3 Hz δ 波活动（图 6-1），可见睡眠-觉醒期转换，并可见睡眠纺锤波。存在 EEG-R（图 6-2 至图 6-6），Synek 分级ⅡA 级。

【治疗及预后】入院后给予患者抗感染、脱水降颅压、管控血压及对症支持治疗，临床症状逐渐好转，入院第 6 天 CRS-R 评分：11 分，意识状态：微意识状态 PLUS（minimally conscious state plus，MCS＋）。入院后 23 天意识状态：MCS＋，CRS-R 评分：12 分（听觉惊吓反应 1 分，视觉惊吓反应 1 分，摆弄物体 4 分，可理解语言 3 分，非功能性交流 1 分，无刺激下睁眼 2 分），能间断说出可理解语言。后转入当地康复医院治疗，目前患者意识已转清。

【小结】存在 EEG-R 一般提示预后良好。在不同的刺激模式中，一般以疼痛刺激产生的 EEG-R 最为明显。对于本例患者，刺激甲床产生的 EEG-R 比较明显。

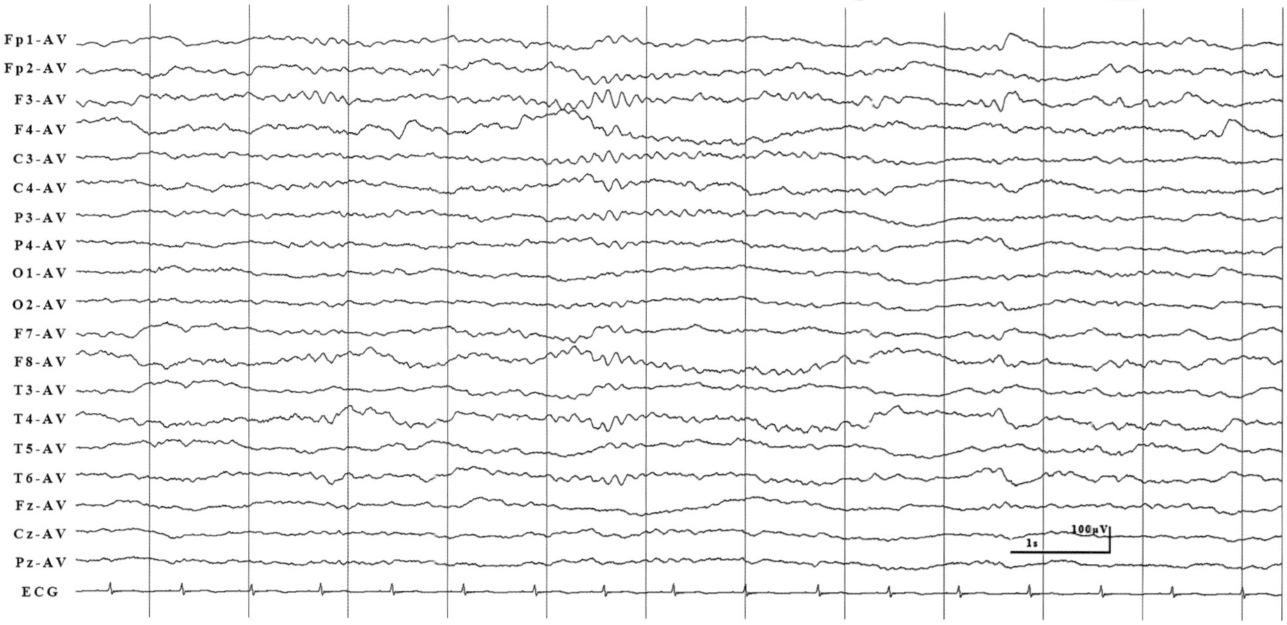

图 6-1　各导联以低-中波幅 θ 节律为主，前头部优势，Fp2、F4 及 F8 导联 1.5 ～ 3 Hz δ 波活动

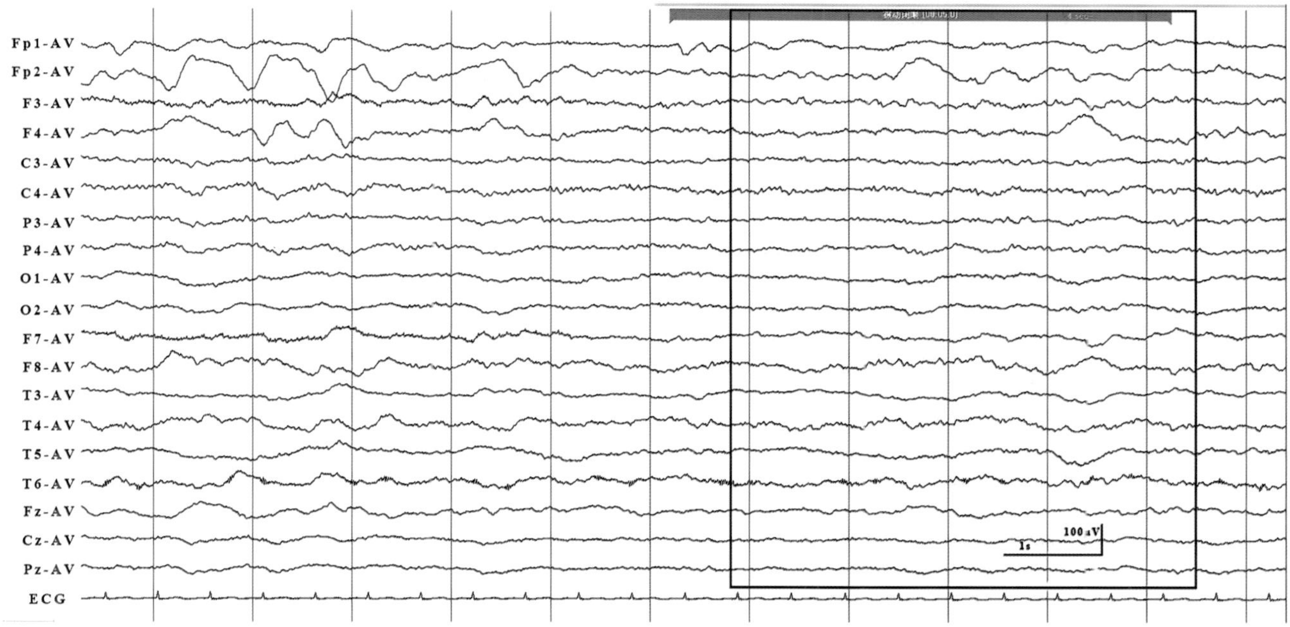

图 6-2　给予被动闭眼刺激后，各导联 θ 波活动略增多，余频带脑波未见明显改变

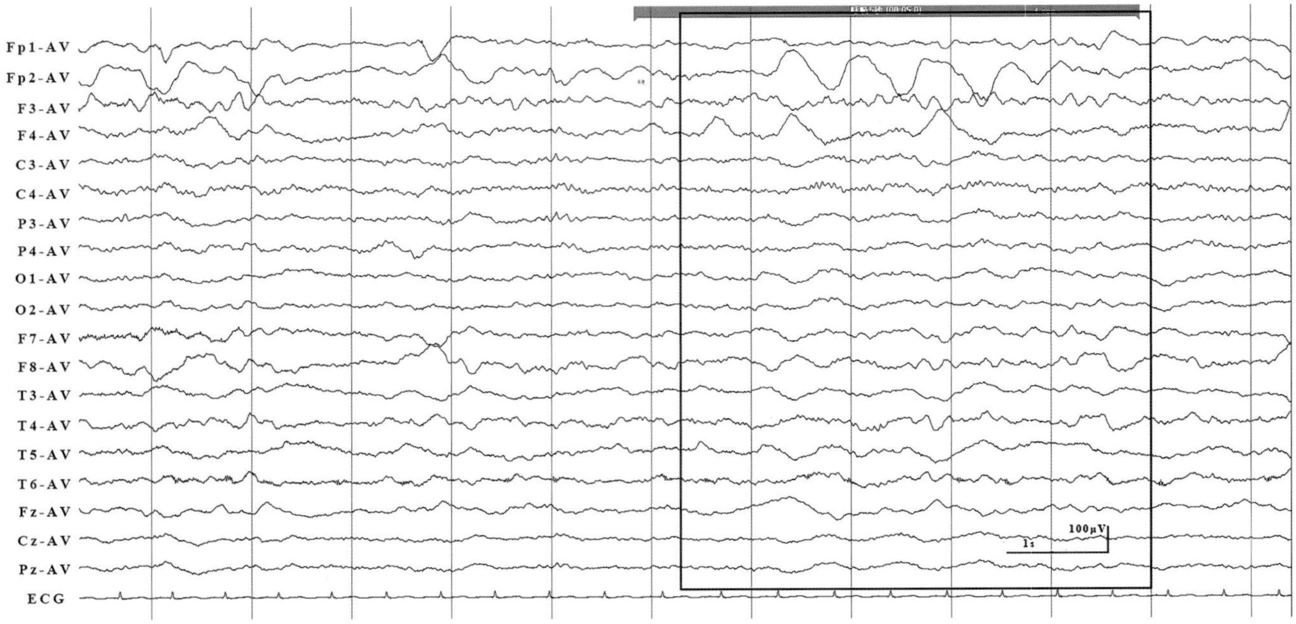

图 6-3 给予呼唤姓名刺激后，见各导联 θ 波活动明显增多，并见肌电干扰

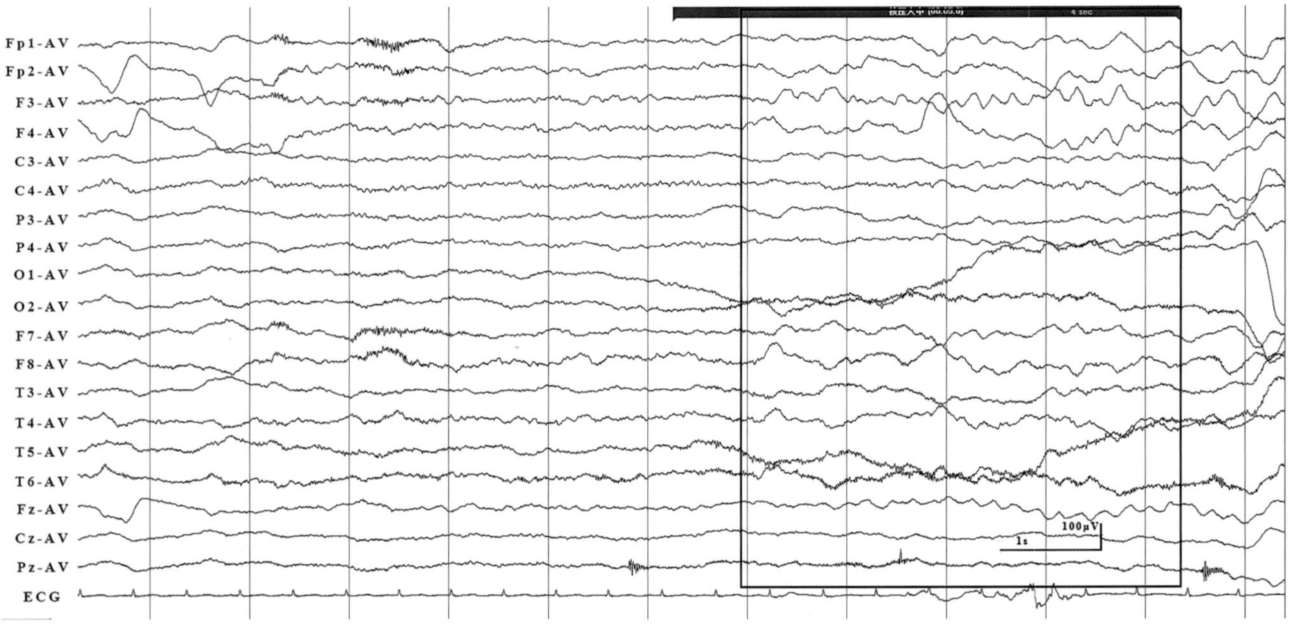

图 6-4 给予按压人中刺激后，见各导联 θ 波活动明显增多，并见肌电干扰，余频带脑波未见明显改变

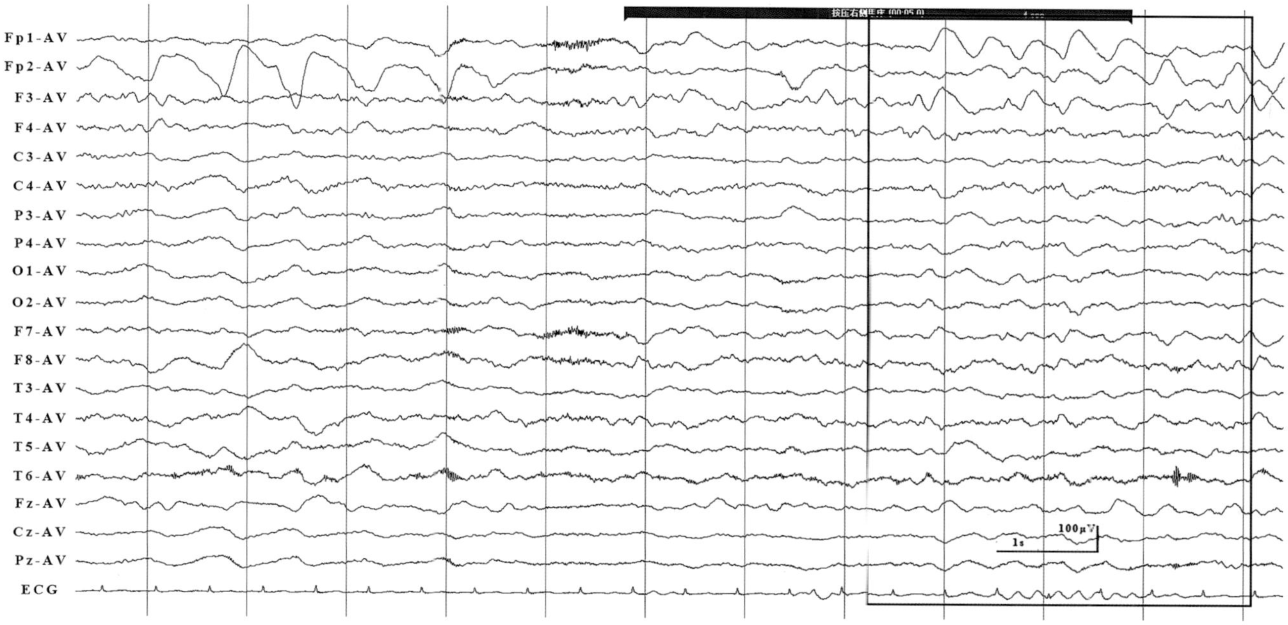

图 6-5 给予按压右侧甲床刺激后，各导联 θ 波活动略增多，左侧 δ 波活动明显增多，余频带脑波未见明显改变

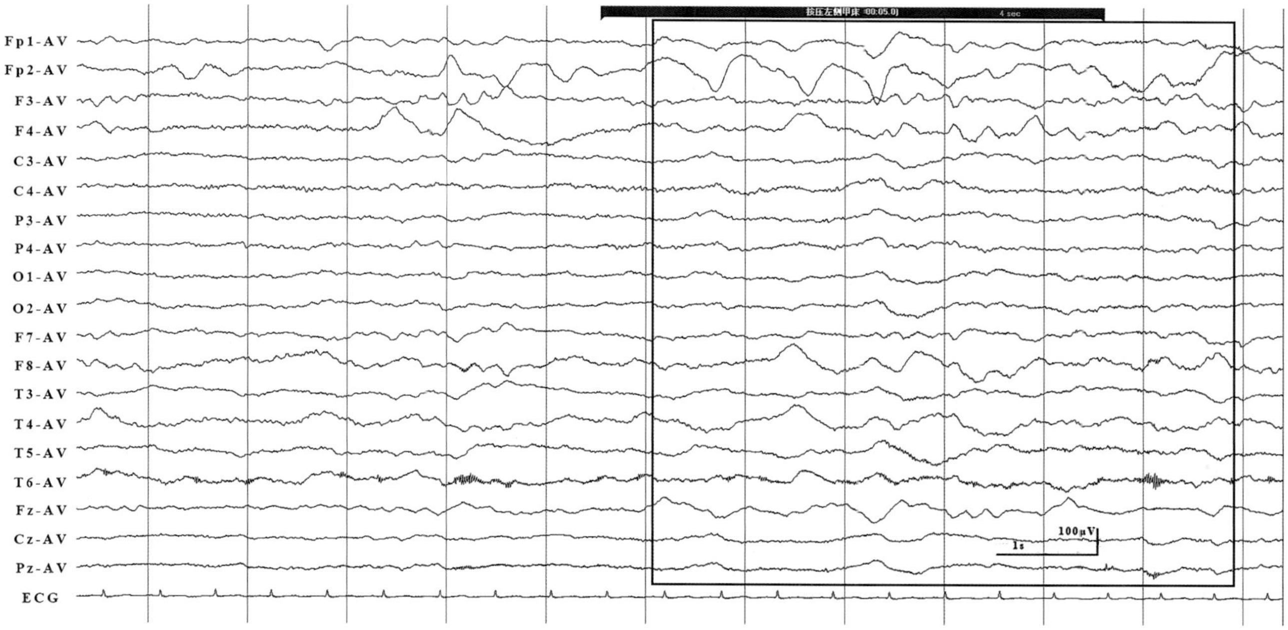

图 6-6 给予按压左侧甲床刺激后，各导联 θ 波活动略增多，右侧 δ 波活动波幅明显增高，余频带脑波未见明显改变

病例 2

【简要病史】男性，46 岁，主因复视、呛咳 36 天，心肺复苏术后意识障碍 33 天于 2020 年 9 月 10 日入院。患者于 36 天前晨起后无明显诱因出现视物成双、视物模糊感，进食后呕吐咖啡色胃内容物，未重视。次日症状加重，出现言语不利伴饮水呛咳，至当地医院查头颅 MRI、脑脊液检查，考虑“脑干脑炎”，并予免疫球蛋白及激素冲击治疗，当日患者出现咳痰不能，伴气促、呼吸费力、坐立时抬颈费力，数小时后出现呼吸心搏骤停，予以心肺复苏，气管插管，呼吸机辅助通气，肾上腺素、多巴胺、去甲肾上腺素急救治疗，约 20 min 后自主循环恢复。但患者持续呼吸机维持呼吸、昏迷状态，为行脑功能评估及促醒治疗转入我科。入院时查体：意识呈浅昏迷，格拉斯哥昏迷评分（Glasgow coma scale，GCS）：E3VTM1 ＝ 4 T。

【EEG】入院后行长程 EEG 监测，并行 EEG-R。患者 EEG 背景以 3.5 ～ 4.5 Hz、5 ～ 30 μV θ 节律为主调，前头部导联为优势（图 6-7），EEG-R 消失（图 6-8 至图 6-12）。EEG 全程未见明显睡眠–觉醒期转换。Synek 分级Ⅱ B 级。

【治疗及预后】入院后给予患者抗感染及对症支持治疗，意识状态由浅昏迷转变为无反应觉醒综合征（unresponsive wakefulness syndrome，UWS），CRS-R 评分：0 分→3 分。截至 2021 年 1 月 30 日患者仍无自主呼吸。PET/CT 提示脑代谢中–重度降低。事件相关电位提示：中度皮质功能障碍，未引出 P300 电位。体感诱发电位：双上肢 SSEP N20 潜伏期未见异常，波幅减低。患者 EEG-R 缺乏，结合 PET-CT 以及临床 CRS-R 评分，提示预后可能较差，仍需进一步随访。

【小结】EEG-R 对预后评估具有重要的参考价值，但需要结合临床、影像学以及其他电生理参数综合评估。

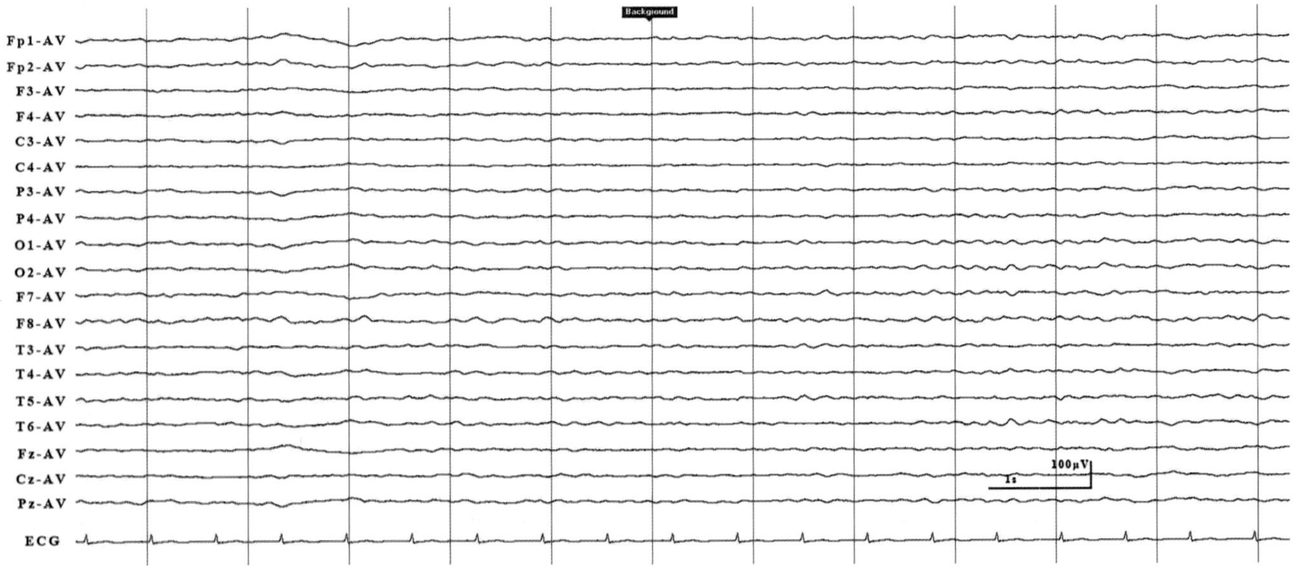

图 6-7 各导联以 3.5 ～ 4.5 Hz、5 ～ 30 μV 的 θ 节律为主调，前头部导联为优势

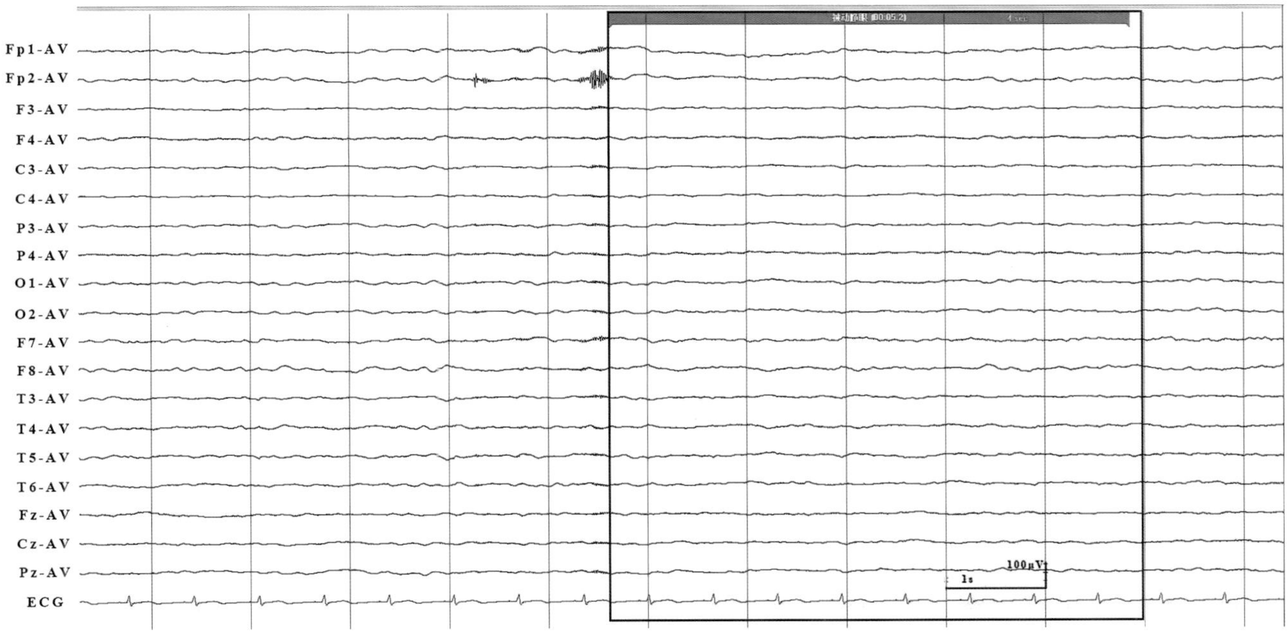

图 6-8 给予被动睁眼刺激后，EEG 未见明显改变

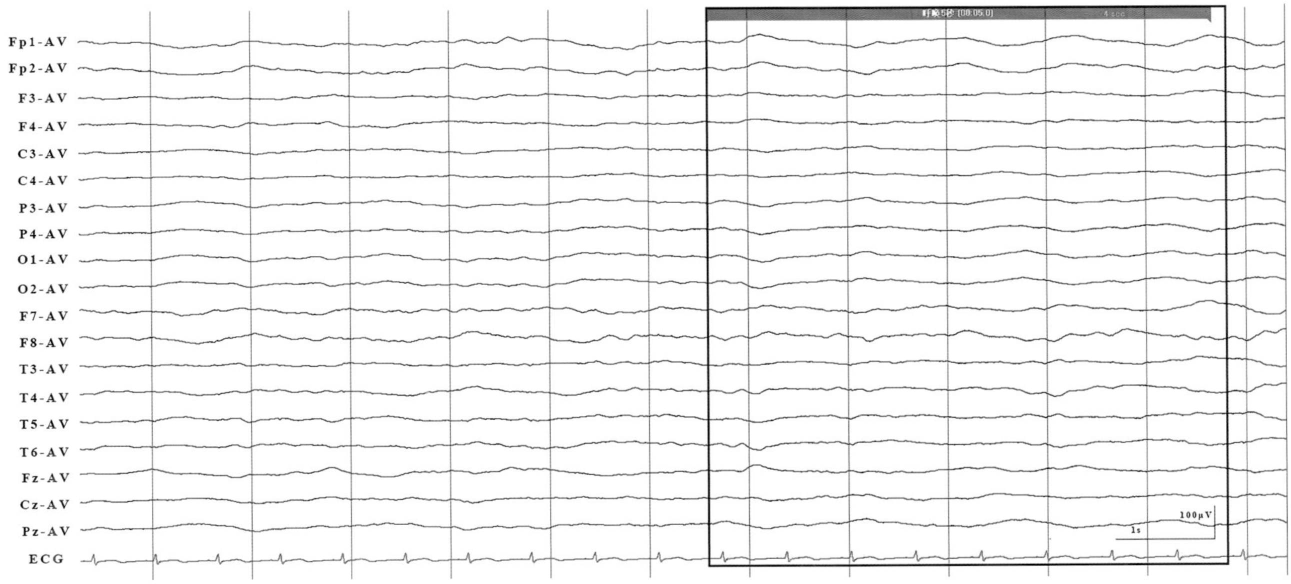

图 6-9 给予呼唤姓名刺激后，EEG 未见明显改变

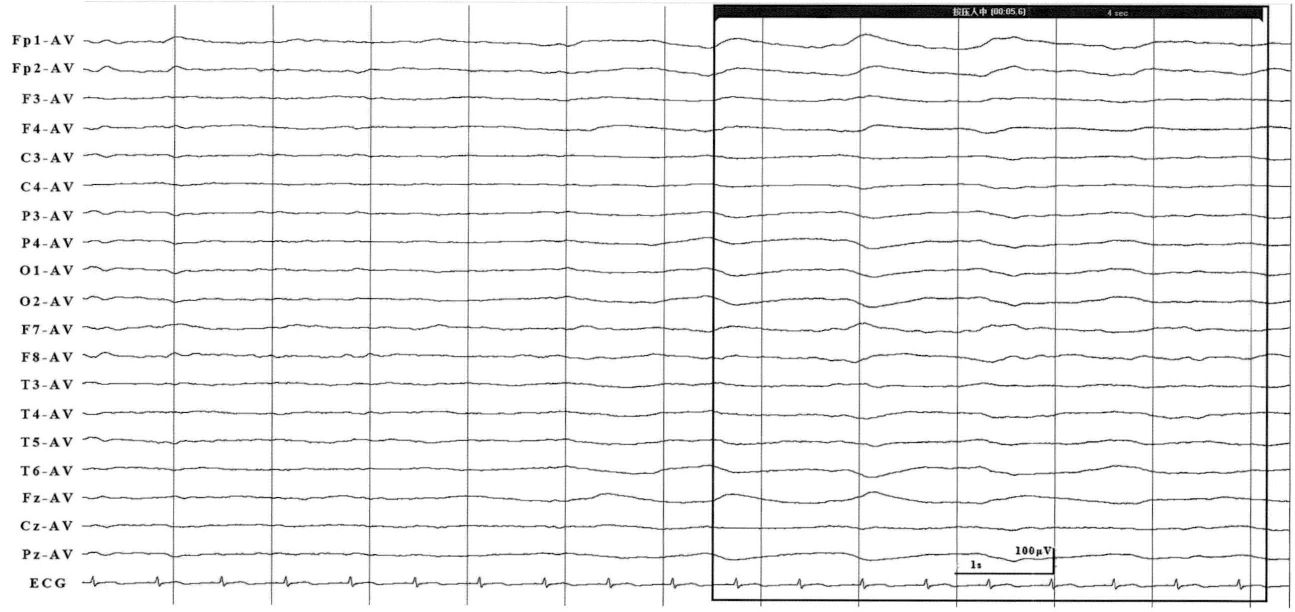

图 6-10 给予按压人中刺激后，EEG 未见明显改变

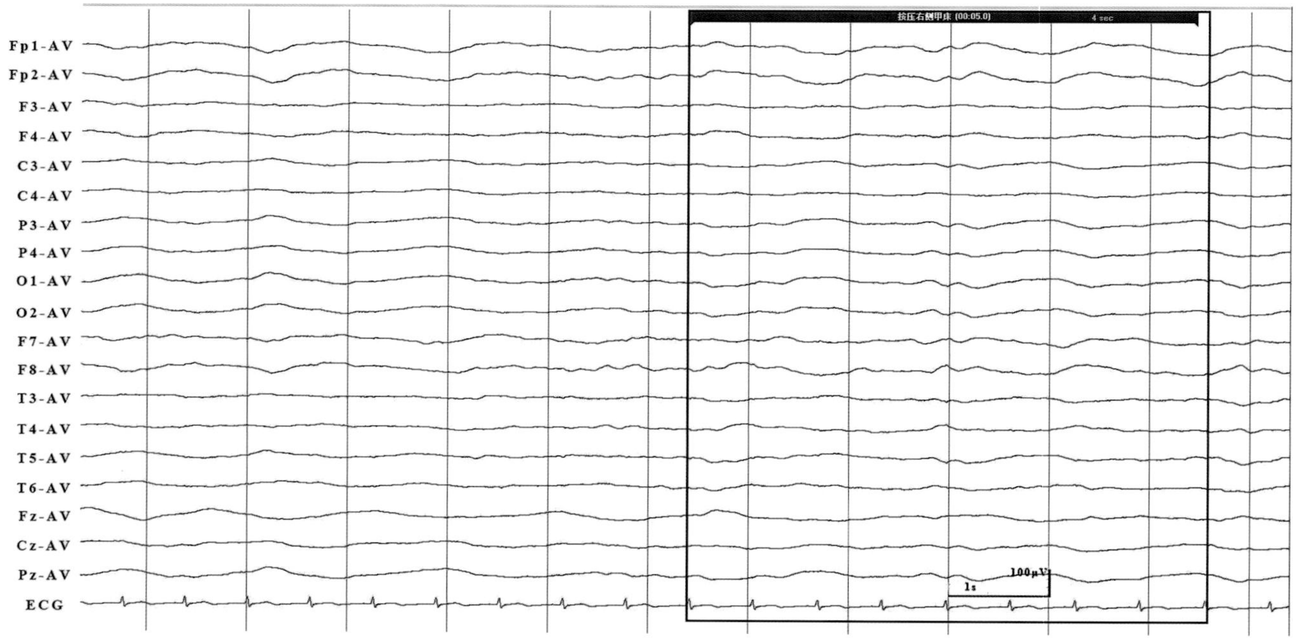

图 6-11 给予按压左侧甲床刺激后，EEG 未见明显改变

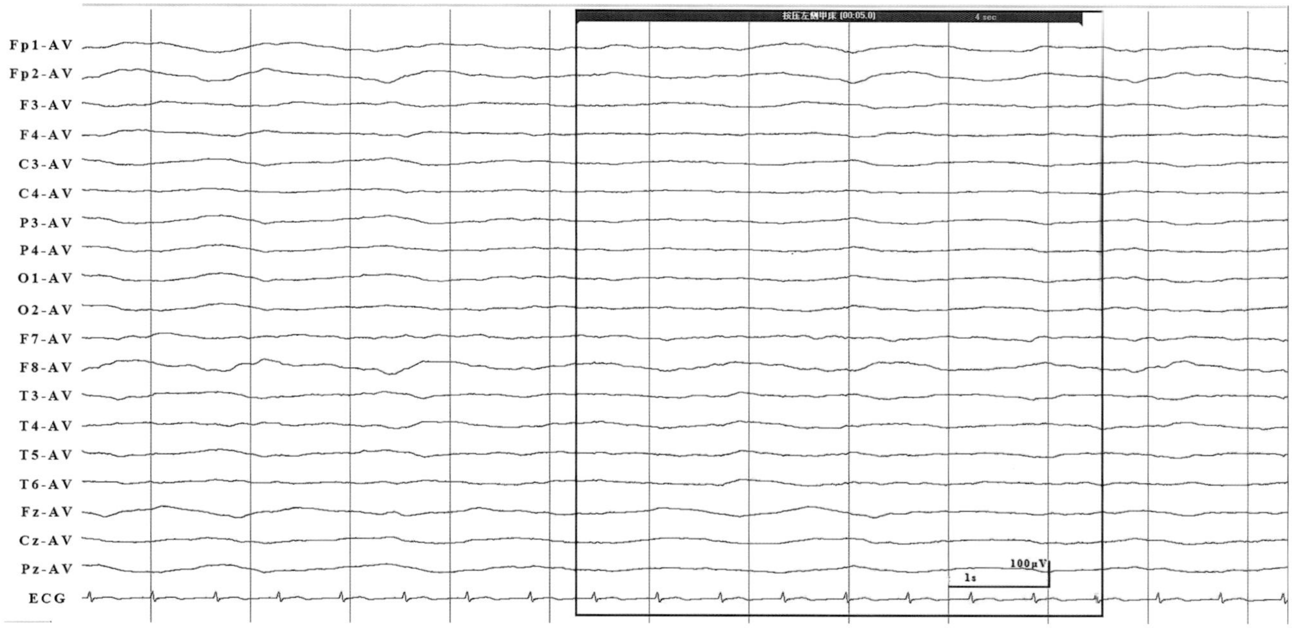

图 6-12　给予按压右侧甲床刺激后，EEG 未见明显改变

参考文献

[1] Sutter R，Kaplan PW. Clinical and electroencephalographic correlates of acute encephalopathy. J Clin Neurophysiol，2013，30（5）：443-453.

[2] Bagnato S，Boccagni C，Sant'Angelo A，et al. EEG predictors of outcome in patients with disorders of consciousness admitted for intensive rehabilitation. Clin Neurophysiol，2015，126（5）：959-966.

[3] Husain AM. Electroencephalographic assessment of coma. J Clin Neurophysiol，2006，23（3）：208-220.

[4] Kang XG，Yang F，Li W，et al. Predictive value of EEG-awakening for behavioral awakening from coma. Ann Intensive Care，2015，5（1）：52.

[5] Rossetti AO，Oddo M，Logroscino G，et al. Prognostication after cardiac arrest and hypothermia：a prospective study. Ann Neurol，2010，67（3）：301-307.

[6] Synek VM. Prognostically important EEG coma patterns in diffuse anoxic and traumatic encephalopathies in adults. J Clin Neurophysiol，1988，5（2）：161-174.

[7] Hirsch LJ，LaRoche SM，Gaspard N，et al. American Clinical Neurophysiology Society's Standardized Critical Care EEG Terminology：2012 version. J Clin Neurophysiol，2013，30（1）：1-27.

[8] Logi F，Pasqualetti P，Tomaiuolo F. Predict recovery of consciousness in post-acute severe brain injury：the role of EEG reactivity. Brain Inj，2011，25：972-979.

[9] Rossetti AO，Tovar Quiroga DF，Juan E，et al. Electroencephalography Predicts Poor and Good Outcomes After Cardiac Arrest：A Two-Center Study. Crit Care Med，2017，45（7）：e674-e682.

[10] Azabou E，Navarro V，Kubis N，et al. Value and mechanisms of EEG reactivity in the prognosis of patients with impaired consciousness：a systematic review. Crit Care，2018，22（1）：184.

[11] Sandroni C，Cariou A，Cavallaro F，et al. Prognostication in comatose survivors of cardiac arrest：an advisory statement from the European Resuscitation Council and the European Society of Intensive Care Medicine. Resuscitation，2014，85（12）：1779-89.

[12] Admiraal MM，van Rootselaar AF，Horn J. International consensus on EEG reactivity testing after cardiac arrest：Towards standardization. Resuscitation，2018，131：36-41.

[13] Li L，Kang XG，Qi S，et al. Brain response to thermal stimulation predicts outcome of patients with chronic disorders of consciousness. Clin Neurophysiol，2015，126（8）：1539-1547.

（陈蓓蓓　康晓刚　江　文）

第七章　多导睡眠监测在 N-ICU 中的应用

多导睡眠监测（polysomnography，PSG）是睡眠医学中一项重要的辅助检查技术，可以记录并分析睡眠时的各种生理参数如脑电、心电、眼动、肌电、胸腹式呼吸运动、鼾声、脉搏、血氧饱和度、体位等。PSG 主要用于分析睡眠结构及睡眠中特殊事件，被称为睡眠障碍疾病诊断的“金标准”。目前国内PSG 主要应用于耳鼻喉科、呼吸科、神经内科、儿科门诊及常规病房，很少在重症监护治疗病房中推广应用。研究神经重症患者的睡眠是一项具有挑战性的工作，对于昏迷及慢性意识障碍患者，电生理睡眠周期的存在与否及其临床意义是近年来重症医学研究的一个新兴领域。现在的观点认为，睡眠结构以及睡眠元素的存在对意识障碍的诊疗以及预后判别具有一定指导意义。本章将从 PSG 的记录方法、睡眠分期及判读规则及神经重症患者 PSG 应用实例三个方面进行介绍。

第一节　多导睡眠监测记录方法

美国睡眠医学会（American Academy of Sleep Medicine，AASM）对多导睡眠监测（PSG）技术的各项参数进行了统一的规范和说明[1]，本章介绍的 PSG 监测方法及判读规则主要适用于成人。在儿童睡眠领域不同事件的判读规则不同且在 N-ICU 中研究较少，在此不做介绍。标准记录导联及佩戴方法如下：

1. EEG

（1）电极：盘状电极。

（2）材料：导电膏、火棉胶、电极帽。

（3）电极放置及导联：EEG 记录导联数可减少至 6 ～ 8 导，应包括额（F3、F4）、中央（C3、C4）及枕（O1、O2），以便于识别清醒期枕区 α 节律、中央区 μ 节律以及睡眠期额-中央区为著的纺锤波。以乳突电极（M1、M2）为参考电极，推荐导联为 F4-M1、C4-M1、O2-M1，备份导联为 F3-M2、C3-M2 和O1-M2（图 7-1A）。可接受的替代导联为 Fz-Cz、Cz-Oz、C4-M1，备份导联为 Fpz-C3、C3-O1、C3-M2（图 7-1B）。

（4）参数设置：带通滤波 0.3 ～ 35 Hz，灵敏度 10 μV/cm，可根据需要调整波幅及纸速。

（5）注意：如对癫痫患者进行 PSG，或需要鉴别睡眠中事件是否为癫痫发作，应增加 EEG 记录导

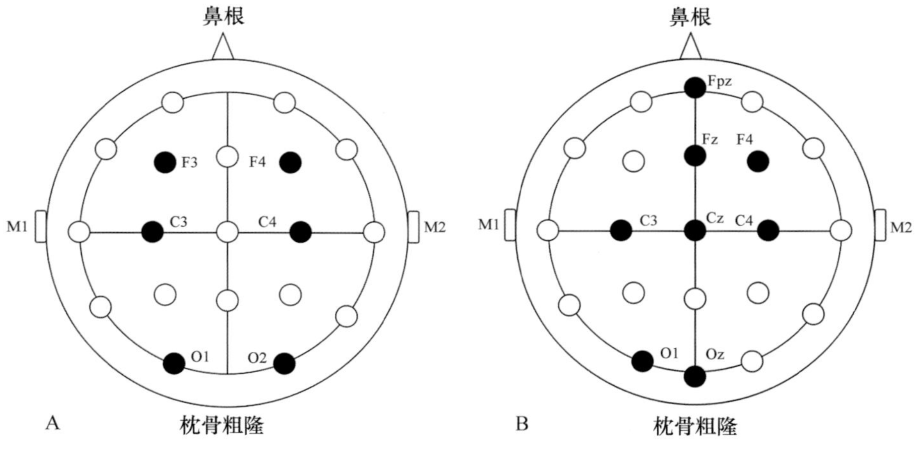

图 7-1　A. 推荐导联电极安放位置；**B.** 可接受的替代导联电极安放位置

联，以免遗漏局限性癫痫样放电。记录参数和普通 EEG 相同。

2. 眼动图（electrooculogram，EOG）

（1）电极：盘状电极。

（2）放置位置：①推荐位置：E1 和 E2 分别置于左眼外眦下 1 cm 处和右眼外眦上 1 cm 处（图 7-2 A），导联组合为 E1-M2 和 E2-M2。②可替代位置：E1 和 E2 分别置于双眼外眦的外下方（图 7-2 B），导联组合为 E1-FPz 和 E2-FPz。

（3）电位偏转：眼球向不同方向运动时在 EOG 产生的电位极性偏转如图 7-2C 所示（推荐位置）。

（4）参数设置：带通滤波 0.3 ～ 35 Hz，灵敏度与 EEG 相似，可根据需要调整波幅。

（5）注意：不推荐使用火棉胶固定眼动电极，以免刺激或损伤角膜。宜使用胶布固定。

（6）眼球运动类型：

眨眼眼球运动：垂直眼动、频率 0.5 ～ 2 Hz。

缓慢眼球运动：眼动相对规律呈正弦样，出现在清醒闭眼期、思睡期和非快速眼动（NREM）睡眠 I 期（图 7-3 A）。

快速眼球运动：眼动不规则且波峰陡峭，常见于快速眼动（REM）期睡眠（图 7-3 B）。

阅读性眼球运动：阅读时出现的共轭眼动，由慢相眼动和随后的反相快速眼动组成。

3. 肌电图（electromyography，EMG）：

（1）下颌肌 EMG：一般使用三个盘状电极置于皮肤表面。形成两个双极导联（Chin2-Chin1 和 Chin3-Chin1），Chin1 位于中线下颌骨下缘上 1 cm，Chin2 位于下颌骨下缘下 2 cm 中线右旁开 2 cm，Chin3 位于下颌骨下缘下 2 cm 中线左旁开 2 cm，阅图时可只显示 Chin2-Chin1（图 7-4）。

（2）双侧胫前肌 EMG：各安置一对电极于左右胫前肌偏上方的肌腹，两个电极间距 2 ～ 4 cm。

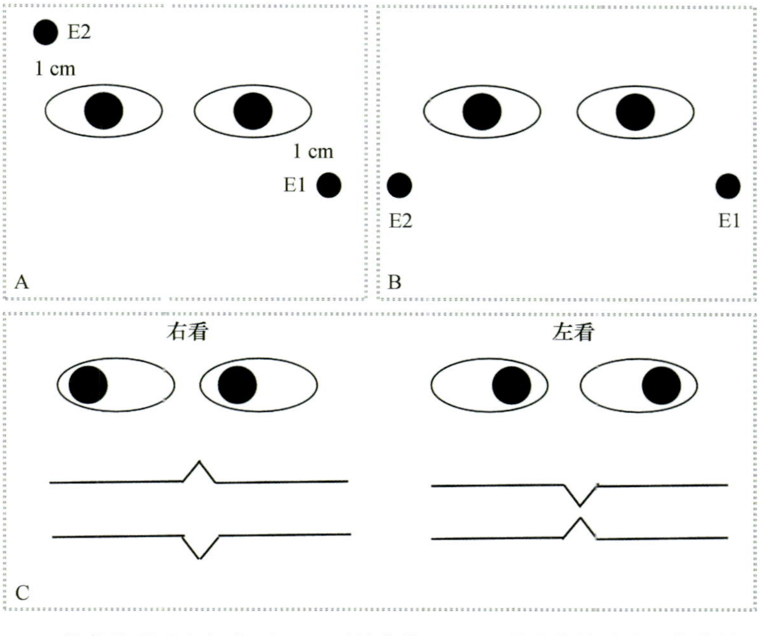

图 7-2　**A.** 推荐的眼动电极位置；**B.** 可替代位置；**C.** 眼球偏转对应电位偏转示意图

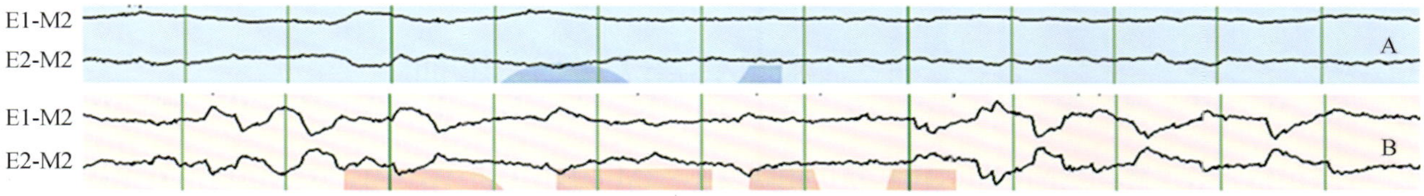

图 7-3　眼球运动示意图　**A.** 思睡期缓慢眼球运动；**B.** REM 期快速眼球运动

（3）其他 EMG：可根据需求添加颈肌、三角肌、股四头肌或四肢远端肌群等。

（4）参数设置：带通滤波 10 ～ 100 Hz 或更高，灵敏度 20 μV/cm，根据波幅调整。

4. 心电图（ECG）

（1）安放位置：负极位于右肩下锁骨上窝与右下肢延长线交汇处，正极位于胸廓左下方约第 6、7 肋间与左下肢延长线交汇处（图 7-5）。

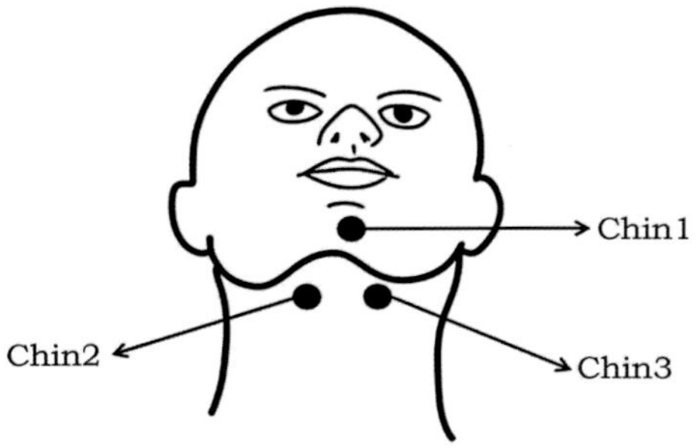

图 7-4 下颌肌电极安放位置

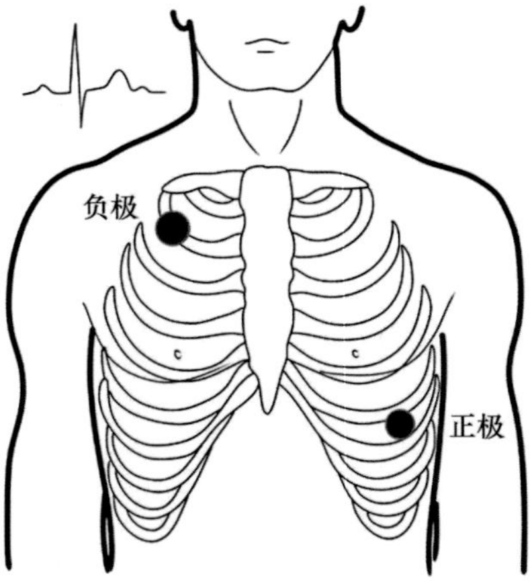

图 7-5 心电图电极安放位置

（2）参数设置：带通滤波 0.3 ～ 35 Hz，灵敏度降至 EEG 的 1/200 ～ 1/50 或 1 mV/cm，可根据波幅状况调整。

（3）注意：PSG 以 10 s/p 显示时，相当于走纸速度为 30 mm/s，而常规 ECG 为 25 mm/s。在计算心率或传导阻滞时要进行换算。

5. 呼吸运动和气流监测

可根据需要及仪器配备选择：呼吸流速计、热敏换能器或经鼻压力信号等，同时还需要具有张力-电能换能器的胸腹带。

6. 指脉氧

一般采用分光光电技术检测血氧饱和度，探头包括一个双波长发送器和一个接收器，分别放置在一段搏动性动脉血管床的两侧，探头通常放置在指端或耳垂处。氧饱和度降低的最低点通常出现在呼吸暂停（或低通气）中止后 6 ～ 8 s。

7. 体位

一般使用三维加速仪检测，放置于前正中线胸骨近剑突处。可指示左、右、仰、俯和直立等不同体位。体位检测结合睡眠呼吸事件可观察不同体位与睡眠呼吸暂停的关系。

8. 其他生理指标

可根据患者情况及病情需要增加其他生理指标监测。

注意：以上是标准记录导联，N-ICU 中多数患者气管插管或气管切开，使用呼吸机等，应根据患者具体情况适当增减口鼻气流、呼吸、体位等生理参数；传统 PSG 监测时间为夜间 15 h，神经重症患者监测时间多为 24 h。

第二节 睡眠分期及判读规则

睡眠包括非快速眼动（NREM）睡眠和快速眼动（REM）睡眠，根据不同分期脑电波形特点，NREM 睡眠又可分为 1 ～ 4 个睡眠期，其中 Ⅰ ～ Ⅱ 期也被称为浅睡眠，Ⅲ ～ Ⅳ 期也被称为深睡眠或慢波睡眠

（slow wave sleep，SWS）。大多数睡眠实验室不区分 3 期和 4 期睡眠，将两者合并为 3 期睡眠，根据 Rechtschaffen 和 Kales（R&K）睡眠分期指南，睡眠分期采用逐帧判读、逐帧分期的原则，从记录开始以 30 s 为一屏连续进行睡眠分期。如果在一帧中存在 2 个或 2 个以上睡眠期，则哪一期占主导就将这一帧判读为哪一期[2]。

一、睡眠分期、术语及判读

1. W 期（清醒期）

W 期包括从完全警觉到思睡早期。睁眼时 EEG 特征为高频率、低波幅的脑电活动，以 α 和 β 频率为主；可能出现快速眼球运动和眨眼（频率 0.5 ～ 2 Hz 的垂直运动）；闭目后枕部可见显著的 α 节律，也可出现缓慢眼球运动；下颌 EMG 波幅相对较高。

W 期判读规则：

（1）如果在一帧中枕区信号 50% 以上为 α 节律，则判为 W 期。

（2）当 α 节律不明显时，如果存在下列情况之一也判断为 W 期：①有眨眼的眼球运动（0.5 ～ 2 Hz）；②有阅读时的眼球运动；③不规则的连续快速眼球运动伴正常或增高的下颌 EMG。

2. N1 期（NREM Ⅰ期睡眠）

EEG 背景：4 ～ 7 Hz 频率占优势的低电压混合频率波，以顶尖波为特征性波形。

EOG：缓慢眼球运动。

下颌 EMG：与清醒状态相当或稍低。

N1 期判读规则：

（1）出现 α 波，如果 α 波所占比例减少，代之以低电压混合频率波，且后者占一帧的 50% 以上，则判为 N1 期。

（2）未出现 α 波，出现以下任何一种现象时判为 N1 期：①背景波较 W 期减慢超过 1 Hz 或频率在 4 ～ 7 Hz；②出现顶尖波；③缓慢眼球运动。

注意：缓慢眼球运动可出现在 W 期闭目状态和 N1 期，需通过 EEG 来鉴别，W 期 EEG 频率较快，N1 期为 4 ～ 7 Hz 混合频率。

3. N2 期（NREM Ⅱ期睡眠）

EEG 背景：相对低波幅混合频率波，频率慢于 N1 期。

特征波形：K 复合波、睡眠纺锤波。

EOG：眼球运动通常消失。

下颌 EMG：张力多变，但通常低于 W 期。

N2 期判读规则：如果在当前帧的前半帧或前一帧的后半帧存在下面的两种特征之一，则判为 N2 期（不符合 N3 期睡眠标准）：①一个或多个与觉醒无关的 K 复合波；②一个或多个睡眠纺锤波。

注意：如果仅存在与觉醒相关的 K 复合波而没有自发的 K 复合波或睡眠纺锤波，则判定为 N1 期。

4. N3 期（NREM Ⅲ期睡眠）

N3 期睡眠也称为慢波睡眠、深睡眠或 δ 波睡眠。

EEG 背景：以 0.5 ～ 2 Hz δ 波活动为主，正负波峰之间的波幅＞ 75 μV，主要出现于额区。N3 期仍可见睡眠纺锤波。

EOG：基本无眼球运动。

EMG：下颌肌张力通常比 N2 期低，有时与 R 期睡眠相似，多变。

N3 期判读规则：当慢波活动占一帧的 20% 以上时判为 N3 期。

EEG 背景：低电压混合频率波，与 N1 期相似，可间断出现慢 α 频率波形，以中央区为著的 2 ～ 6 Hz 锯齿波，且经常在 REM 爆发之前出现。

5. R 期（REM 期睡眠）

EMG：下颌肌基线较其他睡眠阶段低，通常经常是整个记录期间的最低值。下颌肌和胫前肌上可看到短暂的、不规律的、突然的肌电活动，持续时间＜ 0.25 s。这种活动会随着快速眼球运动的出现而增多。

R 期判读规则：呈现以下所有现象时标定为 R 期睡眠：①低电压、混合频率 EEG；②低张力下颌肌；③快速眼球运动。各期模式见图 7-6。

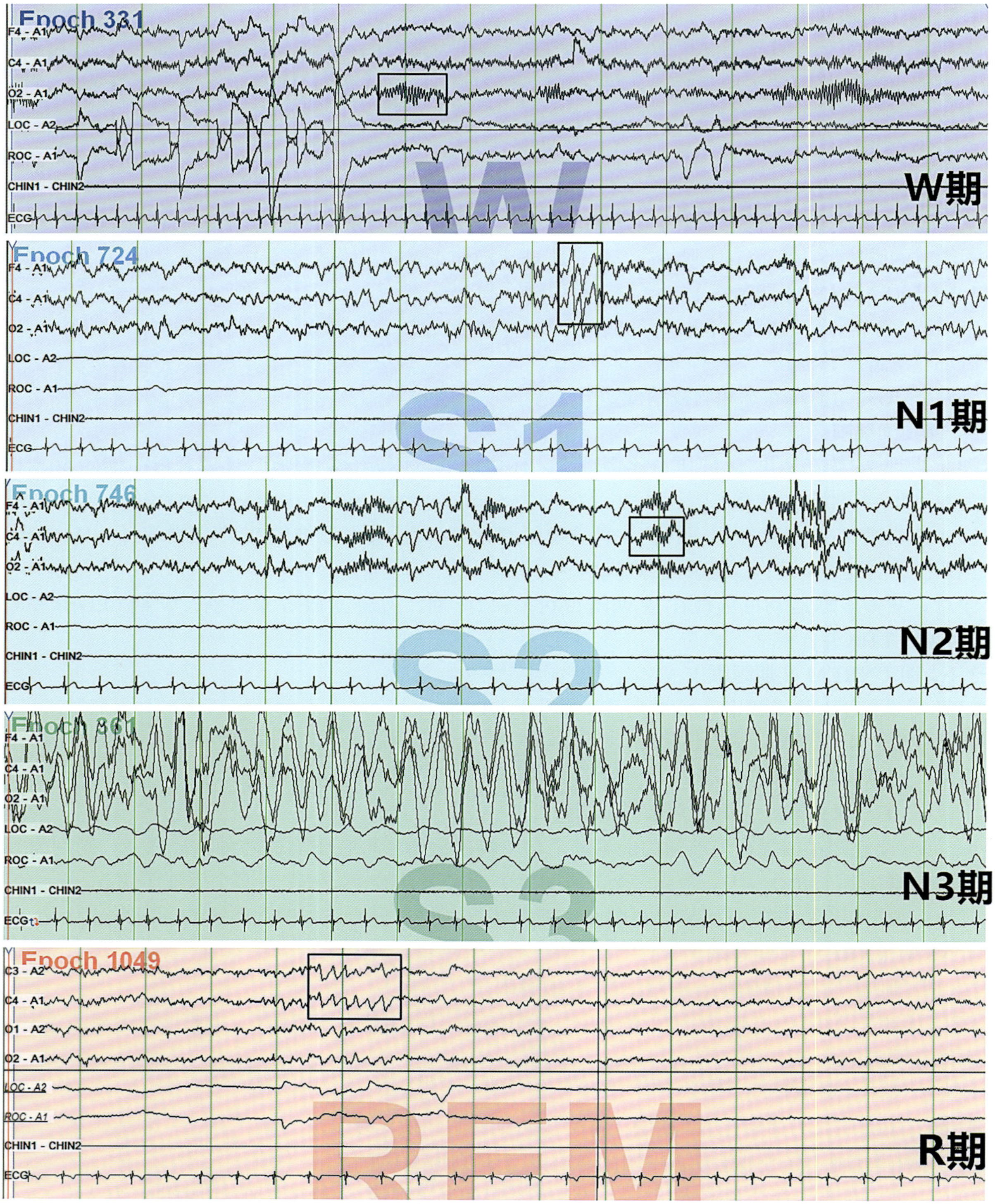

图 7-6　不同分期模式图：其中 W 期方框处可见枕区 α 节律；N1 期方框处可见额-中央区为著顶尖波；N2 期方框处可见睡眠纺锤波；N3 期可见整屏以高波幅慢波为主；R 期方框处可见中央区为著锯齿波

6. 觉醒

觉醒是可能导致清醒或仅引起一过性睡眠中断的短暂现象。总睡眠时间正常时，频繁觉醒也可能造成白天嗜睡。

觉醒判读规则：如果 EEG 频率突然转换，出现持续至少 3 s 的 α、θ 波和（或）＞ 16 Hz（不包括睡眠纺锤）活动，此前至少有 10 s 稳定睡眠，即可判定为觉醒。在 EEG 频率改变时，要求下颌肌 EMG 升高，至少持续 1 s。

7. 大体动（major body movement，MBM）

大体动是指身体运动和肌电干扰占据 EEG 一帧的 50% 以上，导致该帧无法判断睡眠分期。

判读规则：

（1）只要在 MBM 帧含有 α 波（即使＜ 15 s），这一帧就判读为 W 期。

（2）如果不存在 α 波，MBM 帧的前一帧或后一帧是 W 期，则这一帧也判读为 W 期。

（3）其他情况，MBM 帧的判读则与随后一帧相同。

二、睡眠分析参数

睡眠分期通常以 30 秒 / 屏（相当于纸速 10 mm/s）用来进行划分，呼吸事件使用 60 ～ 240 秒 / 屏来划分，EEG 分析可选择 10 秒 / 屏（相当于纸速 30 mm/s）。由于 N-ICU 中较少监测呼吸事件，因此本节主要介绍 EEG 相关的常用睡眠分析指标，包括以下内容：

（1）总记录时间（TRT）：PSG 记录开始（关灯）至记录结束的时间。

（2）总睡眠时间（TST）：实际入睡总时间，包括 N1、N2、N3 和 R 期睡眠。总睡眠时间 360 ～ 550 min 为正常。

（3）睡眠效率：总睡眠时间与总记录时间之比（TST/TRT）。正常参考标准一般为 80% 以上。

（4）睡眠潜伏期（SL）：也称入睡潜伏期，指从 PSG 记录开始至出现第一帧睡眠期的时间。正常睡眠潜伏期为 10 ～ 20 min，青壮年 SL 超过 30 min 为入睡困难，老年人 SL 会延长。

（5）R 期睡眠潜伏期：从睡眠开始到第一帧 R 期睡眠的时间。正常范围为 60 ～ 90 min。

（6）睡眠觉醒次数：全夜睡眠中大于 5 min 的觉醒次数（正常＜ 2 次），有些睡眠实验室计算全夜睡眠中觉醒总时间（正常＜ 40 min）。

（7）睡眠阶段转换次数：每 100 min NREM 睡眠内不同阶段的转换次数、全夜内 NREM 与 REM 睡眠的转换次数，用于判断睡眠稳定性。

（8）睡眠各期的比例：青年人 N1 期占比通常为 5% ～ 10%；N2 期 50% ～ 60%；N3 期 15% ～ 20%；R 期占 20% 左右。不同年龄各期占比差异很大。

图 7-7 为一例非重症患者在单独房间内夜间 PSG，睡眠直方图可见较好的睡眠结构，NREM Ⅰ～Ⅲ期及 REM 期转换，总睡眠时间长，质量较好；睡眠结构表中 NREM 各期及 REM 期睡眠比例尚可；图 7-8 睡眠饼图中可见在总卧床时间中，W 期及 NREM 各期、REM 期所占比例尚可，睡眠期占总卧床时间 85.2%。提示患者清醒时间短，睡眠时间较长，睡眠效率尚可。

三、N-ICU 睡眠分期判读

以上睡眠分期判定对象为意识清醒的患者，他们有正常的 W 期，即清醒期背景以 α 及 β 节律为主。而目前意识障碍患者的睡眠 EEG 分级尚无统一标准，这些患者脑电背景大多数较正常减慢或为 θ/δ 节律，无正常 W 期，但又不同于睡眠期 EEG。因此标准睡眠 EEG 判读规则并不完全适用于这些患者，应根据患者具体情况，参照标准分期规则判断患者的“W”期及睡眠期。应注意此时的“W”期并非正常 W 期，是指不同于睡眠期的背景节律。

2002 年，意大利学者 Valente 提出了脑外伤后昏迷亚急性期的睡眠脑电图及其分级标准，即 Valente’s

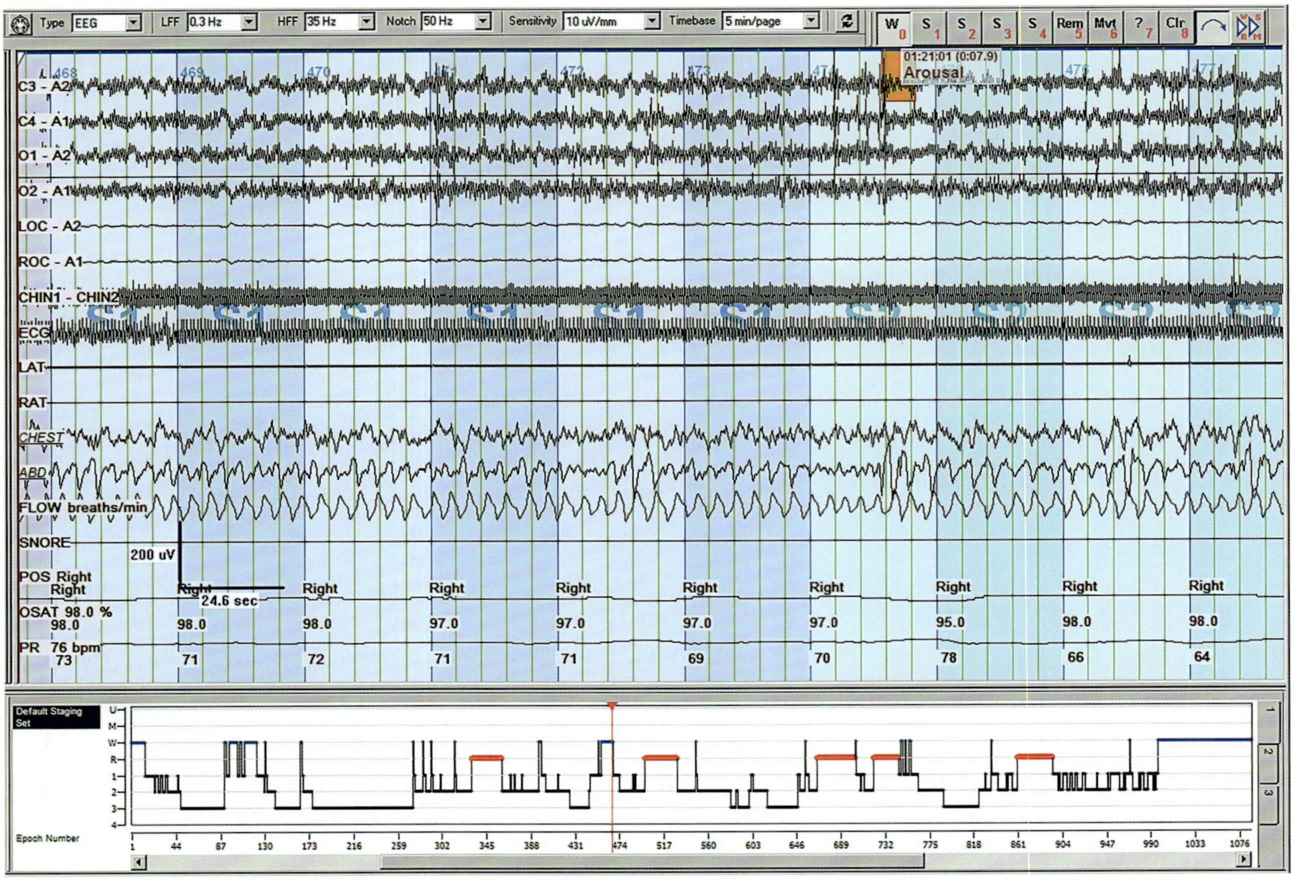

图 7-7 常规患者夜间 PSG

各期	时间（mins）	%占睡眠时间
W期	80.5	
N1期	76.0	16.4%
N2期	178.0	38.4%
N3期	131.0	28.3%
R期	78.0	16.8%

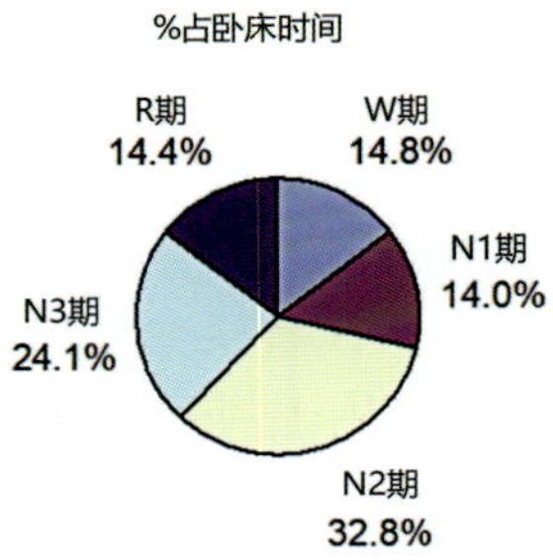

图 7-8 常规患者睡眠期各期比例及总卧床各期占比

分级[3]：

1 级：单相型，持续性低幅 θ ～ δ 波活动。

2 级：循环交替型（cyclic alternating pattern，CAP），无睡眠波形，有两种 EEG 活动交替周期性出现，如低电压 θ 波活动与高波幅单相 δ 波爆发的交替。

3 级：初级睡眠型，存在基本 NREM 睡眠元素，K 复合波和（或）睡眠纺锤波。

4 级：非快速眼动（NREM）睡眠型，存在代表 NREM 睡眠的具有良好睡眠结构的睡眠元素。

5 级：快速眼动（REM）睡眠型，存在 REM 睡眠元素（REMs 和锯齿波），并与 NREM 睡眠交替。

经研究证实，Valente's 4 级、5 级 EEG 模式可以预测意识障碍患者的良好结局。

我中心一项单中心前瞻性研究，分析由多种病因导致昏迷患者的睡眠 EEG 模式对其苏醒的预判价值[4]。既往研究认为，睡眠纺锤波反映了丘脑皮质环路的完整性，在无反应觉醒综合征（UWS）和微意识状态（MCS）的患者中，睡眠纺锤波形态标准与否、数量和密度，与患者临床预后密切相关[5]，为了更好地反映睡眠纺锤波在急性昏迷患者中的特点，本课题组将 Valente's 分级中 3 级（初级睡眠型）分为充分纺锤波和不充分纺锤波，另外，NREM 和 REM 睡眠均被报道能够预测意识障碍患者的良好结局，但在 N-ICU 的环境中由于频繁的护理和环境干扰的影响，且在急性昏迷患者中 REM 期睡眠较少出现，因此本课题组将 Valente's 4 级和 5 级进行合并，提出了改良 Valente's 分级（modified Valente's grade，mVG 分级），mVG 分级模式见图 7-9，Valente's 分级与 mVG 分级对比见表 7-1。

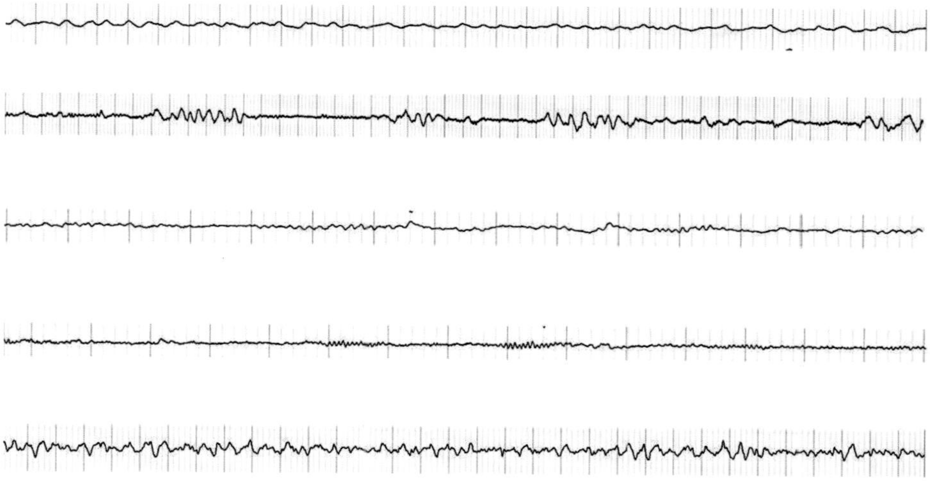

图 7-9　改良 Valente's 分级（mVG 分级）各级脑电示意图，灵敏度 10 μV/mm。**A**、**E** 为 30 秒 / 帧，**B** 为 50 秒 / 帧，**C**、**D** 为 15 秒 / 帧。**A.** 表现为持续性、无反应低波幅 δ 波活动，属于 1 级单相型。**B.** 表现为低波幅 θ 波活动及高波幅 δ 波交替出现，属于 2 级循环交替型。**C.** 可见 6 ～ 8 Hz 低波幅非典型睡眠纺锤波，属于 3 级不充分纺锤波型。**D.** 可见低波幅 11 ～ 13 Hz 典型的睡眠纺锤波，属于 4 级充分纺锤波型。**E.** 可见 N3 睡眠元素，属于 5 级 N3/REM 型

mVG 分级标准：

1 级：单相型，持续性无反应低-中幅 θ ～ δ 波活动。

2 级：循环交替型，低幅 θ 波活动和高幅 δ 波交替出现。

3 级：不充分纺锤波型，出现频率＜ 10 Hz 的非典型纺锤波 [a]，或 24 h 内出现典型纺锤波 [b] 的数量≤ 10 个。

4 级：充分纺锤波型，24 h 内出现典型纺锤波的数量＞ 10 个。

5 级：N3/REM 型，脑电出现 N3 和（或）REM 睡眠元素。

[a]，非典型纺锤波定义为非对称、形态不完全、频率＜ 10 Hz 的纺锤波。[b]，典型纺锤波定义为中等幅度（20 ～ 100 μV），频率为 10 ～ 16 Hz，持续时间＞ 0.5 s，颅顶区达到最大波幅的一串脑波。

表 7-1　Valente's 分级和改良 Valente's 分级的对比

Valente's 分级	改良 Valente's 分级（mVG 分级）
单相型	单相型
循环交替型	循环交替型
初级睡眠型	不充分纺锤波型
非快速眼动（NREM）睡眠型	充分纺锤波型
快速眼动（REM）睡眠型	N3/REM 型

经验证，昏迷患者 mVG 分级与其预后显著相关，mVG 等级越高，睡眠复杂度越高，患者意识恢复概率越大（图 7-10）。

2016 年，意大利学者 Dario 针对亚急性期慢性意识障碍患者设计了另外一种睡眠脑电分级标准，用以全面快速评估患者的睡眠结构水平[6]：

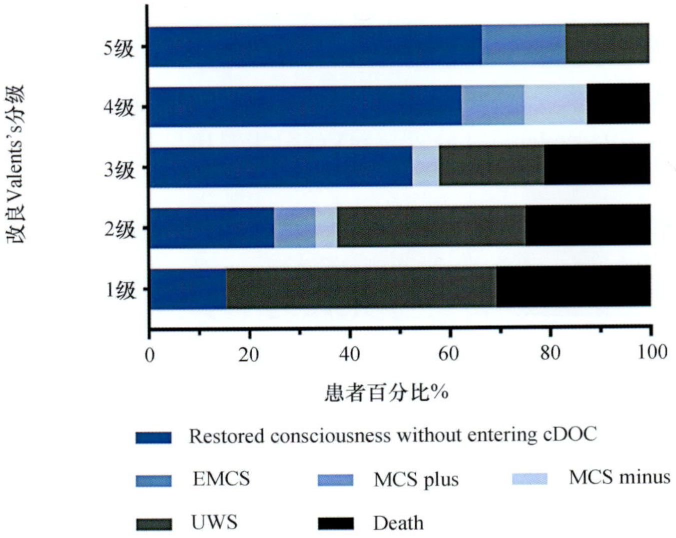

图 7-10 不同意识恢复状态患者的 mVG 分布

（DOC：慢性意识障碍；EMCS：脱离微意识状态；MCS：微意识状态；Mcs plus：微意识状态（+）；MCS minus：微意识状态（-）；UWS：无反应觉醒综合征；Death：死亡；Restored consciousness without entering cDOC：在进入慢性意识障碍之前恢复意识）

1 级：在记录中未检测到睡眠期特征性元素（NREM 或 REM）。

2 级：在记录中偶尔出现 NREM 波形，但仍不满足当前 NREM 的分期标准。要评为 2 级，一次记录中每分钟（30 秒 / 帧，连续两帧）必须包含至少 3 种清晰的 NREM 特征元素［K 复合波和（或）睡眠纺锤波］，且总共出现 10 帧（连续或不连续）。

3 级：有较为明显的 REM 爆发，且无论是否满足 REM 睡眠的 EEG 和 EMG 标准。根据定义，REMs 的持续时间少于 500 ms，具有尖形波峰，并且每分钟（连续 2 帧）至少有 3 个这样的频率出现。要评为 3 级，REM 必须存在 6 帧以上（连续或不连续）。

4 级：可根据当前标准进行睡眠分期。

在该作者的研究中，睡眠结构的复杂性与 CRS +评分之间逐渐形成明显的对应关系。睡眠结构越完整，患者的预后越积极。所有存在 REM 的患者也都存在 NREM 特征元素，而具有完整 NREM 睡眠的患者并非都存在 REM 睡眠。作者认为，REM 比 NREM 睡眠更能反映大脑功能的保存。

第三节　PSG 应用实例

一、病例分析

病例 1

【简要病史】男性，65 岁，主因头痛、发热 20 天，四肢无力 10 天于 2020 年 9 月 8 日入院。查体：意识模糊，左眼睑闭合不全，四肢远端肌力 1 级，双下肢外旋位，双上肢肌张力略增高，头部及双手可见不自主震颤，四肢腱反射减弱。诊断：吉兰-巴雷综合征疑诊，流行性乙型脑炎，锥体外系病变，肺部感染。

【PSG】入院后行夜间 PSG 监测，睡眠直方图可见患者睡眠质量差，频繁出现睡眠-觉醒转换，少量深睡期 EEG，未见 REM 期脑波（图 7-11）；睡眠结构表中可见 NREM 各期及 REM 期睡眠总时间及在总睡眠时间中各期睡眠所占比例；睡眠饼图可见在总卧床时间中 W 期及 NREM 各期、REM 期所占比例。提示患者清醒时间长、睡眠时间短、效率差（图 7-12），考虑与 N-ICU 内监护仪器多，环境嘈杂有关。

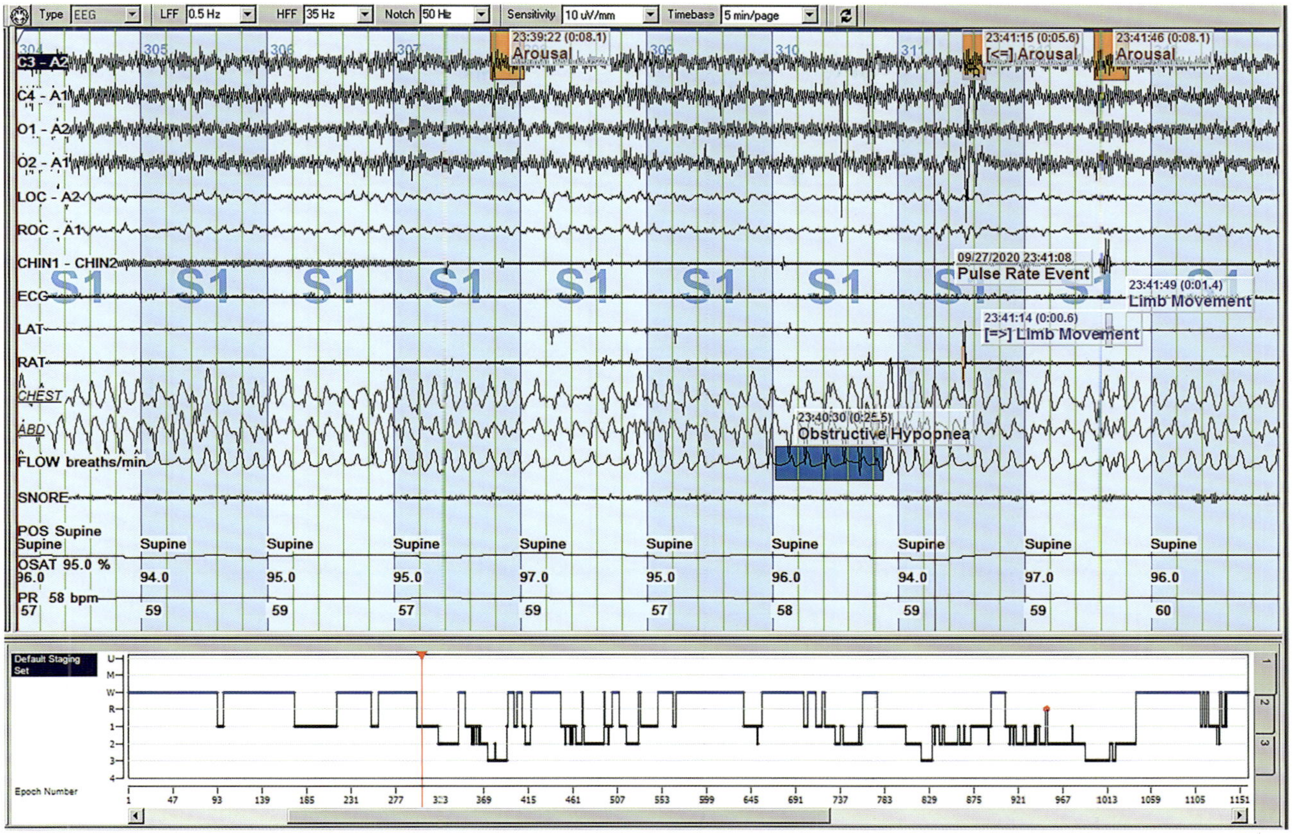

图 7-11　N-ICU 患者夜间 PSG

各期	时间（mins）	%占睡眠时间
W期	233.5	
N1期	145.0	49.0%
N2期	120.5	40.7%
N3期	29.5	10.0%
R期	1.0	0.3%

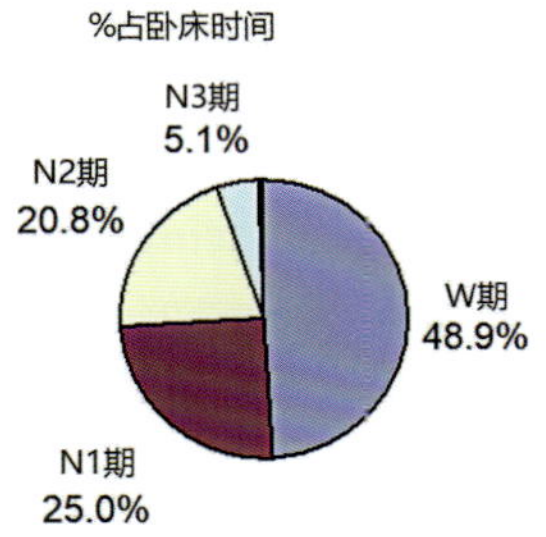

图 7-12　N-ICU 患者睡眠期各期比例及总卧床各期占比

病例 2

【简要病史】女性，60 岁，主因左侧肢体无力、言语不能 2 h 于 2019 年 5 月 24 日入院。既往有“心房颤动”病史。患者于入院当日上午 10 时突发左侧肢体活动不能，言语不能，双眼向右侧凝视。12 时至我院，头颅 MRI + MRA 显示右侧额颞岛叶急性脑梗死，右侧大脑中动脉主干闭塞、分支缺如。于 12:30 给予阿替普酶静脉溶栓治疗，桥接动脉内支架取栓术。术后患者肢体和语言功能无改善，意识障碍渐加深，头颅 CT 示右侧颞叶脑出血，蛛网膜下腔少量出血，中线偏移，收入 N-ICU。入院查体：浅昏迷，GCS 评分 5 分（E1V1M3），FOUR 评分 10 分（E0M2B4R2）。双眼球向右侧凝视。双侧瞳孔等大等圆，直径 2 mm，对光反射迟钝，双侧角膜反射存在，给予痛刺激左侧肢体无反应，右侧肢体有屈曲反应。诊断为脑梗死（TOAST 分型：心源性）。

【PSG】入院后夜间 PSG 过程中可见睡眠分期转换及睡眠 Ⅱ 期脑波，mVG 4 级。图中方框处可见睡眠期纺锤波，直方图中可见睡眠-觉醒交替转换（图 7-13）。

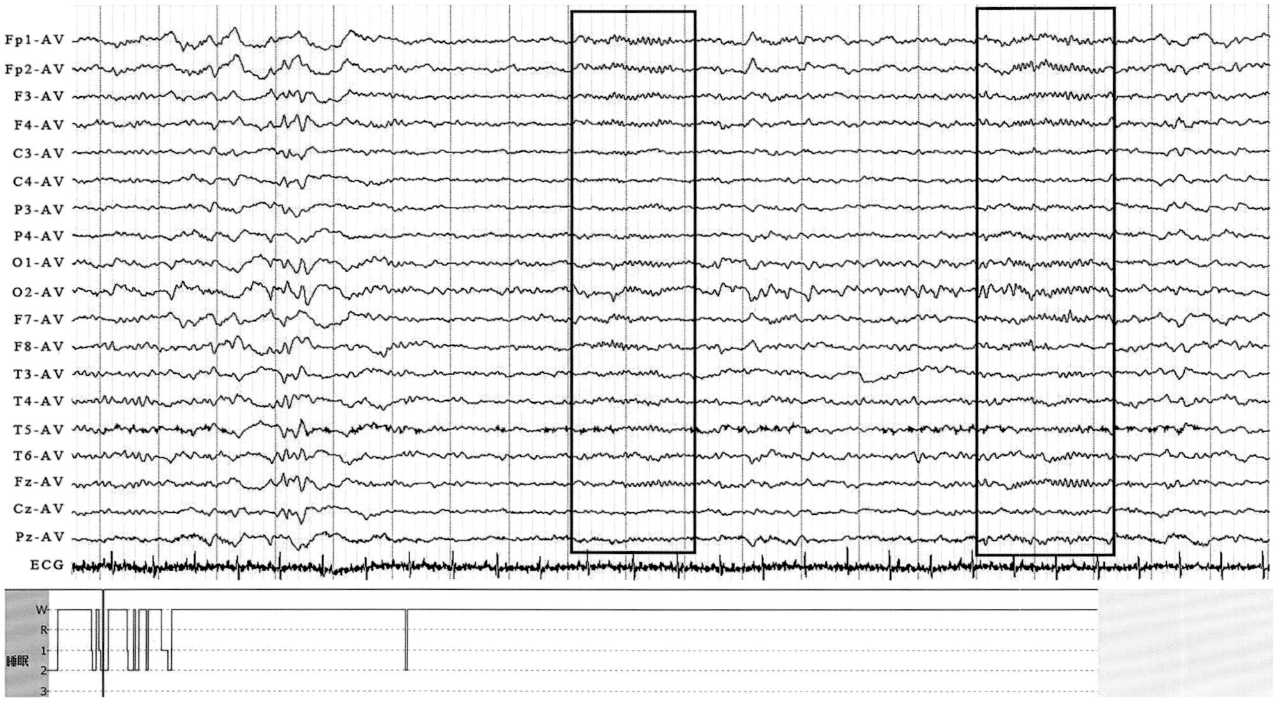

图 7-13 睡眠期纺锤波及睡眠–觉醒交替转换

【治疗及预后】

入院行去骨瓣减压术以及抗感染、营养支持等治疗，发病第 10 天，患者出现短时睁眼，口中发声，睁眼时间逐渐增多，CRS-R 评分 6 分，符合 UWS 诊断；发病第 22 天，出现追视动作，CRS-R 评分 8 分，进入 MCS；发病第 24 天出院，出院 1 周后，意识恢复，可与家属简单交流，可完成简单指令性动作；发病后 3 个月随访，患者意识清楚，言语基本清晰，反应稍迟顿，可完成基本交流，改良 Rankin 评分（modified Rankin score，mRS）5 分。本例患者入院期间 PSG 可见睡眠–觉醒周期转换、睡眠纺锤波，mVG 4 级，提示预后较好。

病例 3

【简要病史】男性，46 岁，主因复视、呛咳 36 天，心搏骤停后意识障碍 33 天于 2020 年 9 月 10 日入院。患者入院前 36 天晨起后出现视物成双、模糊、饮水呛咳、言语不清，后加重伴行走不稳等，诊断为“脑干脑炎”给予对症治疗效果不佳，于 33 天前出现心搏骤停，心肺复苏 30 余分钟后患者心跳恢复，但自主呼吸、意识未恢复。入院后专科查体：浅昏迷，双侧瞳孔等大等圆，直径约 3 mm，对光反射迟钝，四肢肌张力降低。痛刺激可见四肢屈曲反应，四肢腱反射未引出，病理征及脑膜刺激征均阴性。诊断：脑干脑炎，缺血缺氧性脑病，肺部感染，心肺复苏术后，气管切开术后。

【PSG】

监测过程中可见 EEG 以 5 ～ 7 Hz θ 波活动交替 δ 波活动为主，无睡眠结构或睡眠元素，mVG 2 级（图 7-14）。

【预后】患者出院后 3 个月随访，一直处于 UWS，意识无改善。本例患者 PSG 未见明显睡眠周期，未见明显睡眠或类似睡眠样元素，提示预后不良。

二、PSG 在意识障碍患者中的应用价值

意识障碍患者意识能否恢复，预后如何？一直以来，针对意识障碍患者脑功能的准确评估和精确的

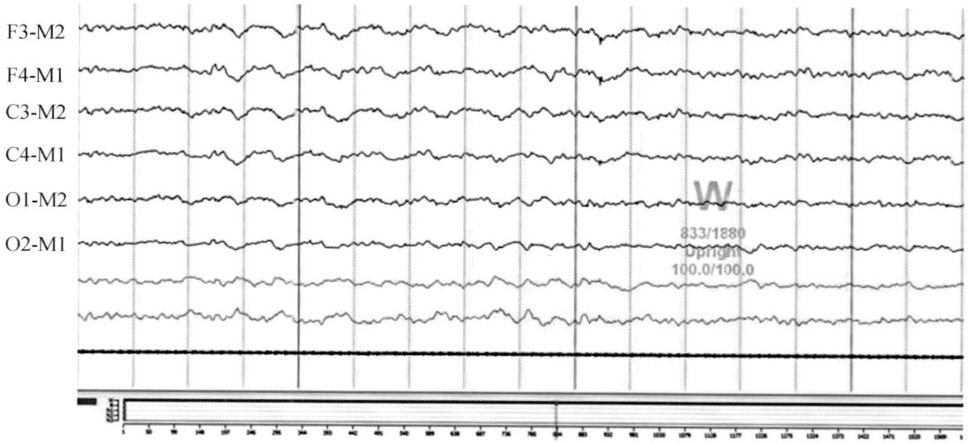

图 7-14　循环交替模式，mVG 2 级

预后判断是意识障碍研究领域的重要课题，也是临床医生面临的巨大挑战。对于存在严重脑损伤的患者来说，传统的临床行为学评估手段受医生自身经验、诊断术语以及患者残疾（失语、失明或失用）等因素的影响，存在主观性强、准确性差的问题。神经影像检查手段对脑功能的评估客观性更强，准确率更高，但因其造价成本高、扫描耗时长（患者猝死风险高）及时间分辨率低，使其在临床应用中受到一定限制。而 PSG 方便、快捷，可实施床旁实时监测，这些优势使得 PSG 在意识障碍患者的预后评估中发挥越来越重要的作用。

从生理学角度来看，正常的睡眠存在正常的睡眠分期，睡眠电生理的基本元素（如 K- 复合波、睡眠纺锤波等）在不同的睡眠期交替循环。健康人睡眠状态下呈现特殊的姿势，并在多导睡眠脑电图上可见良好的睡眠结构[7]。睡眠中断可能破坏了正常的非快速眼动睡眠和快速眼动睡眠的恢复功能，损害呼吸循环系统功能，导致异常情绪反应和认知功能减退[8]。在昏迷患者中，脑电波不能反映与正常生理睡眠相同的细胞机制。波幅较高的慢波并非代表类似于正常人睡眠的非快速眼动（NREM）睡眠。昏迷患者脑电图通常表现为 θ 或 δ 频段内的全面性减慢，或其他异常脑电图模式，包括癫痫样活动、爆发–抑制和 α 昏迷。而脑电抑制、电静息、爆发–抑制、α 昏迷、α ～ θ 昏迷等脑电图模式均提示不良预后[9]。昏迷患者要建立睡眠分期，需要明确定义标准，我中心通过对急性昏迷患者的睡眠 EEG 进行分析，建立了 mVG 分级（详见本章第二节），明确了睡眠元素对急性昏迷患者意识恢复的预判价值，使其更适合临床实际。

对于亚急性和慢性意识障碍患者，某些特定睡眠元素、睡眠结构完整性以及 REM 睡眠是否存在可能是良好预后的可靠标志。2013 年有研究发现，亚急性意识障碍患者睡眠脑电监测到标准纺锤波提示更好的临床结局[10]，本中心研究发现，睡眠纺锤波在预测 UWS 患者 1 年内意识恢复方面具有较高的敏感性，在没有经典 PSG 元素的情况下，仅显示单相 EEG（即持续性的低波幅 θ ～ δ 波活动）或 CAP 提示预后不良（死亡或严重残疾）。此外，本中心于 2014 年提出了预测慢性意识障碍患者预后的 TMSEN 评分量表，预测量表中包括是否存在睡眠纺锤波[11]。除 NREM 特征元素外，目前研究发现 REM 相关事件在 UWS 患者中明显较少，例如快速眼球运动、下巴或腿部肌肉抽动等[5, 12]。而 MCS 患者 REM 期出现率较高，并可见接近正常睡眠的几个典型电生理特征，如 NREM-REM 睡眠交替模式[10]。通过评估睡眠脑电图，可以提供有关意识障碍患者残存脑功能的信息，进而对不同类型患者进行分类及预测预后。

除脑部病变外，监护室环境（机械通风、灯光噪声暴露、频繁护理操作等）亦可影响患者睡眠状态，导致睡眠结构紊乱，睡眠质量下降。其可能影响脑损伤的恢复和机体免疫内分泌功能，对于对外界环境有感知的患者，需考虑相关问题。此外，由于泌汗、不自主动作、皮肤 / 颅骨缺损、医疗设备运行等因素存在，导致 PSG 时易产生伪差，神经重症患者常难以记录高质量的 PSG 信号，需要精确的校正方法，以得到相对可靠的数据信息。

总体而言，睡眠脑电图与意识障碍患者的预后判别密切相关，它可以帮助了解不同临床状态，辅助诊断及预后信息，有可能会为重症患者的脑功能评估提供一种新手段，甚至指导未来的治疗方向。

参考文献

[1] Berry RB，Brooks R，Gamaldo CE，et al，the American Academy of Sleep Medicine. The AASM Manual for the Scoring of Sleep and Associated Events：Rules，Terminology and Technical Specifications，Version 2.3. Darien，IL：American Academy of Sleep Medicine，2016.

[2] Rechtschaffen A，Kales A，eds.A manual of standardized terminology techniques and scoring system for sleep stages of human sleep.Los Angeles：Brain Information Service/Brain Research Institute，UCLA，1968.

[3] Valente M，Placidi F，Oliveira AJ，et al. Sleep organization pattern as a prognostic marker at the subacute stage of post-traumatic coma. Clin Neurophysiol，2002，113（11）：1798-1805.

[4] Yang XA，Song CG，Yuan F，et al. Prognostic roles of sleep electroencephalography pattern and circadian rhythm biomarkers in the recovery of consciousness in patients with coma：a prospective cohort study. Sleep Med，2020，69：204-212.

[5] Cologan V，Schabus M，Ledoux D，et al. Sleep in disorders of consciousness. Sleep Med Rev，2010，14（2）：97-105.

[6] Arnaldi D，Terzaghi M，Cremascoli R，et al. The prognostic value of sleep patterns in disorders of consciousness in the sub-acute phase. Clin Neurophysiol，2016，127（2）：1445-1451.

[7] Wolpert EA. A manual of standardized terminology，techniques and scoring system for sleep stages of human subjects. Electroencephalography & Clinical Neurophysiology，1969，26：644.

[8] Khan S，Nobili L，Khatami R，et al. Circadian rhythm and epilepsy. Lancet Neurol，2018，17（12）：1098-1108.

[9] Brenner RP. The interpretation of the EEG in stupor and coma. Neurologist，2005，11：271-284.

[10] Cologan V，Drouot X，Parapatics S，et al. Sleep in the unresponsive wakefulness syndrome and minimally conscious state. J Neurotrauma，2013，30（5）：339-346.

[11] Kang XG，Li L，Wei D，et al. Development of a simple score to predict outcome for unresponsive wakefulness syndrome. Crit Care，2014，18（1）：R37.

[12] Rossi Sebastiano D，Visani E，Panzica F，et al. Sleep patterns associated with the severity of impairment in a large cohort of patients with chronic disorders of consciousness. Clin Neurophysiol，2018，129（3）：687-693.

（晋　琅　刘永红　江　文）

第八章　诱发电位

诱发电位（evoked potentials，EPs）是神经系统在感受外来或内在刺激时产生的生物电活动，在N-ICU中主要用于多种病因所致意识障碍（disorders of consciousness，DoC）和脑死亡的床旁评估。EPs的优点包括微创、成本低、可床旁操作、可重复检测和受药物干扰小。多模式EPs是将两种或以上诱发电位检测方法联合应用，多角度评估大脑皮质、皮质下和脑干的功能。

ICU常用的EPs（表8-1）按刺激类型分类：体感诱发电位（somatosensory evoked potentials，SSEP）、听觉诱发电位（auditory evoked potentials，AEP）、视觉诱发电位（visual evoked potentials，VEP）和事件相关电位（event-related potentials，ERP）。EPs按潜伏期长短分类：SSEP又分为短潜伏期体感诱发电位（short-latency somatosensory evoked potentials，SLSEP）和中潜伏期体感诱发电位（middle-latency somatosensory evoked potentials，MLSEP），AEP又分为脑干听觉诱发电位（brainstem auditory evoked potentials，BAEP）和中潜伏期听觉诱发电位（middle-latency auditory evoked potentials，MLAEP）。

临床常用的两种VEP即模式翻转视觉诱发电位和闪光视觉诱发电位（flash visual evoked potentials，FVEP），后者无需配合注视，适用于DoC患者。ERP包括多种成分，其中采用听觉刺激模式、被动范式的失匹配负波（mismatch negativity，MMN）和P300，因其无创、时间分辨率高，最常用于DoC患者的意识状态评估和预后判断。

表8-1　N-ICU常用诱发电位

分类	短潜伏期诱发电位	中潜伏期诱发电位	长潜伏期诱发电位
SSEP	SLSEP	MLSEP	
AEP	BAEP	MLAEP	
VEP		FVEP	
ERP			MMN，P300

一、诱发电位的影响因素

（1）一般因素：年龄、性别及身高对EPs的潜伏期和波幅有一定影响，采集正常值时应对其分组。

（2）电磁干扰：影响EPs波形记录的首要因素。建议使用独立电源，必要时使用稳压器或暂停其他可能产生干扰的医疗仪器设备[1]。

（3）低体温：导致EPs潜伏期延长，建议记录EPs时的体温≥35℃[2]。

（4）药物：异丙酚、硫喷妥钠、阿片类药物和苯二氮草类药物等麻醉、镇静药及肌松药对SLSEP、BAEP的波幅和潜伏期影响极小，必要时还可使用肌松药来防止肌肉收缩产生的干扰。但MLAEP、ERP对麻醉、镇静药较敏感，建议停药24 h后再行检测[2]。

（5）电极位置：电极安放部位若有外伤、水肿或锁骨下静脉置管，存在颈髓病变或正中神经病变等均可影响结果判定[1]。

（6）听力：AEP和听觉ERP的检测环境宜保持安静。听力下降尤其是高频听力减退可导致BAEP潜伏期延长或波形分化不良。

二、诱发电位的原理和检测方法

1. SLSEP

正中神经 SLSEP 反映躯体感觉传导通路功能的完整性。通过刺激正中神经远端，评估正中神经近端、颈髓后索（楔束）、内侧丘系、丘脑皮质束和初级感觉皮质的功能。因为传导通路周围段病变可能导致皮质电位的缺失，SLSEP 评估皮质功能时需要先排除周围神经病变和颈髓病变。SLSEP 主要成分的神经起源：N9，正中神经近端和臂丛神经远端；N13，下颈段的颈髓后角；P14，内侧丘系；N18，丘脑；N20，刺激对侧的顶叶初级感觉皮质。

电极安放位置及健康对照组的正中神经 SLSEP 见图 8-1。头皮电极安放位置参考 EEG 国际 10-20 系统。电极导联组合方式见表 8-2。Cli：同侧锁骨上方 1 cm。Clc：对侧锁骨上方 1 cm。Cli 和 Clc 又称为 Erb’s 点。Cv6：第 6 颈椎棘突。Fz：国际 10-20 系统的额正中点。Fpz：国际 10-20 系统的额极中点。C′c：刺激对侧的 C′3 或 C′4，即国际 10-20 系统的 C3 或 C4 分别向后 2 cm。

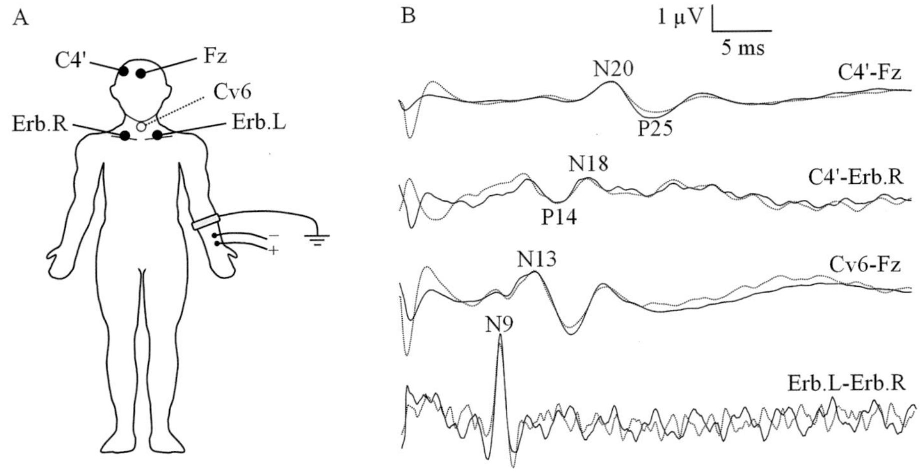

图 8-1　A. 正中神经 SLSEP 电极安放位置示意图（左侧刺激）；**B.** 健康对照组的正中神经 SLSEP（左侧刺激）

表 8-2　正中神经 SLSEP 的电极导联组合

通道	参数	记录电极	参考电极
第 1 通道	N9	Cli	Clc
第 2 通道	N13	Cv6	Fz 或 Fpz 或 Clc
第 3 通道	P14，N18	C′ c	Clc
第 4 通道	N20	C′ c	Fz 或 Fpz

刺激部位在腕横纹中点上 2 cm 的正中神经走行部位，刺激器的阴极朝向近端。刺激电流的强度一般为 5 ～ 25 mA，以诱发出拇指轻度屈曲为宜，每次检测过程中的电流强度均应保持一致；刺激方波的时程 0.1 ～ 0.2 ms，必要时可达 0.5 ms；当受检者肢端水肿或合并周围神经病时，电流强度和时程可适当增大。刺激频率 2 ～ 3 Hz。接地电极置于刺激部位的近端 5 cm 处，电极阻抗≤ 7 kΩ。

为降低阻抗和背景噪声，推荐使用一次性皮下针电极记录，电极阻抗≤ 5 kΩ。放大器的带宽 3 ～ 2000 Hz。分析时间 50 ms，必要时增加到 100 ms。每次平均叠加 500 ～ 1000 次，直到波形稳定、光滑。每侧至少重复 2 次，至其中两次波形重复性可靠。测量 N9、N13、P14、N18、N20 峰潜伏期和波幅，N13-N20 峰间潜伏期即中枢传导时间（central conductive time，CCT）。双侧 N9、N13 存在而双侧 N20 消失是心搏骤停后昏迷患者预后不良的特异性指标[2]。

SLSEP 异常的判断标准[2]：推荐检查室使用自己的参考值，即在健康对照组中采集各个波的峰潜伏期、峰间潜伏期和波幅的数值，将平均值加 2.5 或 3 倍的标准差作为正常值上限。如果 SLSEP 的波幅小于 0.2 μV 且与背景噪声无法区分，则认为是消失。

SLSEP 分级标准（推荐采用最具代表性的 Judson 标准[3-4]）如下：

（1）双侧 CCT 是否在正常范围（CCT 正常值：< 50 岁为 7.0 ms，> 50 岁为 7.3 ms）。

（2）双侧 CCT 是否对称（双侧 CCT 在正常范围，但差值> 0.8 ms 为不对称）。

（3）每次评价分级标准：

Ⅰ级：双侧正常及对称的 CCT；

Ⅱ级：单侧或双侧的 CCT 延长或双侧的 CCT 不对称；

Ⅲ级：单侧或双侧的 N20 消失。

（4）连续评价分级标准：

Ⅰ级：至少一次双侧都正常，且任何一侧的 N20 从未消失；

Ⅱ级：单侧或双侧的 CCT 总是延长或者双侧的 CCT 不对称；

Ⅲ级：任何时候单侧或双侧的 N20 消失。

2. MLSEP

正中神经 MLSEP 是通过刺激正中神经远端，在对侧头皮记录到的皮质电位。MLSEP 主要包括 N20 之后出现的 N35、P45 和 N60，其神经起源为顶叶皮质的次级躯体感觉区（S Ⅱ区），反映大脑皮质和皮质下信息整合功能的完整性[5]。采用一次性皮下针电极记录，记录电极的放置同 SLSEP 第 4 通道，刺激电极与接地电极的放置同 SLSEP。刺激方波的时程 0.2 ms，刺激频率 1 ～ 3 Hz。放大器的带宽 1 ～ 1000 Hz，分析时间 200 ms，灵敏度 1 μV/div；每次平均叠加 200 次，每侧至少重复 2 次。可记录到 N20、P25、N35、P45 和 N60，记录 N60 峰潜伏期和波幅。N20 存在而 N60 消失也是昏迷患者预后不良较为敏感的指标[5]。

3. BAEP

BAEP 是远场电位，起源于听神经和脑干听觉传导通路，用于评估听觉传导通路和脑干功能的完整性。BAEP 的神经起源：Ⅰ波，听神经的远端；Ⅱ波，听神经的近端或耳蜗核；Ⅲ波，耳蜗核或上橄榄核；Ⅳ波，外侧丘系；Ⅴ波，中脑下丘。

电极安放位置及健康对照组的 BAEP 见图 8-2。参考 EEG 国际 10-20 系统，记录电极置于颅顶 Cz，参考电极置于刺激同侧的耳垂即 A1 或 A2，接地电极置于前额正中 Fpz。推荐使用一次性皮下针电极，电极阻抗≤ 5 kΩ。经一侧耳机输入短声（click），刺激频率 10 ～ 20 Hz（最常用 11.1 Hz），刺激强度 80 ～ 90 dBHL，对侧耳以 40 dBHL 白噪声遮蔽。放大器的带宽 100 ～ 2000 Hz，分析时间 10 ms，灵敏度

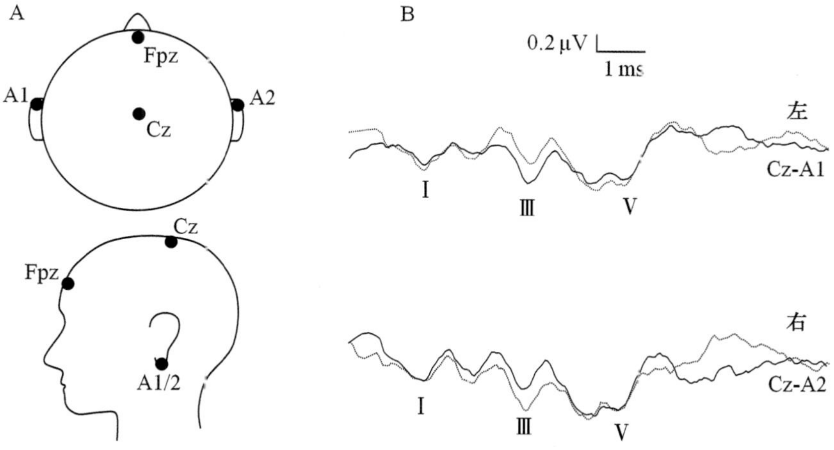

图 8-2　A. BAEP 电极安放位置示意图；**B.** 健康对照组的 BAEP

0.2 μV/div。每次平均叠加 1000 ～ 2000 次，每侧记录至少重复 2 次，至其中两次波形重复性可靠。测量Ⅰ、Ⅲ、Ⅴ峰潜伏期，Ⅰ～Ⅲ、Ⅲ～Ⅴ、Ⅰ～Ⅴ峰间潜伏期，Ⅴ / Ⅰ即Ⅴ和Ⅰ的波幅比值。脑干功能障碍可出现Ⅲ、Ⅴ峰潜伏期延长或消失，Ⅲ～Ⅴ、Ⅰ～Ⅲ、Ⅰ～Ⅴ峰间潜伏期延长，Ⅲ～Ⅴ / Ⅰ～Ⅲ峰间潜伏期比＞ 1 或Ⅴ / Ⅰ波幅比＜ 0.5。

BAEP 异常的判断标准[2]：推荐检查室使用自己的参考值，即在健康对照组中采集各个波的峰潜伏期、峰间潜伏期和波幅的数值，将平均值加 2.5 或 3 倍的标准差作为正常值上限。如果与背景噪声无法区分，则认为是消失。

BAEP 分级标准（推荐采用最具代表性的 Hall 标准[3, 6]，取 BAEP 表现较差的一侧进行分级）如下：

1 级：正常。

2 级：轻度异常：Ⅰ～Ⅴ波分化好，但至少存在以下一种情况：Ⅰ、Ⅲ和（或）Ⅴ峰潜伏期延长，Ⅰ～Ⅲ、Ⅲ～Ⅴ和（或）Ⅰ～Ⅴ峰间潜伏期延长，Ⅲ～Ⅴ / Ⅰ～Ⅲ峰间潜伏期比值＞ 1，Ⅴ / Ⅰ波幅比值＜ 0.5。

3 级：中度异常，表现为Ⅲ和（或）Ⅴ波分化不良、重复性差，或Ⅴ波消失。

4 级：重度异常，表现为仅存Ⅰ波，或各波均消失。

4. MLAEP

MLAEP 是近场电位，起源于内侧膝状体至初级听觉皮质的听觉传导通路，在额叶记录的波幅最高。采用一次性皮下针电极，记录电极置于 F3 和 F4，参考电极置于刺激同侧的耳垂即 A1 或 A2，接地电极置于 Fpz。放大器的带宽 5 ～ 1600 Hz，分析时间 100 ms，每次叠加 1500 ～ 2000 次，每侧至少重复 2 次。MLAEP 包含一个负向波 Na 和一个正向波 Pa，记录 Na、Pa 峰潜伏期、峰间潜伏期和波幅。建议先记录 BAEP，因为 BAEP 存在是解释 MLAEP 的前提；MLAEP 存在是预后良好的指标，而 MLAEP 消失提示预后不良[2]。MLAEP 分级为 1 级：正常；2 级：Pa 潜伏期延长，但 Na-Pa 波幅＞ 0.3 μV；3 级：Na-Pa 波幅＜ 0.3 μV；4 级：Pa 消失；5 级：Na-Pa 消失[7]。

5. FVEP

FVEP 是通过闪光刺激视网膜，反映从视网膜到枕叶初级视觉皮质的视觉传导通路的完整性。其受视敏度的影响小，无需配合注视，睁、闭眼时均可检测，适用于 DoC 患者的评估。眼罩内的闪光灯亮度 30 cd/m^2，频率 1 Hz。采用表面电极，记录电极置于刺激同侧眼外眦、O1、O2 和 Cz，参考电极置于同侧耳垂，地线置于对侧耳垂，电极阻抗≤ 5 kΩ。放大器的带宽 1 ～ 100 Hz，分析时间 200 ～ 500 ms，每次叠加 60 ～ 100 次，每侧至少重复 2 次。FVEP 由一系列的负波和正波（N1、P1、N2、P2、N3、P3）组成，主要成分为负反应，通常将 N1、N2、N3 命名为Ⅰ、Ⅲ、Ⅶ。记录峰潜伏期和波幅：眼外眦记录到Ⅰ（潜伏期约 50 ms，起源于视网膜），O1、O2 记录到Ⅲ（潜伏期 75 ～ 95 ms，起源于枕叶皮质），Cz 记录到Ⅶ（起源于顶叶皮质）。当Ⅰ存在而Ⅲ、Ⅶ消失提示脑皮质功能障碍甚至脑死亡，Ⅲ波存在则是预后良好的参考指标[2]。

6. ERP

ERP 是人脑对某种事件或信息进行认知加工（注意、记忆和思维等）时，通过叠加和平均技术在头颅表面记录到的长潜伏期（＞ 100 ms）电位。与外源性刺激相关电位不同，ERP 涉及人脑在信息处理中更为复杂的认知过程，故又称认知电位。无论是否有意识，无论刺激方式（视觉、听觉、躯体感觉）都可能记录到。在听觉刺激的被动范式中，ERP 的成分起源于颞叶、额叶和顶叶，最具代表性的是 MMN 和 P300。

MMN 源自对听觉刺激的注意、记忆和比较的自动处理过程。MMN 存在可认为环境中的声音是能被脑所处理，提示脑对信息自动加工过程的完整性。用于昏迷评估的被动范式 P300 又称新奇 P3（novelty-P3，nP3）[7]，反映涉及语言的高级皮质功能，是比 MMN 更高水平的皮质功能的激活。采用受试者姓名（subject's own name，SON）作为新奇刺激被认为最能有效激活大脑高水平处理过程。健康人群的 P3 可分为 P3a 和 P3b 两种成分：P3a 起源于额叶，与刺激驱动的注意力相关；P3b 则起源于颞顶叶，与注意力和随后的记忆处理相关[2]。对昏迷患者采用被动范式所引出的 nP3 主要是 P3a[8]。

（1）MMN：记录电极采用表面电极，置于 Fz、Cz、F3 和 F4，四个通道同时记录。电极安放位置见图 8-3，参考电极置于双侧耳垂即 A1 和 A2，接地电极置于 Fpz。采用被动听觉 Oddball 刺激模式[2]，通过耳机给予标准刺激为 800 Hz、80 dBHL 的纯音，上升和下降时间 1 ms，音长 75 ms，共 860 个；偏差刺激为 800 Hz、80 dBHL 的纯音，上升和下降时间 1 ms，音长 35 ms，共 140 个。放大器的带宽 0.1 ～ 30 Hz，分析时间为－100 ～ 500 ms。偏差刺激引出的波与标准刺激引出的波相减，其差异波即为 MMN。MMN 确认标准：潜伏期在 100 ～ 500 ms 范围内出现的最大负相波（健康对照组的 MMN 见图 8-4），测量波幅和潜伏期。MMN 波幅与意识状态有关[9]，昏迷：≤ 0.5 μV，无反应觉醒综合征（UWS）：0.5 ～ 1.0 μV，微意识状态（MCS －）：1.0 ～ 1.7 μV，MCS ＋：1.7 ～ 2.0 μV，脱离 MCS：2.0 ～ 3.0 μV，清醒状态：≥ 3.0 μV。MMN 存在是昏迷患者苏醒较特异性的指标[10]。

（2）P300：电极安放位置同 MMN（图 8-3），也可增加 Pz 记录。健康对照组的 P300 见图 8-5。采用被动听觉 Oddball 刺激模式[2]，通过耳机给予标准刺激为 800 Hz、80 dBHL 的纯音，上升和下降时间 1 ms，音长 75 ms，共 660 个；偏差刺激为 800 Hz、80 dBHL 的纯音，上升和下降时间 1 ms，音长 35 ms，共 140 个；新奇刺激采用 SON 或动物叫声等，共 50 个（刺激总数的 5%）。放大器的带宽 0.1 ～ 30 Hz，分析时间为－100 ms ～ 1000 ms。P300 确认标准：潜伏期在 250 ～ 1000 ms 出现的最大正相波，波幅正常值≥ 3 μV。P300 存在是昏迷患者苏醒的特异性指标，潜伏期越短、波幅越高则预后越好，比 MMN 敏感性更高[7]。

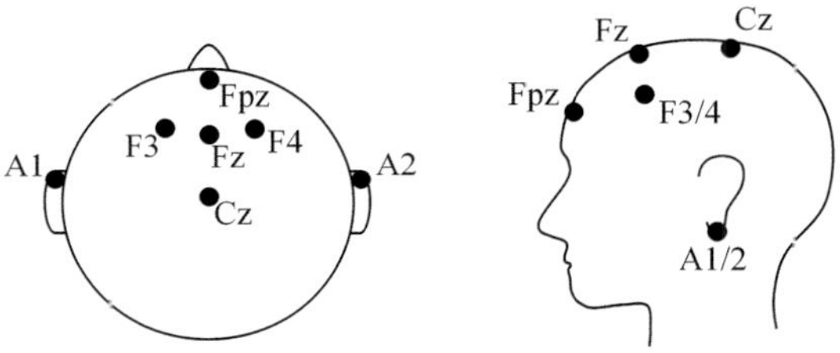

图 8-3 MMN（P300）电极安放位置示意图

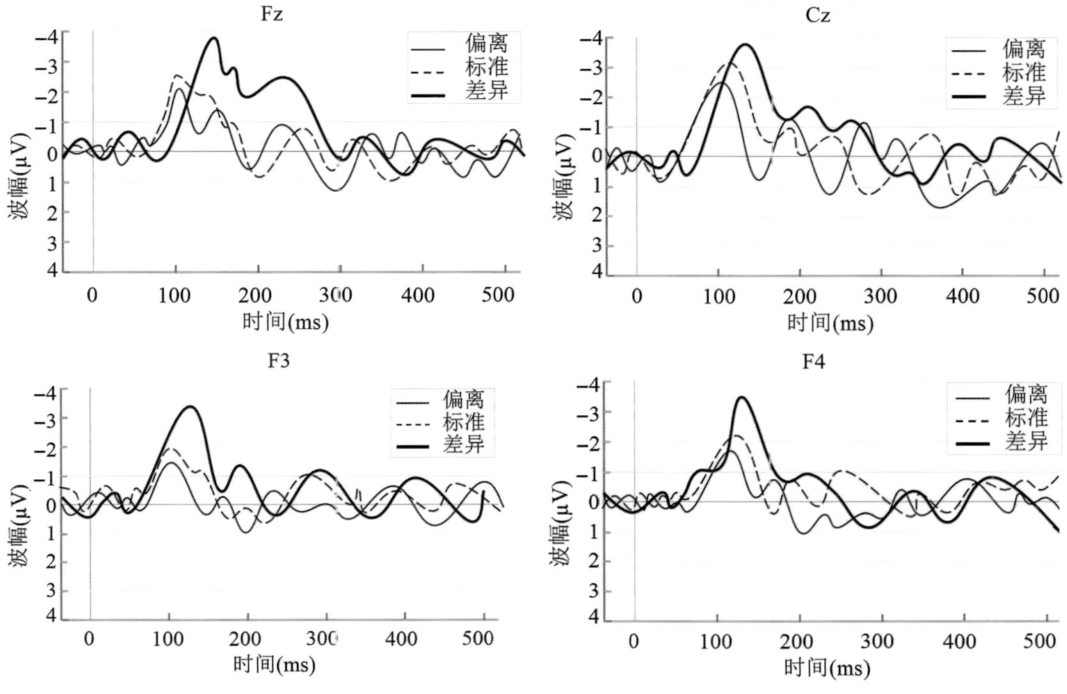

图 8-4 健康对照组的 MMN：平均潜伏期 125.12 ms，平均波幅 3.63 μV

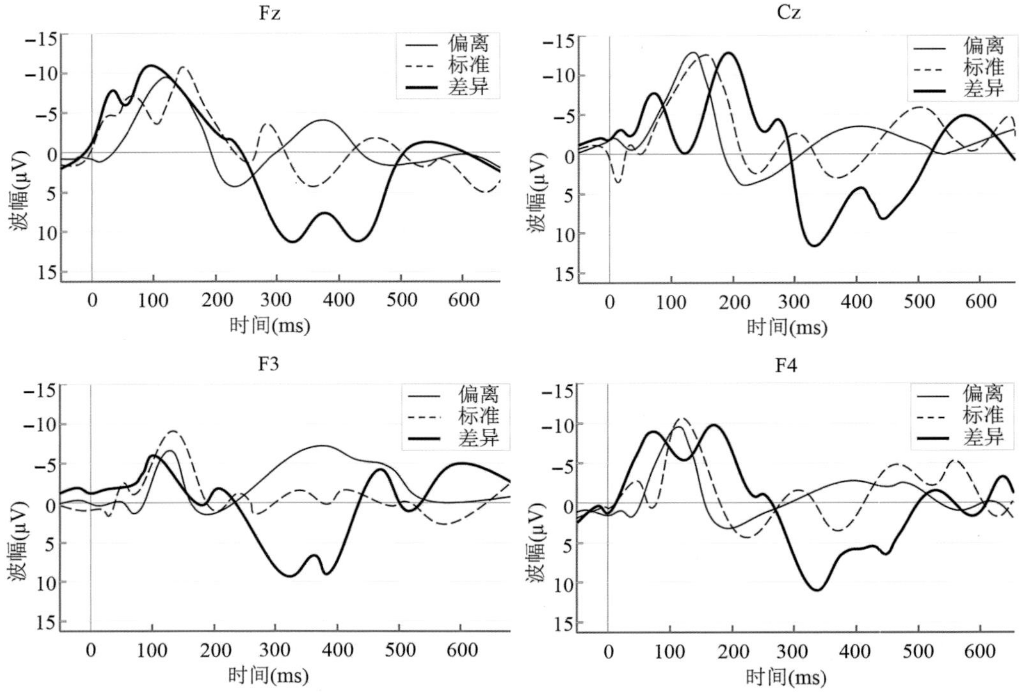

图 8-5 健康对照组的 P300：平均潜伏期 323.75 ms，平均波幅 11.52 μV

三、诱发电位的判读

EPs 的正确判读取决于多种因素：了解患者的详细病史，结合 EEG、TCD、血清神经元特异性烯醇化酶（neuron-specific enolase，NSE）和影像学［MRI、CT 或单光子发射计算机断层成像（SPECT）］等相关检查，选择检测的时间窗，注重动态观察与多次评估，规范检测技术，确保在 N-ICU 复杂环境下记录到可靠的数据，这样才可能准确评估脑功能和预后。

2014 年欧洲复苏委员会和欧洲重症医学会制定的心搏骤停复苏后昏迷患者（≥ 16 岁）预后指南[11]，将“预后不良”定义为严重的神经系统功能障碍、持续植物状态或死亡，脑功能分类（cerebral performance category，CPC）≥ 3，或改良 Rankin 评分（modified Rankin score，mRS）≥ 4。指南推荐将双侧 N20 消失作为预测预后不良的指标，并强调经过低温治疗的患者在 ROSC 后≥ 72 h、未经低温治疗的患者在 ROSC 后≥ 24 h 进行 SLSEP 检测。也有多项临床研究认为在低温治疗（32 ～ 34℃）过程中，双侧 N20 消失仍可作为预测预后不良的指标[12]。

创伤性脑损伤（traumatic brain injury，TBI）患者即使在昏迷 72 h 出现 N20 消失，10 天再复查 SLSEP 仍有可能记录到 N20。因为早期 SLSEP 异常可能是水肿而非不可逆转的皮质损伤造成的，所以动态监测可提高 TBI 预后评估的准确性[2]。

心肺复苏后 24 ～ 72 h，双侧 N20 消失而 N9、N13 存在，预示脑损伤严重、预后不良的特异度 98.9% ～ 100%，但敏感度仅为 37% ～ 57%，说明双侧 N20 消失可作为预测预后不良的指标，但双侧 N20 存在并不意味着患者一定预后良好。研究显示双侧 N20 存在的患者约 40% 意识未能恢复[12]。临床实践中，双侧 N20 消失的昏迷患者数量相对较少，更多昏迷状态下保留 N20 的患者仍有较差的结果[13]。

SLSEP 存在反映躯体感觉神经传导通路功能基本正常，但 SLSEP 存在时 MLSEP 可能异常甚至消失，提示更广泛的大脑皮质或皮质下联络功能障碍。有研究发现[5]，与心肺复苏后昏迷早期即全脑弥漫性损伤不同，重症脑卒中昏迷患者 MLSEP 双侧表现不对称，先为病灶侧异常，累及全脑功能损伤时出现双侧异常。病灶侧 N60 消失预测预后不良和脑死亡的敏感度均为 100%，高于病灶侧 N20 消失（85.7%）；双侧 N60 消失预测预后不良的特异度 100%，与双侧 N20 消失一致；双侧 N60 消失预测脑死亡的特异度 82.9%，低于双侧 N20 消失（97.1%）[5]。而病灶侧 N60 存在预测预后良好的特异度

100%，双侧 N60 存在预测预后良好的特异度 97.5%，均高于 SLSEP、BAEP 和 MLAEP[14]。MLSEP 与 SLSEP 联合应用可使预后良好的阳性预测值从 70% 提高至 82%，双侧 N60 存在可作为预测患者意识转清的指标[12]。

BAEP 对昏迷预后评估的有效性低于 SSEP。当听神经或耳蜗病变，尤其是缺氧、骨折导致听神经、耳蜗功能障碍时影响 BAEP 波形的出现，因此 BAEP 对脑干功能的评估至少需要 Ⅰ 波存在。在 TBI 患者中，BAEP 保存是重要的预后良好的指标[2]。非 TBI 所致的缺氧性昏迷主要累及脑皮质，BAEP 通常是存在的，反映脑干功能的保留；当全脑功能严重损伤，即使脑干无原发病灶，也可引起脑干功能受损而出现 BAEP 异常[8]。

MLAEP 与 BAEP 同时记录可更全面反映听觉传导通路和听觉皮质的功能。但是关于 MLAEP 的研究较少，MLAEP 与 SLSEP 有相近的潜伏期（20 ～ 30 ms）和相近的预测价值，即 MLAEP 消失同样提示预后不良，两者联合记录可以提高对严重缺血性脑损伤患者的预后预测[2]。

FVEP 通常与 SSEP 和 AEP 联合检测。当周围神经或颈髓病变导致 SSEP 异常，或脑干病变导致 SSEP、AEP 异常时，FVEP 有助于评估枕叶皮质功能，是对顶叶躯体感觉皮质和颞叶听觉皮质评估的有效补充。FVEP 传导通路涉及间脑，FVEP 正常可成为判定中脑或桥脑病灶导致 SSEP 和 AEP 异常的依据[2]。

皮质功能障碍时，SLSEP、AEP 保留对良好结局的预测准确性较低，在这种情况下，MMN 和 P300 存在则是意识恢复的重要预测指标。研究发现 P300 和 MMN 波对于患者苏醒预测均有很高的特异度（均为 84.6%），而 P300 的灵敏度显著高于 MMN（70.8% *vs.* 41.6%）[8]。P300 潜伏期延长和波幅降低的程度与脑损伤严重程度呈正相关，短潜伏期、高波幅预示患者更易在短时间内清醒，预后更佳[7]。

DoC 在亚急性期和慢性期进行 EPs 评估同样有重要的预测价值。2018 年美国神经病学学会制定的意识障碍实践指南提出 DoC ≥ 28 天进行 SLSEP 评估有助于预测患者 24 个月内意识恢复的可能性[15]。

四、病例分析

病例 1

【简要病史】男性，44 岁，主因突发胸痛，加重伴意识障碍 9 天于 2020 年 7 月 29 日入院。9 天前患者突发心前区压榨性疼痛，急呼“120”送至外院就诊，途中出现心搏骤停，考虑“急性心肌梗死”，立即给予心肺复苏，约 17 min 后恢复自主呼吸及心跳，意识呈浅昏迷，心电图示急性前壁心肌梗死，于外院给予对症支持治疗后意识逐渐好转，6 天前可自发睁眼。为进一步治疗及评估预后，转入我科 N-ICU。查体：意识呈 UWS，双侧瞳孔等大等圆，直径 2 mm，对光反射灵敏，疼痛刺激四肢均有屈曲反应。GCS 评分：7 T（E4VTM3），CRS-R 评分：7 分，FOUR 评分：11 分（E3M2B4R2），APACHE Ⅱ 评分：17 分。入院诊断：①缺血缺氧性脑病；②心肺复苏术后；③急性心肌梗死；④肺部感染；⑤高血压 3 级（很高危组）；⑥高脂血症。

【诱发电位】正中神经 SLSEP 未见异常，Judson 标准 Ⅰ 级（表 8-3，图 8-6）。BAEP 未见异常，Hall 标准 1 级（表 8-4，图 8-7）。MMN 和 P300 均存在（图 8-8，图 8-9）。

表 8-3 病例 1 的正中神经 SLSEP

参数	N9	N13	N18	N20	N13 ～ N20	N20
	潜伏期	潜伏期	潜伏期	潜伏期	波间期	波幅
单位	ms	ms	ms	ms	ms	μV
左侧	10.9	14.8	18.7	21.6	6.8	1.2
右侧	10.7	14.9	19.5	21.8	6.9	1.5

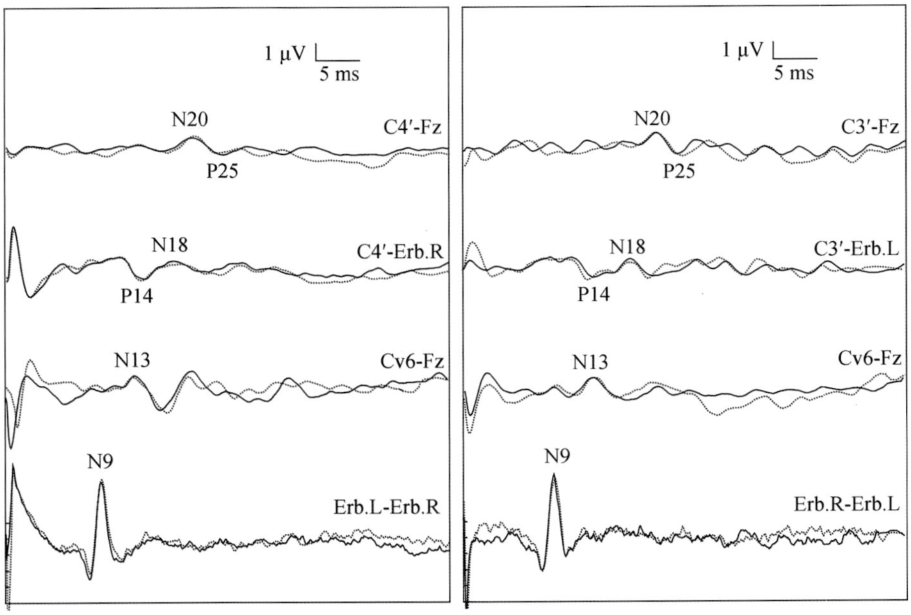

图 8-6 病例 1 的正中神经 SLSEP

表 8-4 病例 1 的 BAEP

参数	Ⅰ	Ⅲ	Ⅴ	Ⅰ～Ⅲ	Ⅲ～Ⅴ	Ⅰ～Ⅴ	Ⅴ / Ⅰ
	潜伏期	潜伏期	潜伏期	波间期	波间期	波间期	波幅比
单位	ms	ms	ms	ms	ms	ms	
左侧	1.50	3.65	5.74	2.15	2.09	4.24	0.65
右侧	1.68	3.83	5.85	2.15	2.02	4.17	0.79

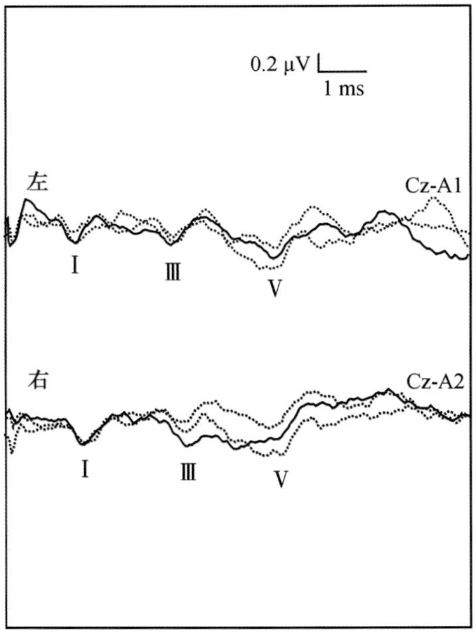

图 8-7 病例 1 的 BAEP

【治疗及预后】入院后给予双联抗血小板聚集、强化降脂、改善心肌供血、抗感染、营养神经及对症支持治疗。7 天后患者意识转为 MCS，11 天后意识清醒。

【小结】缺氧性昏迷患者双侧 N20 消失可作为预测预后不良的指标，但双侧 N20 存在并不意味着患

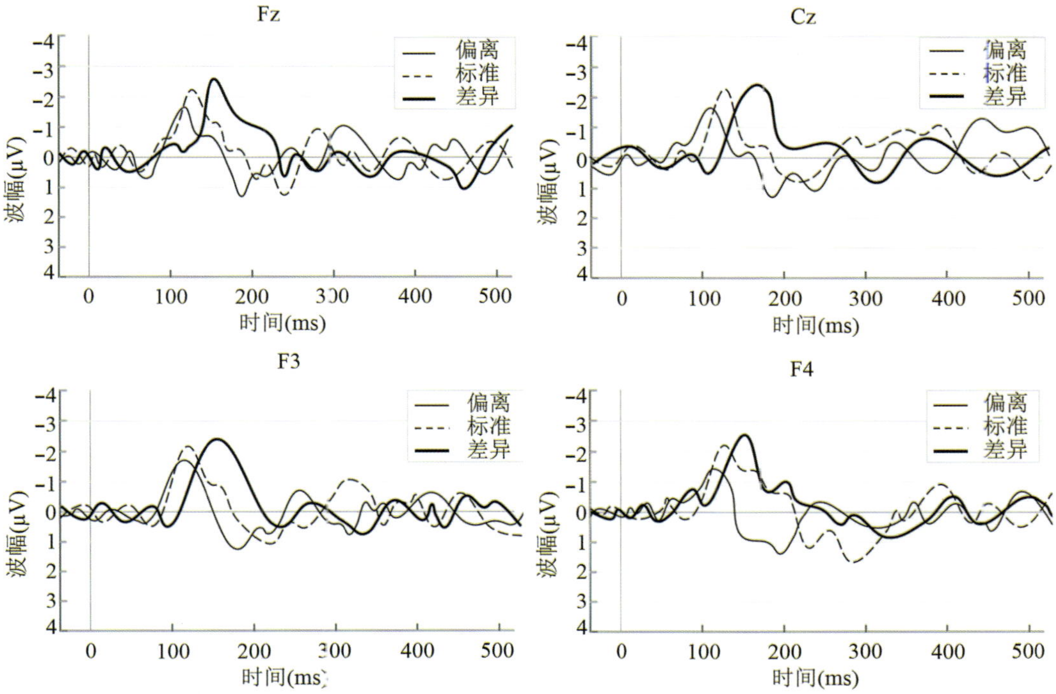

图 8-8 病例 1 的 MMN：平均潜伏期 155.75 ms，平均波幅 2.58 μV

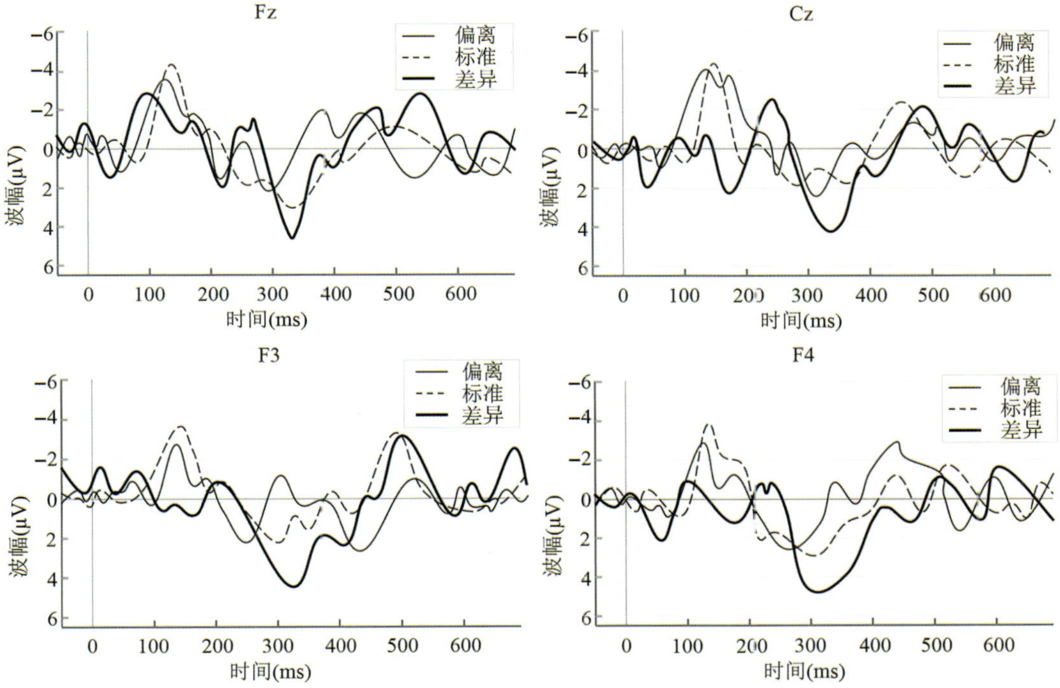

图 8-9 病例 1 的 P300：平均潜伏期 326.52 ms，平均波幅 4.46 μV

者一定预后良好。这种情况下，MMN 或 P300 存在可作为预测患者意识转清的指标。本例患者 MMN、P300 存在提示预后可能较好，患者经积极治疗意识逐渐清醒。

病例 2

【简要病史】男性，46 岁，主因视物成双、饮水呛咳 36 天，意识障碍 33 天于 2020 年 9 月 10 日入院。患者 36 天前无明显诱因出现视物成双，伴饮水呛咳、言语含糊，并逐渐加重，于外院行头颅

MRI 检查考虑“脑干脑炎”，33 天前住院治疗时突发呼吸心搏骤停，立即给予心肺复苏、气管插管、呼吸机辅助呼吸等，20 min 后患者心率恢复，但自主呼吸和意识持续未恢复。EEG 提示无睡眠周期、波幅较低，正中神经 SLSEP 未见异常。为进一步诊治及评估预后，转入我科 N-ICU。查体：浅昏迷，气管切开状态，呼吸机辅助呼吸。Glasgow 评分：2 T（E1VTM1），FOUR 评分：4 分（E0M0B4R0），APACHE Ⅱ评分：19 分。双侧瞳孔等大等圆，直径 3 mm，对光反射迟钝，双侧角膜反射存在，疼痛刺激无反应。入院诊断：①脑干脑炎；②缺血缺氧性脑病；③肺部感染；④心肺复苏术后；⑤气管切开术后。

【诱发电位】入院后查 SLSEP 大致正常，Judson 标准Ⅰ级（表 8-5，图 8-10）。BAEP：双侧Ⅰ、Ⅲ、Ⅴ波潜伏期轻度延长，双侧Ⅲ～Ⅴ波间期大于Ⅰ～Ⅲ波间期，Hall 标准 2 级（表 8-6，图 8-11）。MMN 和 P300 均存在（图 8-12，图 8-13）。

表 8-5 病例 2 的正中神经 SLSEP

参数	N9	N13	N18	N20	N13～N20	N20
	潜伏期	潜伏期	潜伏期	潜伏期	波间期	波幅
单位	ms	ms	ms	ms	ms	μV
左侧	9.1	12.5	17.3	19.2	6.7	1.5
右侧	9.3	13.2	18.2	19.5	6.3	1.3

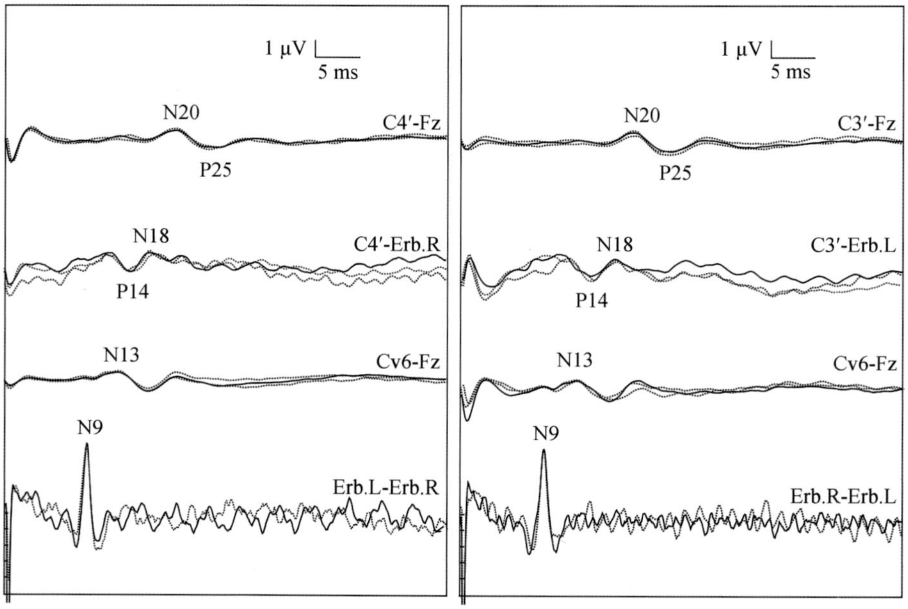

图 8-10 病例 2 的正中神经 SLSEP

表 8-6 病例 2 的 BAEP

参数	Ⅰ	Ⅲ	Ⅴ	Ⅰ～Ⅲ	Ⅲ～Ⅴ	Ⅰ～Ⅴ	Ⅴ/Ⅰ
	潜伏期	潜伏期	潜伏期	波间期	波间期	波间期	波幅比
单位	ms	ms	ms	ms	ms	ms	
左侧	2.14	4.20	6.40	2.06	2.20	4.26	0.52
右侧	2.23	4.33	6.50	2.10	2.17	4.27	0.63

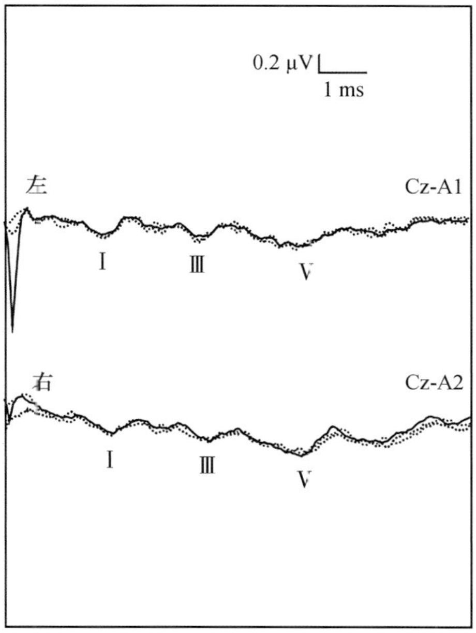

图 8-11 病例 2 的 BAEP

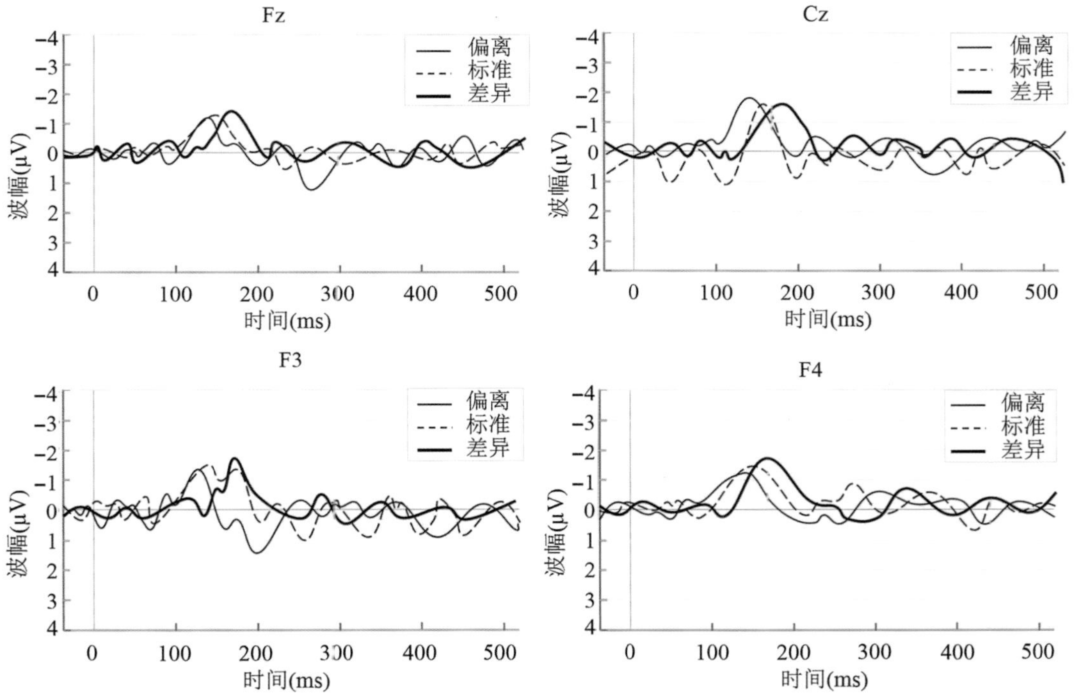

图 8-12 病例 2 的 MMN：平均潜伏期 183.75 ms，平均波幅 1.74 μV

【治疗及预后】入院后给予抗感染、营养支持对症治疗。入院 21 天后患者意识演变为 UWS，出院 3 个月患者意识仍处于 UWS。

【小结】本例患者 BAEP 异常是脑干病灶所致。正中神经 SLSEP 的传导通路可能因脑干病灶而受累，如果出现 N20 异常也对皮质功能的评估价值有限，因此还应当参考 FVEP 和 EEG 来评价皮质功能。脑干病变可能影响听觉 ERP 的出现，但此例 MMN 和 P300 存在，提示患者可能存在感知功能。

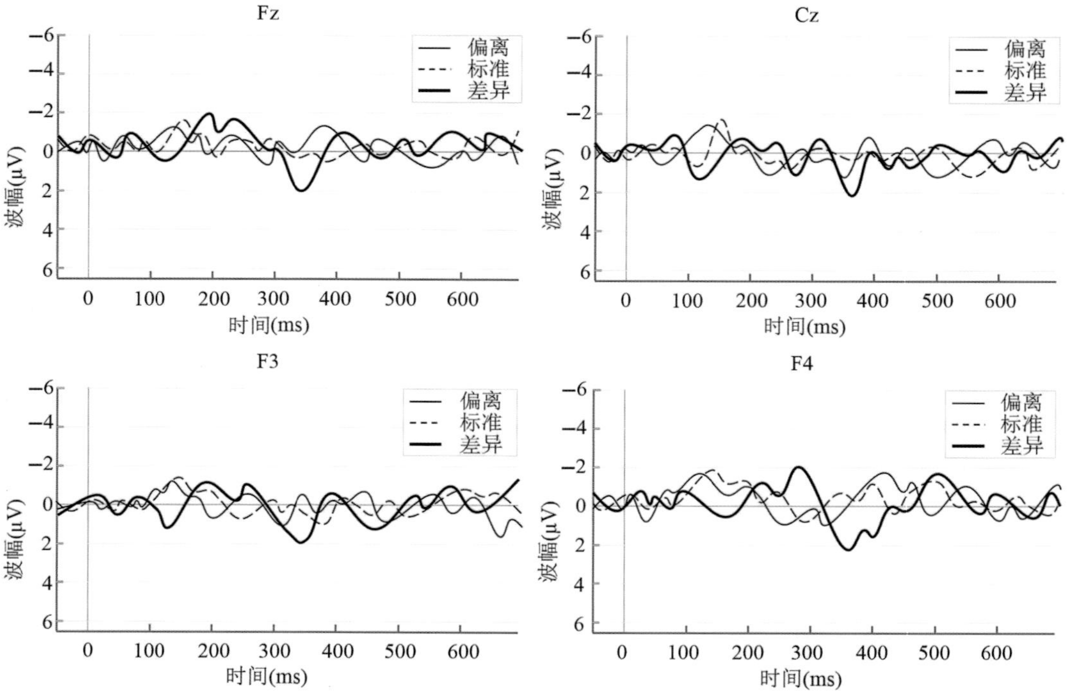

图 8-13　病例 2 的 P300：平均潜伏期 370.75 ms，平均波幅 2.08 μV

病例 3

【简要病史】男性，19 岁，主因精神行为异常 2 天，肢体抽搐、意识障碍 1 天于 2020 年 10 月 25 日入院。患者 2 天前出现精神行为异常，表现为闭眼卧床中反复翻身、躁动不安、问之不答，持续 10 min 后自行停止，后反复起身、无目的行走，目光呆滞、言语混乱，测体温、血压正常。1 天前患者诉视物不能，伴情绪波动、哭泣；后于睡眠中出现口部咀嚼样动作，随后反复发作性四肢抽搐、口吐白沫、意识丧失，每次持续数十秒至 1 min，约 10 ～ 20 min 发作一次。至当地医院，给予抗惊厥治疗，效果不佳，转入我科 N-ICU。查体：意识浅昏迷，双侧瞳孔等大等圆，直径 4 mm，对光反射灵敏。Glasgow 评分：5 分（E1V1M3），FOUR 评分：8 分（E0M2B4R2），APACHE Ⅱ 评分：22 分。头颅 MRI：双侧丘脑对称性信号异常，多考虑炎性改变可能。入院诊断：①脑炎；②肺部感染；③肝功能异常；④高氨血症。

【诱发电位】2020 年 10 月 26 日正中神经 SLSEP：双侧 N9 和 N13 存在，双侧 P14、N18 和 N20 消失，Judson 标准Ⅲ级（表 8-7，图 8-14）。BAEP：双侧各波均消失，Hall 标准 4 级（图 8-15）。MMN 消失（图 8-16）。

表 8-7　病例 3 的正中神经 SLSEP

参数	N9 潜伏期	N13 潜伏期	N18 潜伏期	N20 潜伏期
单位	ms	ms	ms	ms
左侧	10.1	14.0	—	—
右侧	10.0	14.5	—	—

【治疗及预后】入院后患者诊断为癫痫持续状态，给予气管插管、有创呼吸机辅助呼吸，咪达唑仑静脉泵入控制癫痫发作，补液，透析等治疗。虽经积极治疗，入院后患者意识状态恶化转为深昏迷，EEG

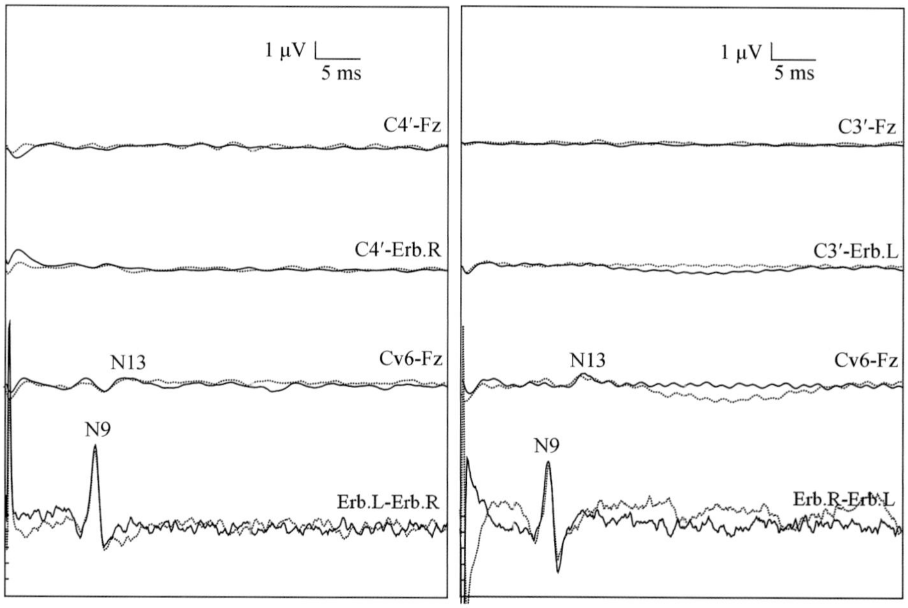

图 8-14　病例 3 的正中神经 SLSEP

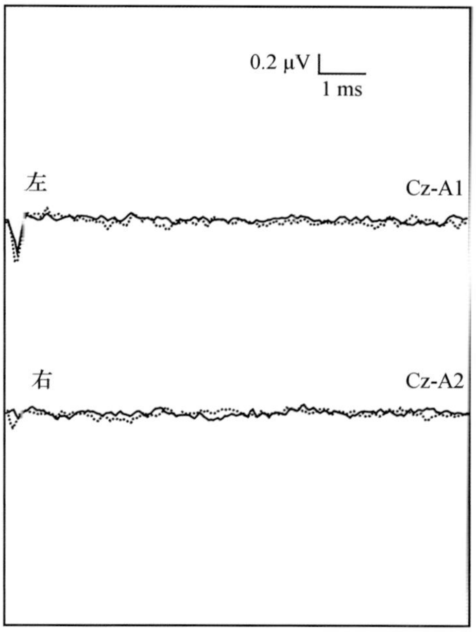

图 8-15　病例 3 的 BAEP

提示电静息，TCD 呈振荡波改变，判定为脑死亡。

【小结】双侧 N9、N13 存在反映感觉刺激和记录的有效性，双侧 P14、N18 和 N20 消失，符合脑死亡判定标准[1]。BAEP 和 MMN 消失同样提示预后不良和脑死亡的结局。

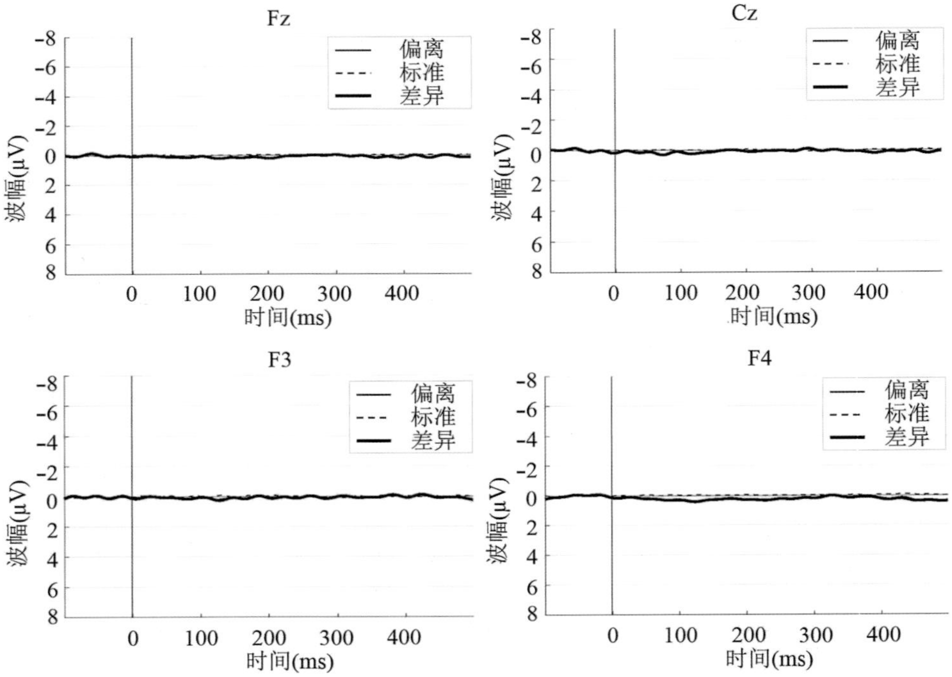

图 8-16　病例 3 的 MMN

参考文献

[1] 国家卫生健康委员会脑损伤质控评价中心，中华医学会神经病学分会神经重症协作组，中国医师协会神经内科医师分会神经重症专业委员会 . 中国成人脑死亡判定标准与操作规范（第二版）. 中华医学杂志，2019，99（17）：1288-1292.

[2] André-Obadia N，Zyss J，Gavaret M，et al. Recommendations for the use of electroencephalography and evoked potentials in comatose patients. Neurophysiol Clin，2018，48（3）：143-169.

[3] 倪莹莹，王首红，宋为群，等 . 神经重症康复中国专家共识（中）. 中国康复医学杂志，2018，33（2）：130-136.

[4] Judson JA，Cant BR，Shaw NA. Early prediction of outcome from cerebral trauma by somatosensory evoked potentials. Crit Care Med，1990，18（4）：363-368.

[5] Zhang Y，Su YY，Ye H，et al. Predicting comatose patients with acute stroke outcome using middle-latency somatosensory evoked potentials. Clin Neurophysiol，2011，122（8）：1645-1649.

[6] Hall JW 3rd，Huang-fu M，Gennarelli TA. Auditory function in acute severe head injury. Laryngoscope，1982，92（8 Pt 1）：883-890.

[7] Fischer C，Dailler F，Morlet D. Novelty P3 elicited by the subject's own name in comatose patients. Clin Neurophysiol，2008，119（10）：2224-2230.

[8] 周建坡，徐珑，赵继宗 . 神经电生理监测技术在昏迷患者预后评估中的应用进展 . 中华神经外科杂志，2020，36（4）：418-421.

[9] 中华医学会神经外科学分会功能神经外科学组，中国医师协会神经调控专业委员会，中国神经科学学会意识与意识障碍分会 . 慢性意识障碍的神经调控外科治疗中国专家共识（2018 年版）. 中华神经外科杂志，2019，35（5）：433-437.

[10] Morlet D，Fischer C. MMN and novelty P3 in coma and other altered states of consciousness：a review. Brain Topogr，2014，27（4）：467-479.

[11] Sandroni C，Cariou A，Cavallaro F，et al. Prognostication in comatose survivors of cardiac arrest：an advisory statement from the European Resuscitation Council and the European Society of Intensive Care Medicine. Resuscitation，2014，85（12）：1779-1789.

[12] 中华医学会神经病学分会神经重症协作组 . 心肺复苏后昏迷评估中国专家共识 . 中华神经科杂志，2015，48（11）：965-968.

[13] Koenig MA, Kaplan PW. Clinical Applications for EPs in the ICU. J Clin Neurophysiol, 2015, 32 (6): 472-480.
[14] Zhang Y, Wang M, Su YY. The role of middle latency evoked potentials in early prediction of favorable outcomes among patients with severe ischemic brain injuries. J Neurol Sci, 2014, 345 (1-2): 112-117.
[15] Giacino JT, Katz DI, Schiff ND, et al. Practice guideline update recommendations summary: Disorders of consciousness: Report of the Guideline Development, Dissemination, and Implementation Subcommittee of the American Academy of Neurology; the American Congress of Rehabilitation Medicine; and the National Institute on Disability, Independent Living, and Rehabilitation Research. Neurology, 2018, 91 (10): 450-460.

（张金妮）

第二篇
N-ICU 脑电图监测指导临床诊断

第九章　N-ICU 中的非癫痫性发作

非癫痫性发作（non-epileptic seizures，NES）指在运动、感觉、自主神经等体征和症状中，不伴有发作性癫痫样活动的阵发性、限时性改变[1]。其临床表现与痫性发作（epileptic seizures，ES）类似，但不伴有发作同步的 EEG 异常放电。常见的 NES 包括：晕厥、心因性非癫痫性发作、发作性睡眠障碍、短暂性脑缺血发作、面-臂肌张力障碍发作及发作性运动障碍等。这些 NES 与痫性发作仅通过临床表现有时很难鉴别[2]。

对于神经重症患者，应用长程视频脑电监测，在患者“发作”时结合同步视频和 EEG，可以可靠地对 ES 及 NES 进行鉴别，这对于治疗方案的制订、预后转归的判断都至关重要。本章列举 N-ICU 中常见的 NES，以供学习参考。

第一节　自身免疫性脑炎相关运动障碍

多种类型的自身免疫性脑炎都会出现运动障碍。以抗 N- 甲基 -D- 天冬氨酸（N-methyl-D-aspartate，NMDA）受体脑炎为例，其运动障碍以口面部不自主运动、肢体抖动或震颤、舞蹈样动作较为多见。成年抗 NMDA 受体脑炎患者中相关运动障碍在成年患者中的发生率可高达 80% 以上，易误诊为癫痫发作。EEG 是将两者相鉴别的重要手段。对此类患者的运动障碍，氯硝西泮、氟哌啶醇等药物治疗可以改善[3-4]。

病例 1

【简要病史】女性，25 岁，主因精神行为异常 25 天，抽搐伴意识不清 24 天于 2019 年 3 月 20 日入院。患者于 25 天前午休后无明显诱因出现重复性语言及动作、自言自语、似与已去世家人说话；次日晨起突发四肢抽搐、意识不清，持续 3 ～ 5 min 渐缓解，间隔数十分钟后再次发作，2 h 内类似症状共发生 5 次，期间意识不清。至当地医院按“癫痫持续状态”给予对症治疗，后发作终止；行腰穿检查：脑脊液抗 NMDA 受体抗体（1：100）阳性，血清抗 NMDA 受体抗体（1：320）阳性；遂给予丙种球蛋白及甲泼尼龙冲击、苯巴比妥及左乙拉西坦抗癫痫治疗。1 天前患者意识转清，但每日频繁出现发作性颜面部、头部及双足不自主运动，不伴意识障碍，每次持续 20 ～ 30 min，给予地西泮、苯巴比妥、咪达唑仑静推效果不佳，考虑“难治性癫痫持续状态”，转来我院。

【EEG】入院第 1 天视频脑电监测，监测过程中患者出现颜面部、头部及双足不自主抖动，伴双上肢屈曲，持续约 20 min，“发作”期 EEG 见各导联肌电伪差，未见癫痫性放电（epileptic discharges，EDs）（图 9-1，图 9-2）。

【治疗及预后】该患者抗 NMDA 受体脑炎诊断明确，其颜面部、头部及双足不自主抖动发作期 EEG 监测见各导联肌电伪差，未见病理波发放，考虑为自身免疫性脑炎相关运动障碍，给予口服氯硝西泮治疗，起始剂量为 1 mg 2 次 / 日，逐渐加量至 2 mg 3 次 / 日，同时继续治疗原发病，患者症状逐渐好转。

【小结】明显且严重的精神行为异常及痫性发作 / 癫痫持续状态是自身免疫性脑炎患者收住 NICU 最主要的原因，其中相当部分患者伴随非癫痫性的发作性运动障碍，误诊率高，对抗癫痫药物反应差。因

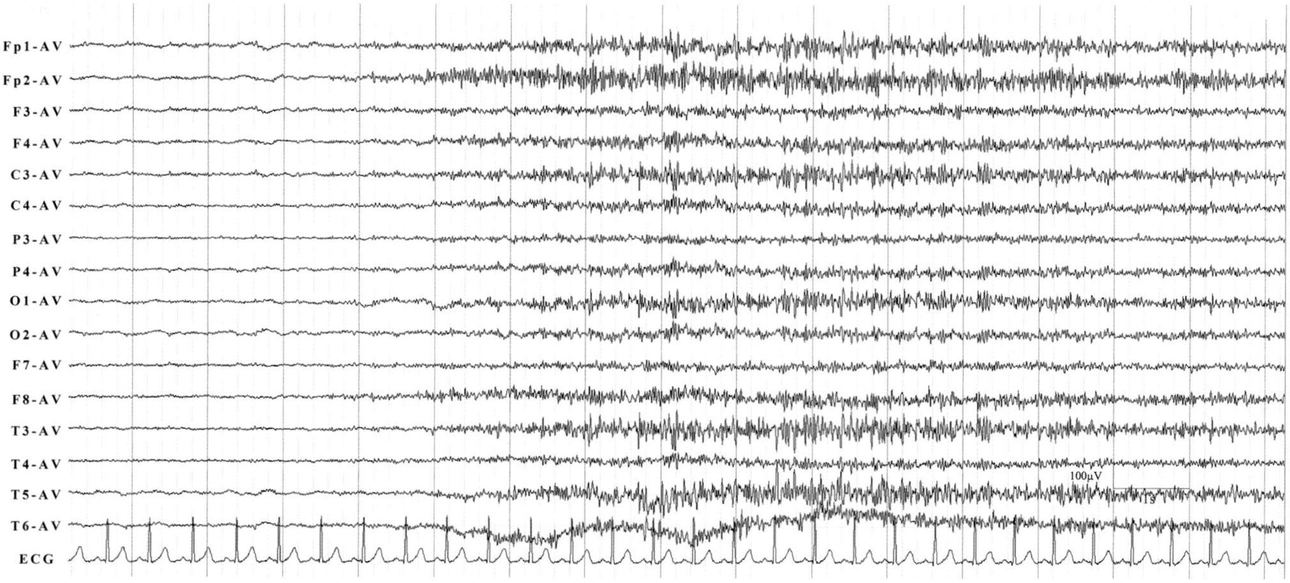

图 9-1 “发作”起始，同步 EEG 见各导联肌电伪差，未见 EDs

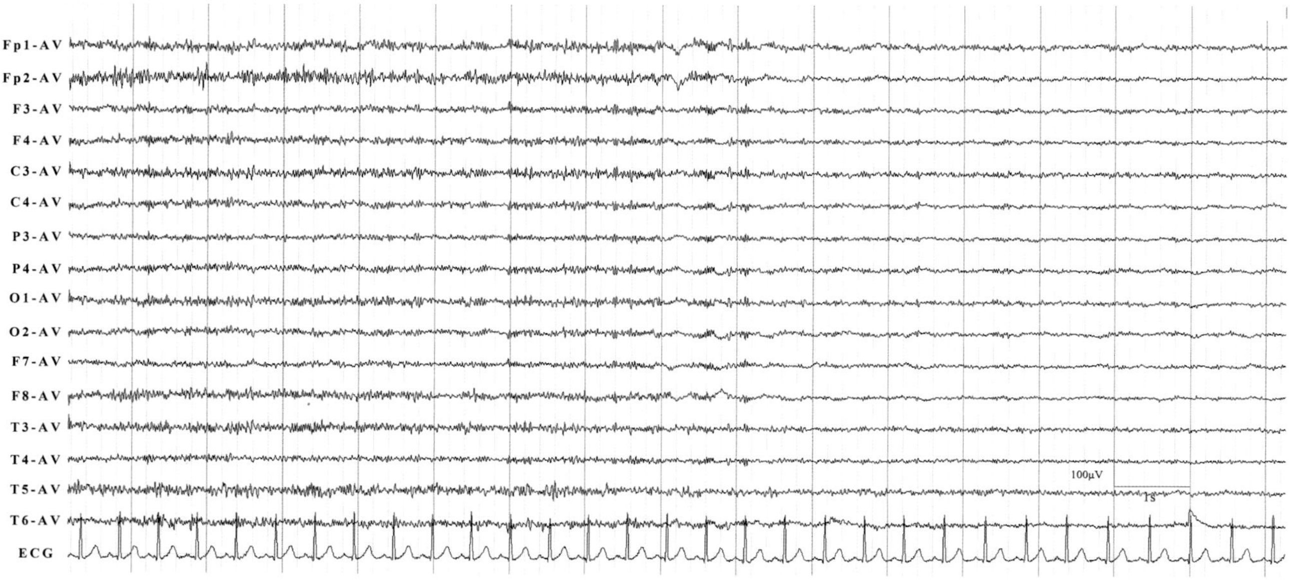

图 9-2 “发作”终止，同步 EEG 见各导联肌电伪差消失，未见 EDs

此，识别自身免疫性脑炎相关运动障碍至关重要。视频 EEG 监测是鉴别 ES 与 NES 的主要检查手段，可帮助临床医生正确判断病情，给予规范治疗。

第二节 心因性非癫痫性发作

心因性非癫痫性发作（psychogenic non-epileptic seizures，PNES）临床表现与癫痫发作十分相似，易被误诊。PNES 的发作形式多样，可有运动、感觉、自主神经症状、精神行为异常等多种表现，其中最常见的是运动症状，主要表现为四肢强直、肢体抖动或颤动、手足搐搦、头部运动、跌倒、过度换气、发声等。以全面强直-阵挛发作（generalized tonic-clonic seizure，GTCS）与 PNES 的区别为例，GTCS 可发生于所有年龄、无性别差异，而 PNES 以 15 ～ 35 岁女性居多；GTCS 可在清醒及睡眠中发作，而 PNES 仅在清醒时发作；GTCS 时常双眼凝视、喉咙发声、肢体节律性抽搐、强直，而 PNES 时常哭泣、过度换气、呻吟、双眼紧闭、肢体无规律抖动、手足搐搦；GTCS 伴意识障碍，PNES 有时可对答，不伴意识丧失。PNES 诊断主要通过临床表现及 EEG 检查，在排除器质性疾病的基础上，发作期 EEG 未见异常放电为 PNES 诊断的金标准。PNES 患者经系统性药物及心理治疗常预后良好[5-6]。

病例 2

【简要病史】女性，21 岁，主因发作性四肢抖动 1 年于 2019 年 1 月 12 日入院。患者自称 1 年前与同事吵架后出现四肢抖动、急促呼吸、呼之不应，持续 20 min 自行缓解，醒后觉四肢麻木、发软、心悸，于外院诊断为“癔症、焦虑抑郁状态”，给予草酸艾司西酞普兰口服，患者拒绝服药，之后每于情绪激动时出现上述发作，每月发作约 5 ～ 6 次。2 h 前情绪激动后患者再次出现上述发作，送至我院。

【EEG】“发作”间期 EEG 正常（图 9-3），可见正常睡眠分期（图 9-4，图 9-5）。“发作”期表现为双眼紧闭，四肢及头部抖动、张口急促呼吸、呼之不应，持续约 15 min 后缓解，同步 EEG 可见各导肌电伪差，未见 EDs（图 9-6，图 9-7）。

【治疗及预后】该患者诊断为“PNES”，心身科给予抗精神病药物及心理治疗后，未再出现上述发作。

【小结】PNES 在临床中发作形式多样，与癫痫发作十分相似，常被误诊为癫痫，尤其是 PNES 发作持续时间较长，若被误诊为癫痫持续状态给予静脉抗癫痫药物（AEDs）治疗而出现意识障碍，则可能掩盖病情、延误治疗。

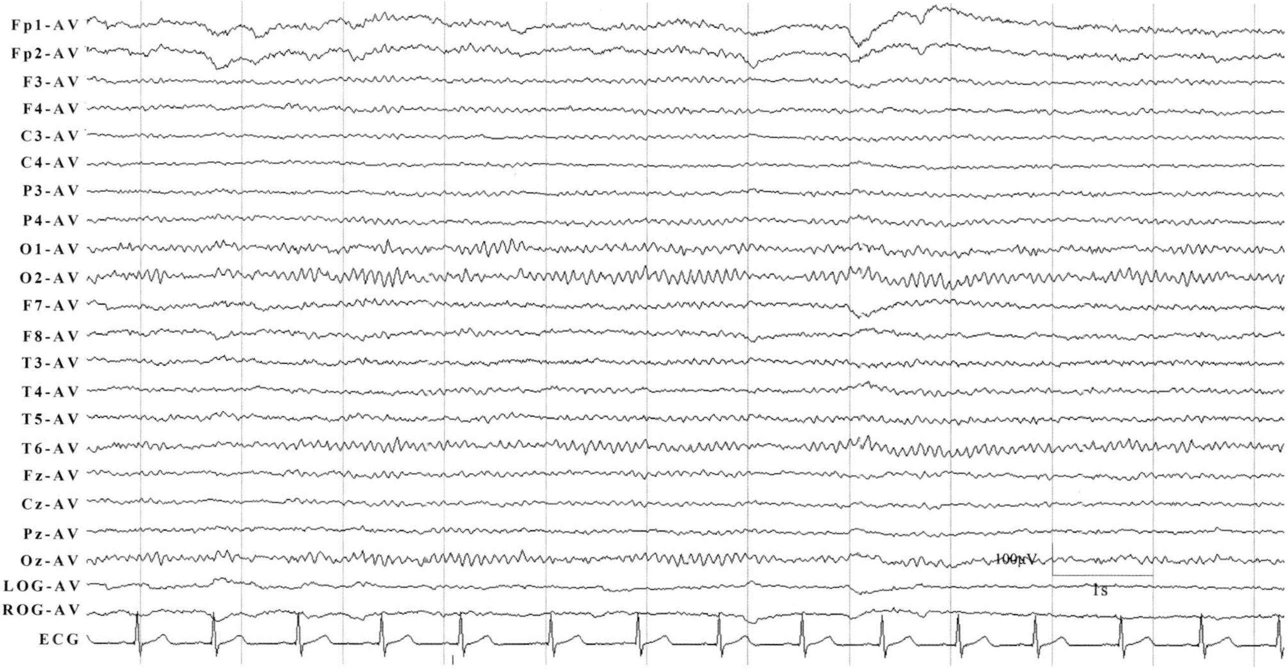

图 9-3 清醒期 EEG 背景：α 节律为主调，枕区优势

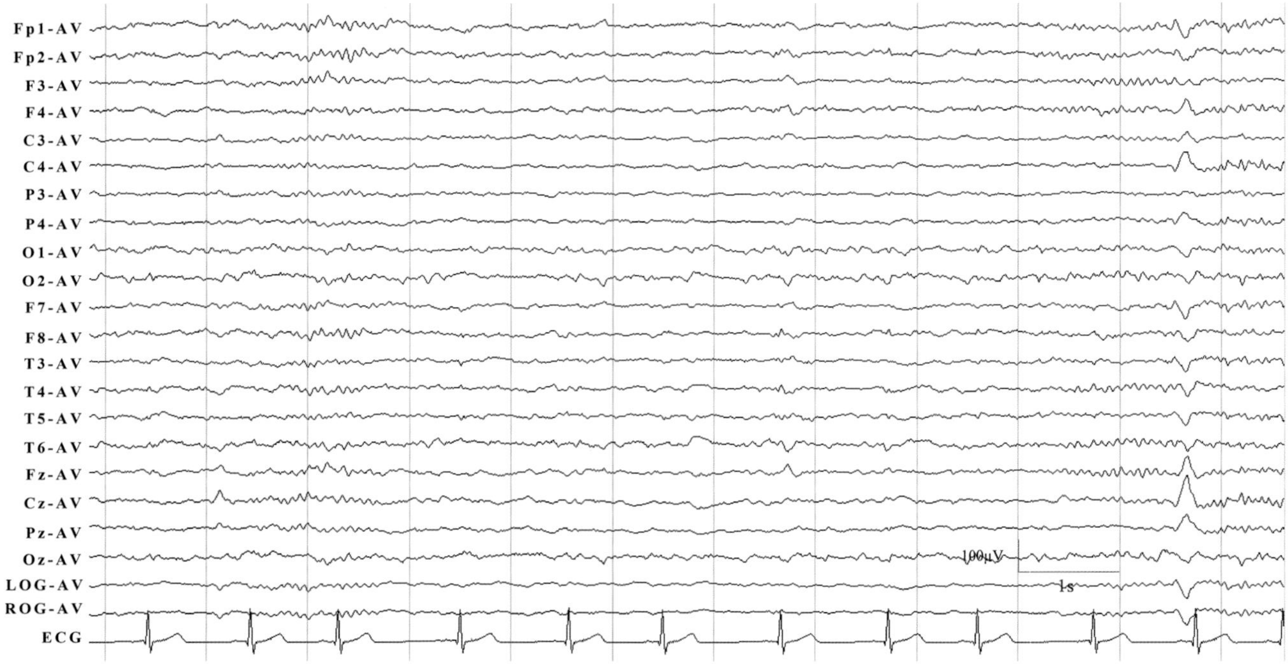

图 9-4 睡眠Ⅱ期，各导联 11 ～ 12 Hz 睡眠纺锤波

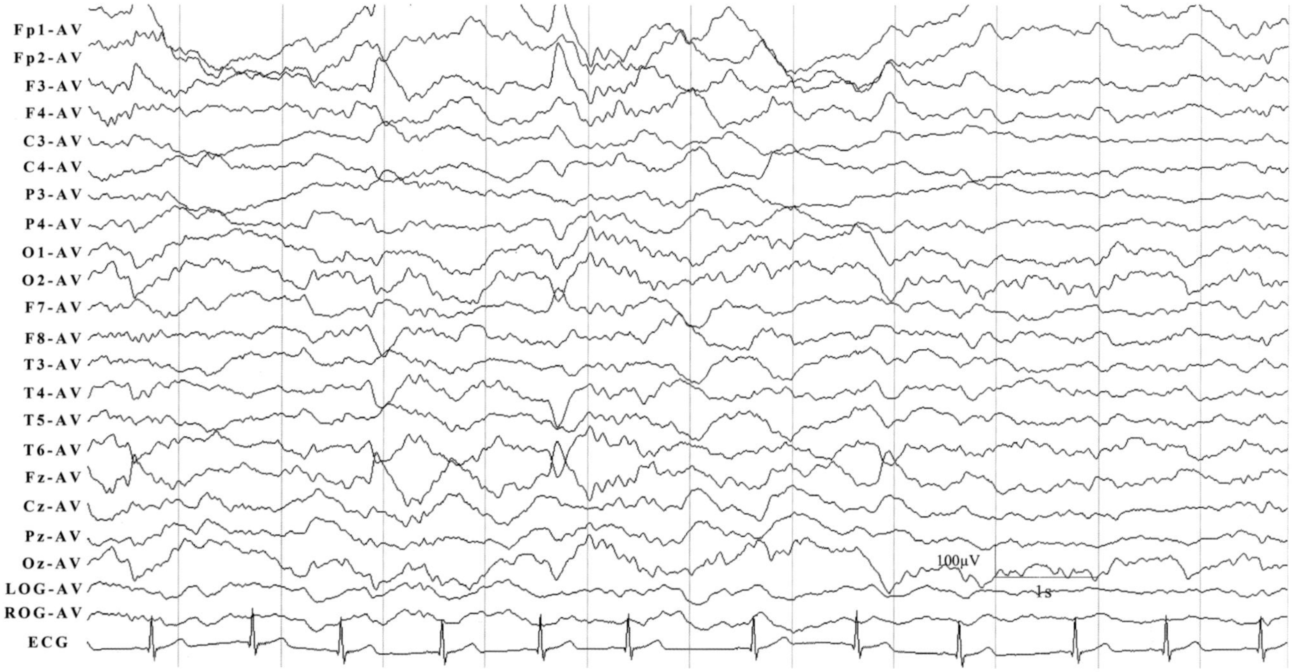

图 9-5 睡眠Ⅲ期，各导联高波幅 δ 波，期间可见 9 ～ 10 Hz 睡眠纺锤波

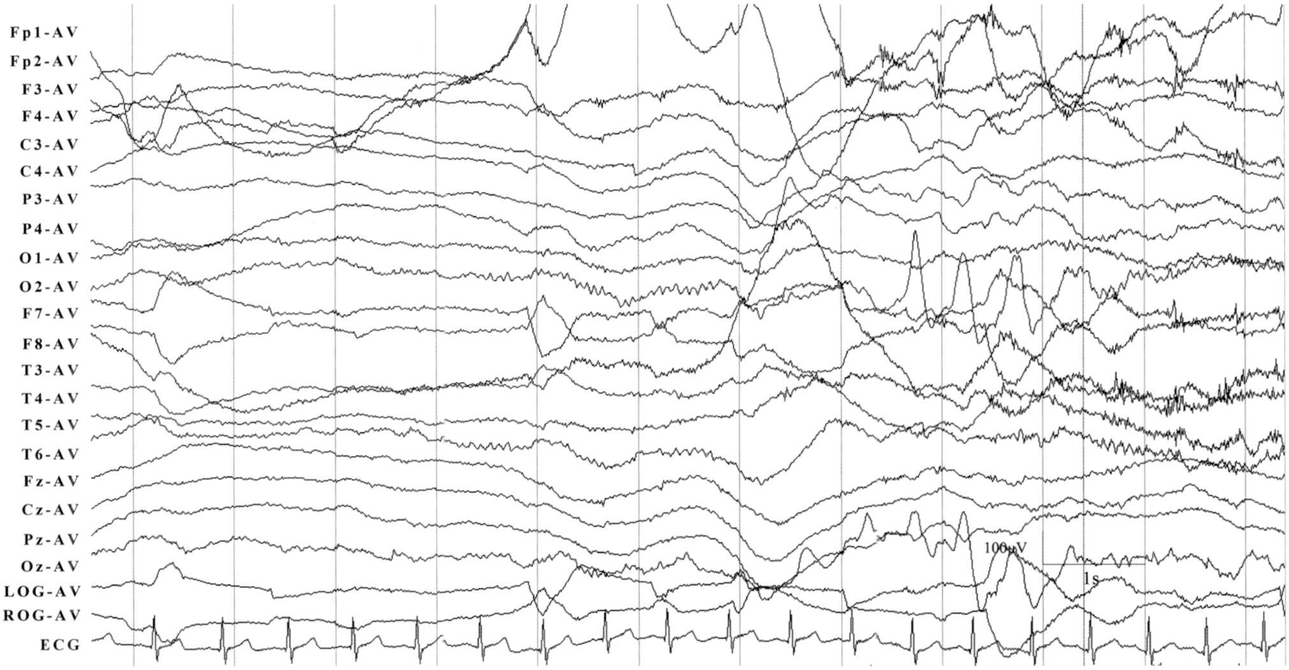

图 9-6 “发作”起始，同步 EEG 各导联可见动作及肌电伏差，未见 EDs

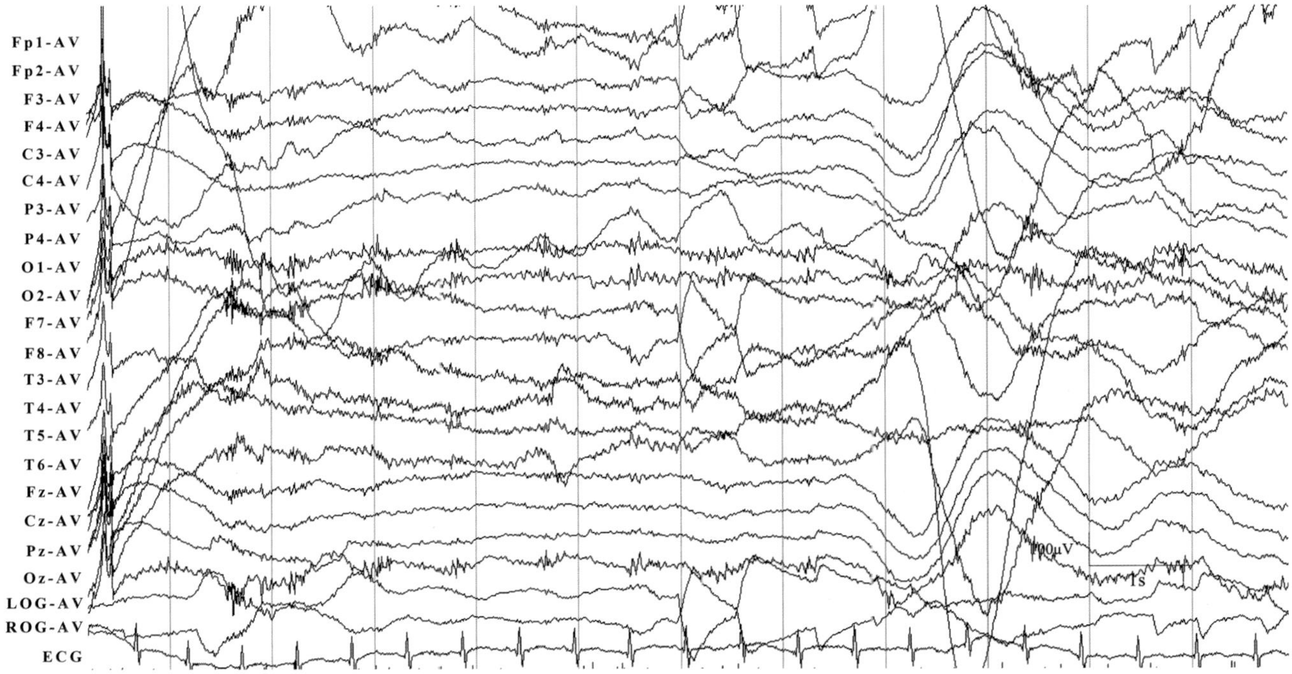

图 9-7 “发作”结束，同步 EEG 可见各导联肌电伪差消失，未见 EDs

第三节　肢体抖动型短暂性脑缺血发作

肢体抖动型短暂性脑缺血发作（limb-shaking transient ischemic attack，LS-TIA）是颈内动脉系统短暂性脑缺血发作的一种特殊类型，较为罕见，可能与脑灌注不足相关。LS-TIA 的诱发因素有颈部过伸、体位改变、低血压、咳嗽或大笑等腹压增加动作、过度换气、手术、应激等，临床上主要表现为发作性一侧肢体或单个肢体的不自主抖动、摆动、颤动或舞蹈样动作，一般为颈内动脉严重狭窄或闭塞的对侧肢体，多为单侧性表现，发作不累及颜面部及躯干，不伴意识障碍，持续数秒至数分钟。因发作反复出现，持续时间短、发作形式相对刻板，易被误诊为局灶性运动性发作，但其发作期 EEG 监测无 EDs 可资鉴别。LS-TIA 经血管内介入治疗后，发作可消失，预后良好[7-8]。

病例 3

【简要病史】男，67 岁，主因间断发作性右上肢不自主抖动 9 月余于 2019 年 10 月 2 日入院。9 个月前因右口角歪斜就诊于某外院，经 MRI 检查，见“左顶枕分水岭性脑梗死”收住院。住院期间出现右上肢不自主抖动样发作，意识清楚，不伴有咬舌、尿失禁等症状，每次持续数分钟至 20 余分钟不等，共发作 3 次。诊断为左顶枕分水岭性脑梗死；癫痫。在脑血管病治疗的基础上，给予抗癫痫药物治疗（丙戊酸钠缓释片 0.5 g，2 次 / 日）。抗癫痫治疗持续 1 个月后自行停药，亦未再发。既往有高血压病史 2 年，血压最高时 240/120 mmHg，以氨氯地平 5 mg/d，控制血压。此次入院前 3 周，中断降压治疗。入院当日突发右上肢抖动（症状同前），以远端为著，意识清楚，持续约 10 余分钟后自行停止；此后每隔 10 ～ 30 min 发作 1 次；发作时不伴有胸闷、气短、心悸等症状。查体：血压 164/98 mmHg，呼吸、脉搏正常，意识清楚，查体合作，右利手。记忆力、计算力略差。两侧瞳孔大小正常，对光反应灵敏。双眼右侧同向视野缺损（偏盲）。右下肢肌张力略高，右半身痛觉减退，右 Babinski 征（＋），脑膜刺激征（－）。右侧肢体及手指失认、左右辨别不能、失算，有 Gerstmann 综合征的临床表现。

【影像学】见图 9-8 至图 9-10。

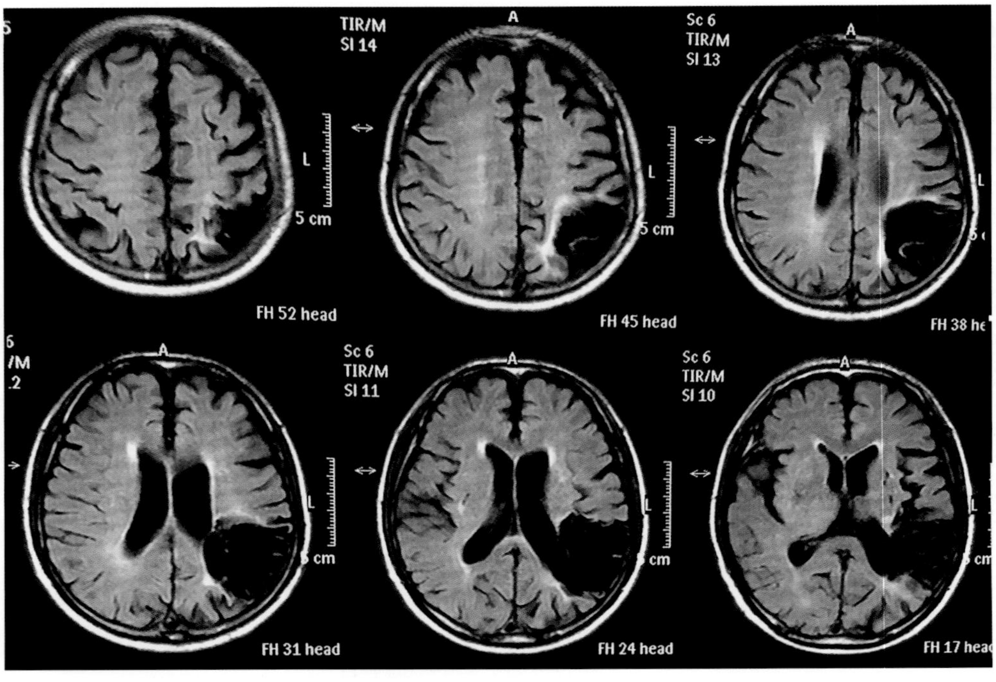

图 9-8　MRI：左顶枕交界处呈楔形（尖端指向脑室）的信号异常

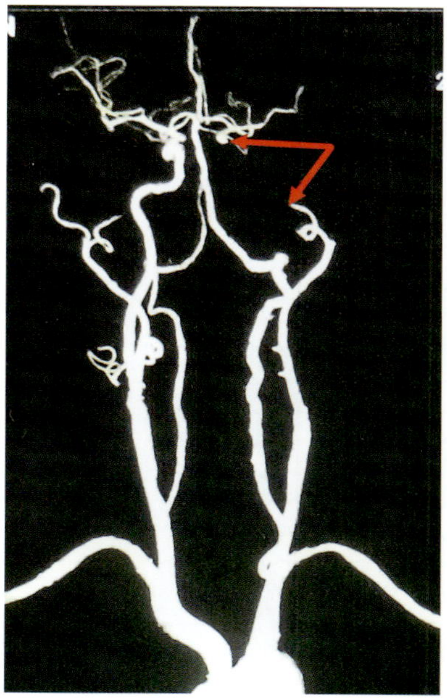

图 9-9 CTA：左颈内动脉从起始端至床突段完全闭塞，左大脑前动脉纤细、远端未显影；左大脑中动脉近端未显影，远端可见侧支循环形成

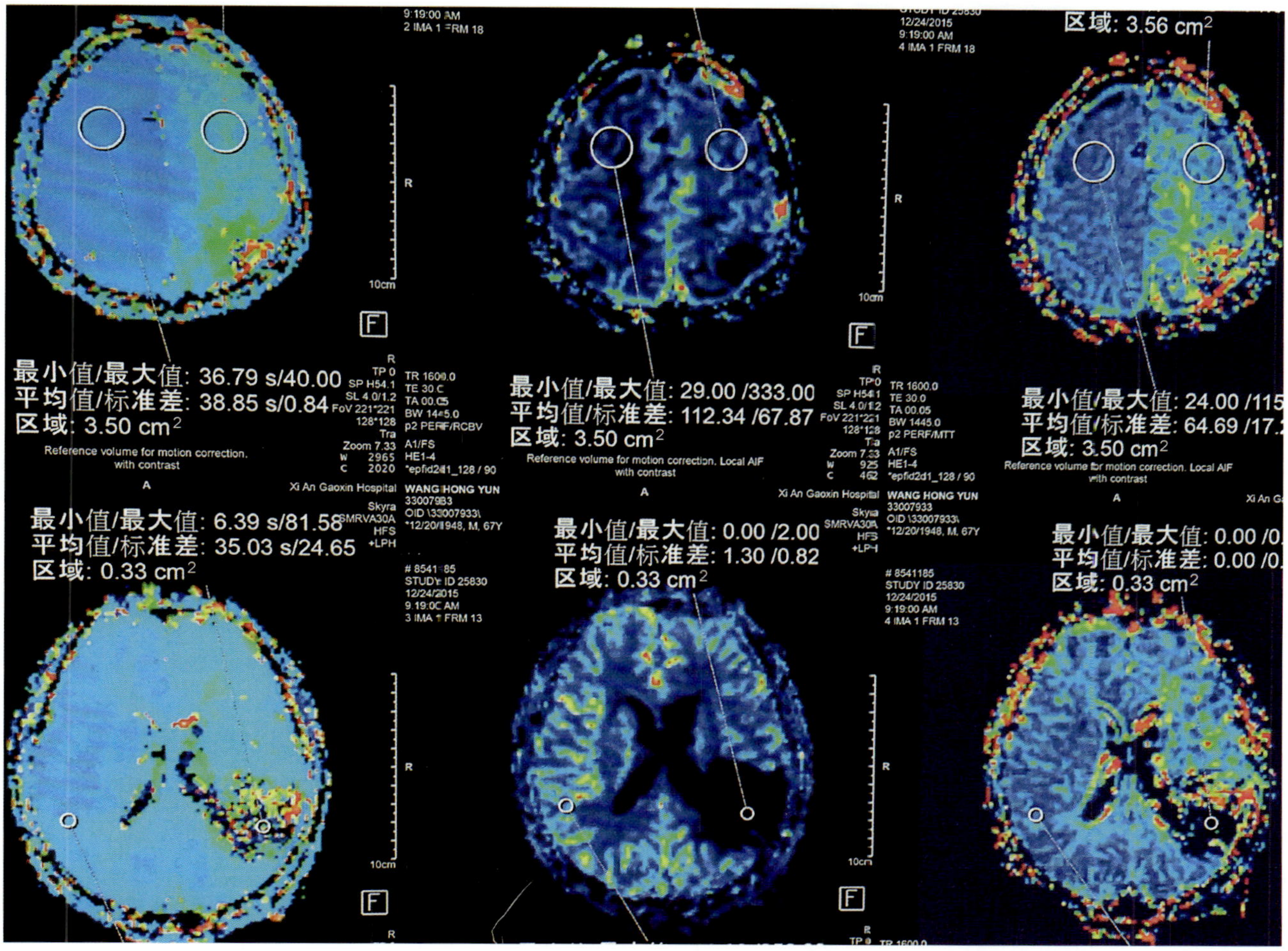

图 9-10 脑灌注成像（DSC-PWI）：左颞顶叶病灶中央无灌注，病灶周围灌注减低，左额叶、半卵圆中心异常灌注（侧支循环形成）

【EEG】背景 EEG 为 8～9 Hz 中等波幅 α 节律，右枕以 7～7.5 Hz 快 θ 节律为主。在监测期间有频发右上肢抖动样发作，手部明显，发作时 EEG 仅见与肢体抖动有锁时关系的肌电干扰波，抖动发作前、后及发作期间及监测的全程中均未见癫痫样或癫痫性放电。发作时意识清楚，并自行用左手抓住抖动发作的右手，自称以减轻抖动的幅度（图 9-11）。

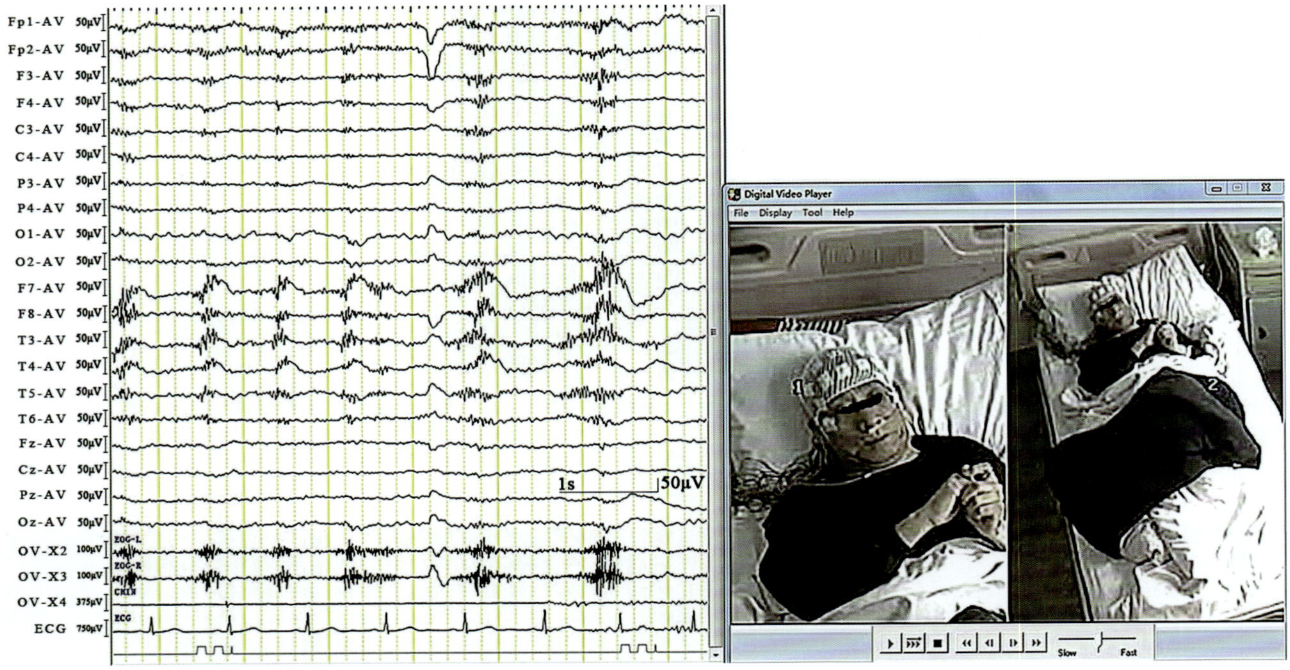

图 9-11 觉醒，背景 EEG 为 8～9 Hz 中等波幅 α 节律，右枕以 7～7.5 Hz 的快 θ 节律为主。图为右上肢抖动发作时，仅见与肢体抖动有锁时关系的高-极高波幅肌电伪迹，未见癫痫性放电，整个发作过程中意识清楚

【治疗及预后】该患者诊断为①颈内动脉闭塞（左）；②分水岭型脑梗死（左顶枕）；③肢体抖动型短暂性脑缺血发作（LS-TIA）；④高血压 3 级（很高危）。积极给予控制血压、降低血脂、稳定斑块及改善循环的治疗。入院第 3 天右手抖动发作停止。

【小结】LS-TIA 为颈内动脉严重狭窄或闭塞后脑灌注减低导致的一种短暂性脑缺血发作（TIA）的发作形式，在临床诊断中需要与局灶性运动性癫痫相鉴别，发作时脑电图监测中无癫痫性放电是重要的佐证。

参考文献

[1] LaFrance WC Jr，Devinsky O. The treatment of nonepileptic seizures：historical perspectives and future directions. Epilepsia，2004，45：15-21.

[2] Grünewald R. What are non-epileptic seizures，and why do people have them？ Br J Hosp Med（Lond），2019，80（11）：652-657.

[3] Baizabal-Carvallo JF，Stocco A，Muscal E，et al. The spectrum of movement disorders in children with anti-NMDA receptor encephalitis. Mov Disord，2013，28（4）：543-547.

[4] Servais E，Fastre S，Hantson P. Movement disorders in anti-NMDA receptor encephalitis. Neurol India，2017，65（3）：632-633.

[5] Mostacci B，Bisulli F，Alvisi L，et al. Ictal characteristics of psychogenic nonepileptic seizures：what we have learned from video/EEG recordings—a literature review. Epilepsy Behav，2011，22（2）：144-153.

[6] Benbadis SR，Allen Hauser W. An estimate of the prevalence of psychogenic non-epileptic seizures. Seizure，2000，9（4）：

280-281.
[7] Miremadi BB，Tran A，Wadi LC，et al. Bilateral Limb-Shaking Transient Ischemic Attacks. J Stroke Cerebrovasc Dis，2020，29（3）：104577.
[8] Alkutbi A，Elkady A. Limb-Shaking Transient Ischemic Attacks Masquerading as Focal Seizures. Cureus，2020，12（5）：e8157.

（王　乐　刘永红）

第十章　非惊厥性癫痫发作及非惊厥性癫痫持续状态

神经重症患者中非惊厥性癫痫发作（nonconvulsive seizure，NCS）和非惊厥性癫痫持续状态（nonconvulsive status epilepticus，NCSE）发生率可达 8% ～ 20%[1]。但实际临床工作中，相当一部分 NCS/NCSE 被忽略或误判，这是因为与普通神经科患者相比，N-ICU 患者常伴有意识水平的变化，有时仅从临床表现很难判断患者意识障碍是否由 NCS/NCSE 导致，因此视频 EEG 监测评估十分重要。N-ICU 医生应具备识别及处理 NCS/NCSE 患者的能力，以免在诊疗过程中出现漏诊、误诊及延误患者治疗。

第一节　疾病概述

NCS 是指 EEG 出现持续超过 10 s 以上的电发作，其临床上不伴明显惊厥性发作的癫痫发作，常表现为失语、遗忘、行为异常及意识障碍，包括意识模糊、昏迷、谵妄、躁狂等，有时也可出现自动症、眼球偏斜、眼球震颤样运动（常为水平性）或面部、口周、腹部及肢体的轻微抽动等。若单次 NCS 持续超过 10 min，或多次 NCS 连续发生超过 10 min，且在这段时间内患者的感觉、运动和（或）认知功能没有完全恢复则称为 NCSE[2-3]。

一、病因

NCSE 的病因可能包括以下几方面：①此前有癫痫，包括全面性癫痫和局灶性癫痫，或在长时间的惊厥性癫痫发作后出现，如长时间 GTCS 后的微小发作癫痫持续状态（SE）；②急性系统功能紊乱，如药物、毒物、酒精中毒或代谢改变、自身免疫失调等；③急性脑损伤，如缺血性卒中、颅内出血、蛛网膜下腔出血、脑炎、颅脑创伤、硬膜下血肿等；④心肺复苏后缺血缺氧性脑病[4]。

二、临床表现

NCSE 是一组高度异质的临床症状，分为阴性症状和阳性症状，阴性症状包括厌食、失语 / 缄默、记忆丧失、紧张症、意识障碍、凝视等，阳性症状包括激动 / 攻击、自动性、眨眼、哭泣、谵妄、错觉、模仿言语、面部抽搐、大笑、恶心 / 呕吐、眼球震颤 / 眼球偏视、反复言语、精神错乱、震颤等[5]。NCSE 的临床表现多样，所有症状中以精神状态的改变最常见，占 82%，其中意识模糊 49%、昏迷 22%、嗜睡 21%、记忆丧失 8%，其次，言语障碍占 15%、肌阵挛占 13%、行为异常占 11%，还有约 8% 出现焦虑、烦躁和（或）精神错乱，7% 有锥体外系症状，6% 表现为幻觉[6]。2015 年，ILAE 对 NCSE 进行了新的症状学分类[2]（表 10-1）。

表 10-1　NCSE 症状学分类（ILAE，2015）

B.1 NCSE 伴昏迷（包括微小发作 SE）
B.2 NCSE 不伴昏迷
B.2.a. 全面性
B.2.a.a. 典型失神 SE
B.2.a.b. 不典型失神 SE

续表

B.2.a.c. 肌阵挛失神 SE
B.2.b. 局灶性
B.2.b.a. 不伴意识障碍（持续性先兆，伴自主神经、感觉、视觉、嗅觉、味觉、情感 / 精神 / 体验性或听觉症状）
B.2.b.b. 失语持续状态
B.2.b.c. 伴意识障碍
B.2.c. 不确定局灶性或全面性
B.2.c.a. 自主神经 SE

三、EEG

视频 cEEG 监测是确诊 NCSE 最有效的方法。2013 年在萨尔斯堡举行的第四届 SE 研讨会上，共识小组提出了 NCSE 脑电图诊断工作标准[7]（NCSE 萨尔斯堡共识标准，SCNC）（表 10-2）。

表 10-2　NCSE 萨尔斯堡共识标准（Salzburg，2013）

既往无癫痫性脑病
- EDs ＞ 2.5 Hz，或
- EDs ≤ 2.5 Hz 或节律性 δ / θ 活动（＞ 0.5 Hz），同时符合下列条件之一：
• 静脉应用 AEDs 后 EEG 和临床改善，或
• 存在微小发作，或
• 存在典型的时空演变（电压、频率、分布）
既往有癫痫性脑病
- 与基线 EEG 相比，频繁的或连续的全面性棘慢波发放的频率或数量增多，并伴有明显的临床状态变化
- 静脉应用 AED 后，EEG 和临床特征改善

注意：静脉应用 AED 后 EEG 改善但临床无改善，或 EEG 波动但没有明显的演变，只应该考虑为可能的 NCSE。EDs：癫痫性放电（棘波、多棘波、尖波、尖慢复合波）；AED：抗癫痫药物

2015 年，Leitinger 等在 SCNC 的基础上对一些内容做了具体说明，提出了改良 NCSE 萨尔斯堡共识标准[8]（modified SCNC，mSCNC）（表 10-3），二者之间的差异见表 10-4。NCSE 诊断必须结合临床和 EEG 资料，疑诊为 NCSE 的病例临床症状和体征的改变持续时间最少 10 min。

表 10-3　改良 NCSE 萨尔斯堡共识标准（Leitinger，2015）

EEG 资料
满足该标准的 EEG 变化必须持续出现≥ 10 s。
A：无已知癫痫性脑病的患者（NCSE 的诊断至少应满足标准 1 ～ 3 中的一项）：
1. EDs ＞ 2.5 Hz（即在“最差”10 s 时期＞ 25 EDs）
2. 典型的发作时空演变：
-（2a）EDs 或
-（2b）节律性活动（＞ 0.5 Hz）
3. 微小发作伴有：
-（3a）EDs 或
-（3b）节律性活动（＞ 0.5 Hz）
4. 若不符合标准 1 ～ 3，但存在下列 EEG 模式之一，在仔细评估临床状况后，可给予适当的 AED，并记录临床和 EEG 反应：
-（4a）EDs ≤ 2.5 Hz 伴波动或
-（4b）节律性活动（＞ 0.5 Hz）有波动或
-（4c）节律性活动（＞ 0.5 Hz），无波动
B：已知癫痫性脑病患者
除上述（A）标准外，这些患者还必须满足以下条件之一：
- 与基线相比，频繁的或连续的全面性棘慢波发放的频率或数量增多，并伴有明显的临床状态的变化
- 静脉 AED 应用后，临床和 EEG 特征改善（见 A.4.）

续表

临床资料
添加临床信息以确定 NCSE 的诊断： - 在数分钟到数小时内从病前状态转变为目前的疾病状态 - 在最近数分钟到数小时内，患者症状逐渐变差，无明显改善 - 头颅影像学特征不足以解释 EEG 模式（如脑干出血） - 机体代谢紊乱不足以解释 EEG 模式（如急性肾衰竭、肝衰竭）

记录的反应有四种：① EEG 无改善，临床无改善；②只有 EEG 改善，但没有临床改善；③只有临床改善，但 EEG 没有改善；④ EEG 和临床均改善。对于临床实践：以上四种都符合 NCSE。对于研究项目：如果记录了 EEG 和（或）临床改善，只要临床背景也与之一致，就符合 NCSE。

表 10-4 SCNC 与 mSCNC 的差异（Leitinger，2015）

	SCNC	mSCNC	修改的影响
符合 NCSE 模式的持续时间	10 s	10 s，除外：不连续的失神持续状态	间断性失神持续状态需要进一步研究
EDs 计数	未具体说明	在“最差”10 s 内的所有 EDs	明确说明
演变	多种模式	模式与 SCNC 相同，但演变标准参照 ACNS [9-10] 标准	明确说明
节律性 δ/θ 活动（RDT）	节律性 δ 和 θ	节律性 δ 活动按 ACNS 标准	明确说明，与“持续”活动相比，假阳性明显减少
ED 或 RDT 波动	未具体说明	波动按 ACNS 标准	明确说明
应用静脉 AEDs 的 EEG 模式	ED ≤ 2.5/s 或 节律性 δ/θ 活动＞0.5/s	ED ≤ 2.5/s，有波动 或 节律性 δ/θ 活动＞0.5/s，有波动， 或 节律性 δ/θ 活动＞0.5/s，无波动	无波动或不伴有微小发作的 LPDs 和 GPDs 不再“尝试”用 AEDs，以避免过度治疗
静脉给予 AED 后，临床改善的评估	未具体说明	在 AED 充分应用后 10 min，在以下五点中的一个方面表现更好即定义为改善： （i）“说出你的姓氏” （ii）“重复 1、2、3” （iii）“举起你的手臂” （iv）睁开眼睛 （v）注视检查者	明确说明
静脉给予 AED 后，EEG 改善的评估	未具体说明	在 AED 充分应用后 10 min 内，EDs 减少到“偶见”，即：记录时段的 1% ～ 9%	明确的指示
静脉 AED 给药后，改善与 NCSE 诊断的相关性	有相关性，依赖于是否改善，诊断为 NCSE、可能的 NCSE 或非 NCSE	无相关性，静脉 AED 给药用于标准 4（表 10-3），但应答/无应答对诊断无影响	药物难治性 NCSE 患者不再被漏诊 NCSE，可以进行充分的治疗和调研

SCNC 中提到典型的时空演变包括频率演变、形态演变和分布演变：递增起始（电压、频率）、演变模式（频率变化＞ 1 Hz、分布变化）、递减终止（电压、频率）[9-10]。

频率演变：指至少 2 次在同一方向上连续出现至少 0.5 Hz 的频率变化，例如从 2 Hz → 2.5 Hz → 3 Hz，或从 3 Hz → 2 Hz → 1.5 Hz；形态演变，指连续出现至少 2 个新波形的变化；分布演变，指至少出现标准 10-20 电极 2 个不同位置的有序传入或传出。存在频率或分布的演变，必须满足的条件是单一频率或分布持续至少 3 个周期（如 1 Hz 持续 3 s，或 3 Hz 持续 1 s）。形态的演变，必须满足的条件是不同形态或每个形态附加其过渡形式必须持续至少 3 个周期[9-10]。

节律性 δ 活动：节律性即形态和时程相对一致的波形连续重复出现，且连续性波形间无时间间隔。节律性 δ 活动为＜ 4 Hz 的节律性活动。一个周期到下一个周期，大多数（＞ 50%）周期的时程（即周期）变化应＜ 50%，方可称之为“节律性”[9-10]。

在微小发作中，口腔、眶周区或四肢的轻微抽搐应与 EEG 模式有密切的锁时关系[9-10]。

波动标准：指在不超过 1 min 内，频率变化（至少 0.5 Hz）≥ 3 次，形态变化≥ 3 次，或分布（至少 1 个标准电极间距）变化≥ 3 个，且不符合演变定义。波动模式包括 1/s → 1.5/s → 1/s → 1.5/s 的波动；从一个电极位置重复地传入或传出；或在 2 个形态之间重复或交替改变。以下应描述为波动：2 Hz 持续 10 s → 2.5 Hz 持续 30 s → 2 Hz 持续 5 s → 2.5 Hz 持续 5 s。以下不应描述为波动：2 Hz 持续 30 s → 1.5 Hz 持续 30 s → 2 Hz 持续 3 min → 1.5 Hz 持续 30 s → 2 Hz 持续 5 min；上述变化与波动模式截然不同（超过 1 min）。仅出现波幅变化的模式，均不应描述为演变或波动[9-10]。

【治疗及预后】NCSE 的诊断是 EEG 与临床资料相结合的结果。NCSE 病因复杂，应注意及时寻找病因，进行有针对性治疗。尽管临床表现轻微，但 NCSE 预后不良率高。

第二节　N-ICU 中 NCS/NCSE 实例

病例 1

【简要病史】男性，36 岁，主因发热、头痛 12 天，发作性意识不清 6 天于 2019 年 10 月 12 日入院。患者于 12 天前无明显诱因出现发热，体温最高 39℃，伴头痛，呈全头部胀痛，无恶心、呕吐，自服感冒药（具体不详）后体温恢复正常，头痛缓解。6 天前吃饭时突发意识不清、倒地，无肢体抽搐、强直，持续约 3 min 后意识恢复，于当地医院行头颅 MRI 检查未见异常，腰穿脑脊液检查：白细胞计数 56/mm^3，糖及氯化物正常，蛋白 0.19 g/L，按“病毒性脑炎”给予阿昔洛韦、地塞米松等治疗，住院期间再次出现 2 次意识不清发作，症状同前，为求进一步诊治来我院。入院查体：意识清楚，双侧瞳孔对光反射灵敏，病理征及脑膜刺激征均阴性。

【EEG】EEG 监测共 26 h，期间共出现 3 次发作性意识不清，分别持续 1 ～ 3 min 后意识恢复，同步 EEG 示 EDs ＞ 2.5 Hz，持续时间＞ 10 s，发作间期意识清楚，符合 NCS 诊断标准，发作未超过 10 min，尚未达 NCSE 标准（图 10-1，图 10-2）。

【治疗及预后】该患者脑脊液自身免疫性抗体系列阴性，临床诊断考虑病毒性脑炎、癫痫发作，继续治疗原发病，加用丙戊酸钠缓释片 0.5 g 2 次 / 日抗癫痫治疗，患者未再出现类似症状。

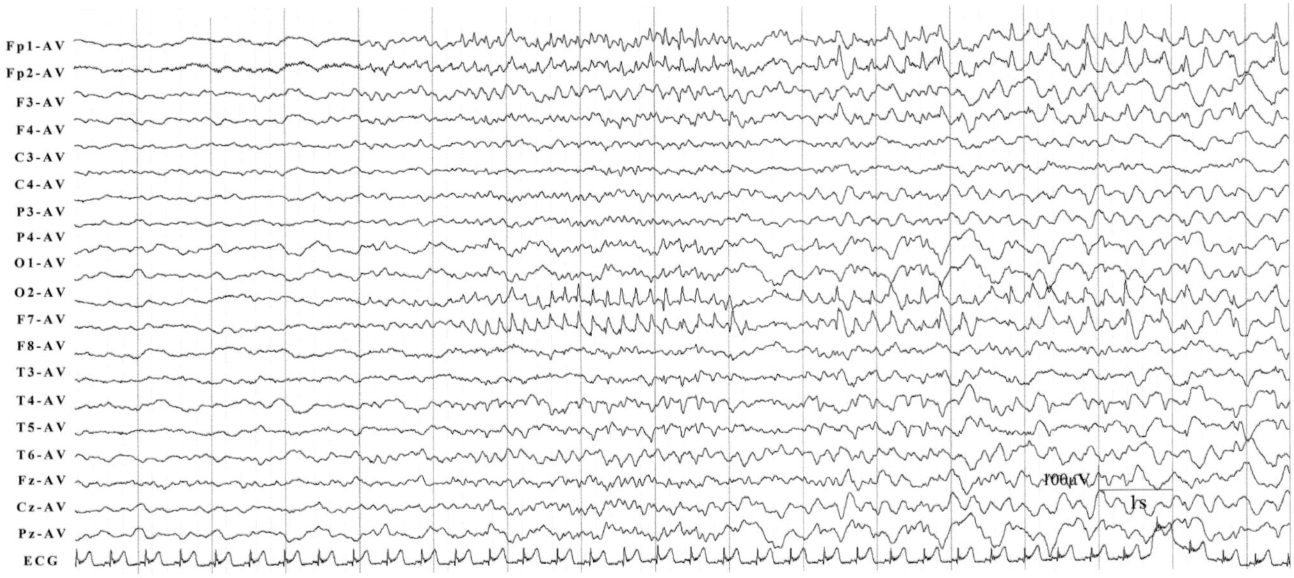

图 10-1 发作起始，患者出现意识不清、呼之不应，同步 EEG 显示双侧前头部导联起始放电，伴频率及空间演变，频率演变：6 Hz → 5 Hz → 4 Hz → 3 Hz → 2 Hz → 1 Hz，空间演变：双侧前头部导联→各导联

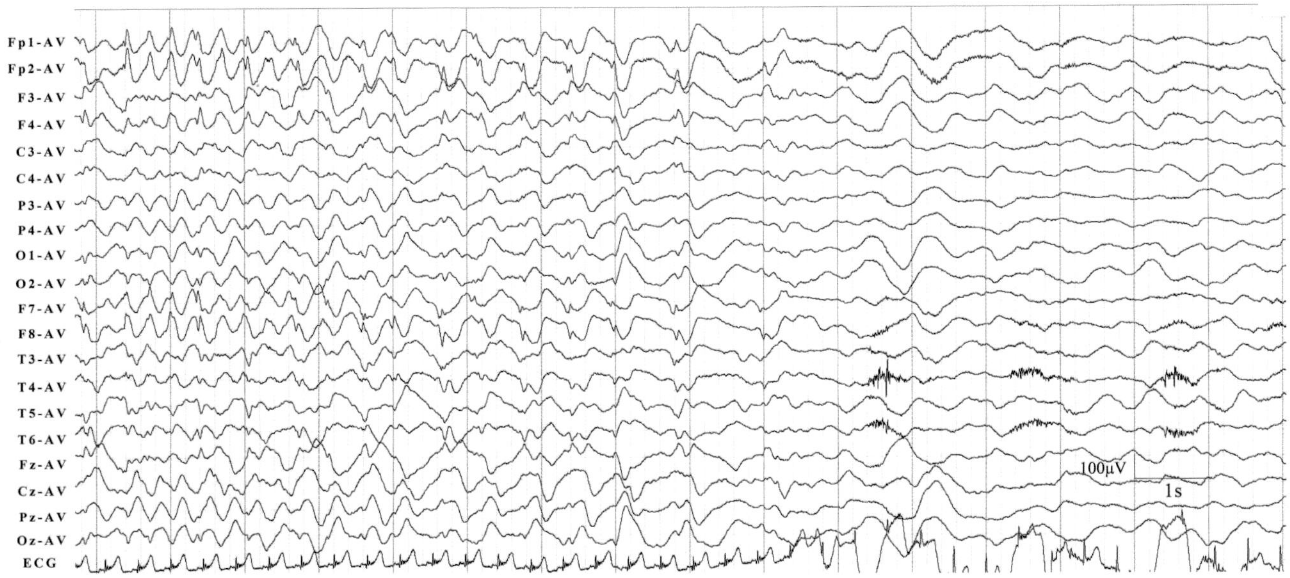

图 10-2 （续上图）频率、空间演变，发作终止

病例 2

【简要病史】女性，27 岁，主因发热 9 天，发作性意识不清伴颜面部抽搐 6 h 于 2019 年 9 月 22 日入院。患者于 9 天前无明显诱因出现发热，体温最高 38.2℃，余无特殊不适，当地诊所输注抗生素（具体不详）效果不佳。6 h 前突然出现意识不清、呼之不应，伴颜面部抽搐，无肢体抽搐，持续约 1 min。之后反复出现上述颜面部抽搐发作，持续 1 ～ 2 min，每次发作间隔 10 ～ 20 min，发作间期意识均未恢复而来诊。查体：意识呈浅昏迷，双侧瞳孔等大等圆，直径约 4 mm，对光反射灵敏。颅脑 MRI 检查未见明显异常。

【EEG】EEG 监测中患者多次出现颜面部微小抽搐，持续 1 ～ 2 min 缓解，同步 EEG 示 EDs ＞ 2.5 Hz，电发作＞ 10 s，且多次发作间期意识未恢复＞ 10 min，符合 NCSE 诊断标准（图 10-3，图 10-4）。

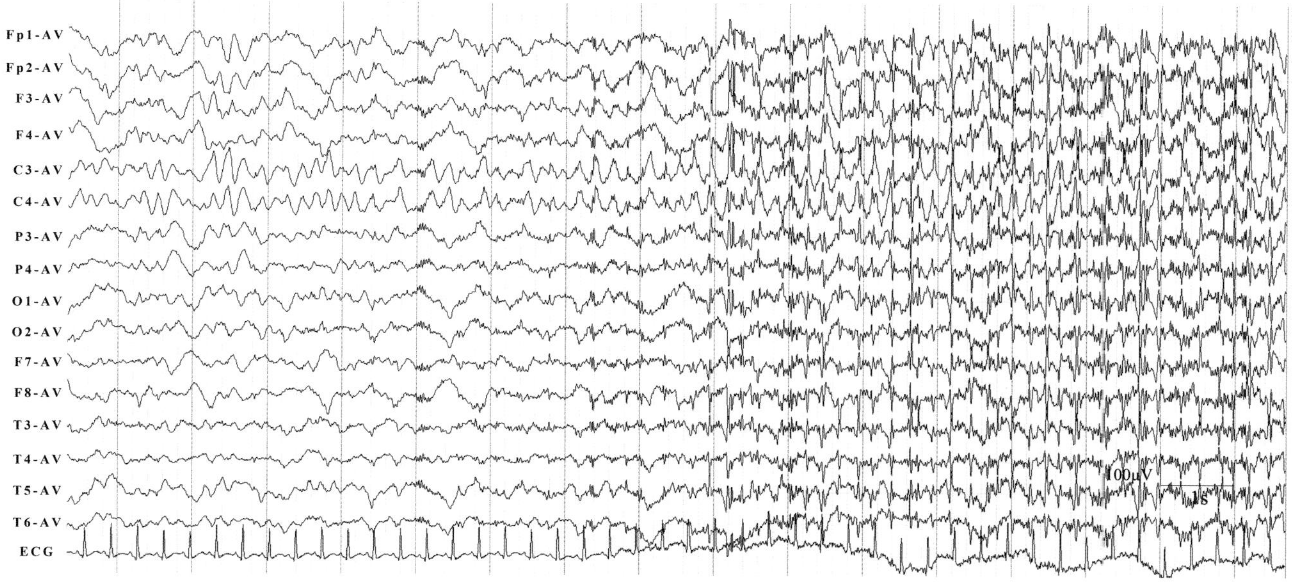

图 10-3　患者意识呈浅昏迷状态，临床出现颜面部微小抽搐症状，同步 EEG 显示各导联放电，伴频率演变：6 Hz → 5 Hz → 4 Hz → 3 Hz → 2 Hz，电发作持续约 30 s

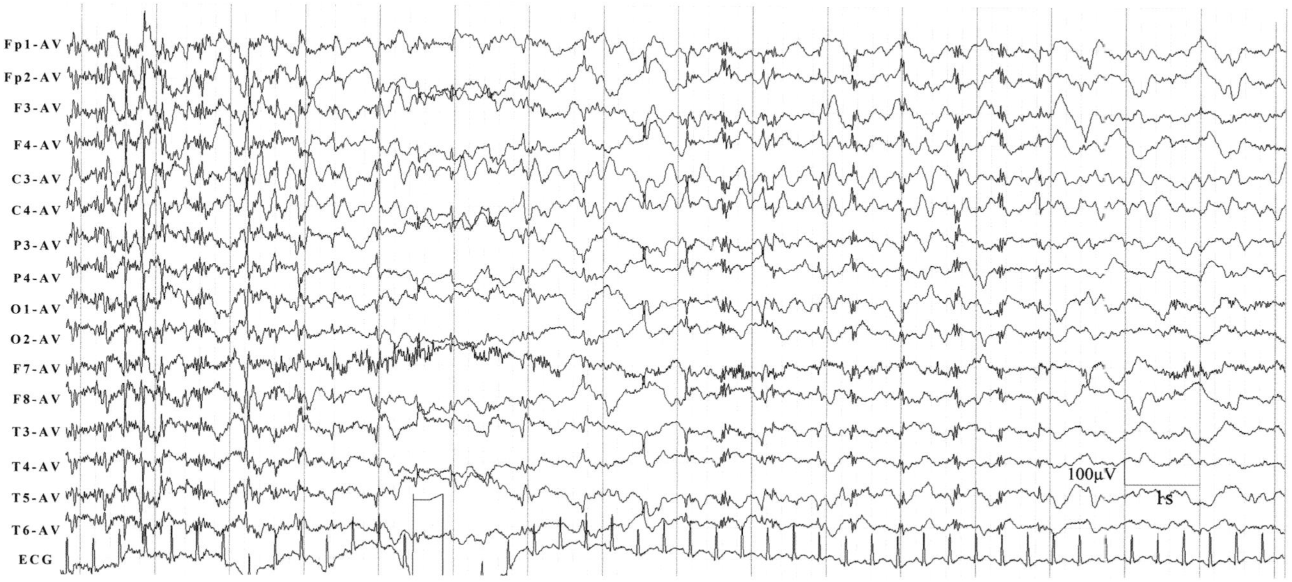

图 10-4　（续上图）频率演变

【治疗及预后】入院后行脑脊液病原体宏基因组测序提示单纯疱疹病毒感染，按“单纯疱疹病毒性脑炎（HSE），SE，NCSE”治疗，给予阿昔洛韦抗病毒、地塞米松抗炎、静脉左乙拉西坦治疗及对症支持治疗，患者未再出现上述症状，后改服左乙拉西坦片，患者意识转清，预后良好。

病例 3

【简要病史】女性，22 岁，主因精神行为异常 10 天，抽搐伴意识不清 9 天于 2019 年 4 月 21 日入院。患者 10 天前出现胡言乱语、打骂他人、重复动作。9 天前出现发作性四肢抽搐、意识不清，持续约 10 min 不缓解，就诊于当地医院，按“癫痫持续状态”处理后抽搐终止，后反复出现发作性双眼向左偏斜，发作间期意识不恢复，为进一步诊治转入我院。入院时苯巴比妥持续静脉泵入［1 mg/（kg · h）］，查体：意识呈药物诱导性昏迷，双侧瞳孔等大等圆约 2 mm，对光反射稍迟钝，四肢腱反射减低，病理征阴性。

查体中见发作性双眼向左偏斜，每次持续 1 ～ 2 min，间隔数秒至数分钟再次出现类似发作。行头颅 MRI 检查未见明显异常，脑脊液抗 NMDA 受体抗体阳性，给予丙种球蛋白冲击、苯巴比妥、咪达唑仑持续静脉泵入等治疗，发作逐渐控制，症状逐渐减轻。后给予苯巴比妥、氯硝西泮、左乙拉西坦等口服，并逐渐减停静脉苯巴比妥、咪达唑仑后，患者意识转清。

【**EEG**】EEG 监测中见多次微小发作，表现为双眼向左偏斜，持续 1 ～ 2 min 缓解，同步 EEG 示 EDs ＜ 2.5 Hz，电发作持续＞ 10 s，伴频率及空间演变，且多次发作间期持续意识不清＞ 10 min，符合 NCSE 诊断标准（图 10-5 至图 10-11）。

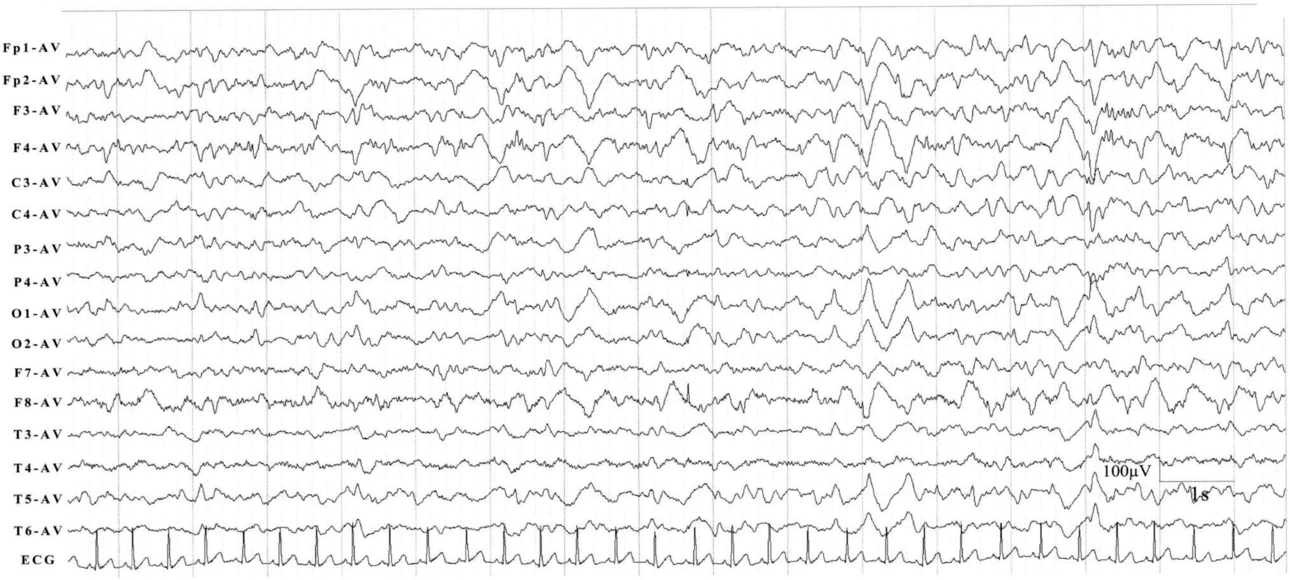

图 10-5 苯巴比妥持续泵入［1 mg/（kg · h）］，患者出现双眼向左偏斜，同步 EEG 见发作期右侧前头部导联起始慢波，逐渐演变为各导联棘慢、多棘慢节律，伴频率及空间演变，频率演变：2 Hz → 1.5 Hz → 1 Hz，空间演变：右侧前头部导联→各导联

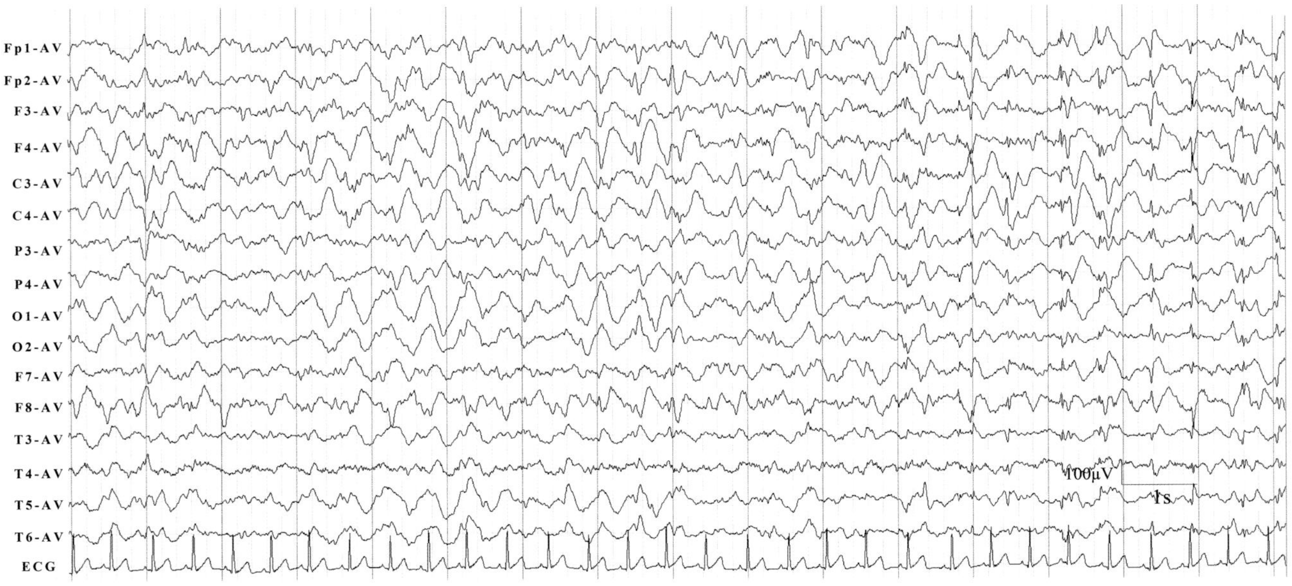

图 10-6 （续上图）频率、空间演变

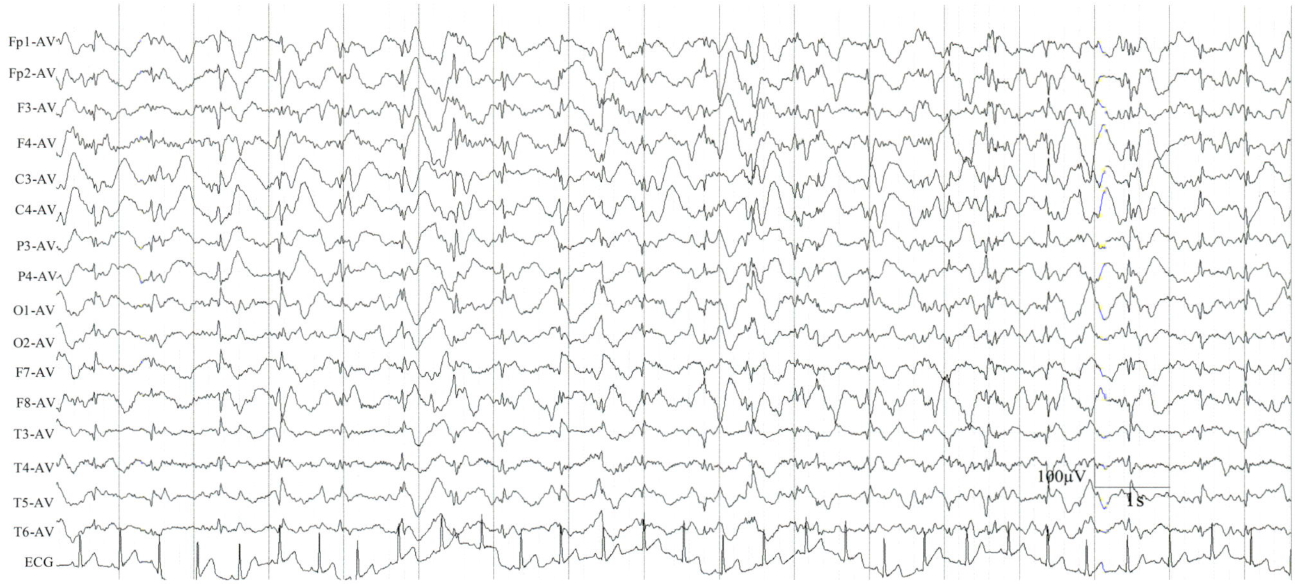

图 10-7 （续上图）频率演变

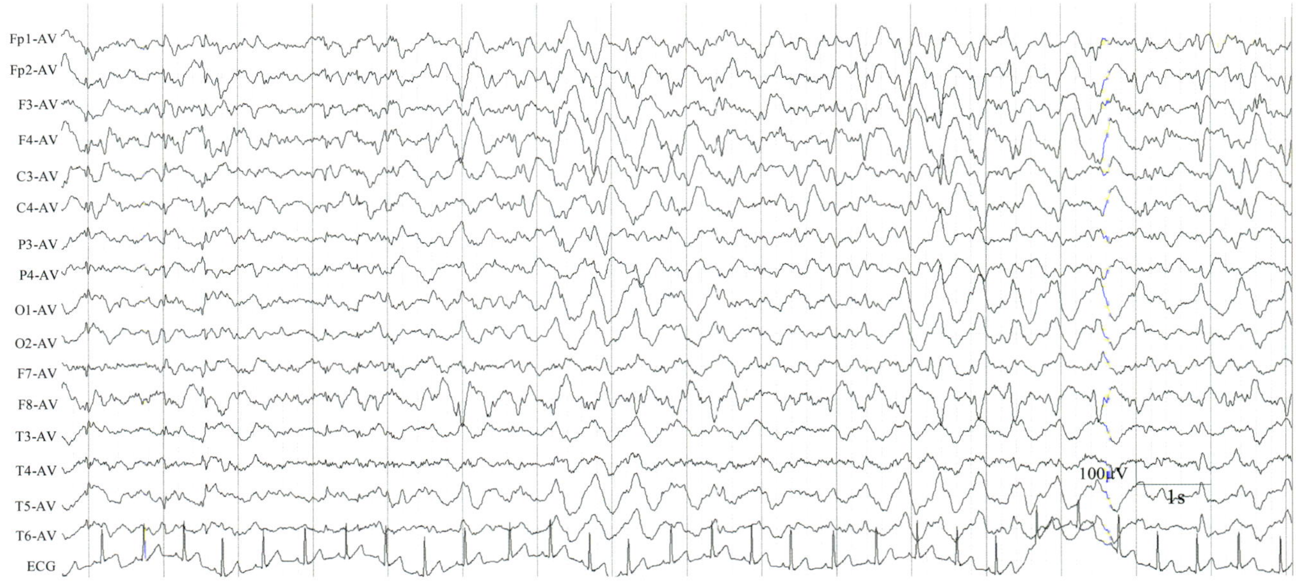

图 10-8 双眼向左偏斜缓解后约 6 s，再次出现同前发作，意识未恢复，同步 EEG 再次出现与前次相似 EEG 演变。频率演变：2.5 Hz → 2 Hz → 1.5 Hz，空间演变：前头部导联→各导联

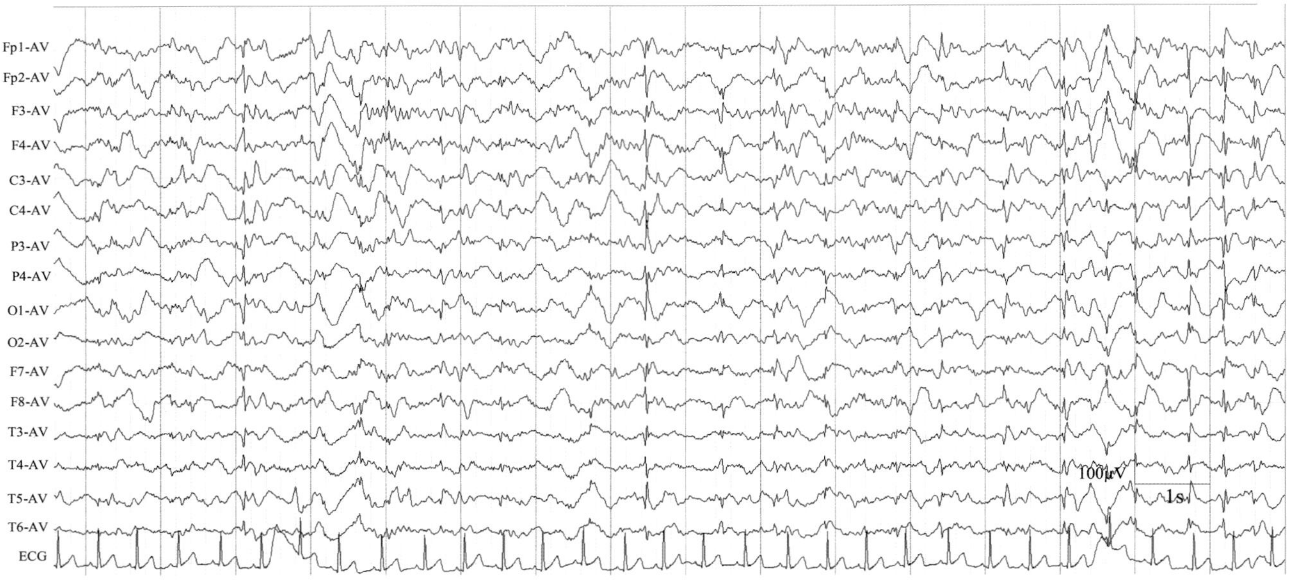

图 10-9 （续上图）频率、空间演变

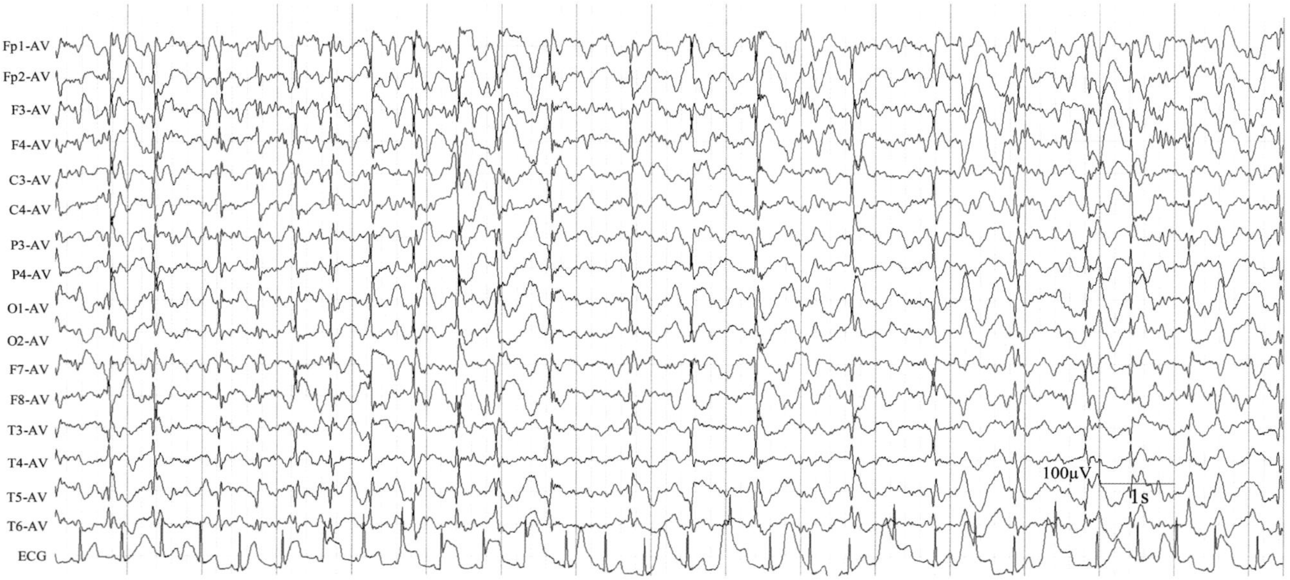

图 10-10 （续上图）频率演变

【治疗及预后】该患者诊断为抗 NMDA 受体脑炎，NCSE。在治疗原发病的同时，给予静脉苯巴比妥及咪达唑仑控制 NCSE，控制发作后改为口服抗癫痫药物，患者意识转清，预后良好。

【小结】N-ICU 中常有不伴惊厥的发作性意识障碍、行为异常、微小发作等，对这类患者应注意排除 NCS/NCSE，最简便易行的方法是利用长程视频脑电图监测进行鉴别。未经治疗的 NCSE 持续时间越长，终止发作的难度越大，因此一旦 NCSE 诊断成立，应尽快给予 AED。

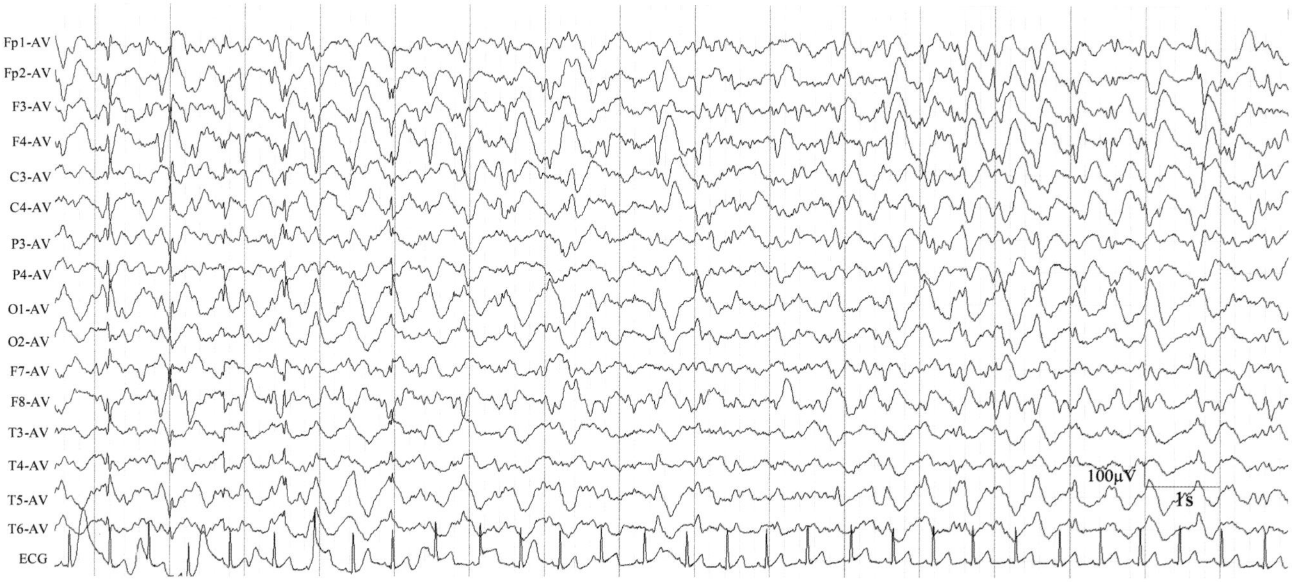

图 10-11 （续上图）双眼向左偏斜缓解后间隔 5 s，再次出现双眼向左偏斜，期间意识未恢复，同步 EEG 见约 2 s 短暂间歇后再次出现与前次类似的 EEG 演变

参考文献

[1] Laccheo I，Sonmezturk H，Bhatt AB，et al. Non-convulsive status epilepticus and non-convulsive seizures in neurological ICU patients. Neurocrit Care，2015，22（2）：202-211.

[2] Trinka E，Cock H，Hesdorffer D，et al. A definition and classification of status epilepticus—Report of the ILAE Task Force on Classification of Status Epilepticus. Epilepsia，2015，56（10）：1515-1523.

[3] Leitinger M，Trinka E，Gardella E，et al. Diagnostic accuracy of the Salzburg EEG criteria for non-convulsive status epilepticus：a retrospective study. Lancet Neurol，2016，15（10）：1054-1062.

[4] Fernández-Torre JL，Kaplan PW，Hernández-Hernández MA. New understanding of nonconvulsive status epilepticus in adults：treatments and challenges. Expert Rev Neurother，2015，15（12）：1455-1473.

[5] Jirsch J，Hirsch LJ. Nonconvulsive seizures：developing a rational approach to the diagnosis and management in the critically ill population. Clin Neurophysiol，2007，118（8）：1660-1670.

[6] Sutter R，Semmlack S，Kaplan PW. Nonconvulsive status epilepticus in adults-insights into the invisible. Nat Rev Neurol，2016，12（5）：281-293.

[7] Beniczky S，Hirsch LJ，Kaplan PW，et al. Unified EEG terminology and criteria for nonconvulsive status epilepticus. Epilepsia，2013，54 Suppl 6：28-29.

[8] Leitinger M，Beniczky S，Rohracher A，et al. Salzburg Consensus Criteria for Non-Convulsive Status Epilepticus—approach to clinical application. Epilepsy Behav，2015，49：158-163.

[9] Hirsch LJ，Brenner RP，Drislane FW，et al. The ACNS subcommittee on research terminology for continuous EEG monitoring：proposed standardized terminology for rhythmic and periodic EEG patterns encountered in critically ill patients. J Clin Neurophysiol，2005，22（2）：128-135.

[10] Hirsch LJ，LaRoche SM，Gaspard N，et al. American Clinical Neurophysiology Society's Standardized Critical Care EEG Terminology：2012 version. J Clin Neurophysiol，2013，30（1）：1-27.

（王　乐　杨　方　江　文）

第十一章　代谢及中毒性脑病

第一节　肝性脑病

肝性脑病（hepatic encephalopathy，HE）是由于急、慢性肝功能严重障碍或门静脉-体循环分流异常所致，以代谢紊乱为基础的一种神经精神异常综合征。其主要临床表现为人格改变、行为异常、扑翼样震颤，严重时甚至出现意识障碍、死亡。由于该病症状轻重程度不一，临床诊断较为困难。60余年前，临床医生已开始运用EEG对HE进行分级评估。现今，EEG已广泛用于HE早期诊断、疗效观察以及预后判断[1]。

一、病理生理

肝功能严重损害，不能清除血液中毒性代谢产物，或门静脉分流后，毒性代谢产物不经肝直接进入体循环，引起脑内代谢紊乱。HE的发病机制至今尚未完全阐明，目前仍以氨中毒学说为核心。此外，其他学说如炎症介质学说、氨基酸失衡学说和假性神经递质学说、γ-氨基丁酸/苯二氮䓬复合受体假说、锰中毒学说、脑干网状系统功能紊乱等学说也日益受到重视[2-4]。

二、临床表现

HE包括从轻度精神、神经症状到深昏迷的整个过程。常见于急性或亚急性肝坏死（重型病毒性肝炎、中毒等）、肝硬化、肝癌晚期，及部分门体分流术后的患者。临床上，HE有多种分类方法，2018年中国肝硬化肝性脑病诊疗指南建议按疾病严重程度分为：无HE、轻微型HE（minimal HE，MHE）、HE 1～4级（表11-1）[2]。

表 11-1　HE 的分级、症状及体征

修订的HE分级标准	神经精神学症状（即认知功能表现）	神经系统体征及神经心理测试
无HE	正常	神经系统体征正常，神经心理测试正常
MHE	潜在HE，没有能觉察的人格或行为变化	神经系统体征正常，但神经心理测试异常
HE1级	存在轻微临床征象，如轻微认知障碍、注意力下降、睡眠障碍（失眠、睡眠倒错），欣快或抑郁	扑翼样震颤可引出，神经心理测试异常
HE2级	明显的行为和性格变化，嗜睡或冷漠，轻微的定向力异常（时间、定向），计算能力下降，运动障碍，言语不清	扑翼样震颤可引出，不需要做神经心理测试
HE3级	明显定向力障碍（时间、空间定向），行为异常，仅有应答	扑翼样震颤通常无法引出，肌张力增高、腱反射增高或亢进、踝阵挛，不需要做神经心理测试
HE4级	昏迷（对言语和外界刺激无反应）	对疼痛刺激无反应，反射消失，不需要做神经心理测试

三、辅助检查

1. EEG

EEG 作为一种重要的神经电生理方法，能够为意识状态正常的患者提供 HE 证据，并有助于排除其他原因（如药物、非惊厥性癫痫发作等）造成的意识障碍，以及监测随访期间 HE 患者的脑功能变化。既往研究表明肝硬化等慢性肝损伤基础上的 HE 患者中 EEG 异常率为 60%，EEG 异常程度随 HE 的加重而恶化。依据 HE 的不同分期，EEG 的表现有所区别[2-3, 5]：

（1）无 HE 及 MHE 期：EEG 正常或轻微异常，表现为 α 节律正常，或 α 节律不整，调节及调幅差，血氨正常。

（2）HE1 级：EEG 表现为轻-中度弥漫性异常，由 α 波转向 θ 波，α 波慢化或缺如或以全面性 4 ～ 7 Hz 的 θ 节律为主，加有少量 α 波和 δ 波，血氨轻度升高。

（3）HE2 级：EEG 表现与 HE1 级区别不大，以 θ 波占优势，尤其是 4 ～ 5 Hz 慢 θ 波较多出现，夹杂有少量 δ 波，均以额区明显，无 α 波，但可偶见短程、不规则的 8 ～ 9 Hz 的 α 波活动。

（4）HE3 级：EEG 呈中-重度弥漫性异常，额区及颞区由较多量 θ 波转为 δ 波，α 节律消失，在中等波幅 4 ～ 5 Hz θ 波背景和 δ 波背景的 EEG 上出现三相波，典型者在左右两侧同步出现对称性高波幅 δ 波。

（5）HE4 级：EEG 为 δ 波期，浅昏迷时出现的三相波消失，出现全面性不规则高波幅 δ 波，夹有少量 θ 波活动，此时血氨明显升高。

接受肝移植的患者，术后背景活动明显改善，后头部节律增加。有报道，术后 18 个月背景活动恢复到正常水平。

HE 患者的 EEG 虽无特异性改变，但对肝性脑病的治疗及预后评估有重要价值，背景波频率和三相波的变化趋势可敏感地反映临床病程的走向[6]。

2. 影像[7]

（1）肝及颅脑 CT：肝增强 CT 血管重建，可以观察是否存在明显的门-体分流。颅脑 CT 检测本身不能用于 HE 的诊断或分级，但可发现脑水肿，并排除脑血管意外及颅内肿瘤等。

（2）脑结构损伤或改变：弥散张量成像（diffusion tensor imaging，DTI）可显示脑白质结构损伤程度及范围。研究显示，肝硬化 HE 患者 MRI 表现正常的脑白质区，平均弥散度（mean diffusivity，MD）仍可显著增加，且与 HE 分期、血氨及神经生理、神经心理改变程度相关。

（3）功能性磁共振成像（fMRI）：HE 患者的基底节-丘脑-皮质回路受损，功能连接的改变与 HE 患者认知功能的改变有关。

四、治疗及预后[2-3, 8]

（1）一般治疗：去除诱因（如感染、消化道出血、过度利尿、电解质紊乱），控制脑水肿等。

（2）药物治疗：主要为降氨治疗，可酌情使用镇静药物。

（3）营养支持治疗：补充支链氨基酸、微量元素，少食多餐，适度补充蛋白质。

（4）人工肝治疗。

（5）肝移植：内科治疗效果不佳，反复发作的难治性 HE 伴有肝衰竭，是肝移植的指征。随着病程进展，如 EEG 出现 δ 波活动，提示肝性脑病严重，预后不良可能性大。

病例 1

【简要病史】女性，63 岁，主因意识障碍 2 天于 2019 年 8 月 17 日入院。既往“肝硬化失代偿期”4 年。患者于 2 天前无明显诱因出现反应迟钝，伴恶心、呕吐（非喷射性，呕吐物为胃内容物），之后意识障碍逐渐加重，1 天前仅呼之能睁眼、不能应答，伴呕吐、小便失禁，至我院就诊，查血浆氨：168 μmol/L（正常范围：18 ～ 72 μmol/L）；头颅 MRI：未见明显异常，收入我科 N-ICU。入院后完善检查后诊断为“肝性脑病"，给予降血氨、保肝治疗，辅以脱水降颅压、抗感染、营养支持治疗，患者病情好转出院。

【EEG】监测期间 EEG 可见 1/s 的全面性周期性三相波（图 11-1）。

【治疗及预后】给予盐酸精氨酸注射液、乳果糖口服溶液、门冬氨酸鸟氨酸、复合维生素，并辅助给予脱水降颅压、抗感染、营养支持治疗，患者病情好转出院，出院时意识呈嗜睡状，问答切题，言语含糊，mRS 4 分。

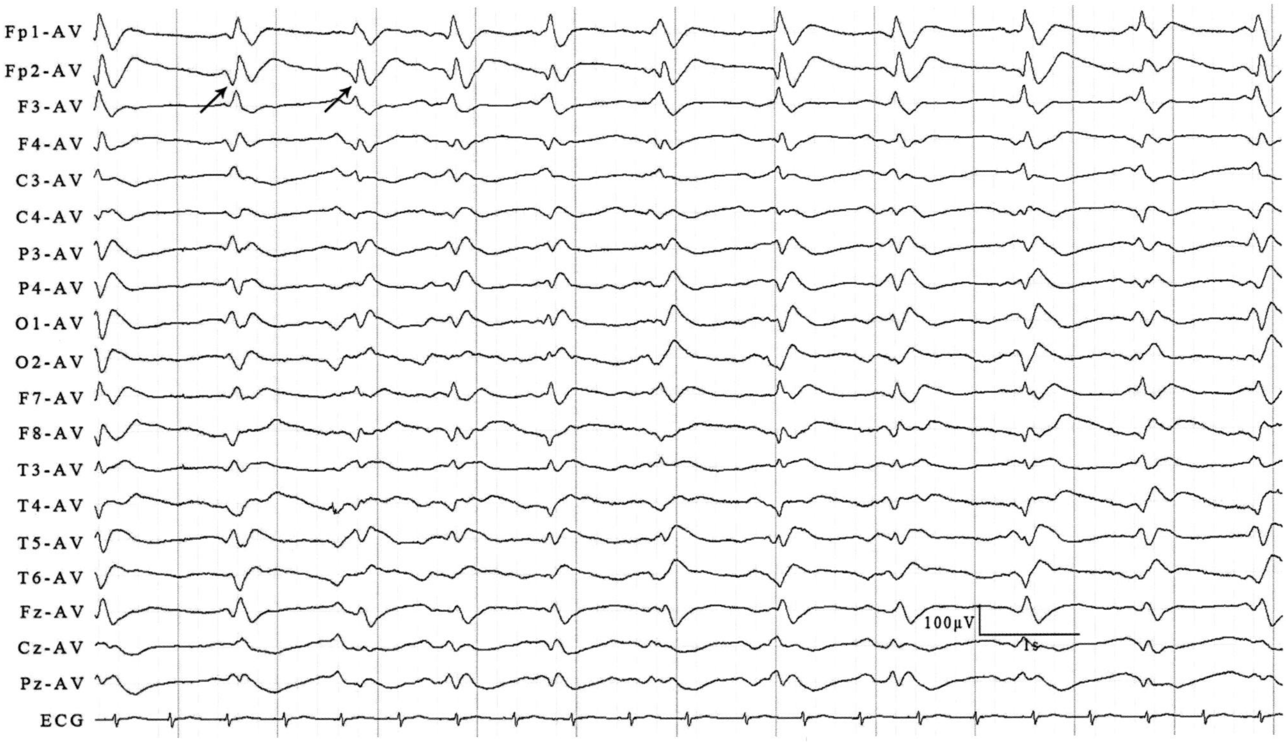

图 11-1 EEG 示 1/s 全面性周期性三相波（箭头示）

第二节 肾性脑病

肾性脑病是指由各种肾脏疾病所致肾衰竭引起的神经、精神功能障碍的一组疾病，亦称为尿毒症脑病。临床症状个体差异大，且具有显著波动性。随着尿毒症病程及透析时间的延长，该病的发病率明显升高。

一、临床表现

（1）精神症状：特点是症状多变、有波动、内容丰富、情感障碍突出，部分症状可在透析后改善，表现为困倦、淡漠、易激惹、记忆力及感知力下降等，随着肾功能的恶化，精神症状逐渐加重。

（2）意识障碍、癫痫发作、不自主运动。

（3）头痛、脑膜刺激征及颅神经、脑干损害症状。

（4）自主神经功能障碍：如皮肤划痕症、括约肌功能障碍、唾液分泌减少、心律失常、皮肤苍白等症状。

（5）尿毒症时还可出现偏瘫、感觉异常、共济失调等神经症状[9-10]。

二、辅助检查

1. 影像学

CT 和 MRI 显示脑沟裂增宽、脑室扩大、脑萎缩等，部分患者可继发腔隙性脑梗死、脑出血。

2. EEG

轻症者 EEG 可见背景活动频率减慢和节律性慢波活动；病情严重时甚至出现周期性放电或慢波活动，伴癫痫发作及弥漫性 θ 和 δ 波活动；癫痫性放电可表现为棘波、尖波、棘慢复合波，亦可出现三相波[5]。

三、治疗及预后

（1）透析是治疗肾性脑病的有效措施，经透析治疗仍难以恢复或恢复缓慢的患者，进行肾移植常能收到良好效果。

（2）应用抗癫痫药物控制癫痫发作，应用谷维素及 B 族维生素改善自主神经功能障碍。

（3）纠正肾衰竭并发的低血压、低血容量、水电解质紊乱等内环境紊乱。肾性脑病多出现于急、慢性肾脏疾病所致的肾衰竭之后，故积极采取措施控制原发病可减少其发生率。早期正确有效的透析、肾移植可逆转其临床症状，降低死亡率[9-10]。

病例 2

【简要病史】女性，26 岁，主因肾移植术后 1 年，发作性四肢抽搐、意识不清 3 个月于 2020 年 3 月 24 日入院。患者 1 年前因“慢性肾功能不全（尿毒症期）”于我院行“肾移植术”，术后恢复良好。3 个月前患者出现进行性少尿，血肌酐逐渐升高，发现移植肾失功能，恢复规律血液透析治疗，其间出现发作性四肢抽搐、意识不清，持续约 3 min 后缓解，3 个月来共发作 7 次。

【EEG】清醒期可见枕区以 α 节律为主调，调节、调幅欠佳，各导联可见稍多量 β 波活动（图 11-2）。可见前额、额及前、中颞导联为著较多量阵发性中-高幅 2 ～ 5 Hz 慢波活动或节律（δ 波为主）（图 11-3），睡眠期仍可见前头部导联为著阵发性 θ 、δ 波活动（图 11-4）。

【治疗及预后】该患者诊断为肾性脑病，继续规律血液透析治疗原发病，并予以左乙拉西坦 0.5 g 2 次 / 日抗癫痫治疗，服药后发作频率较前减少。

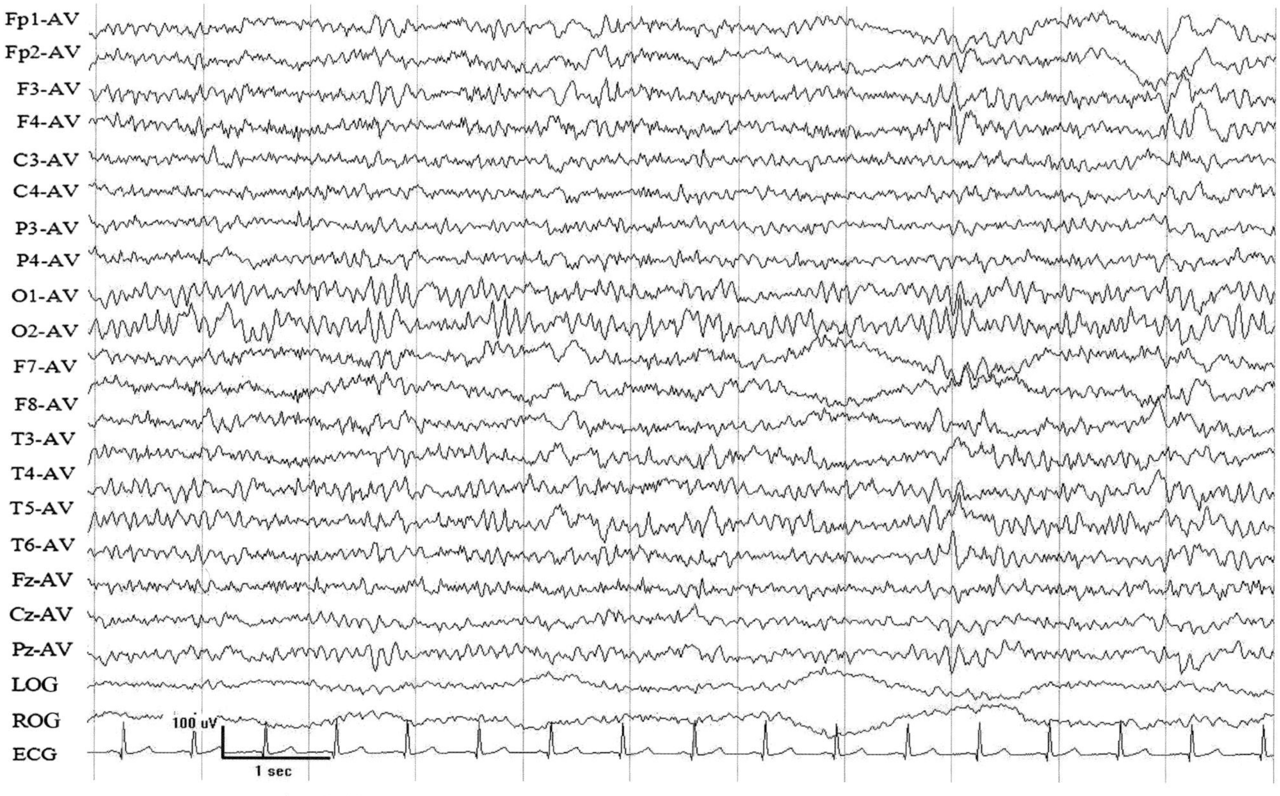

图 11-2　清醒期枕区以 α 节律为主调，调节、调幅欠佳，各导联可见稍多量 β 波活动

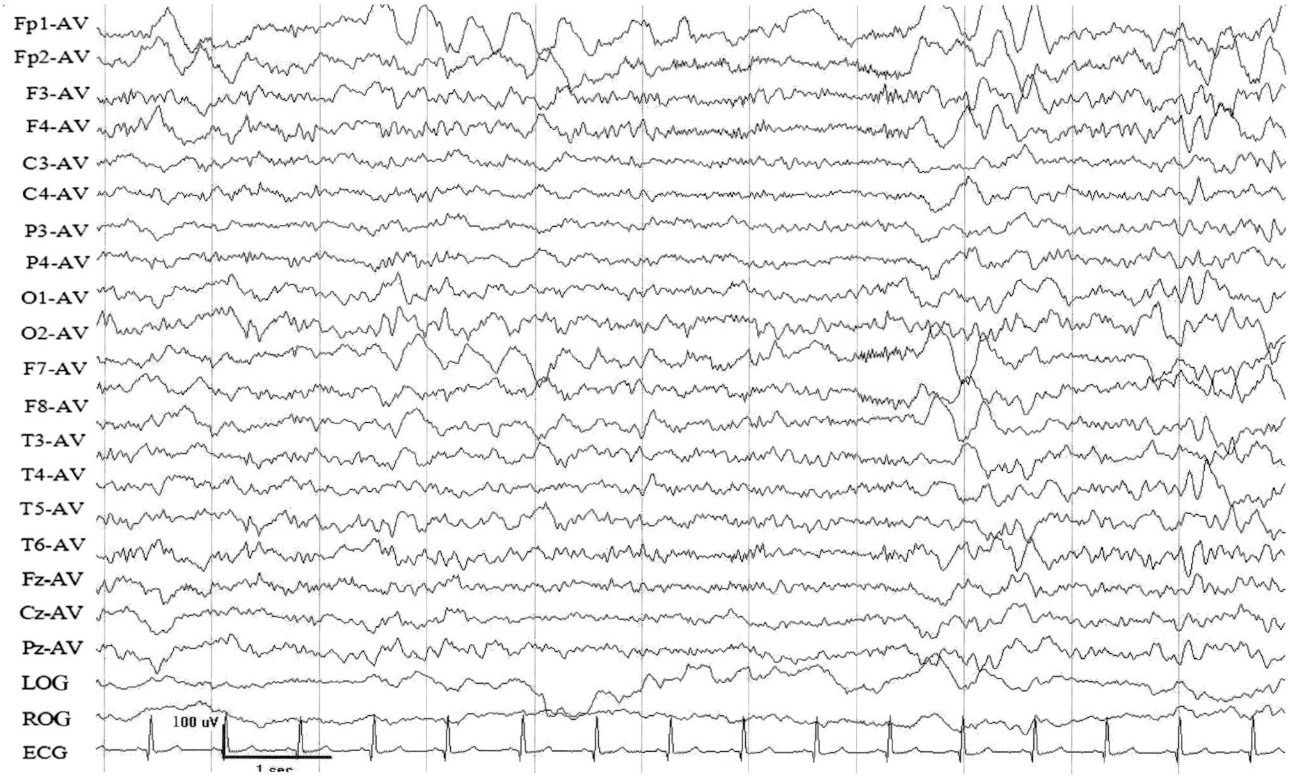

图 11-3 清醒期前头部导联为著阵发性中-高波幅 θ、δ 波活动

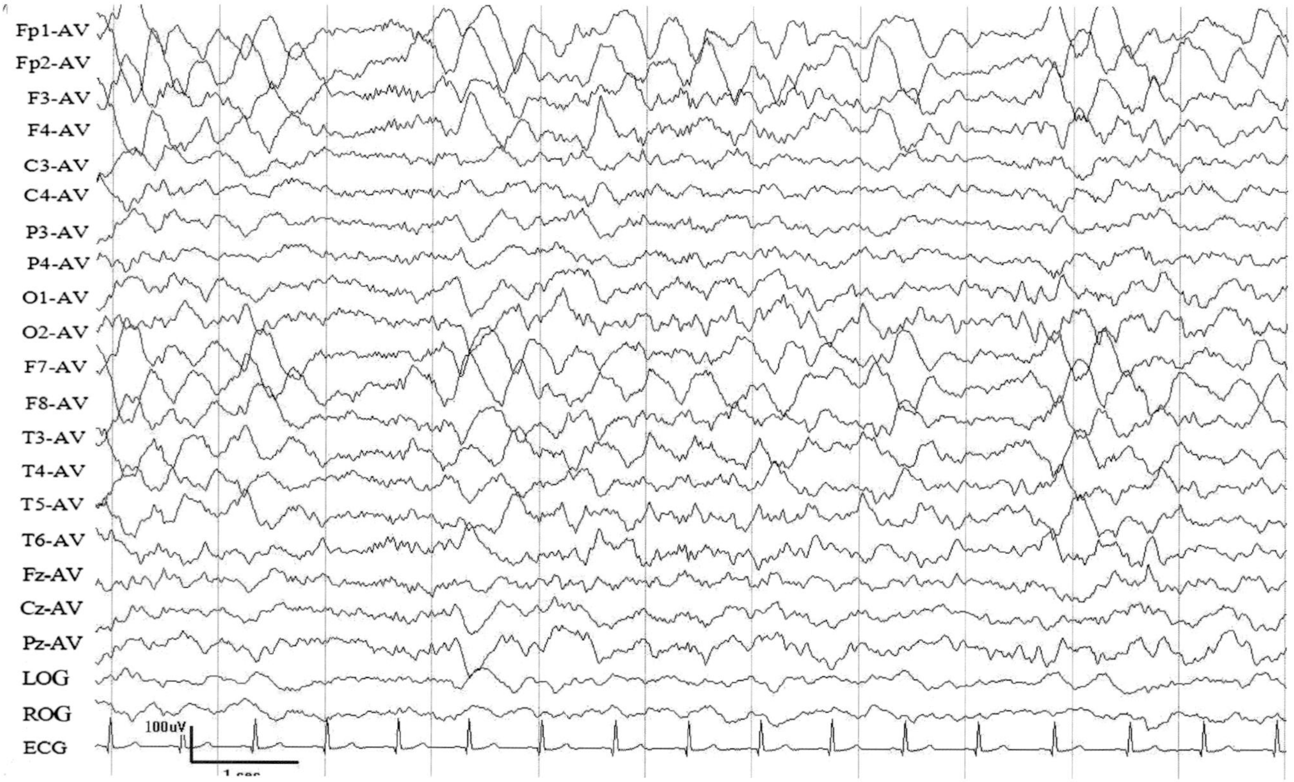

图 11-4 睡眠期前头部导联为著阵发性中-高波幅 θ、δ 波活动

【小结】当肾衰竭患者出现精神异常、意识障碍或癫痫发作时，应考虑是否存在肾性脑病。该病的诊断依据病史、临床表现、实验室检查和 EEG 监测等综合分析，尤其对于伴有精神异常和意识障碍的患者，EEG 监测可将其与非惊厥性发作或非惊厥性癫痫持续状态相鉴别，对后续治疗具有重要意义。

第三节　肺性脑病

肺性脑病（pulmonary encephalopathy，PE）是指由于各种原因引起的肺通气和（或）换气功能严重障碍，导致低氧血症及高碳酸血症，从而出现神经精神障碍的一组综合征[11]。

一、病理生理

肺性脑病与呼吸衰竭密切相关，80% 以上伴有Ⅱ型呼吸衰竭，$PaCO_2$ 明显升高、大量 H^+ 产生均可引起 pH 降低，导致呼吸性酸中毒。酸中毒、缺氧可直接抑制大脑皮质功能，降低皮质兴奋性；使 γ - 氨基丁酸（GABA）生成增多导致中枢抑制；使脑血管扩张，损伤血管内皮，使血管通透性增加进而引起间质水肿，严重低氧可抑制三羧酸循环、氧化磷酸化及有关酶的活动，产生乳酸和无机磷，引起代谢性酸中毒。由于能量不足及钠泵功能障碍，还可造成细胞内酸中毒、高钾血症及低钠血症等[11-12]。

二、临床表现

肺性脑病分为三型：①轻型：神志恍惚、淡漠、嗜睡、精神异常或兴奋多语，无神经系统异常体征。②中型：浅昏迷、谵妄、躁动和肌肉轻度抽动，语无伦次，对各种反应迟钝，瞳孔对光反射迟缓，无上消化道出血或弥散性血管内凝血（DIC）等并发症。③重型：昏迷或出现癫痫样抽搐，对各种刺激无反应，反射消失或出现病理反射，瞳孔扩大或缩小，可合并上消化道出血、DIC 或休克等。

三、辅助检查[11，13]

1. 影像学

有明显神经局灶症状的患者，头颅 CT 及 MRI 检查有助于判断脑损害的部位、性质和程度。

2. EEG[5，14-15]

肺性脑病患者 EEG 均有不同程度的弥漫性异常，EEG 异常程度与脑缺氧的严重程度一致。按照临床分型不同，EEG 的表现有所不同：①轻型：主要表现为生理性 α 节律减少，出现少量弥漫性 θ 波。②中型：表现为 α 节律基本消失，各导联呈弥漫性 θ 波并有短程 θ 节律或少量 δ 活动。③重型：表现为各导联弥漫性高幅 θ、δ 波及短至长程 δ 节律，EEG 亦可见周期性三相波，少数有痫性发作者可见尖波、棘波和棘慢复合波等。

四、诊断[11，13]

（1）有慢性肺部疾病伴呼吸功能衰竭，出现青紫、明显发绀等缺氧和二氧化碳潴留等临床表现。

（2）有意识障碍、精神症状、神经症状和某些神经系统体征。

（3）可以排除其他原因引起的神经精神障碍，如酒精中毒、癔症等。

（4）血气分析支持肺功能不全和高碳酸血症等，如 $PaCO_2$ 升高、pH 降低，或 $PaCO_2$ 相对降低、HCO_3^- 增高，或 CO_2 结合力、标准碳酸氢盐（SB）和碱剩余（BE）显著升高而 pH 相对增高或正常。

根据上述四项即可做出诊断，前 3 项是诊断肺性脑病的主要临床标准。

五、治疗及预后

该病的治疗方案主要为积极治疗原发病、改善缺氧、纠正酸碱失衡及电解质紊乱等[11，13]。肺性脑病的预后与出现的并发症密切相关，肺性脑病的常见并发症包括：心力衰竭、肝功能减退、肾功能减退、上消化道出血、DIC、休克及肺水肿等，其中上消化道出血、休克、DIC、肺水肿等并发症的病死率最高，预防这些并发症是减少肺性脑病病死率的关键。重型肺性脑病 pH $\leqslant$ 7.30 者病死率较高[16]。

第四节　低血糖性脑病

低血糖是一组多种病因引起的以血糖浓度过低、临床上以交感神经兴奋和脑细胞缺糖为主要特点的综合征。根据美国糖尿病学会、加拿大糖尿病学会和欧洲药品管理局对低血糖最新的诊断标准，血糖水平≤ 3.9 mmol/L（70 mg/dl）即可诊断低血糖。脑组织几乎无能量储备，脑内唯一的能量来源为葡萄糖。当血糖水平降低时，神经元的正常活动即不能维持。低血糖所致脑功能障碍也称为神经低血糖症状、低血糖性脑病，是大脑缺乏足够葡萄糖供应时功能失调的一种表现[17]。

一、临床表现

（1）交感神经兴奋症状，表现为紧张、饥饿、软弱无力、四肢发冷、颤抖、大汗、面色苍白、心悸、恶心、呕吐等。

（2）脑部缺氧症状，表现为头痛、头晕、记忆力下降、精神行为异常（恐惧、慌乱、幻觉、躁狂等），可有阵挛性、舞蹈性、幼稚性动作，亦可出现癫痫发作或意识障碍[17-18]。

二、辅助检查

1. 影像学

MRI 平扫主要表现为受累部位片状等或稍长 T1、长 T2 异常信号影，FLAIR 序列高信号，DWI 高信号，ADC 低信号，病变最易累及的部位是大脑皮质、胼胝体、基底节和海马。

2. EEG

低血糖发作时有明确的非特异性 EEG 改变，主要表现为弥漫性慢波活动；严重时可表现为爆发-抑制甚至短暂的电静息；癫痫发作者可伴有不同程度的癫痫样放电。及时进食或静脉注射葡萄糖，EEG 可很快恢复正常。若长期低血糖状态导致不可逆脑损伤，则短期内 EEG 恢复不明显[17, 5]。

三、治疗及预后

（1）解除神经缺糖症状：首选葡萄糖，轻症口服，重症静脉给药；亦可用胰升血糖素，但用药后必须进食或静脉补充葡萄糖；若血糖已维持在 11 mmol/L 水平一段时间但患者意识仍未恢复，可考虑给予糖皮质激素。

（2）及时明确病因或诱因，对因治疗。

（3）饮食调整：少量多餐，多进低糖、高蛋白和高脂饮食，以减少对胰岛素分泌的刺激作用。

轻症低血糖性脑病给予葡萄糖后症状可很快恢复正常；若脑组织长期处于严重低血糖状态则不易恢复，症状好转后常遗留认知障碍、精神失常或性格改变等[18-19]。

病例 3

【简要病史】女性，43 岁，主因发作性精神行为异常 4 个月于 2016 年 2 月 18 日就诊。患者于 4 个月前早晨睡眠中醒来，突发胡言乱语、大声哭闹，持续约半小时后入睡，醒后如常，自诉发作时意识清楚，但不能控制异常行为。上述症状共发作 7 次。既往无糖尿病病史。

【EEG】发作间期大致正常脑电图（图 11-5）。EEG 监测次日晨 8 时左右，患者出现精神行为异常，表现为莫名大哭，呼喊家人，答非所问，EEG 表现为背景节律明显减慢，前头部导联可见阵发性 2 ～ 3 Hz 高波幅慢波节律发放，持续 2 ～ 5 s 不等（图 11-6），之后各导联慢波逐渐增多（图 11-7），测即刻指尖血糖 1.8 mmol/L，抽取静脉血检测血糖（后静脉血糖回报：1.6 mmol/L），并立即给予 10% 葡萄糖溶液静脉推注，之后 EEG 慢波逐渐减少，α 波背景逐渐出现（图 11-8），患者情绪逐渐平复，约 10 min 后症状完全

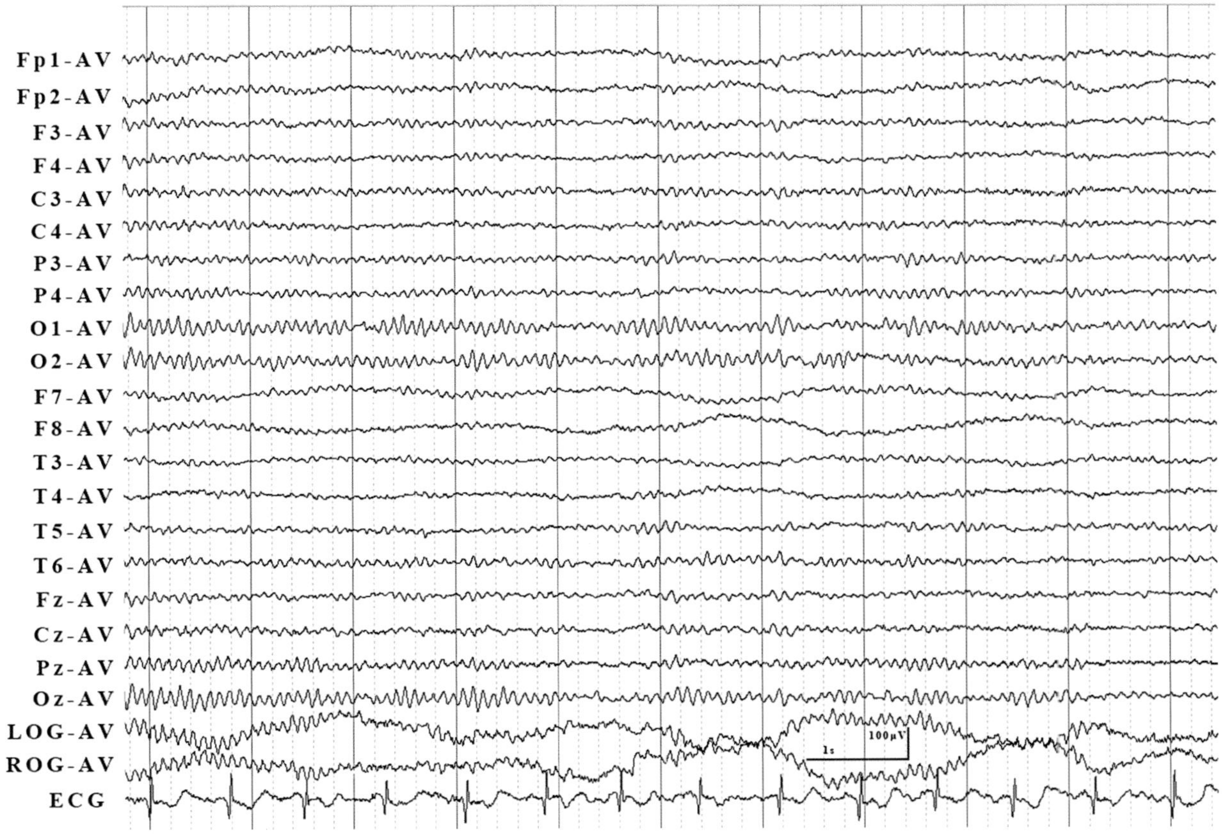

图 11-5　清醒期 α 节律背景，枕区优势

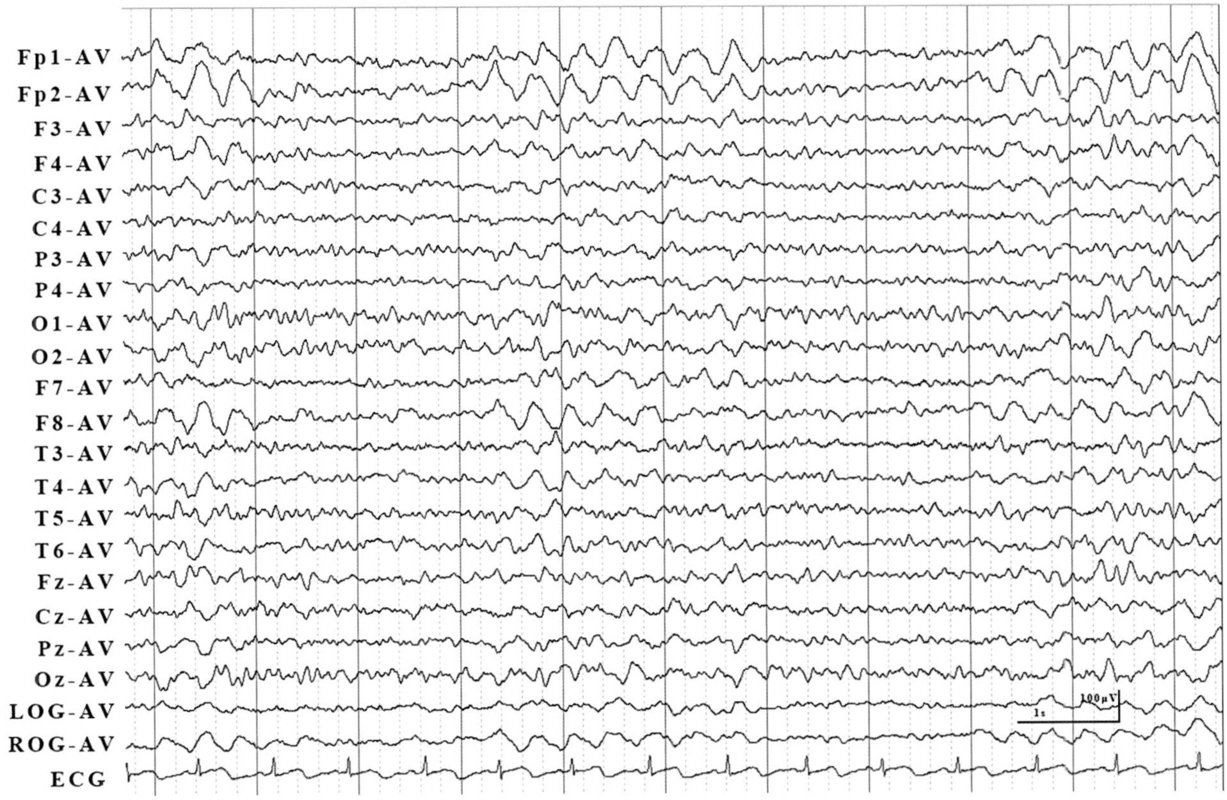

图 11-6　症状出现，背景节律变慢

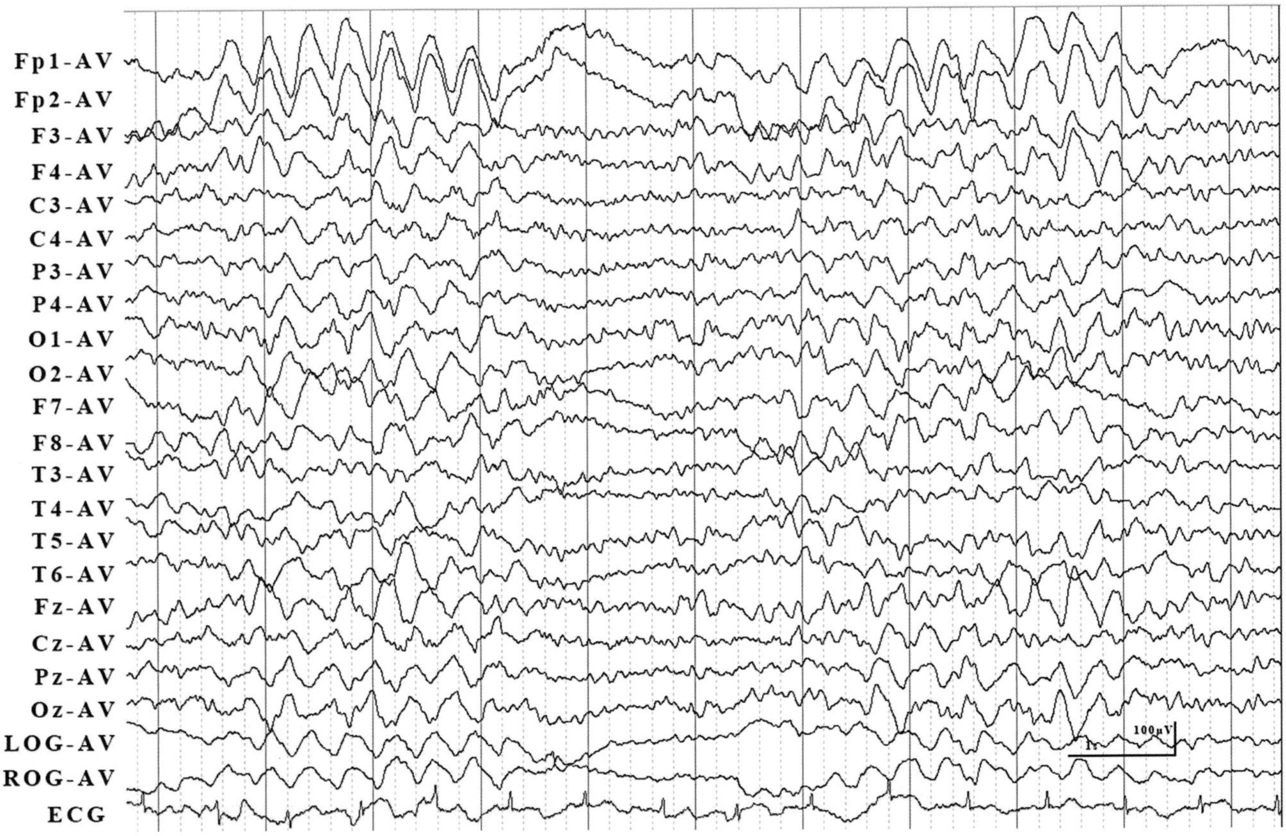

图 11-7 各导联慢波显著增多、波幅增高

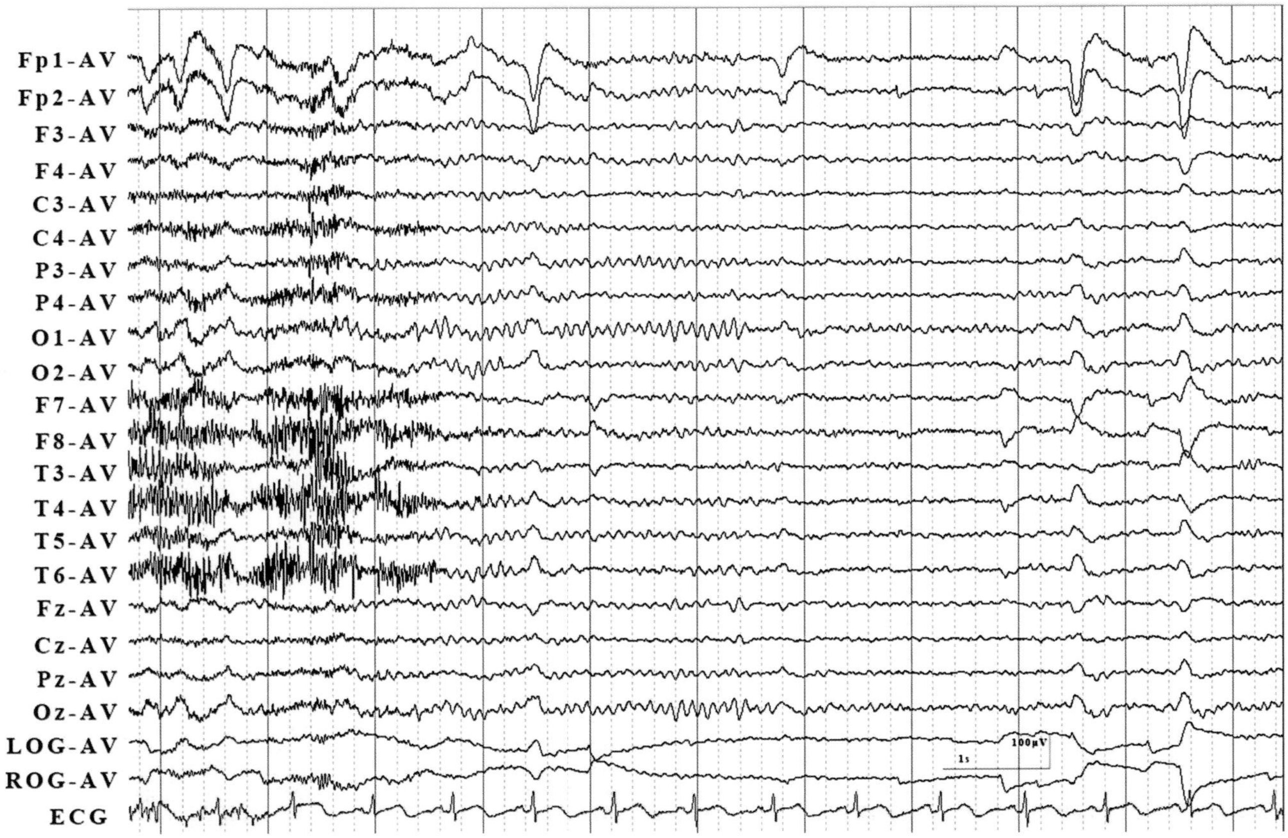

图 11-8 静脉推注葡萄糖溶液后，慢波逐渐减少，α 波背景逐渐出现

消失，EEG 逐渐恢复清醒正常 α 波背景（图 11-9），测即刻指尖血糖 4.9 mmol/L，并抽取静脉血检测血糖，后静脉血糖回报：4.6 mmol/L。

【治疗及预后】该患者诊断为低血糖性脑病，嘱患者规律进食早餐，并尽早行病因学检查。

【小结】持续时间较长的发作性精神行为异常，尤其是早晨出现的发作性精神行为异常除了与癫痫发作（尤其是 NCSE）、PNES 鉴别外，还需考虑低血糖性脑病的可能性。长程 EEG 监测是鉴别此类发作性疾病的重要手段，特别是监测到发作期 EEG 对此类发作性疾病有着决定性意义。

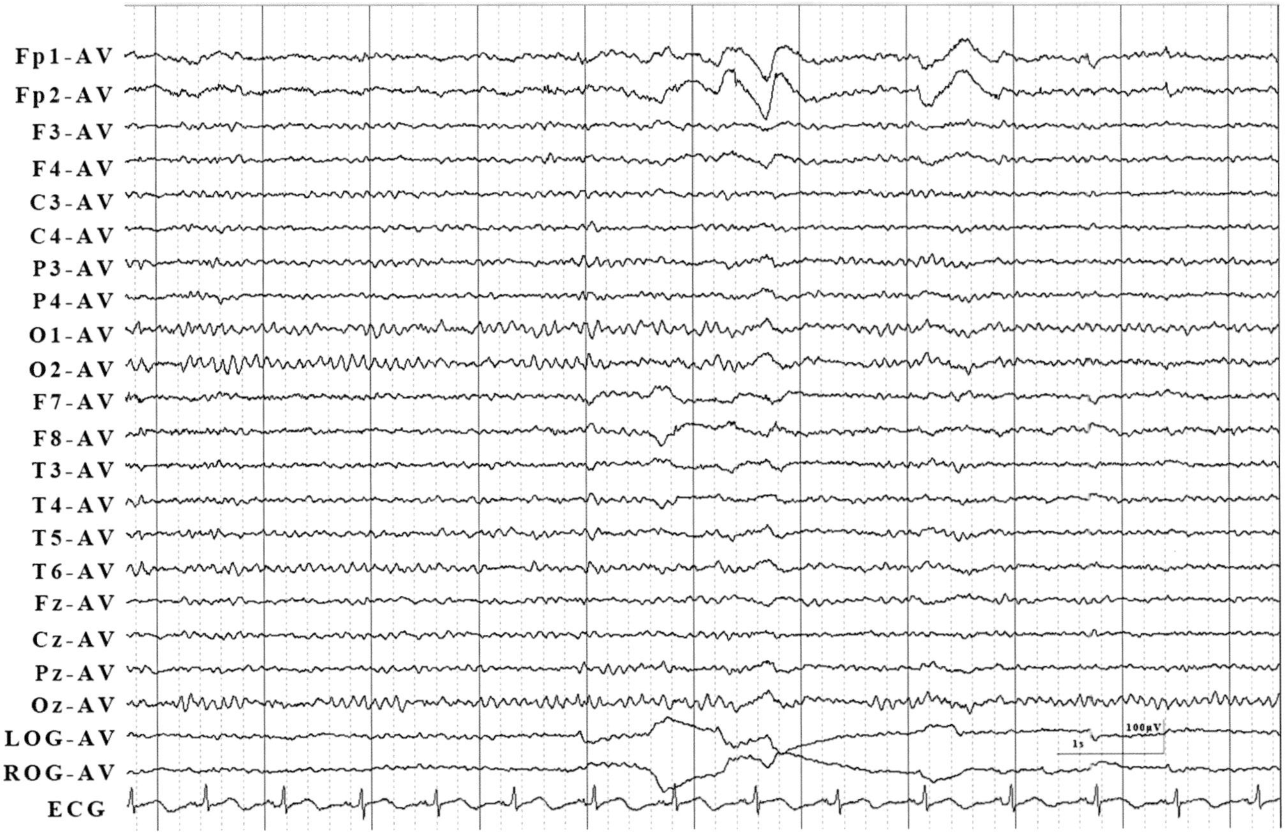

图 11-9　10 min 后，EEG 逐渐恢复清醒正常 α 节律背景

第五节　桥本脑病

桥本脑病是一种与抗甲状腺过氧化物酶抗体和抗甲状腺球蛋白抗体增高相关的自身免疫性脑病，多见于中年女性。

一、临床表现

该病的临床表现主要有两种类型：一种是以卒中样发作为表现的血管炎型，表现为震颤、共济失调、失语、肌阵挛、癫痫发作，一般仅有轻度的认知功能障碍；另一种是以进行性痴呆、幻觉妄想、记忆力减退、注意力不集中、定向障碍、行为异常为主要特点[20]。

二、辅助检查

该病的 EEG 呈现轻-重度全面性、一侧性或局灶性慢波、节律性 δ 活动，也可出现癫痫样放电、三相波及光阵发性反应。激素治疗后，EEG 及临床症状均可改善，临床症状复发时，EEG 亦出现相应异常[5]。

头颅 CT 及 MRI 出现异常者占一半左右，可见皮质和（或）皮质下非特异性改变，亦有报道双侧海马、颞叶内侧呈边缘系统脑炎样改变、小脑病变，SPECT 表现为脑低灌注及低代谢改变[20]。

三、治疗及预后

糖皮质激素是桥本脑病的首选治疗药物，通常用甲泼尼龙冲击治疗，也可选用地塞米松等其他糖皮质激素。单纯选用甲状腺素治疗目前争议较大，但若联合使用左甲状腺素及激素治疗，效果显著提高。此外，其他形式的免疫调节治疗（如静脉注射免疫球蛋白及血浆置换）、免疫抑制治疗（如环磷酰胺、甲氨蝶呤）等亦有文献报道。约一半患者在停用激素后会复发，再用激素后症状又可缓解，但本病长期预后较好[20-21]。

病例 4

【简要病史】男性，56 岁，主因发作性行为异常 1 年，双下肢无力半年于 2018 年 4 月 7 日入院。患者 1 年前无明显诱因出现发作性行为异常，胡言乱语，症状持续 1 天左右，每月发作 1 次，头颅 MRI 检查未见明显异常。半年前逐渐出现双下肢无力，伴僵硬，活动笨拙，偶有双上肢不自主抖动。1 周前于晚间突然出现精神行为异常，表现为将裤子穿在头上、随地小便、打骂他人等。入院后查意识间断模糊，言语错乱，查体不合作。

【EEG】清醒期各导联以弥漫性中–高波幅 2～3 Hz δ 节律为主，期间可见少量 4～5 Hz θ 波活动，未见明确 α 波，左侧前额、额、前颞、中线额导联可见较多量单发尖慢复合波、三相波发放（图 11-10，图 11-11）。

视频脑电监测过程中患者持续存在精神行为异常，意识模糊，言语错乱，考虑“非惊厥性癫痫持续状态”可能，即给予地西泮注射液 10 mg 静脉推注（图 11-12），约 3 min 后 EEG 可见脑波频率增快至 4～5 Hz θ 节律，波幅较前减低（图 11-13）；约 6 min 后患者逐渐入睡，EEG 背景为睡眠期脑电（图 11-14）；1 h 后患者转醒，EEG 再次转为中–高幅 δ 节律背景（图 11-15），醒后患者精神行为异常持续存在。

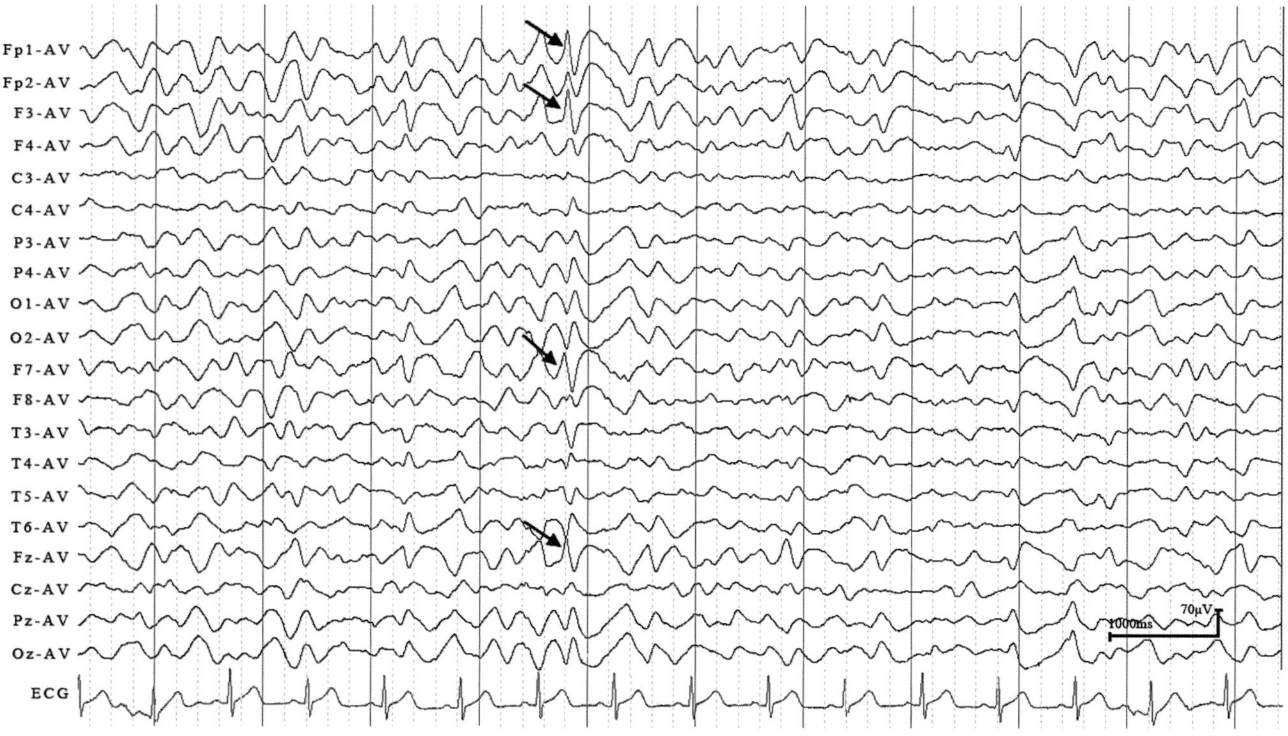

图 11-10 清醒背景，前额、额、前颞、中线额导联尖慢复合波（箭头）

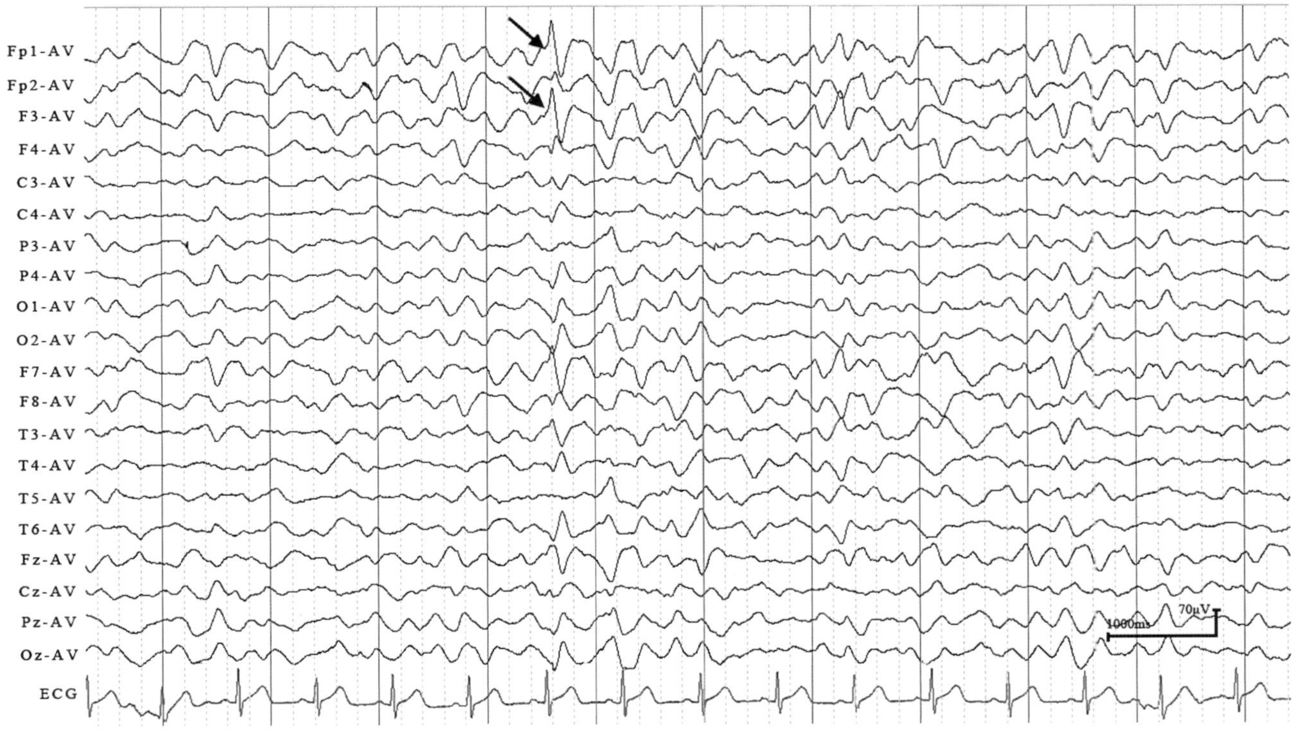

图 11-11 清醒背景，左侧前额、额、前颞导联单发三相波（箭头）

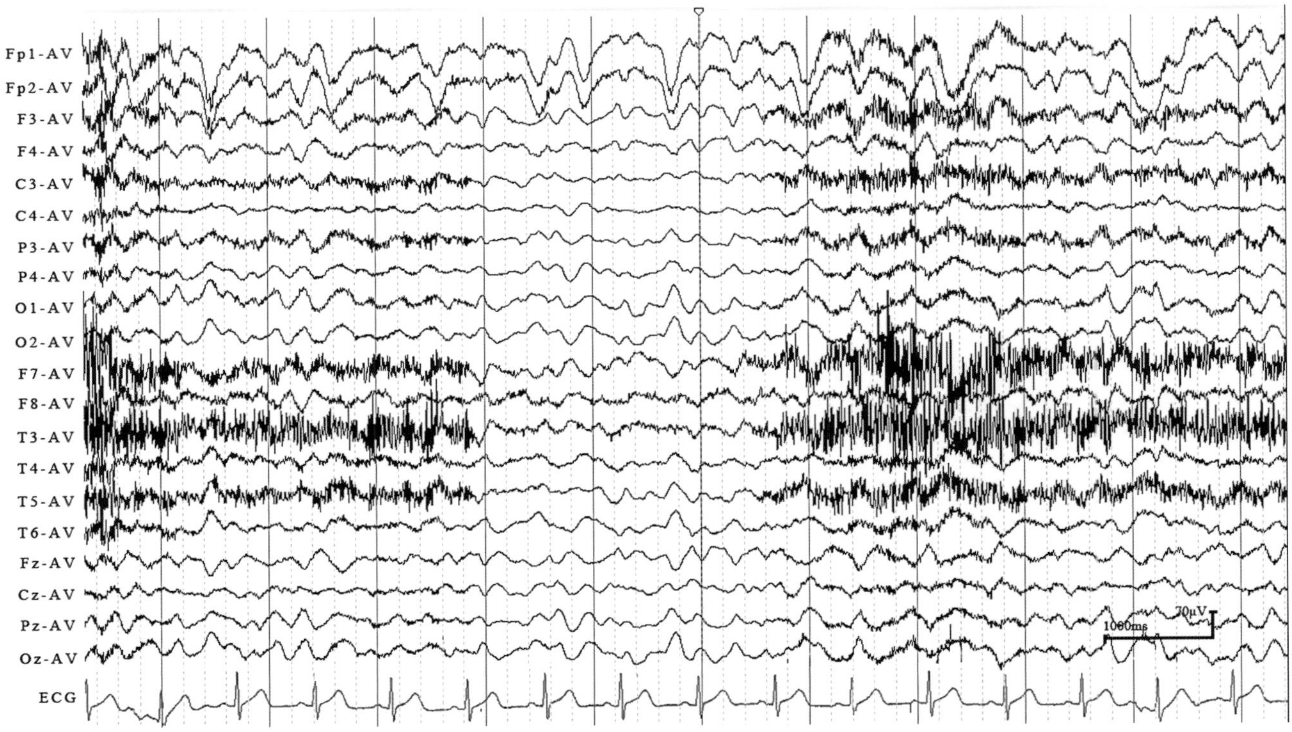

图 11-12 给予地西泮 10 mg

【治疗及预后】根据 EEG 监测及处置后患者 EEG 表现，排除非惊厥性癫痫持续状态。进一步检查甲状腺功能：游离甲状腺素 9.64 pmol/L（正常值 11.5 ～ 22.7 pmol/L），总甲状腺素 50.50 nmol/L（正常值 58.1 ～ 162.5 nmol/L），促甲状腺激素 10.19 μIU/ml（正常值 0.35 ～ 5.5 μIU/ml），甲状腺过氧化物酶抗体

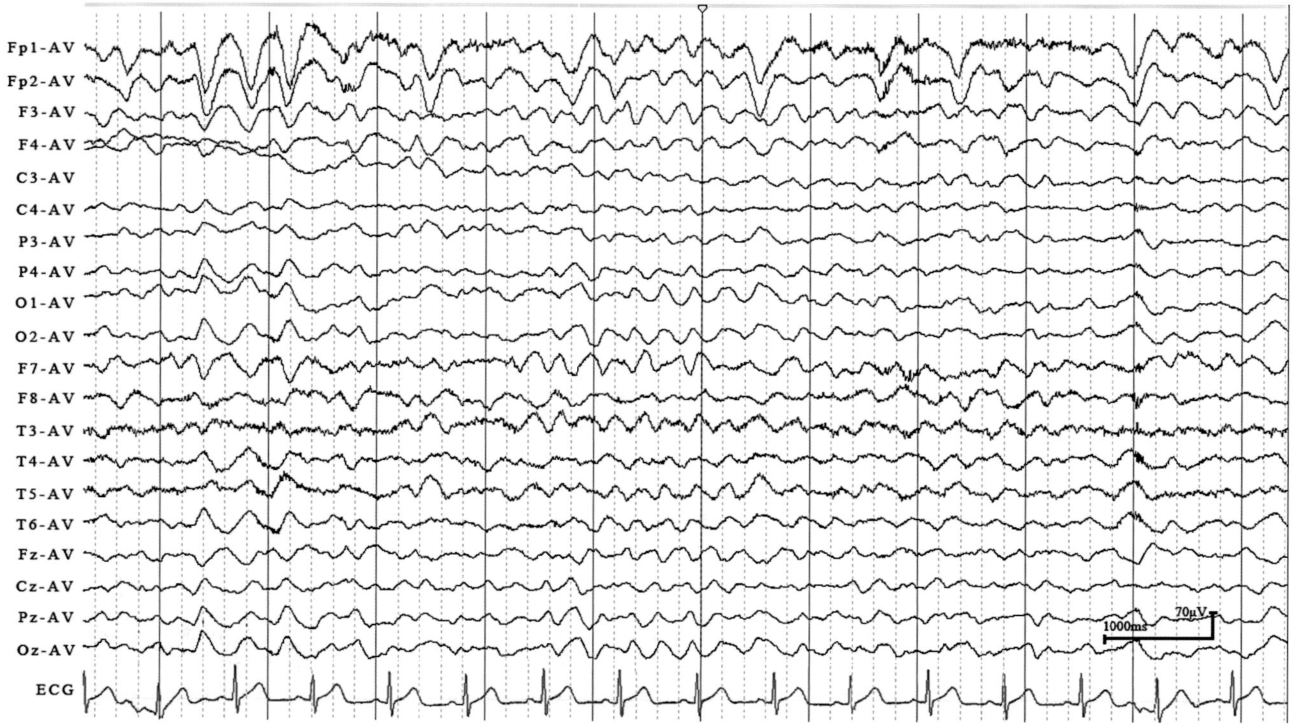

图 11-13 给予地西泮 3 min 后，4 ～ 5 Hz θ 节律

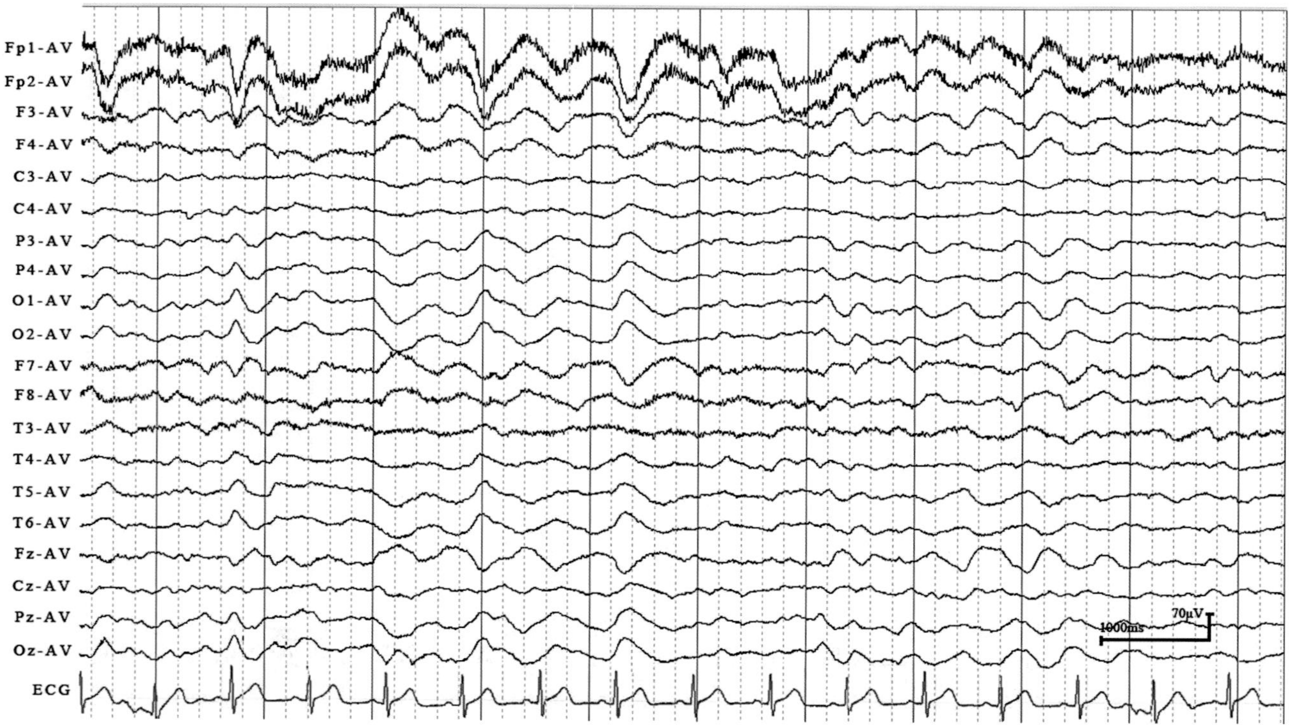

图 11-14 给予地西泮 6 min 后慢波节律

＞ 1300.00 U/ml（正常值 0 ～ 78 U/ml），甲状腺球蛋白抗体＞ 500.00 U/ml（正常值 0 ～ 60 U/ml）。甲状腺超声：甲状腺大小正常，质不均，右叶实性结节，考虑良性。考虑为桥本脑病，给予地塞米松静滴及左甲状腺素口服治疗 2 周，患者精神症状缓解，能准确辨认家人，应答切题，双下肢肌力、肌张力均较前改善，出院时可拄拐独立行走。

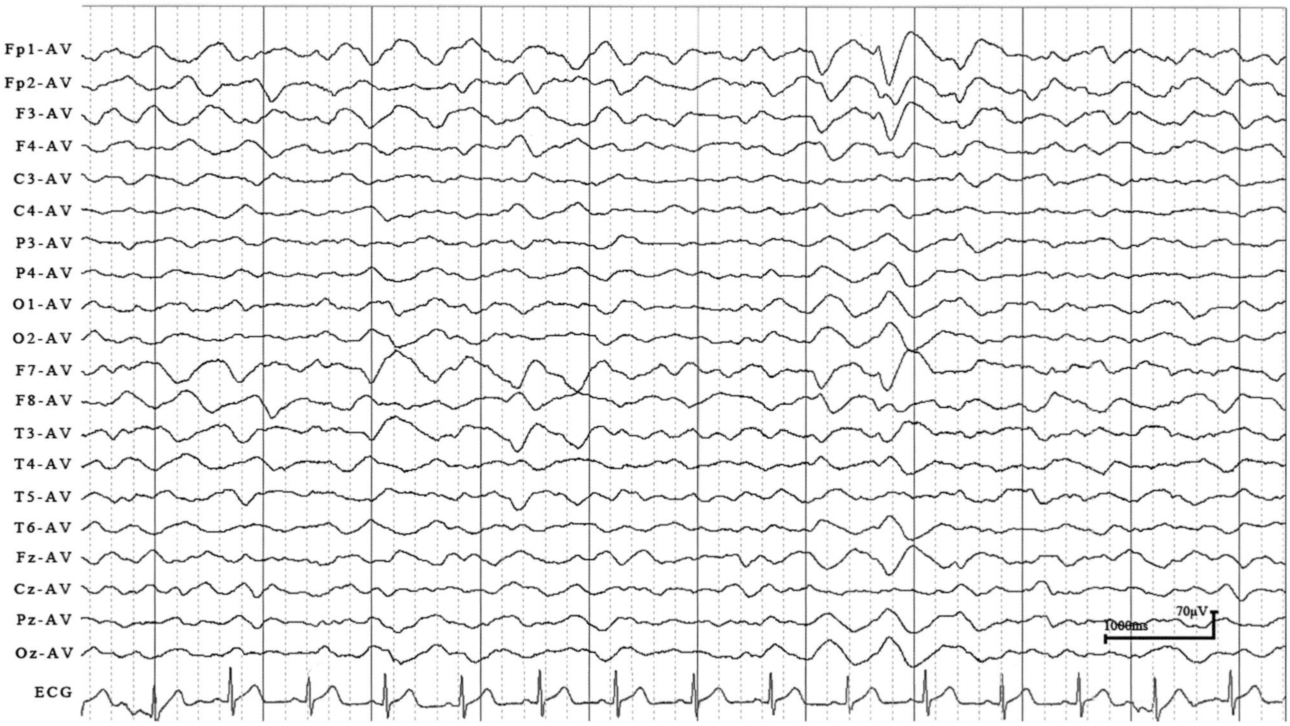

图 11-15 给予地西泮 1 h 后恢复背景节律

【小结】桥本脑病临床表现复杂多样，多表现为认知功能障碍、精神异常、昏迷、癫痫等症状，易误诊为 NCSE，因此 EEG 监测结合实验室甲功检查是诊断该病的重要手段。

第六节 中毒性脑病

中毒性脑病是毒物引起的中枢神经系统器质性病变或功能性异常，可出现多种脑病的临床表现。引起中毒性脑病的毒物种类很多，致病机制亦有所差异，因此，中毒性脑病患者的临床表现、辅助检查结果及治疗等方面不尽相同。本节主要介绍两种常见的中毒性脑病——1,2- 二氯乙烷中毒性脑病和一氧化碳中毒性脑病。

1,2- 二氯乙烷中毒性脑病

1,2- 二氯乙烷（1,2-dichloroethane，1,2-DCE）是一种卤代烃类化合物，属高毒物质，在室温下为无色的液体，为工业上广泛使用的有机溶剂之一。该化学物质产量高，毒性大，应用范围广泛，接触人数众多，可对中枢神经、呼吸、消化及泌尿系统等造成不同程度损害，尤以中枢神经系统为重。此类患者的 EEG 监测有助于评估脑功能受损情况，指导临床决策，并提供预后相关辅助信息[22]。

一、病理生理

工业生产中，由于防护不足或意外泄漏，可使高浓度 1,2-DCE 蒸汽被大量吸入，导致急性中毒，表现为中枢神经系统抑制症状，呼吸道、消化道刺激症状，并可有中毒性肝脏及肾脏损害。本病具体发病机制尚不明确，潜在机制包括：血脑屏障受损、细胞外液兴奋性氨基酸（excitatory amino acids，EAAs）/ 抑制性氨基酸（inhibitory aminoacids，IAAs）比例失衡、NMDA 受体表达上调、钙超载、自由基蓄积、水通道蛋白 4（aquaporin-4，AQP4）表达上调等[23-25]。

二、临床表现[26-29]

1. 轻度中毒

出现头晕、头痛、乏力等中枢神经系统症状，并具有下列表现之一者：①表情淡漠，记忆力下降，行为异常，步态蹒跚；②轻度意识障碍；③颅脑CT显示双侧脑白质对称性密度减低，或MRI显示双侧脑白质弥漫性异常信号。

2. 中度中毒

在轻度中毒基础上，具有下列表现之一：①中度意识障碍；②癫痫发作（局灶性发作）。

3. 重度中毒

在中度中毒基础上，具有下列表现之一者：①重度意识障碍；②癫痫发作（全面性发作）；③脑功能局灶性受损，表现如小脑性共济失调等。

三、辅助检查[30-31]

1. 影像学

有一定的特征性。头颅CT：弥漫性水肿，双侧基底节、双侧大脑白质密度弥漫性减低，脑沟变浅。头颅MRI：双侧大脑半球白质区、基底节异常信号影，脑沟变浅、双侧侧脑室变小。表现为双侧对称性病变，表现为侧脑室旁白质、半卵圆中心、海马、胼胝体对称性异常信号，弥漫性水肿。

2. EEG

（1）轻度中毒：EEG可以表现为背景 α 波节律减慢；

（2）中度中毒：在 α 波中间杂有少量 δ 波；

（3）重度中毒：各导联弥漫性 θ 或 δ 波，少数可见双侧同步对称性中-高波幅的痫性放电阵发性出现，或各脑区同步对称出现单个或短暂的尖慢或棘慢复合波。EEG还可能出现周期性三相波以及额区间断节律性 δ 活动（frontal intermittent rhythmic delta activity，FIRDA），有的甚至出现NCSE的EEG表现。

3. 心电图

轻度患者可表现为正常心电图；中重度患者表现为不同程度的心律失常，ST-T改变。

四、治疗及预后

由于1,2-DCE在血中的代谢较快，半衰期仅为88 min，且目前无特效的解药，主要为对症支持治疗[26-27]。

（1）对症支持治疗：保持气道通畅、吸氧，应以防止脑水肿为重点，保护肝肾功能。

（2）大剂量糖皮质激素如地塞米松冲击治疗。

（3）伴有癫痫发作者应及时给予抗癫痫治疗。有条件的可以早期给予高压氧治疗，也可以考虑给予血液透析或灌流去除毒物的方法。

轻症患者神经系统病变是可逆的，预后尚可；但多数患者为重症，病情凶险、死亡率较高，即使经抢救能渡过急性期，还需长期康复治疗，可能遗留中枢神经系统后遗症，预后较差。

病例5

【简要病史】男性，48岁，主因突发意识不清，肢体抽搐10天于2020年5月14日入院。患者近2月从事化工材料生产，10天前休息时突发意识不清、四肢抽搐，伴呕吐（呕吐物为胃内容物）、二便失禁，持续十余分钟后抽搐中止，但意识未恢复，此后又出现数次抽搐样发作，急至当地医院，头颅CT未见明显异常，腰穿压力正常（初压145 mmH_2O、末压90 mmH_2O），脑脊液（CSF）检查：白细胞8/mm^3，生化：蛋白1.35 g/L、葡萄糖6.0 mmol/L、氯化物130 mmol/L。追问病史同工厂部分工友同期出现头晕、呕吐等症状，诊断为“1,2-二氯乙烷中毒性脑病”，给予抗癫痫、冬眠合剂、亚低温脑保护、脱水、CRRT联合血液灌流等治疗，仍有间断性四肢抽搐，意识不清，为进一步诊治收住我院神经内科N-ICU。

诊断为“中毒性脑病，1,2- 二氯乙烷中毒性脑病，癫痫持续状态”。

【EEG】监测过程中安静时各导联以低–中波幅 5 ～ 7 Hz θ 波活动为主调，少量低波幅 β 波活动，枕区偶见 8 Hz α 波活动（图 11-16）。期间可见双侧前头部导联为主低–中波幅快节律及复形慢波成串出现（图 11-17），

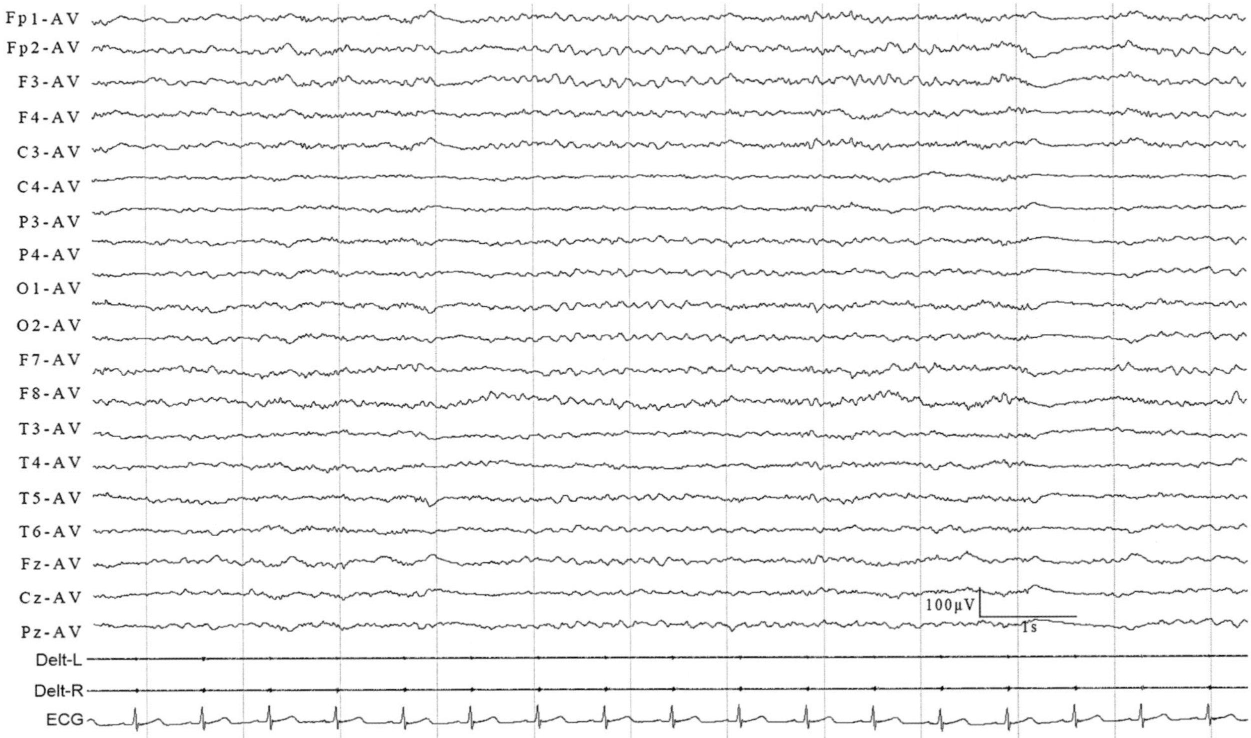

图 11-16　背景以各导联低–中波幅 5 ～ 7 Hz θ 波活动为主调，少量低波幅 β 波活动，枕区偶见 8 Hz α 波活动

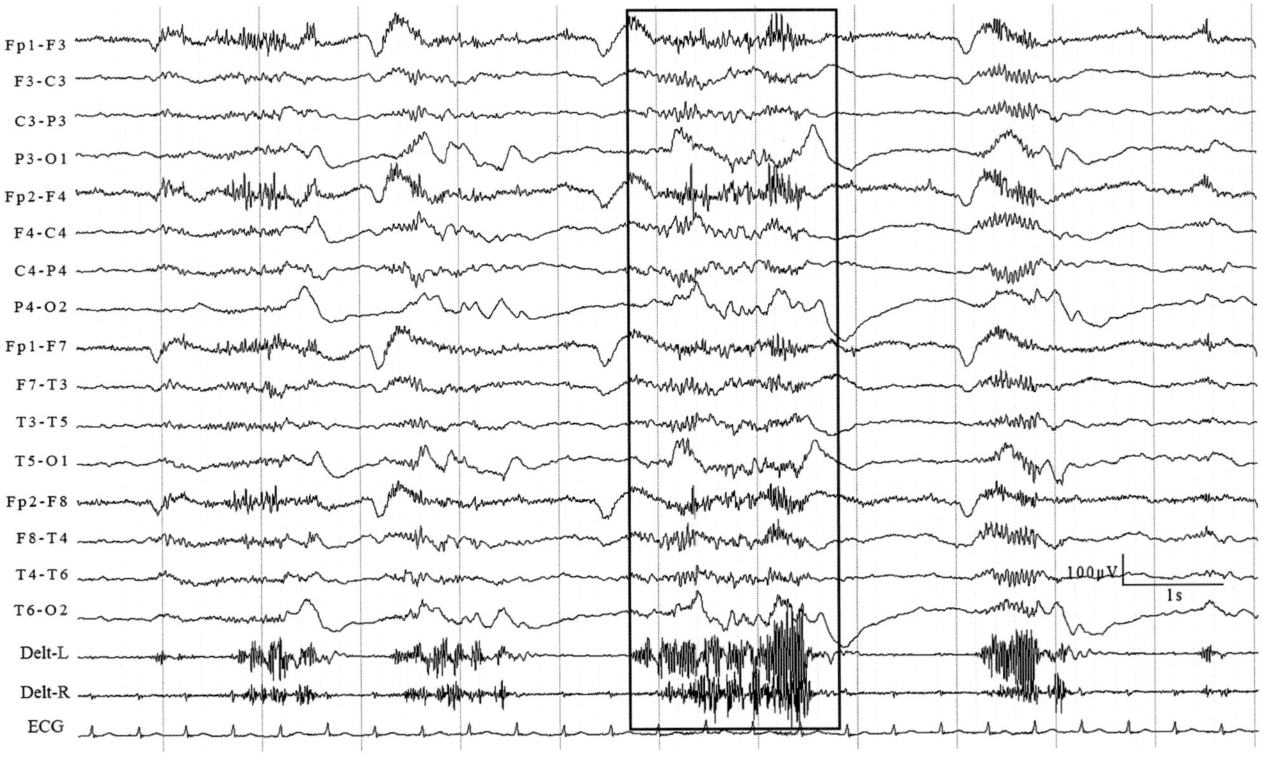

图 11-17　EEG 示双侧前头部导联为主成串低–中波幅快活动及复形慢波，同步三角肌肌电图（EMG）示持续约 0.5 ～ 2 s“菱形”肌电活动爆发（方框内），视频可见患者出现成串痉挛发作

持续 1 ～ 2 s，同步可见患者出现成串的痉挛发作，发作间期意识未恢复。给予药物治疗后可见各导联阵发性低波幅快活动减少，波幅减低，同步可见患者发作较前减轻（图 11-18）。5 天后复查 EEG 可见双侧前头部导联散发复形慢波，背景可见各导联低波幅快活动（图 11-19）。

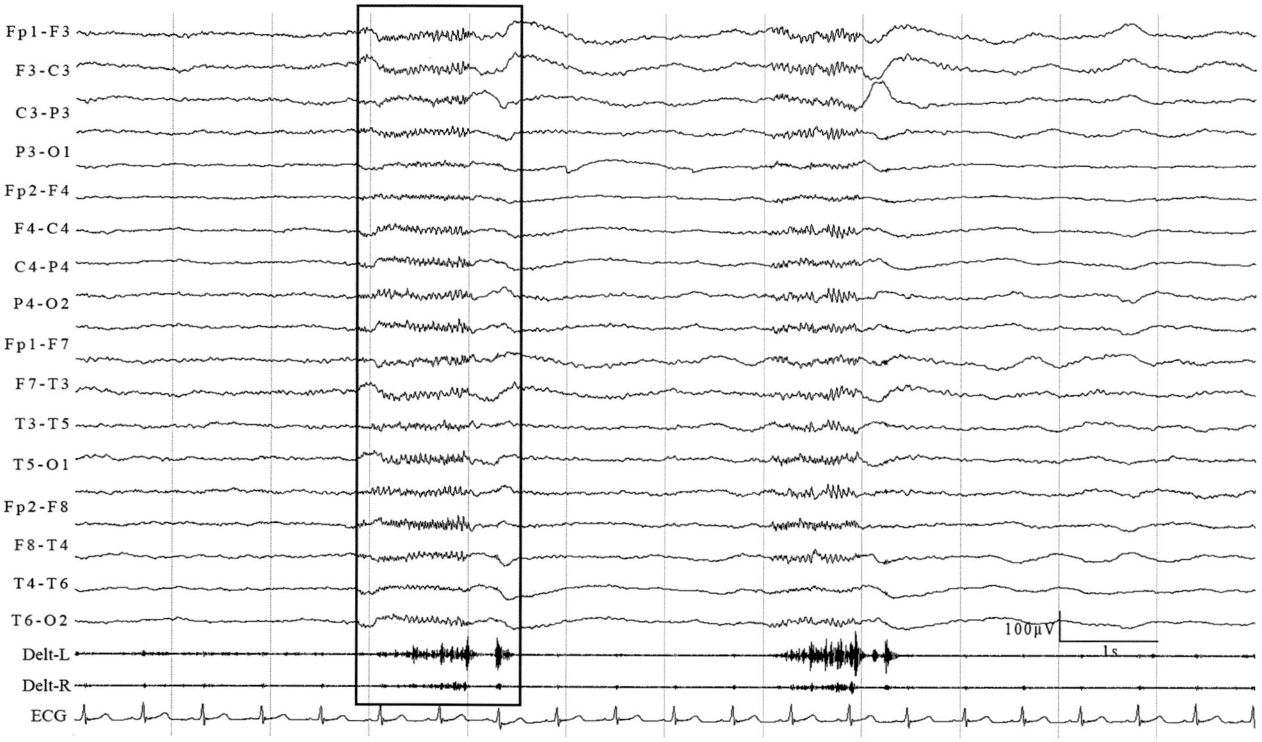

图 11-18 给予口服氯硝西泮 2 mg 2 次 / 日、左乙拉西坦 1.5 g 2 次 / 日、苯巴比妥 30 mg 3 次 / 日，10 h 后 EEG 示各导联阵发性低波幅快活动减少，波幅减低（方框内），同步可见患者发作较前减轻

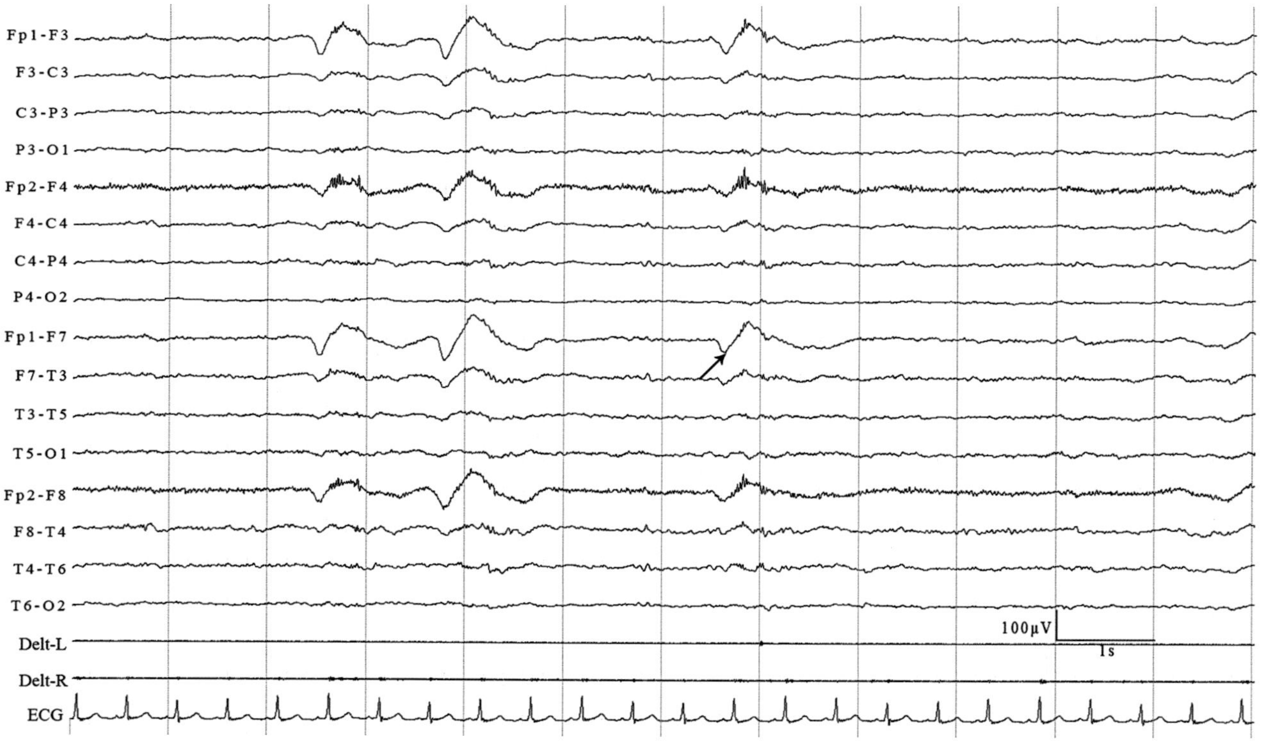

图 11-19 给予口服氯硝西泮 2 mg 2 次 / 日、左乙拉西坦 1.5 g 2 次 / 日、苯巴比妥 30 mg 3 次 / 日，5 日后复查 EEG 示背景各导联低波幅快波活动，双侧前头部导联可见散发高波幅复形慢波（箭头示）

【治疗及预后】入院后给予呼吸机辅助呼吸、静脉持续泵入丙戊酸钠注射液（根据临床发作调节泵速），口服氯硝西泮 2 mg 2 次 / 日、左乙拉西坦 1.5 g 2 次 / 日、苯巴比妥 30 mg 3 次 / 日抗癫痫治疗，发作频率较前减少。患者出院时意识清楚，认知功能障碍，可遵嘱配合眨眼、握手等简单动作，未见明显癫痫发作。

一氧化碳中毒性脑病

一氧化碳（carbon monoxide，CO）中毒是由于空气中 CO 浓度过高（超过 30 mg/m^3），CO 进入人体后很快与血红蛋白（hemoglobin，Hb）结合，形成碳氧血红蛋白（carboxyhemoglobin，COHb），而且不易解离，导致接触者出现以急性脑组织缺氧性损害为主的多器官功能病变。

一、病理生理

CO 与 Hb 的亲和力比氧与 Hb 的亲和力大 240 倍，吸入较低浓度 CO 即可产生大量 COHb。组织缺氧程度与血液中 COHb 占 Hb 的百分比成正比。CO 中毒的主要病理改变是缺氧性脑损伤。缺氧时，脑内酸性代谢产物蓄积，使血管通透性增加而产生脑细胞间质水肿。一氧化碳中毒性脑病特征性病理改变是双侧苍白球对称性坏死软化，病理上的改变分为可逆、不可逆两种：可逆者主要表现为脑组织缺血；不可逆者主要表现为进行性脱髓鞘，常伴有局部坏死、软化[32]。

二、临床表现

CO 中毒主要引起组织缺氧，患者开始有头晕、头痛、耳鸣、眼花、四肢无力和全身不适，症状逐渐加重则有恶心、呕吐、胸部紧迫感，皮肤黏膜出现樱桃红色等症状，继之昏睡、昏迷、呼吸急促、血压下降，以至死亡。根据血中 COHb 含量不同，出现不同的临床表现：血中含 10% ～ 20% COHb 时发生头胀、头痛、恶心；达到 30% ～ 50% 时则出现无力、呕吐、晕眩、精神错乱、震颤，甚至虚脱；至 50% ～ 60% 则出现昏迷和惊厥；至 70% ～ 80% 则呼吸中枢麻痹，心搏停止。由于 COHb 呈红色，所以患者无青紫，皮肤及口唇呈樱桃红色。12% ～ 50% 急性 CO 中毒患者在经过 2 ～ 60 天的“假愈期”后，突然发生以痴呆、精神症状和锥体外系为主的神经系统疾病，称为 CO 中毒迟发型脑病。多数患者起病较急，主要表现为智能障碍、锥体外系功能障碍、精神症状、去皮质状态、局灶性神经功能缺损等，临床上以痴呆加震颤麻痹最多见[32-33]。

三、辅助检查

1. EEG

急性期 EEG 可见不同程度的高波幅慢波，常为 1 ～ 4 Hz 的 δ 波，于额区或额颞区突出。惊厥发作时伴有棘波、尖波，可为全面型或局灶性。若患者持续昏迷且 EEG 为持续低电压提示预后差。CO 中毒迟发型脑病患者，初期大多数患者 EEG 表现为弥漫性 δ 波为主，其间夹杂 θ 波，少数患者表现为弥漫性 θ 波为主，正常的 α 波背景基本消失。多数患者随症状改善，EEG 可在 1 年内恢复[5]。

2. 影像学

头颅 CT 可见双侧苍白球对称性圆形、椭圆形低密度灶，可合并双侧大脑半球脑白质弥漫性低密度、皮髓分界消失、脑室缩小或脑沟池变窄等单纯脑水肿改变，可有蛛网膜下腔出血表现，或可见小脑齿状核、额叶不规则片状低密度合并脑水肿等表现。MRI 主要表现为脑室周围的白质和半卵圆中心对称性融合性病灶，DWI 和 T2WI 呈高信号，T1WI 呈低信号，双侧基底节区（丘脑、苍白球、壳核）对称性长 T1、长 T2 异常信号，少数额叶、颞叶、小脑呈斑片状长 T1、长 T2 信号，FLAIR 序列更为明显[32-33]。

四、治疗及预后

（1）纠正缺氧：迅速纠正缺氧状态，高压氧舱治疗可迅速纠正组织缺氧。呼吸衰竭时，应及早予以呼吸机辅助呼吸。

（2）防治脑水肿：目前最常见是 20% 甘露醇静脉快速滴注，或静推呋塞米。

（3）其他对症支持治疗及并发症防治。

CO 中毒迟发型脑病经治疗后大多数患者（80%）可自愈（可生活自理），部分患者留有后遗症（不同程度痴呆或肢体功能障碍），死亡率较低[32-33]。

病例 6

【简要病史】男性，32 岁，主因意识不清 20 天于 2016 年 1 月 23 日入院。20 天前被家人发现晕倒于家中，意识不清、呼之不应、大小便失禁，当时家中可闻到刺鼻煤烟味（生炉取暖），但具体晕倒时间不详，当地医院给予高压氧等对症治疗后，患者意识未见改善，仍呈中昏迷。

【EEG】全程可见各导联低-中幅欠规则 1.5 ～ 4 Hz δ 、θ 节律，监测过程中未见睡眠期脑波（图 11-20，图 11-21）。

【治疗及预后】入院后继续高压氧治疗，并予以促进脑细胞代谢、促醒、营养支持等对症治疗，出院时患者意识较前好转，呈浅昏迷状态。

【小结】CO 中毒患者常有明确 CO 接触史，症状轻重与 COHb 多少相关，部分患者可出现 CO 中毒迟发型脑病。迅速纠正缺氧状态并防治脑水肿至关重要。

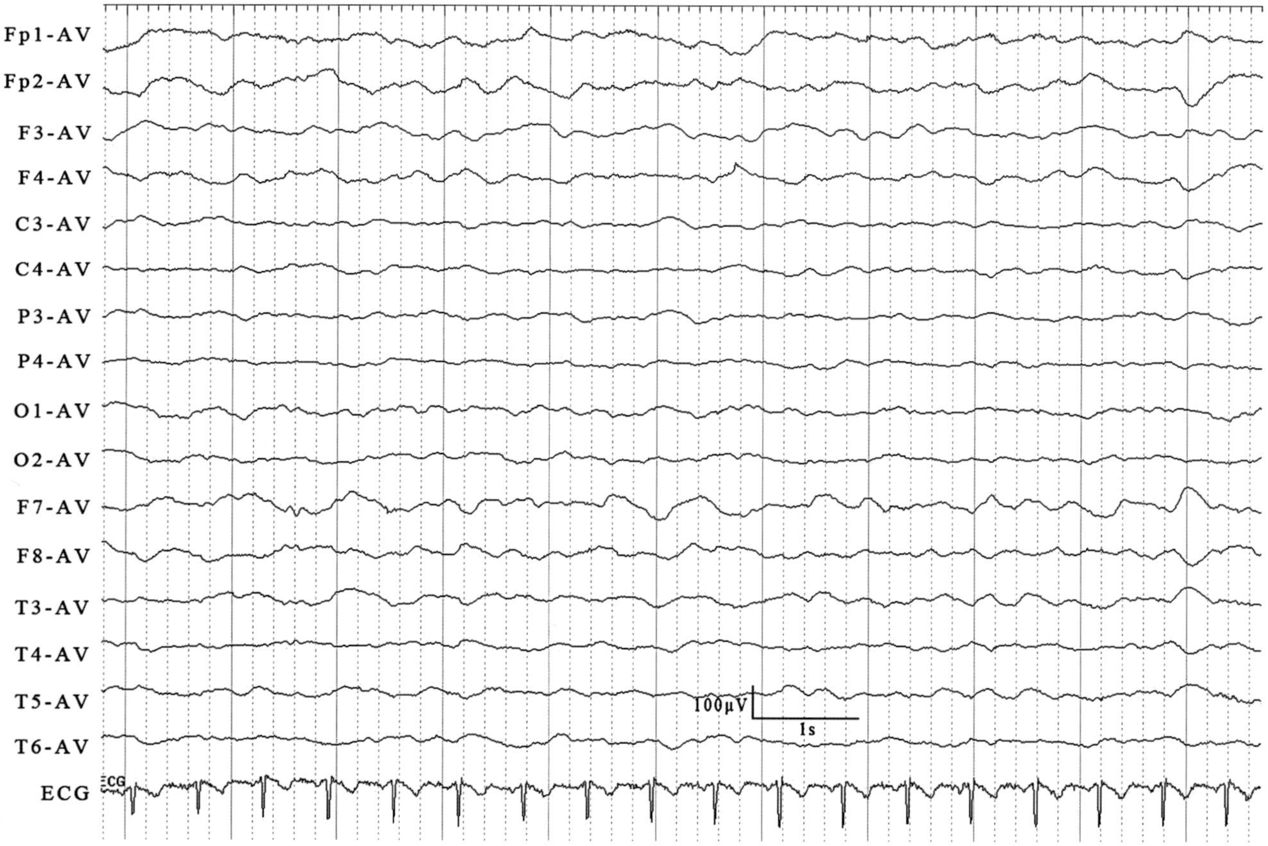

图 11-20 各导联低-中幅欠规则 1.5 ～ 4 Hz δ 、θ 节律为主调

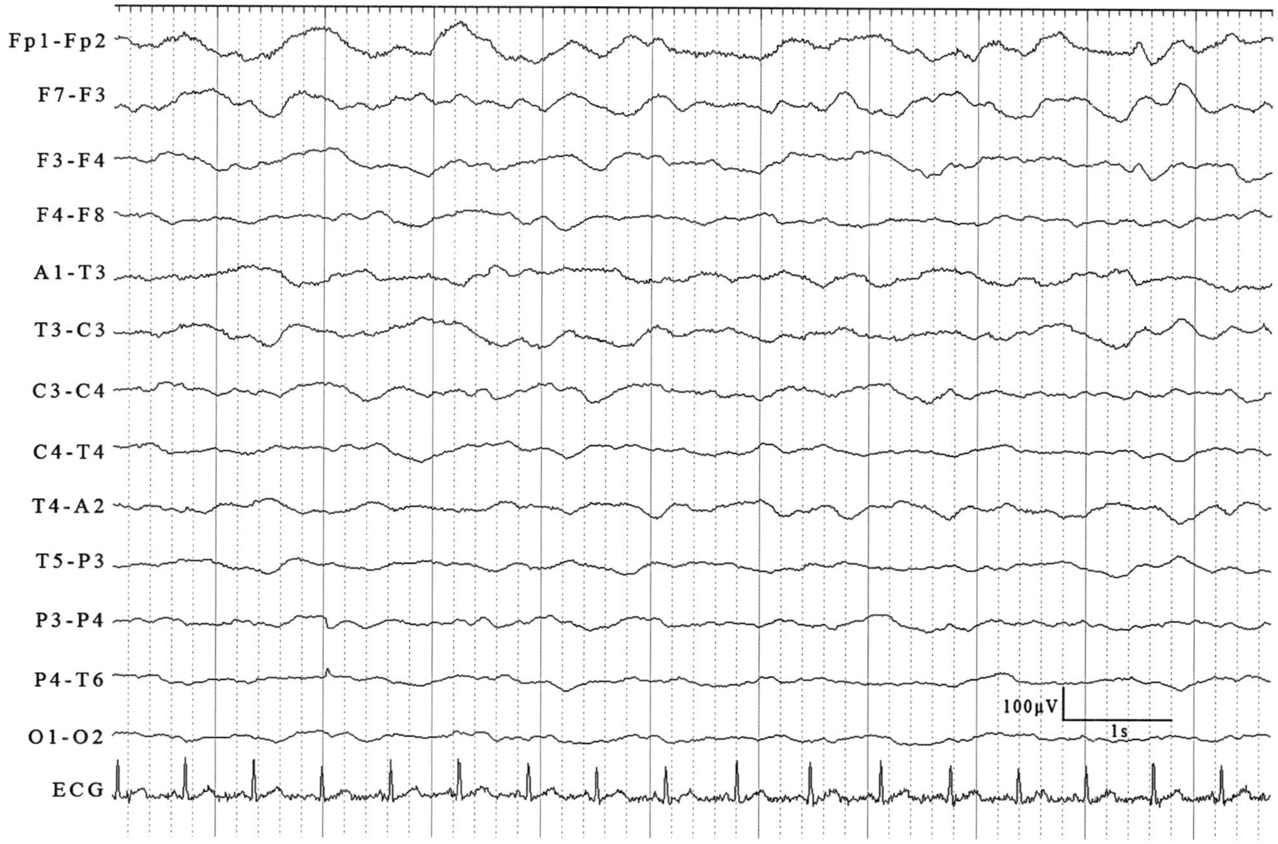

图 11-21　各导联低-中幅欠规则 1.5 ～ 4 Hz δ 、θ 节律为主调

第七节　丙戊酸脑病

丙戊酸脑病通常发生在开始应用丙戊酸治疗或丙戊酸联合应用其他抗癫痫药物数天或数周内，是一种少见但严重的不良反应，其发生与药物剂量无关，停药后症状及 EEG 异常很快恢复至正常[34]。

一、病理生理

丙戊酸脑病的发病机制尚未明确，可能与以下途径有关：①减少肝内乙酰谷氨酸合成酶的产生，从而使氨基甲酰磷酸合成酶 -1 减少，导致尿素循环发生障碍，血氨升高；②促进肉碱经尿液排出，致体内肉碱含量下降，丙戊酸代谢时间延长；③通过增加肾对谷氨酰胺的重吸收，同时刺激谷氨酰胺酶活性增加，使体内游离氨浓度升高；④鸟氨酸氨甲酰基转移酶基因缺失，导致尿素合成缺陷，尿中乳酸排出增加，血液中铵盐、谷氨酰胺、丙氨酸升高。血氨迅速通过血脑屏障进入中枢神经系统，抑制神经细胞对谷氨酸的摄取，引起细胞膜过多的兴奋性氨基酸受体激活，同时进入细胞内过多的谷氨酸与氨结合，生成大量谷氨酰胺堆积于星形胶质细胞内，引起细胞内的渗透压增高，导致细胞发生肿胀及脑水肿[35]。

二、临床表现

丙戊酸脑病通常表现为急性意识障碍、局灶性神经功能缺失、癫痫发作频率增加、构音障碍、行为和认知功能障碍、扑翼样震颤等神经功能受损，亦可有纳差、恶心、呕吐等消化系统表现，但一般肝功能正常。丙戊酸脑病的发生与药物剂量无关[34-35]。

三、辅助检查

丙戊酸脑病的 EEG 无特异性表现，可见弥漫性持续发放的慢波，以 θ 和 δ 波为主。EEG 虽无特异性表现，但对观察病情及恢复情况有一定作用[5]。

四、治疗及预后

丙戊酸脑病的首要处理措施是停用丙戊酸。对于严重的丙戊酸脑病，尤其对昏迷、高氨血症和高药物浓度的患者，可使用左旋肉毒碱，左旋肉毒碱可以加速肝尿素循环，改善丙戊酸相关的毒性反应。对于昏迷患者，可适当使用甘露醇和呋塞米（速尿），以减轻脑细胞水肿、降低血氨及丙戊酸血药浓度。大多数丙戊酸脑病患者预后良好，一般而言，停药数天后，其症状与 EEG 可恢复正常[34]。

病例 7

【简要病史】男性，16 岁，主因发作性四肢抖动 2 天，间断意识模糊 1 天于 2019 年 6 月 2 日入院。2 天前患者与同学吵架后出现四肢不自主抖动，伴大口喘气、呼之不应，持续半小时自行缓解，后上述症状间断发作 10 余次，每次持续十余分钟至半小时，间隔时间不等，发作间期意识清楚。外院按“癫痫持续状态”给予静脉丙戊酸钠持续泵入后，再无上述发作，但患者出现间断性意识模糊，外院考虑为“非惊厥性癫痫持续状态”，转来我院。入院后行 EEG 监测，查血氨 54 μmol/L（正常值 9 ～ 30 μmol/L）。

【EEG】入院时 EEG：清醒期背景以 δ 波为主调，期间可见 θ 及 α、β 波活动（图 11-22）；睡眠期分期正常，睡眠纺锤波频率减慢（图 11-23，图 11-24）；发作时，临床表现为意识模糊，同步 EEG 示各导联阵发性中-高波幅 θ、δ 及 α 波活动（图 11-25）；清醒及睡眠期均未见癫痫性放电（epileptic discharges，EDs）。

停用丙戊酸钠后 3 天复查 EEG 示清醒期背景以枕区 α 节律为主调（图 11-26），睡眠纺锤波较前增快（图 11-27，图 11-28），清醒及睡眠期均未见 EDs。

【治疗及预后】患者 EEG 监测中未见 EDs，结合病史，“癫痫”证据不充分，“发作”考虑为心因性发作。应用丙戊酸钠后查血氨升高，结合临床表现及 EEG，考虑为“丙戊酸脑病”可能性大，遂停用丙

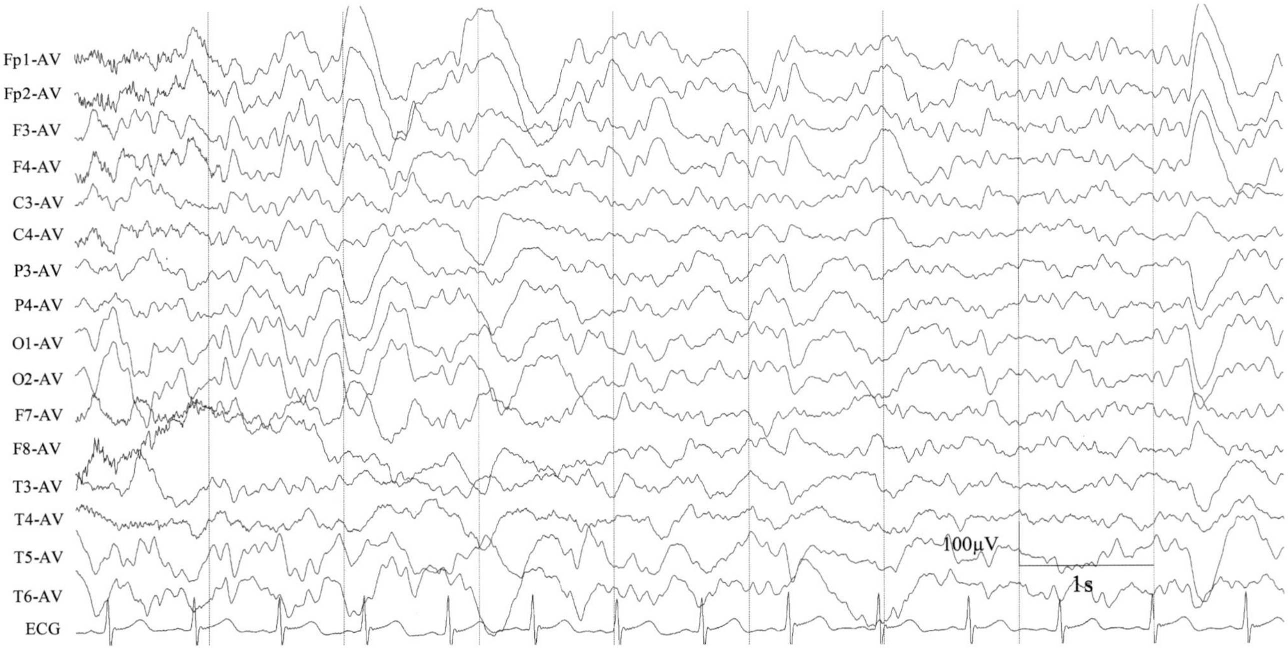

图 11-22 清醒期以 δ 波活动为主调，期间可见 θ 及 α、β 波活动

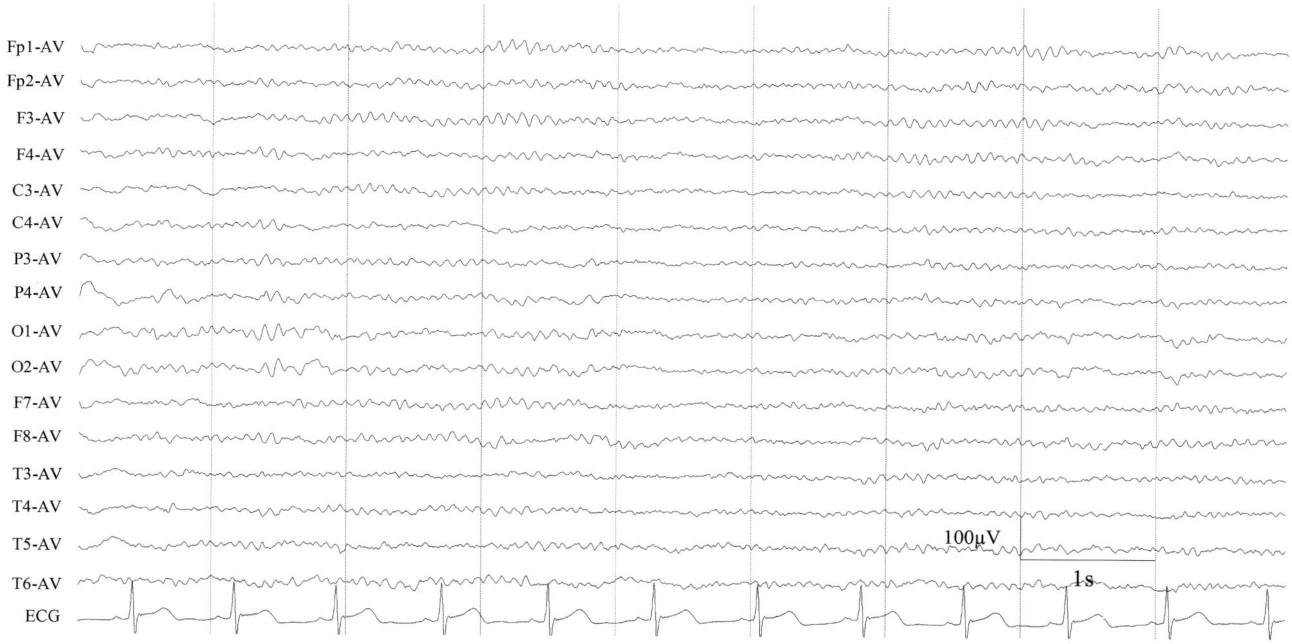

图 11-23　睡眠Ⅱ期，各导联 11 ～ 12 Hz 睡眠纺锤波

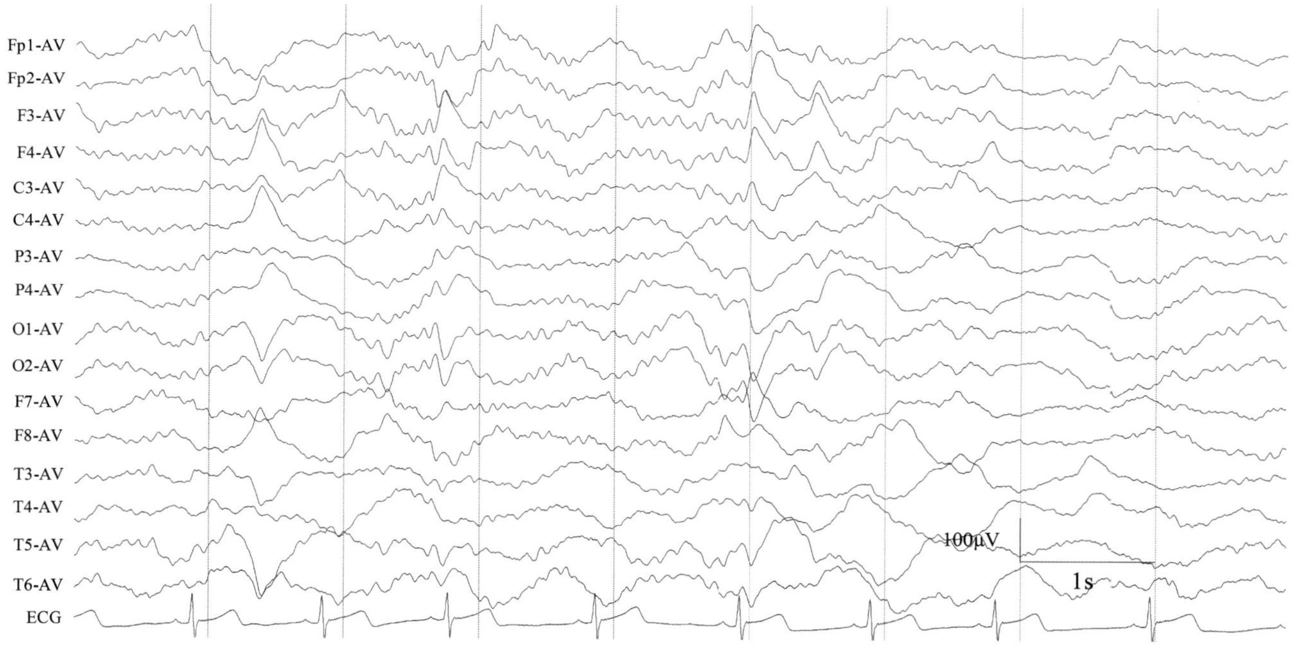

图 11-24　睡眠Ⅲ期，各导联高波幅 δ 波活动，期间可见 8 ～ 10 Hz 睡眠纺锤波

戊酸钠，停药后 2 天患者未再出现意识模糊，复查 EEG 恢复正常，预后良好。最终确诊“心因性发作、丙戊酸脑病”。

【小结】丙戊酸脑病在临床中并不常见，在接受丙戊酸钠治疗（尤其是初始治疗、静脉用药）的患者出现突发意识障碍时，应考虑是否为丙戊酸脑病。停用丙戊酸后意识障碍恢复且 EEG 背景恢复正常，是验证诊断的重要证据。

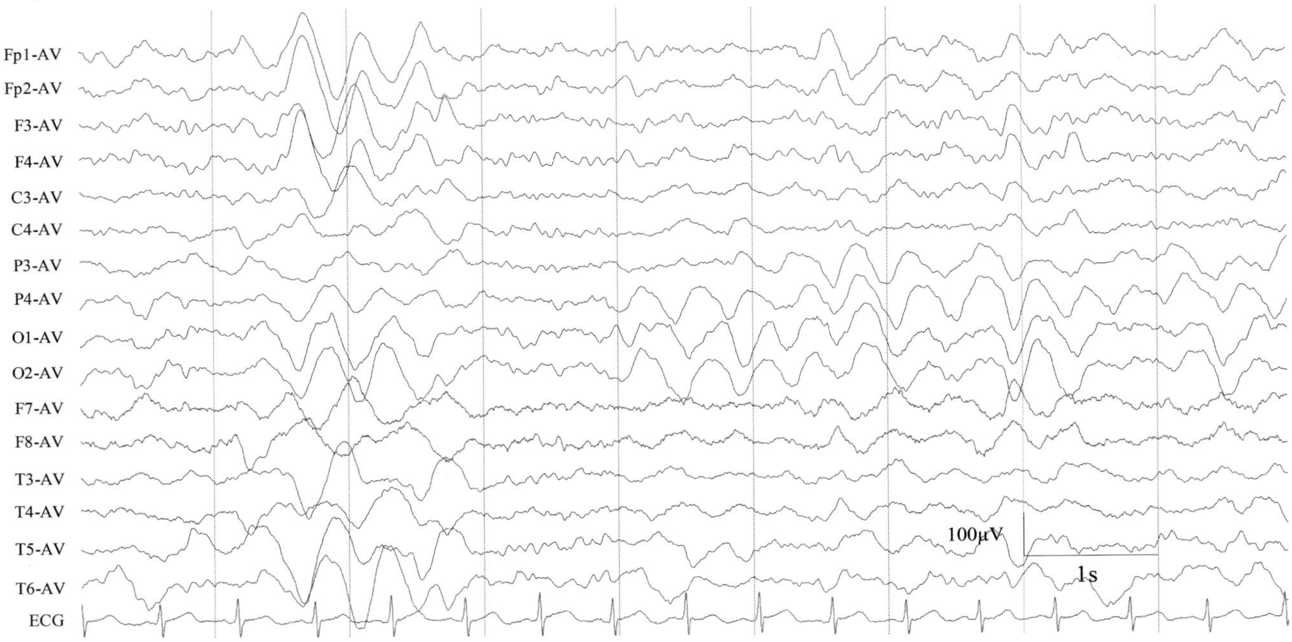

图 11-25 意识模糊发作期，各导联阵发性中-高波幅 θ 、δ 及 α 波活动，未见 EDs

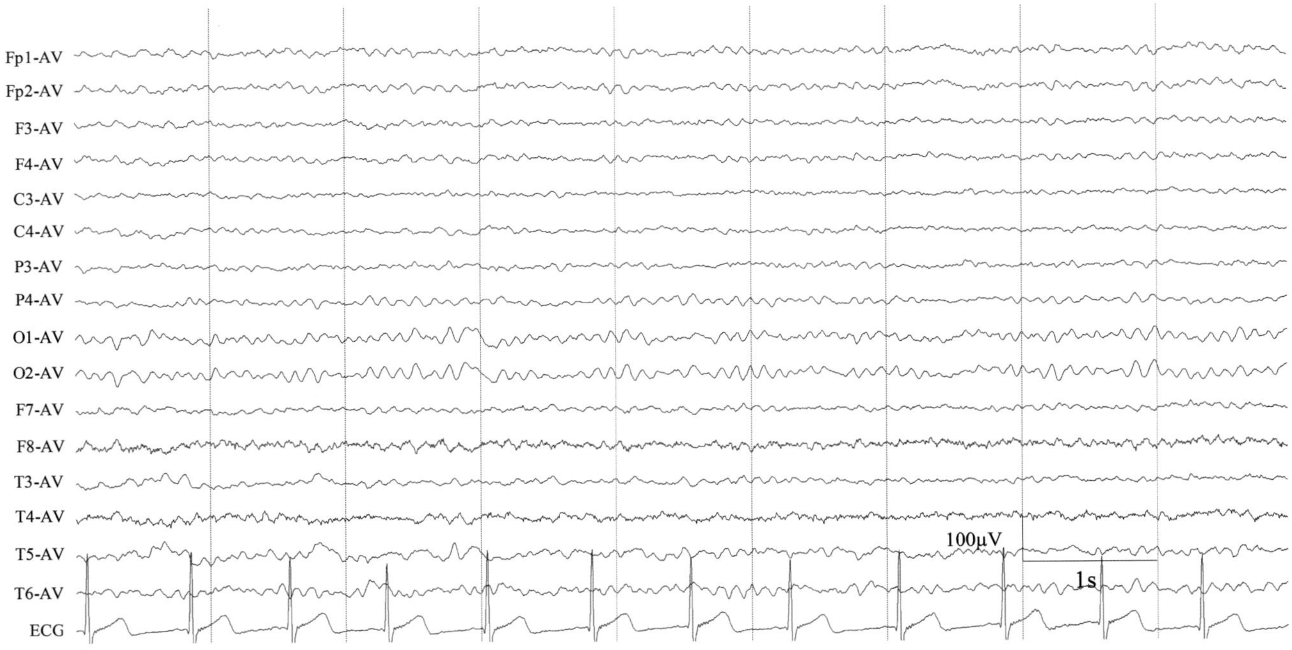

图 11-26 停用丙戊酸钠 3 天后复查 EEG：清醒期背景以枕区 α 节律为主

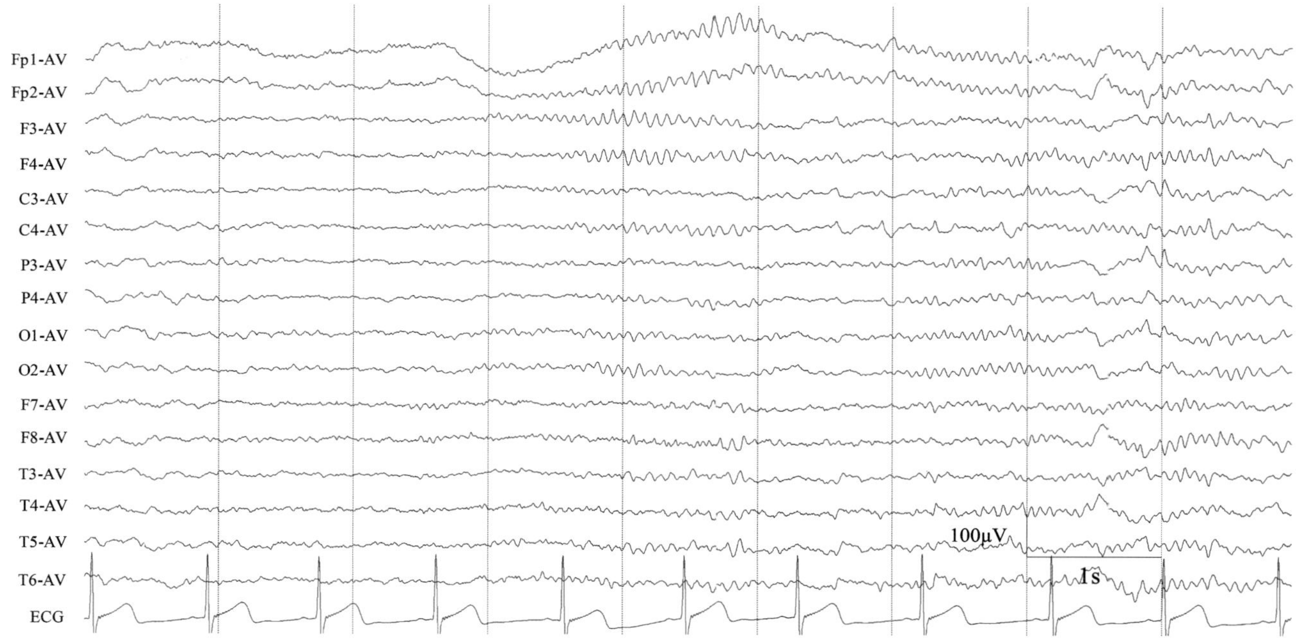

图 11-27　睡眠Ⅱ期，各导联 12 ～ 14 Hz 睡眠纺锤波

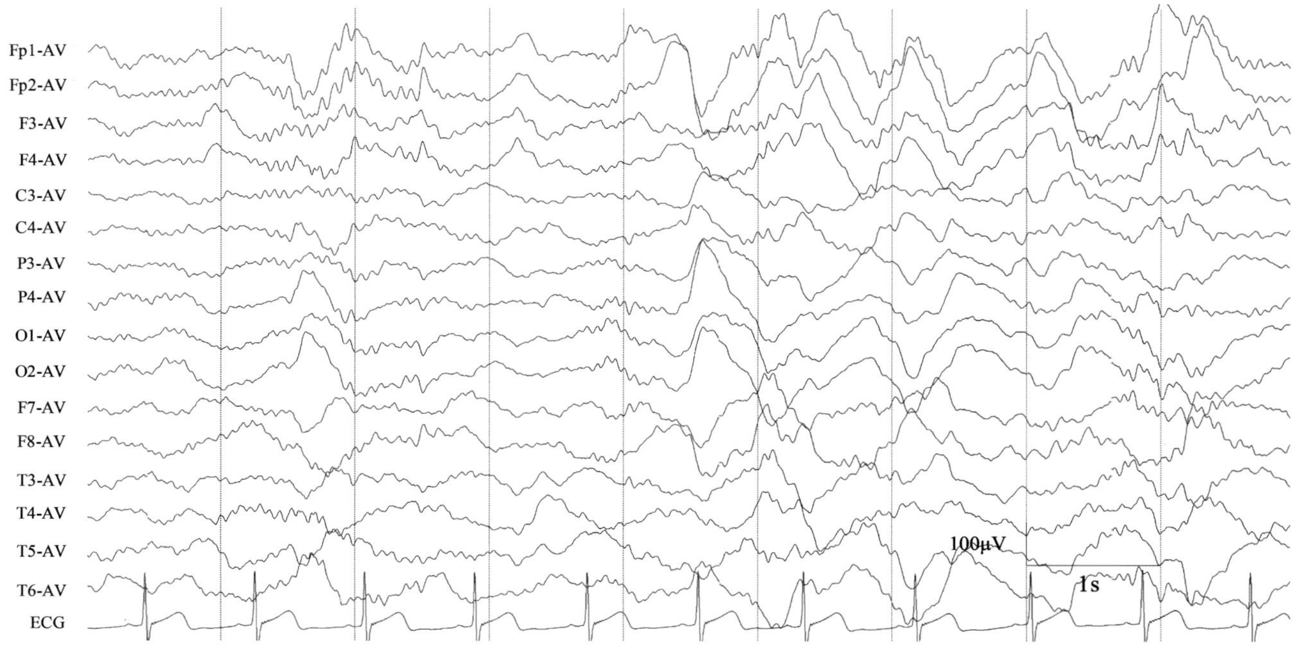

图 11-28　睡眠Ⅲ期，各导联高波幅 δ 波活动，期间可见 10 ～ 12 Hz 睡眠纺锤波

第八节　Lance-Adams 综合征

Lance-Adams 综合征（Lance-Adams syndrome，LAS）[36]，又称为心肺复苏后缺血缺氧性脑病的意向性或动作性肌阵挛综合征。随着医疗水平的提高，越来越多的脑缺血、缺氧患者被及时救治并存活下来，故 LAS 的发病率亦逐年增高。在临床上，对 LAS 的早期识别和诊断有助于 LAS 患者的治疗和康复，从而减少此类患者的痛苦。

一、病理生理

关于 LAS 的病理生理机制，目前主要有三种学说[37]：

（1）皮质异常放电学说：由于 LAS 患者对声、光等刺激敏感性增加，这些刺激在大脑皮质转化为信号，并通过强化的功能连接传送至皮质运动区或辅助运动区，从而引发肌阵挛发作。

（2）小脑-脑干、丘脑皮质环路异常学说：有研究发现，小脑蚓部及蚓部旁区的细胞主要投射至丘脑腹外侧核，从而抑制来自下橄榄核的病理性冲动。然而，这些细胞由于缺乏醛缩酶 C 和兴奋性氨基酸转运蛋白 4，致使其受到缺血损害后最先死亡，继而导致其抑制 GABA 神经元的作用缺失，引起丘脑及网状结构运动功能失调，最终出现运动应激性增强和肌阵挛。

（3）神经递质失调学说：5- 羟色胺（5-HT）代谢障碍可能是导致肌阵挛的重要原因。

二、临床及电生理表现

LAS 与缺氧后肌阵挛性持续状态（myoclonic status epilepticus，MSE）均属于缺氧后肌阵挛（post-hypoxic myoclonus，PHM）。既往研究多依据发病时间（24 ～ 48 h 为时限）以区分急性 PHM 和慢性 PHM，称 MSE 为“急性 PHM”，LAS 为“慢性 PHM”；然而，单以发病时间区分 MSE 和 LAS 有失准确，目前认为，在急性期的部分患者亦可诊断为 LAS。文献报道，二者在临床表现及神经电生理检查等方面均有所差异（表 11-2）[38]。

总体而言，诊断 LAS 的要点如下：①本病常见的原因为心肺复苏、窒息；②症状在意识恢复后数小时至数年内出现，动作性、意向性肌阵挛为其特征性表现，且肌阵挛易受外界刺激（如听觉、触觉、视觉刺激）所诱发或加重，休息或睡眠后症状可缓解；③可伴有小脑症状、认知功能障碍等其他神经功能受损症状；④ EEG 有或无痫性电活动，头颅影像学检查可无特异性病变；⑤氯硝西泮、丙戊酸钠、左乙拉西坦等治疗有效。

表 11-2　MSE 与 LAS 鉴别要点

	MSE	LAS
解剖定位	皮质下，可能涉及皮质	皮质及皮质下
临床表现		
累及部位	全面性、多灶性（躯干、斜方肌、胸锁乳突肌、面部、四肢）	全面性、多灶性或局灶性（肢体受累取决于来源于皮质还是皮质下）
发病时间	心搏骤停 72 h 之后罕见	心搏骤停后数小时至数年
病程	数天至数周	数天至数年
对治疗的反应	常常较差	不一致
意识水平	常为昏迷	觉醒及认知相对保留（镇静药物作用下可能为昏迷状态）

续表

	MSE	LAS
死亡率	90% ～ 100%	尚不明确（在一项回顾性研究中，有着相似 EEG 结果的患者中有 50% 存活）
预后	极差（全面性较多灶性 MSE 可能更差）	常预后良好
心搏骤停情况	心肺复苏时间更长、复苏团队规模更小、非可电除颤心律发生率更高	原发病常为呼吸骤停引起
肌阵挛的刺激敏感性	有	有
自发性肌阵挛	有	偶尔出现
意向性肌阵挛	无	有
神经电生理检查		
EEG	• 全面性癫痫样放电及爆发-抑制，以间歇性/持续性棘波为主的癫痫持续状态 • 少见一侧性周期性放电及局灶性放电 • 随着时间的推移，爆发-抑制可演变为全面性周期性放电 • 少见弥漫性慢波 • α 昏迷，特别是在心搏骤停后容易出现	• 在 1/3 的病例中，癫痫样放电主要发生在顶区（尤其是在心搏骤停后数小时以内），患者可有正常的背景活动 • 可有弥漫性或局灶性慢波 • 20% 可为正常 EEG
体感诱发电位	• 正常或缺失 • 不总是出现巨大 SSEP • 缺乏对多灶性 PHM 的全面评估	可能同时存在巨大 SSEP 和正常 SSEP
EEG-EMG	• 通常缺乏与抽搐锁时的脑电异常 • 缺乏对多灶性 PHM 的全面评估	60% 的患者中可见与抽搐锁时的脑电异常

三、治疗及预后

氯硝西泮、丙戊酸钠、左乙拉西坦对 50% 以上的患者有显著作用，可以作为 LAS 的一线用药，其中氯硝西泮被认为是治疗肌阵挛最有效的药物。盐酸氟西汀、卡比多巴、5-HT 等对 LAS 肌阵挛亦有效。药物治疗无效者，可选择脑深部刺激术（deep brain stimulation，DBS），以高频电刺激抑制大脑中丘脑腹外侧的神经电活动，减轻运动障碍症状。此外，应早期进行步态训练及日常生活能力训练[39-40]。

病例 8

【简要病史】男性，27 岁，主因发作性全身不自主抖动 2 个月于 2018 年 12 月 12 日入院，2 个月前患者在工厂上班时突发呼吸心搏骤停，被旁人发现立即行心肺复苏术，约 2 ～ 3 min 后呼吸、心搏恢复，意识渐转清，发病 5 天后患者出现发作性四肢不自主抖动，每天数十次，每次发作均需药物控制才能缓解，不伴意识障碍，外院 EEG 提示：（药物镇静状态）背景活动以慢波为主，背景活动中多次见（尖）棘慢复合波发放。抗癫痫治疗（静脉给予咪达唑仑、地西泮，口服卡马西平、氯硝西泮、左乙拉西坦、托吡酯等）效果欠佳，每于意向性动作时出现肢体抖动，遂以“缺血缺氧性脑病，心肺复苏术后”收入 N-ICU。

【EEG】入院后 EEG：安静时各导联以 14 ～ 18 Hz 低-中波幅（20 ～ 35 μV）β 节律为主调，期间可见 5 ～ 7 Hz θ 波活动，左侧各导联可见持续性多棘波、多棘慢复合波（图 11-29），经治疗后 EEG 示间断性低-高波幅多棘波、多棘慢复合波（图 11-30），异常波波幅较前明显减低（图 11-31），双侧前头部导联散发低-中波幅多棘慢复合波，以低-中波幅 15 ～ 17 Hz β 节律为背景（图 11-32）。

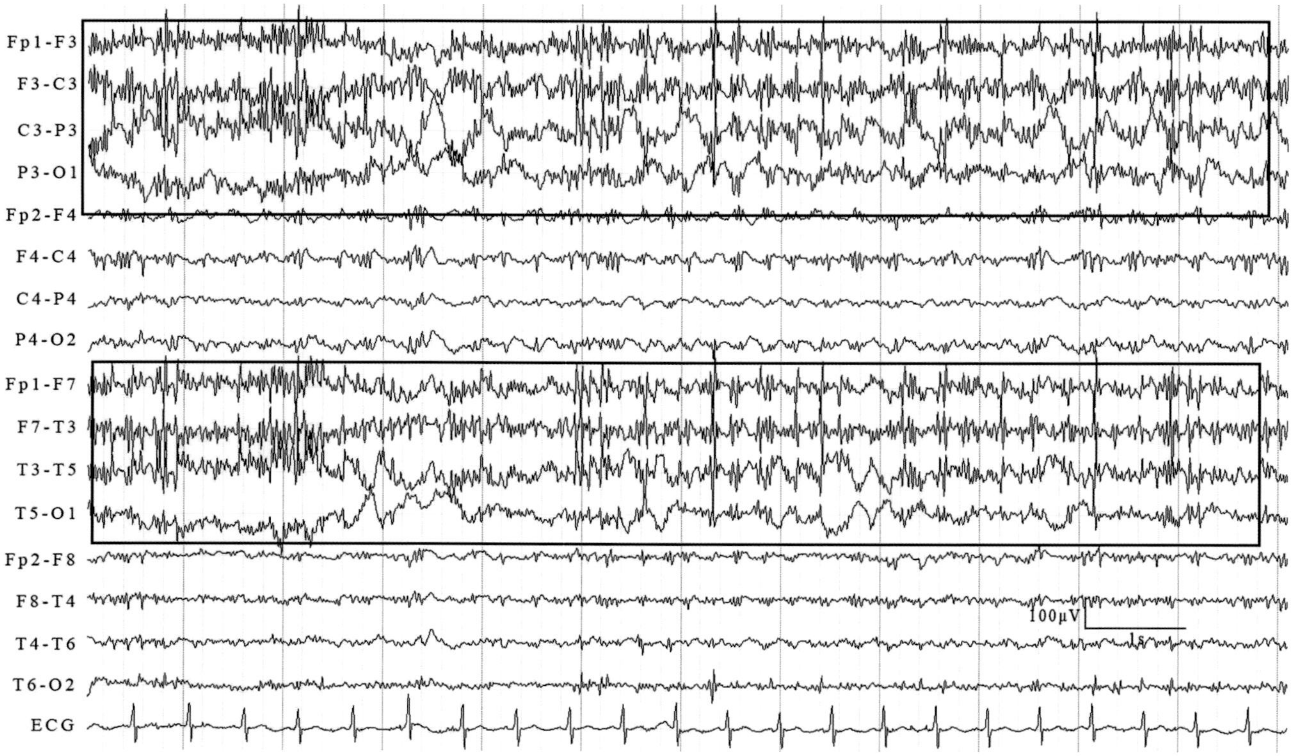

图 11-29 左侧各导联为著持续中-高波幅多棘波、多棘慢复合波爆发（方框内）

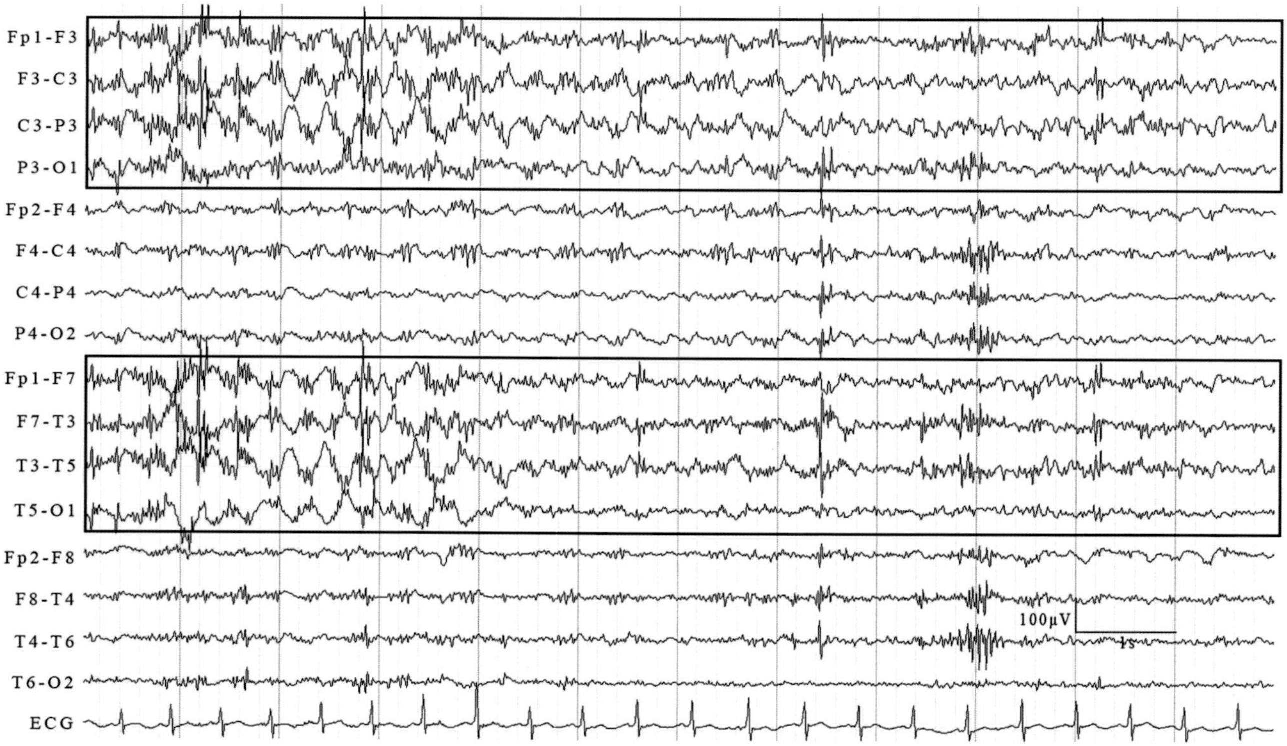

图 11-30 给予地西泮静推 10 mg，丙戊酸钠 20 mg/kg 静推，后给予丙戊酸钠 1 mg/（kg · h）持续泵入（根据临床发作调节泵速），并给予口服左乙拉西坦 0.5 g 2 次 / 日，丙戊酸钠缓释片 0.5 g 2 次 / 日，EEG 示左侧各导联为著大量低-高波幅多棘波、多棘慢复合波爆发（方框内）

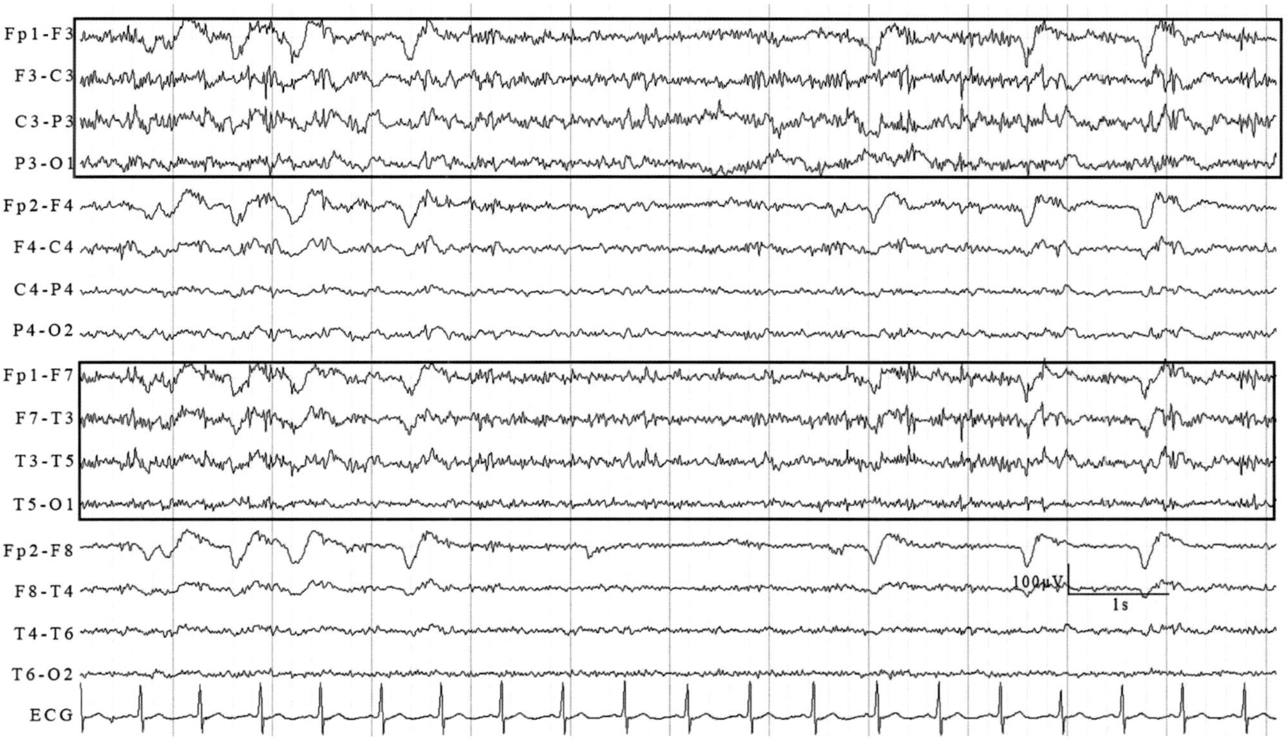

图 11-31　给予口服氯硝西泮 2 mg 2 次 / 日、左乙拉西坦 1.5 g 2 次 / 日及托吡酯 75 mg 2 次 / 日治疗 2 天后，EEG 示左侧各导联常见多棘波、多棘慢复合波，波幅较前减低（方框内）

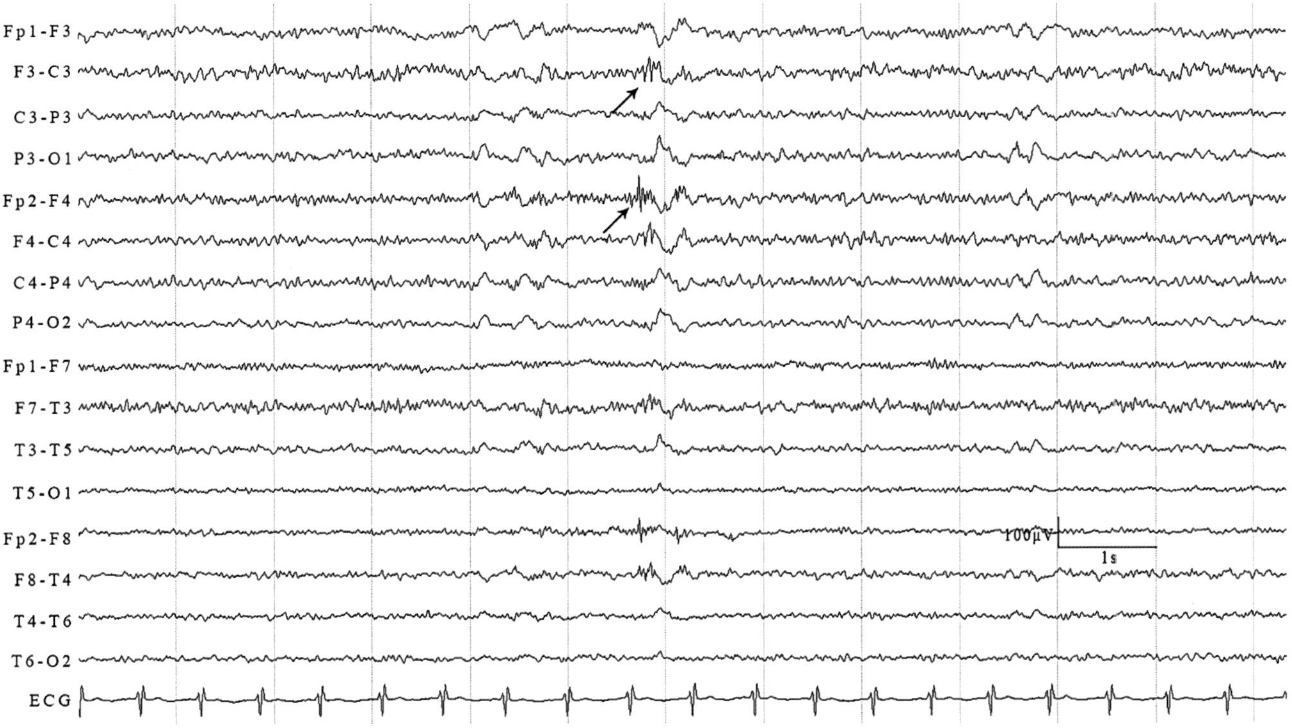

图 11-32　给予口服氯硝西泮 2 mg 2 次 / 日、左乙拉西坦 1.5 g 2 次 / 日及托吡酯 75 mg 2 次 / 日治疗 4 天后，EEG 示背景为低-中波幅 15 ～ 17 Hz β 波活动为主，双侧前头部导联偶见低-中波幅多棘慢复合波（箭头示）

【治疗及预后】该患者诊断为缺血缺氧性脑病，Lance-Adams 综合征。入院后给予静脉丙戊酸钠、口服氯硝西泮 2 mg 2 次 / 日、左乙拉西坦 1.5 g 2 次 / 日、托吡酯 50 mg 2 次 / 日等治疗后，肌阵挛得到明显控制。

【小结】早期识别并诊断 LAS 是有效治疗本病的前提。

参考文献

[1] Ferenci P，Lockwood A，Mullen K，et al. Hepatic encephalopathy—definition，nomenclature，diagnosis，and quantification：final report of the working party at the 11th World Congresses of Gastroenterology，Vienna，1998. Hepatology，2002，35（3）：716-721.

[2] 中华医学会肝病学分会 . 肝硬化肝性脑病诊疗指南 . 中华肝脏病杂志，2018，26（10）：721-736.

[3] Xu XY，Ding HG，Li WG，et al. Chinese guidelines on management of hepatic encephalopathy in cirrhosis. World J Gastroenterol，2019，25（36）：5403-5422.

[4] 吴江，贾建平 . 神经病学 . 第 3 版 . 北京：人民卫生出版社，2015.

[5] 刘晓燕 . 临床脑电图学 . 第 2 版 . 北京：人民卫生出版社，2017.

[6] Togo M，Kinoshita M. Hepatic encephalopathy revisited：beyond the triphasic waves. Clinical Neurophysiology，2019，130（3）：408-409.

[7] Guerit JM，Amantini A，Fischer C，et al. members of the ISHEN commission on Neurophysiological Investigations. Neurophysiological investigations of hepatic encephalopathy：ISHEN practice guidelines. Liver Int，2009，29：789-796.

[8] American Association for the Study of Liver Diseases，European Association for the Study of the Liver. Hepatic encephalopathy in chronic liver disease：2014 practice guideline by the European Association for the Study of the Liver and the American Association for the Study of Liver Diseases. J Hepatol，2014，61（3）：642-659.

[9] Bugnicourt JM，Godefroy O，Chillon JM，et al. Cognitive disorders and dementia in CKD：the neglected kidney-brain axis. J Am Soc Nephrol，2013，24（3）：353-363.

[10] Tryc AB，Alwan G，Bokemeyer M，et al. Cerebral metabolic alterations and cognitive dysfunction in chronic kidney disease. Nephrol Dial Transplant，2011，26（8）：2635-2641.

[11] 王维治 . 神经病学 . 第 2 版 . 北京：人民卫生出版社，2013.

[12] Junggun Ann，Sung Mee Jung，Sang-Jin Park. Decrease in spectral entropy by low tidal volume ventilation-associated severe hypercapnia：a case report. Korean J Anesthesiol，2017，70（2）：213-216.

[13] 刘文贤，李连太，王爱国 . 60 例肺性脑病早期诊断及临床观察分析 . 中国实用内科杂志，1993，10（13）：605.

[14] 廖元伟 . 肺性脑病早期脑电图分析 . 第四军医大学学报，1999，20（9）：54.

[15] Bulger RJ，Schrier RW，Arend WP，et al. Spinal-fluid acidosis and the diagnosis of pulmonary encephalopathy. N Engl J Med，1966，274（8）：433-437.

[16] 李金瀚 . 肺性脑病并发症（附 128 例次临床分析）. 中华结核和呼吸系统疾病杂志，1983，6（6）：341.

[17] 中华医学会内分泌学会 . 中国糖尿病患者低血糖管理的专家共识 . 中华内分泌代谢杂志，2012，8：619-623.

[18] Rubega M，Sparacino G，Sejling AS，et al. Hypoglycemia-Induced Decrease of EEG Coherence in Patients with Type 1 Diabetes. Diabetes Technol Ther，2016，18（3）：178-184.

[19] Sejling AS，Kjaer TW，Pedersen-Bjergaard U，et al. Hypoglycemia-Associated EEG Changes Following Antecedent Hypoglycemia in Type 1 Diabetes Mellitus. Diabetes Technol Ther，2017，19（2）：85-90.

[20] Montagna G，Imperiali M，Agazzi P，et al. Hashimoto's encephalopathy：A rare proteiform disorder. Autoimmun Rev，2016，15（5）：466-476.

[21] Fiore AA，Pfeiffer WB，Rizvi SAA，et al. Hashimoto Encephalopathy as a Complication of Autoimmune Thyroiditis. Med Princ Pract，2019，28（1）：91-95.

[22] 中华人民共和国国家卫生和计划生育委员会 . 职业性急性 1,2- 二氯乙烷中毒的诊断：GBZ39-2016. 北京：人民卫生出版社，2016.

[23] 郭晓丽，牛侨 . 兴奋性氨基酸与 1,2- 二氯乙烷急性中毒性脑病关系的探讨 . 中华劳动卫生职业病杂志，2003，02：6-8.

[24] 黄建勋，牛侨，梁友信，等 . 1,2- 二氯乙烷致脑水肿过程中自由基的作用研究 . 中国职业医学，2002，04：2-6.

[25] 高岚岳，齐莹，金亚平 . 1,2- 二氯乙烷的神经毒性 . 中国工业医学杂志，2012，1：42-43，57.

[26] Liu JR，Fang S，Ding MP，et al. Toxic encephalopathy caused by occupational exposure to 1,2-Dichloroethane. J Neurol Sci，2010，292（1-2）：111-113.

[27] 王晓菊，时兢，张剑平 . 1,2- 二氯乙烷中毒性脑病 9 例临床分析 . 中风与神经疾病杂志，2010，27（12）：1131-1132.
[28] 付胜奇，张津，宋良，等 . 亚急性 1,2 二氯乙烷中毒性脑病 1 例报告及文献复习 . 中风与神经疾病杂志，2019，36（04）：344-346.
[29] Dobbs MR. Toxic encephalopathy. Semin Neurol，2011，31（2）：184-93.
[30] 赖清泉，黄芳，李伟程，等 . 1,2- 二氯乙烷慢性中毒性脑病的磁共振成像分析 . 中华劳动卫生职业病杂志，2011，1：62-64.
[31] Ridgway P，Nixon TE，Leach JP. Occupational exposure to organic solvents and long-term nervous system damage detectable by brain imaging，neurophysiology or histopathology. Food Chem Toxicol，2003，41（2）：153-187.
[32] Betterman K，Patel S. Neurologic complications of carbon monoxide intoxication. Handb Clin Neurol，2014，120：971-979.
[33] Eichhorn L，Thudium M，Jüttner B. The Diagnosis and Treatment of Carbon Monoxide Poisoning. Dtsch Arztebl Int，2018，115（51-52）：863-870.
[34] Perucca E. Pharmacological and therapeutic properties of valproate：A Summary After 35 Years of Clinical Experience. CnsDrugs，2002，16（10）：695-714.
[35] Fiore AA，Pfeiffer WB，Rizvi SAA，et al. Hashimoto Encephalopathy as a Complication of Autoimmune Thyroiditis. Med Princ Pract，2019，28（1）：91-95.
[36] LANCE JW，ADAMS RD. The syndrome of intention or action myoclonus as a sequel to hypoxic encephalopathy. Brain，1963，86：111-136.
[37] 黄海威，朱建忠 . Lance-Adams 综合征 . 内科理论与实践，2017，12（02）：88-91.
[38] Freund B，Kaplan PW. Post-hypoxic myoclonus：Differentiating benign and malignant etiologies in diagnosis and prognosis. Clin Neurophysiol Pract，2017，2：98-102.
[39] 张燕，黄远桂，江文，等 . 麻醉意外致 Lance-Adams 综合征 1 例报告 . 临床脑电学杂志，1998，2：3-5.
[40] Gupta HV，Caviness JN. Post-hypoxic Myoclonus：Current Concepts，Neurophysiology，and Treatment. Tremor Other Hyperkinet Mov（N Y），2016，6：409.

（王 乐 李 雯 张晶晶 孟宪栋）

第十二章　自身免疫性脑炎

自身免疫性脑炎是一组具有临床异质性，由中枢神经系统自身免疫机制介导的疾病，约占所有成人脑炎的 20%，其以检测出抗神经元表面或突触蛋白的抗体、抗神经元细胞内抗原的抗体为特点。2007 年以来，随着抗 N- 甲基 -D- 天冬氨酸（NMDA）受体脑炎的发现，一系列抗神经元表面或突触蛋白抗体介导的自身免疫性脑炎也陆续被发现，如抗富含亮氨酸胶质瘤失活蛋白 1（LGI1）抗体相关脑炎、α 氨基 -3- 羟基 -5- 甲基 -4- 异噁唑丙酸（AMPA）受体抗体相关脑炎、抗 γ- 氨基丁酸 B 型（$GABA_B$）受体抗体相关脑炎等。除抗神经元表面或突触蛋白抗体以外，以抗 Hu 抗体为代表的抗神经元细胞内抗原的抗体包括抗 Yo、Ri、Ma2、CV2 等介导的脑炎是另一类重要的自身免疫性脑炎。随着实验室诊断技术的不断提升和诊断标准的确立，自身免疫性脑炎的患病率逐渐增加。在重症监护病房中，自身免疫性脑炎占比逐渐增高。在不同抗体介导的自身免疫性脑炎中，抗 NMDA 受体脑炎发病率最高，抗 LGI1 抗体相关脑炎次之[1]。

免疫治疗是自身免疫性脑炎最根本的治疗，一线免疫治疗包括糖皮质激素、静脉注射免疫球蛋白（IVIg）和血浆交换。二线免疫药物包括利妥昔单抗与静脉用环磷酰胺，主要用于一线免疫治疗效果不佳的患者。长程免疫治疗药物包括吗替麦考酚酯与硫唑嘌呤等。除免疫治疗外，还应给予针对癫痫发作和精神症状的对症治疗、支持治疗和康复治疗。合并肿瘤者进行切除肿瘤等抗肿瘤治疗。

第一节　抗 N- 甲基 -D- 天冬氨酸（NMDA）受体脑炎

目前为止，抗 NMDA 受体脑炎是发病率最高的自身免疫性脑炎。抗 NMDA 受体脑炎主要影响年轻人和儿童，部分病例与肿瘤相关。

一、致病机制

针对 NMDA 受体 NR1 亚单位的抗体介导的免疫作用引起 NMDA 受体的选择性交联和内化，导致 NMDA 受体介导的突触功能丧失，但不影响神经元的存活。抗 NMDA 受体脑炎脑组织炎性浸润轻，血脑屏障保留较好。针对 NMDA 受体的抗体介导的免疫作用可导致 GABA 能神经元失去活性，引起额叶、纹状体、脑干等功能障碍；作用于多巴胺能、去甲肾上腺素和胆碱能系统引起自主神经功能障碍；作用于脑桥–中脑呼吸中枢引起呼吸障碍或中枢性低通气[2]。

二、临床表现

急性或亚急性起病，儿童及青年多见，女性多于男性患者，临床表现主要包括精神行为异常、癫痫发作、记忆力下降、语言输出障碍、不自主运动、自主神经功能障碍，发病前常有头痛、发热等前驱症状。主要临床症状如下[3]：

1. 前驱症状

约 70% 的抗 NMDA 受体脑炎患者病前 2 周内有前驱症状，包括头痛、发热、恶心、腹泻、上呼吸道感染等症状。

2. 主要症状

（1）精神行为异常和（或）认知障碍。

（2）言语功能障碍（言语减少、缄默症）。

（3）癫痫发作：约 76% ～ 80% 的患者在病程早期可发生癫痫发作，通常发生在疾病的早期。癫痫发作形式多为口部、手部自动症；发作多起源于颞叶，也可见额叶中央区起源的癫痫发作，发作形式多为强直性或阵挛性发作。重症患者可出现癫痫持续状态。

（4）运动障碍 / 不自主运动：常见且症状明显，包括口面部不自主运动、肢体震颤、舞蹈样动作甚至角弓反张。

（5）不同程度的意识障碍。

（6）自主神经功能障碍或中枢性低通气。

三、辅助检查

1. 脑脊液检查

白细胞轻度增高、可见寡克隆带阳性。脑脊液中针对 NMDA 受体 NR1 亚单位的 IgG 抗体阳性为抗 NMDA 受体脑炎确诊的必备条件。

2. 头颅磁共振检查

约 50% 的抗 NMDA 受体脑炎患者的头颅磁共振检查正常，另外 50% 的抗 NMDA 受体脑炎患者头颅磁共振检查可于海马、大脑皮质、岛叶、基底节区、脑干和（或）小脑出现长 T2/FLAIR 信号。

3. EEG

抗 NMDA 受体脑炎的异常 EEG 表现分为与癫痫发作相关的异常和与非癫痫发作相关的异常[4-5]。其中，非癫痫发作相关的异常 EEG 表现通常是非特异性的局灶性或弥漫性慢波，但其仍有三种典型的非癫痫发作相关的异常脑电图表现：过度 β 活动（excessive beta activity，EBA）、极度 δ 刷（extreme delta brush，EDB）和全面性节律性 δ 活动（generalized rhythmic delta activity，GRDA）。

（1）过度 β 活动（EBA）：几乎可以在所有抗 NMDA 受体脑炎患者的病程中观察到频率＞ 20 Hz 的过度 β 活动。约 70% 左右的抗 NMDA 受体脑炎患者出现弥漫性或以前头部为主的频率为 14 ～ 20 Hz 过度 β 活动。EBA 的出现提示大脑皮质超兴奋。

（2）极度 δ 刷（EDB）：极度 δ 刷是抗 NMDA 受体脑炎较特征性的 EEG 表现，在 16% ～ 58% 的患者中可以见到，其与癫痫发作和癫痫持续状态的关系尚存在争议。EDB 可持续数秒至数分钟，多为弥散性或以前头部为主，不受听觉和伤害性刺激的影响。EDB 的起源尚不清楚，部分研究认为其来源于大脑皮质。EDB 的出现似乎提示该患者病程将持续较长的时间，但不能确定是否可以提示疾病的严重性，其与预后的关系仍有争议。

（3）全面性节律性 δ 活动（GRDA）：GRDA 为全面性、连续性、节律性、同步性的 δ 波。这种电活动无演变，无节律性增快或募集，且不受听觉和外界刺激影响。GRDA 与丘脑 NMDA 受体功能障碍有关。

值得注意的是，在出现意识障碍的抗 NMDA 受体脑炎患者中，当 EEG 显示节律性慢波存在频率和电压的空间或时间改变，似乎符合 NCSE 的诊断标准[6]。在临床实践中，应具体结合患者临床表现以及 EEG 特征来决定是否进行抗癫痫治疗。

研究表明，抗 NMDA 受体脑炎非癫痫发作相关异常 EEG 表现与疾病病程相关。患者首先出现 EBA，随后出现持续的慢波活动，包括 GRDA 和 EDB。在临床改善的同时，慢波活动开始不连续并逐渐消失，但 EBA 可以持续存在。即使在患者恢复日常生活能力时 EBA 仍然可以存在，在抗 NMDA 受体脑炎治愈后消失。

四、诊断标准

确诊抗 NMDA 受体脑炎需要符合以下 3 个条件：

（1）下列 6 项主要症状中的 1 项或者多项：①精神行为异常或者认知障碍；②言语功能障碍；③癫痫发作；④运动障碍或僵直 / 姿势异常；⑤意识障碍；⑥自主神经功能障碍或中枢性低通气。

（2）抗 NMDA 受体抗体阳性：以脑脊液基于细胞底物的实验（cell-based assay，CBA）法抗体阳性为准。若仅有血清标本可供检测，除了 CBA 结果阳性，还需要采用基于组织底物的实验（tissue-based assay，TBA）法与培养神经元进行间接免疫荧光法予以最终确认，且低滴度的血清阳性（1∶10）不具有确诊意义。

（3）合理地排除其他病因。

病例 1

【简要病史】男性，16 岁。主因发作性肢体抽搐 1 月余于 2018 年 12 月 2 日入院。患者于 1 个月前出现烦躁、哭闹，频繁出现发作性右上肢屈曲痉挛伴右下肢麻木，持续数秒后缓解。此类发作逐渐频繁，一日数次，并出现一次发作性意识不清、摔倒在地、四肢强直，伴舌咬伤，遂收入院。查体见患者意识模糊，伴胡言乱语、抽搐频繁。辅助检查：脑脊液压力 115 mmH_2O；脑脊液细胞学：白细胞 13/mm^3，淋巴细胞 84%，单核细胞 10.5%，红细胞 19/mm^3；脑脊液生化：蛋白质 0.3 g/L。血清抗 NMDA 受体抗体阴性，脑脊液抗 NMDA 受体抗体 1∶32（++）。头颅 MRI 可见左侧额叶异常信号。诊断为抗 NMDA 受体脑炎。

【EEG】监测过程中发作间期可见各导联以 1 ～ 2 Hz 中–高波幅 δ 波为主调，其上重叠 20 ～ 30 Hz 低波幅 β 波（图 12-1）。各导联可见较多量 18 ～ 25 Hz 低波幅 β 波活动（图 12-2）。

【治疗及预后】给予激素、丙种球蛋白 0.4 g/（kg · d）冲击治疗，后应用血浆置换共 5 次，同时给予氯硝西泮、苯巴比妥、左乙拉西坦及卡马西平抗癫痫治疗。出院 6 个月后随访患者未再出现癫痫发作，mRS 评分 2 分。

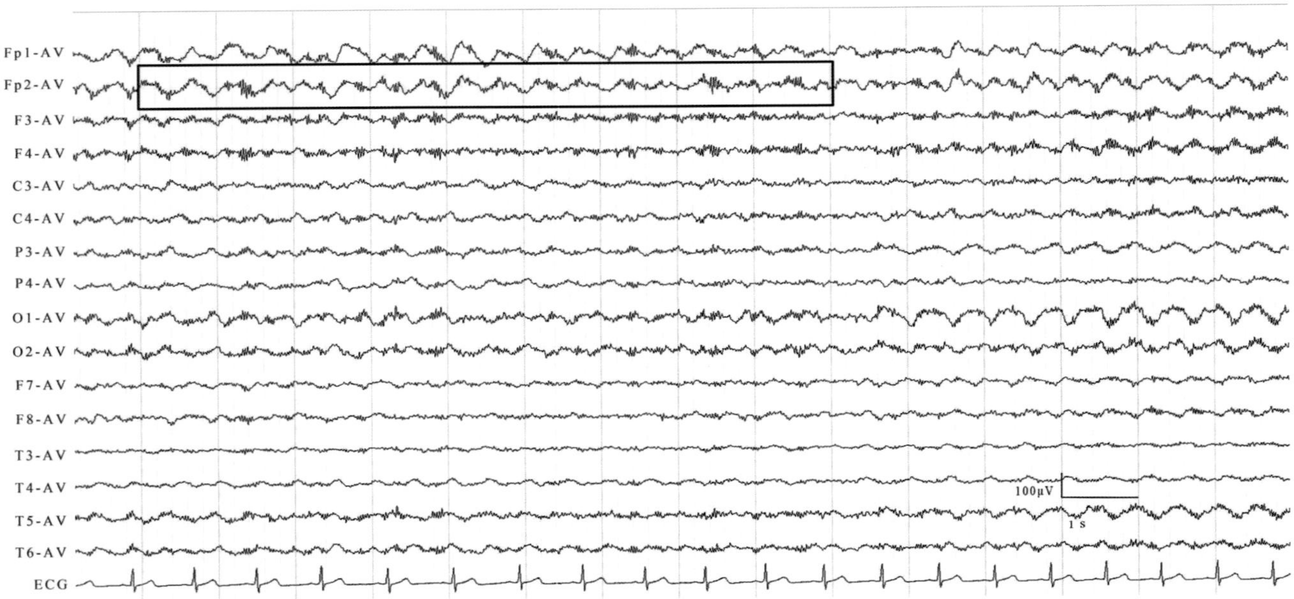

图 12-1 发病 1 月余，发作间期 δ 刷

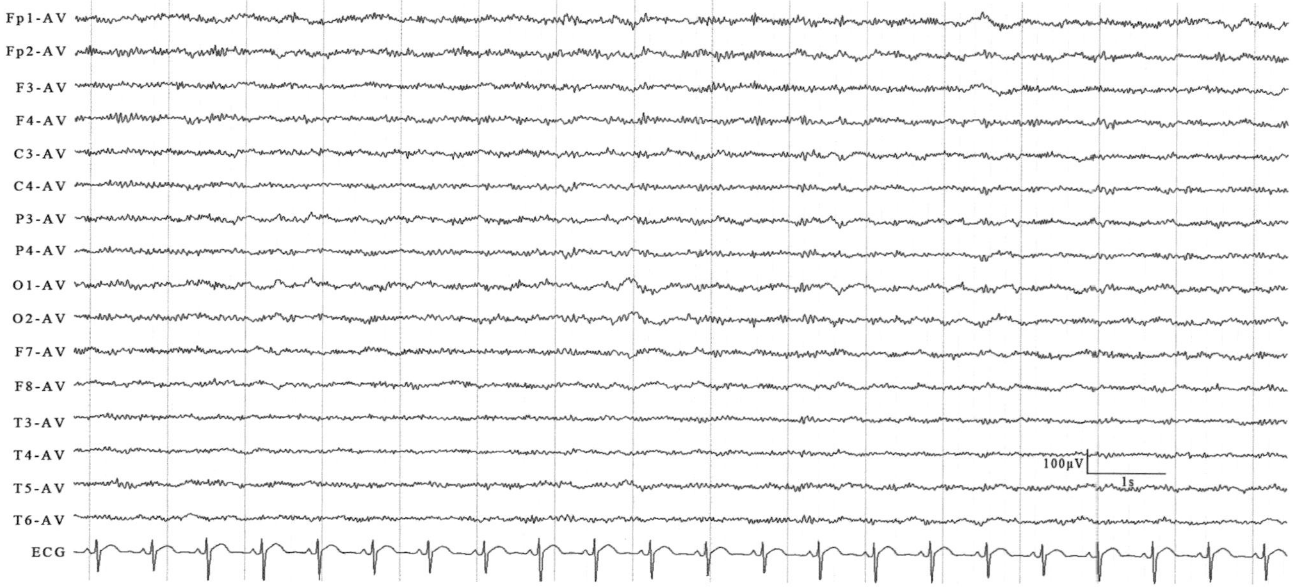

图 12-2 发病 1 月余，发作间期各导联过度 β 波活动

病例 2

【**简要病史**】男性，59 岁。主因头痛、发热 11 天，意识不清 3 天于 2019 年 11 月 15 日入院。患者 11 天前出现头痛、发热，体温波动于 37.8 ～ 38.4℃，4 天前出现行为异常、烦躁不安、不认识人，3 天前出现意识不清，伴四肢不自主抖动，遂收入院。入院查体：意识模糊，Glasgow 评分 8 分（E3V1M4），FOUR 评分 12 分（E2M2B4R4）。四肢频繁不自主运动。入院后突发指脉氧下降，给予气管插管呼吸机辅助呼吸。在院期间患者发作性双眼向左侧凝视，眨眼、咀嚼样动作，四肢强直阵挛，每次发作约 20 ～ 40 s。辅助检查：脑脊液压力 150 mmH_2O；脑脊液细胞学：白细胞 205/mm^3，淋巴细胞 97%，单核细胞 1.5%，红细胞 80/mm^3；脑脊液生化：蛋白质 0.6 g/L，葡萄糖 5.69 mmol/L。血清抗 NMDA 受体抗体 1：100（＋＋），脑脊液抗 NMDA 受体抗体 1：32（＋＋）。头颅 CT 未见明显异常。诊断为抗 NMDA 受体脑炎。

【**EEG**】监测过程中各导联以阵发性 1.5 ～ 3 Hz 低-中波幅节律性 δ 波活动为主调（图 12-3）。

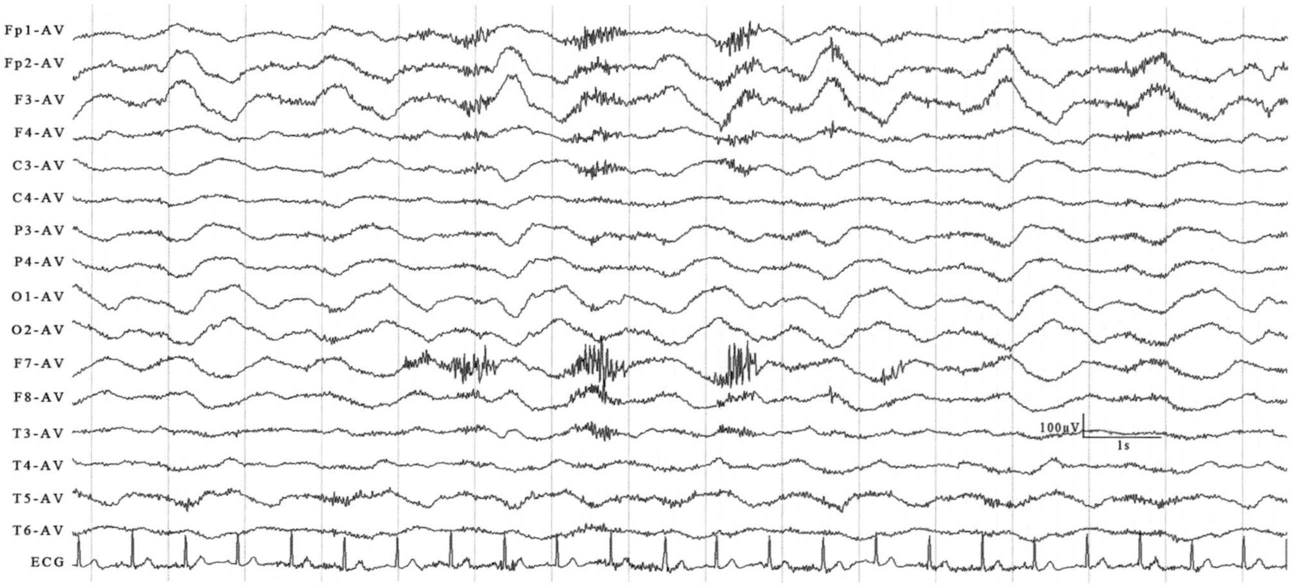

图 12-3 发病 12 天，发作间期各导联节律性 δ 波活动

【治疗及预后】患者家属放弃治疗，自动出院，出院 1 周后死亡。

【小结】抗 NMDA 受体脑炎非癫痫发作相关的异常脑电图包括 EBA、EDB 和 GRDA，与疾病病程发展密切相关。

第二节　抗 LGI1 抗体相关脑炎

抗 LGI1 抗体相关脑炎是由 LGI1 抗体和神经元表面蛋白结合引起的自身免疫性脑炎，既往认为属于边缘性脑炎的一种。抗 LGI1 抗体相关脑炎约占自身免疫性脑炎的 11.2%，在中国每年的发病率为 0.5/100 万人。

一、致病机制

LGI1 不同于其他与癫痫相关的蛋白质，其不是受体或离子通道的结构成分，而是一种由神经元分泌的蛋白质。LGI1 与突触前蛋白 ADAM11、ADAM23 和突触后蛋白 ADAM22 形成跨突触复合物，调控 AMPA 受体和电压门控钾通道电流，参与神经元兴奋性的突触传递。LGI1 抗体属于 IgG4 亚类，可能通过干扰 LGI1 和 ADAM 之间的蛋白-蛋白相互作用改变神经元的兴奋性从而发挥致病作用[7]。

二、临床表现

多见于中年人，男性多于女性。以亚急性起病的认知障碍、精神障碍、癫痫发作为临床特征，具体如下[3, 7]：

（1）近事记忆力下降、空间定向力障碍。

（2）精神行为异常。

（3）癫痫发作：癫痫发作的发生率高达 90%，常见发作类型包括局灶性发作、局灶性发作进展为双侧强直阵挛发作，甚至癫痫持续状态。其中，运动性发作类型常为阵挛发作或自动症。

（4）面臂肌张力障碍发作（faciobrachial dystonic seizure，FBDS）：是抗 LGI1 抗体相关脑炎的特征性临床表现之一。FBDS 表现为频繁、剧烈的同侧面部、上肢甚至腿部痉挛，通常持续小于 3 s，每天发作 50 次左右，可伴有双侧肌张力障碍样发作、感觉异常先兆、愣神、意识改变等。

（5）部分患者合并睡眠障碍、语言障碍、小脑性共济失调和抗利尿激素分泌不当综合征（低钠血症）。

三、辅助检查

（1）脑脊液检查：脑脊液压力大多正常，脑脊液白细胞正常或轻度增高，可见脑脊液寡克隆带阳性。

（2）头颅影像学检查：可见颞叶内侧和海马信号成像改变。

（3）EEG：约 50% 的抗 LGI1 抗体相关脑炎病例的 EEG 监测结果异常。发作期可见病理波起源于颞叶、额叶或顶叶，提示抗 LGI1 抗体相关脑炎累及范围可能不局限在边缘叶。癫痫发作间期多为多灶性起源、以颞叶发放为主的单侧或双侧尖慢复合波或慢波。建议对有 FBDS 表现的患者进行同步 EEG/EMG 监测。发作时可见口轮匝肌、三角肌和手部伸肌部位肌电呈渐强-渐弱模式，发作前脑电图常见痉挛肢体对侧慢波，类似于癫痫样痉挛性发作的脑电图表现。但直到目前，FBDS 是否为一种癫痫发作仍存在争议[8-9]。

四、诊断要点

急性或亚急性起病，进行性加重。临床表现符合边缘性脑炎，或有 FBDS 表现。脑脊液白细胞数正常或轻度淋巴细胞性炎症。头颅 MRI 检查可见双侧或者单侧颞叶内侧信号异常。血清和（或）脑脊液抗 LGI1 抗体阳性。

病例 3

【简要病史】男性，56 岁，主因精神行为异常、肢体抽搐 10 余天入院。发病前有上呼吸道感染史。患者 10 余天前出现发作性跌倒，意识清楚，就诊于当地医院，就诊途中出现发作性四肢抽搐，意识丧失，随后患者出现胡言乱语、精神烦躁，言语逻辑性差，夜间失眠显著，来回于病房行走，无肌肉颤动，无肌痛。入院查体：意识清楚，对答内容及逻辑混乱，思维力、记忆力减退，右侧肢体不自主动作，考虑面臂肌张力障碍，四肢肌张力正常。辅助检查：脑脊液压力 165 mmH_2O；脑脊液细胞学：白细胞 0/mm^3；脑脊液生化：蛋白质 0.74 g/L，葡萄糖 3.77 mmol/L。血清抗 LGI1 抗体阴性，脑脊液抗 LGI1 抗体 1∶100（++）。

【EEG】监测过程中可见发作性右侧肢体不自主动作，同步 EEG 可见各导联肌电干扰伪迹，未见明显 EEG 演变（图 12-4 至图 12-7）。

【治疗及预后】给予 1 g 甲泼尼龙冲击治疗，并给予丙戊酸钠缓释片抗癫痫、奥氮平抗精神症状治疗。出院时患者无癫痫发作，偶有幻觉，夜间睡眠明显改善，神经系统查体大致正常。mRS 评分 1 分。

【小结】FBDS 是抗 LGI1 抗体相关脑炎的特征性临床表现之一，须进行同步 EEG/EMG 监测。

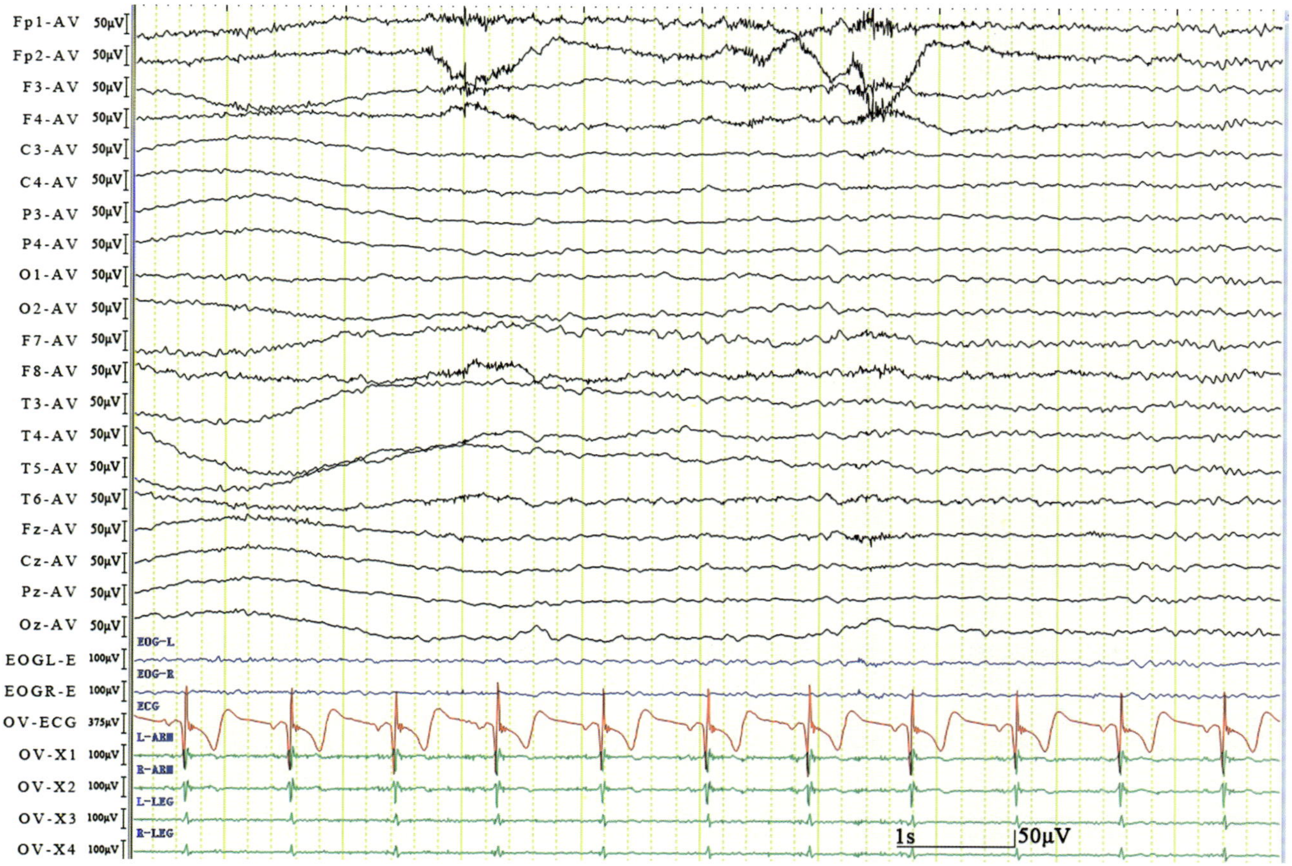

图 12-4 发病 15 天，背景 EEG：清醒闭目以 8 ～ 8.5 Hz α 节律为主调，调节、调幅尚可

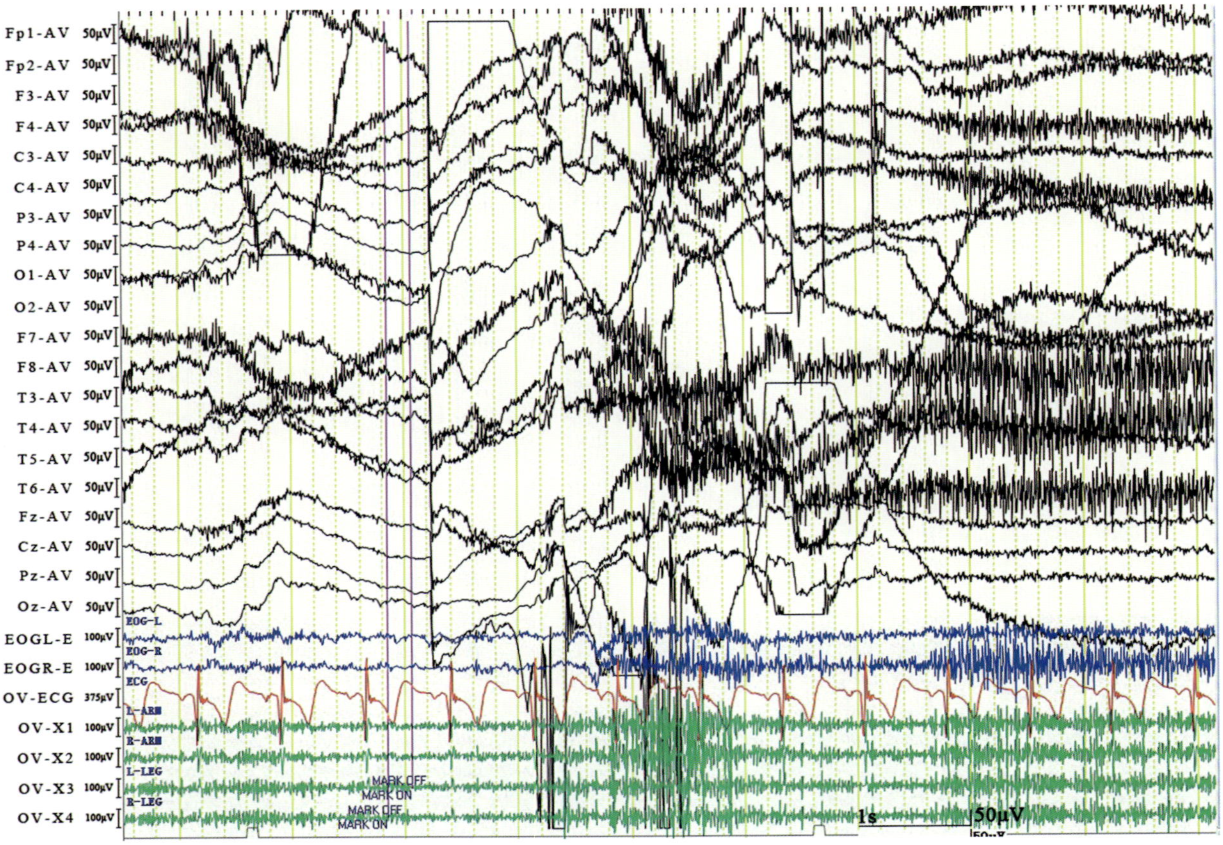

图 12-5 发病 15 天，发作性右侧肢体不自主动作，同步 EEG 可见各导联与动作同步的肌电干扰伪迹，未见明显 EEG 演变

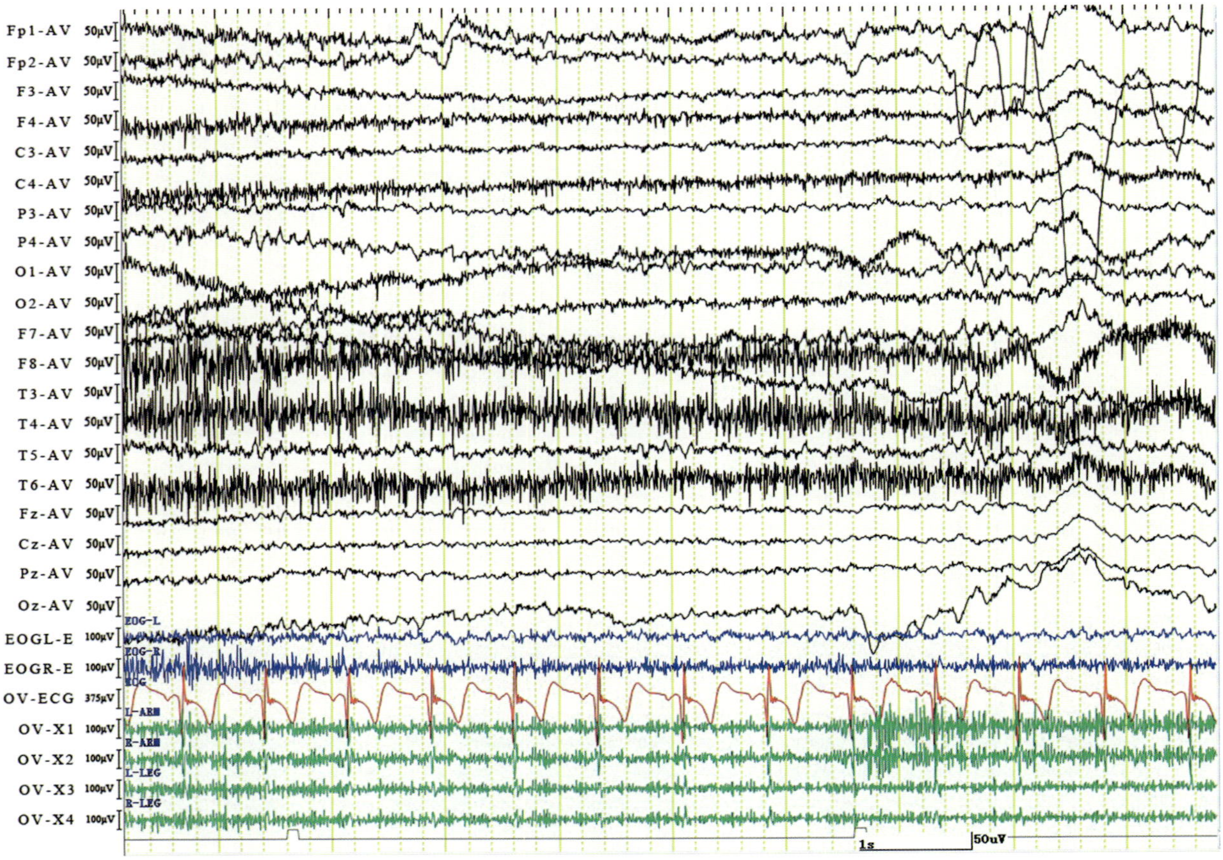

图 12-6 （与上图同一病例）发病 15 天，发作性右侧肢体不自主动作，同步 EEG 可见各导联肌电干扰伪迹，未见明显 EEG 演变

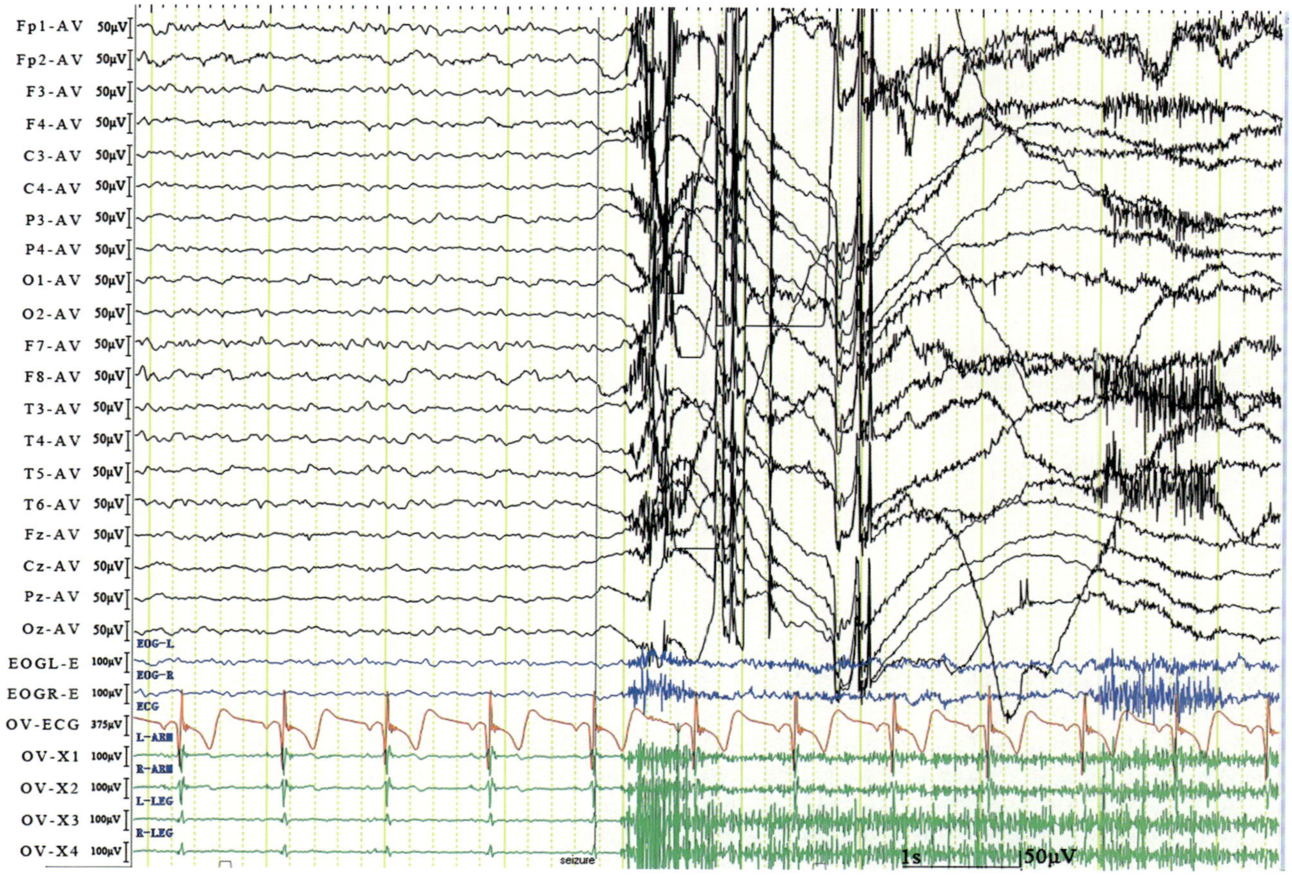

图 12-7　（与上图同一病例）发病 15 天，发作性右侧肢体不自主动作，同步 EEG 可见各导联肌电干扰伪迹，未见明显 EEG 演变，发作后未见明显电抑制

第三节　抗谷氨酸脱羧酶 65（GAD65）抗体相关脑炎

GAD65 抗体与一些特定的神经系统疾病密切相关，包括僵人综合征、小脑性共济失调、颞叶癫痫和边缘性脑炎。本节着重介绍抗 GAD65 抗体相关脑炎。

一、致病机制

谷氨酸脱羧酶是一种神经元胞内酶，为 GABA 合成限速酶。GAD65 是其中一种亚型，富集于轴突末端。GAD 抗体相关的神经系统综合征被认为由 GABA 能抑制回路的功能障碍所介导，但具体致病机制仍然存在争议。GAD 属于胞内酶，目前尚不清楚 GAD 抗体如何接触抗原；GAD 抗体抑制 GAD65 活性的能力可能取决于抗原表位的特异性，也有学者认为与抗体水平高低有关[10]。

二、临床特点

1998 年，Giometto 等首先提出 GAD 抗体相关性药物难治性颞叶癫痫的概念。患者癫痫发作中位年龄 26 岁，女性多于男性患者，约 40% 合并自身免疫性疾病。患者主要表现为药物难治性颞叶癫痫，脑脊液或 MRI 大多无炎症改变证据。随着对疾病的不断认识，发现其中部分患者符合边缘性脑炎的诊断标准，部分患者可能出现癫痫持续状态甚至难治性 / 超级难治性癫痫持续状态。

三、辅助检查

1. GAD65 抗体检测

血清中GAD65抗体的存在不能被视为相关的神经系统疾病具有自身免疫性发病机制，低水平GAD65抗体可能是其他自身免疫机制所致的自身免疫性神经系统疾病的免疫伴随物。因此，当患者合并血清高水平GAD抗体时，应检测其脑脊液中是否存在GAD65抗体，同时寻找抗体鞘内合成的证据。有学者提出，当（CSF中GAD抗体滴度/血清GAD抗体滴度）/（CSF中蛋白水平/血清白蛋白水平）的比值＞1，强烈提示GAD抗体为鞘内合成[10]。

2. EEG

目前，抗GAD65抗体相关脑炎的脑电图特点尚未被充分研究，多为病例报道。除与癫痫发作相关的EEG表现以外，还有发作间期出现单侧周期性放电的报道[11]，但无特征性。在部分病例中，EEG所示异常放电部位与头颅影像学检查所示病灶范围不符，但出现该现象的原因不明[12]。

四、诊断要点

建议诊断时重点关注神经综合征的类型、血清GAD65抗体水平和抗体是否为鞘内合成。

病例 4

【简要病史】男性，31岁。主因头晕14天、右侧面部抽动9天、意识不清5天入院。患者14天前无明显诱因出现头晕，伴恶心、呕吐，随后出现记忆力下降、自觉口中有消毒水味。11天前出现发作性意识不清、双眼上翻、四肢抽搐、伴舌咬伤，持续约5 min，给予地西泮静脉注射后抽搐停止。9天前患者出现右侧面部持续抽搐；5天前出现睡眠增多、无法言语。完善头颅MRI检查示：双侧额叶、颞叶、小脑蚓部多发病变，考虑脑炎；完善腰椎穿刺术，脑脊液压力250 mmH_2O，蛋白质0.34 g/L。血清抗GAD65抗体（＋），脑脊液抗GAD65抗体（＋＋）。给予甲泼尼龙1 g冲击治疗3天、丙球冲击治疗3天以及奥卡西平抗癫痫治疗后，症状无好转，且出现双侧面部持续抽搐、意识障碍，遂转诊入院。入院查体：浅昏迷，Glasgow评分5分（E1V1M3），双侧瞳孔等大等圆，对光反射灵敏；四肢肌张力减低，双下肢腱反射活跃，双上肢Rossolimo征阳性，右下肢踝阵挛。颈抵抗，颏胸3横指。

【EEG】监测过程中可见发作期右侧前额、前颞导联棘慢复合波发放（图12-8）。

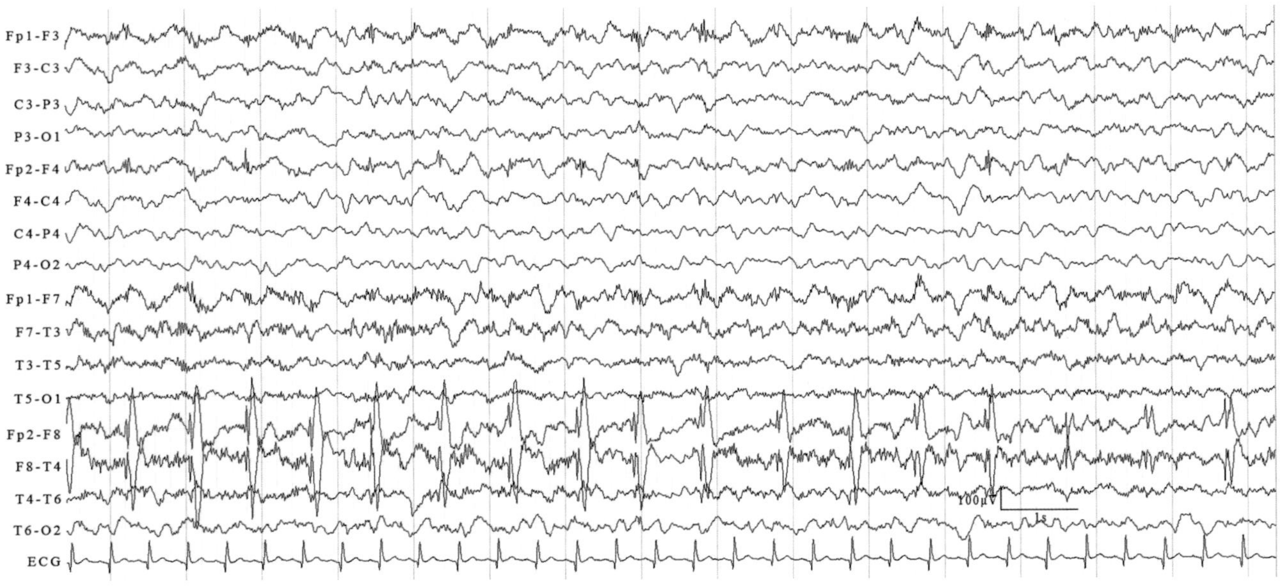

图 12-8 发病14天，发作期右侧前额、前颞导联棘慢复合波

【治疗及预后】给予血浆置换、地塞米松及抗癫痫等对症治疗，出院时患者意识清楚，可发音，可执行简单指令，仍有胡言乱语；出院 6 个月时随访患者，日常生活自理，无特殊不适。

【小结】药物难治性癫痫发作是抗 GAD65 抗体相关脑炎常见临床症状，严重时可出现癫痫持续状态，EEG 监测可辅助疾病诊疗。

参考文献

[1] Harutyunyan G，Hauer L，Dünser MW，et al. Risk factors for intensive care unit admission in patients with autoimmune encephalitis. Front Immunol，2017，28（8）：835.

[2] Dalmau J，Lancaster E，Martinez-Hernandez E，et al. Clinical experience and laboratory investigations in patients with anti-NMDAR encephalitis. Lancet Neurol，2011，10（1）：63-74.

[3] 中华医学会神经病学分会 . 中国自身免疫性脑炎诊治专家共识 . 中华神经科杂志，2017，50（02）：91-98.

[4] Jeannin-Mayer S，André-Obadia N，Rosenberg S，et al. EEG analysis in anti-NMDA receptor encephalitis：Description of typical patterns. Clin Neurophysiol，2019，130（2）：289-296.

[5] Ueda J，Kawamoto M，Hikiami R，et al. Serial EEG findings in anti-NMDA receptor encephalitis：correlation between clinical course and EEG. Epileptic Disord，2017，19（4）：465-470.

[6] Chanson E，Bicilli é，Lauxerois M，et al. Anti-NMDA-R encephalitis：Should we consider extreme delta brush as electrical status epilepticus? Neurophysiol Clin，2016，46（1）：17-25.

[7] van Sonderen A，Petit-Pedrol M，Dalmau J，et al. The value of LGI1，Caspr2 and voltage-gated potassium channel antibodies in encephalitis. Nat Rev Neurol，2017，13（5）：290-301.

[8] Li LH，Ma CC，Zhang HF，et al. Clinical and electrographic characteristics of seizures in LGI1-antibody encephalitis. Epilepsy Behav，2018，88：277-282.

[9] d'Orsi G，Martino T，Lalla A，et al. Faciobrachial dystonic seizures expressed as epileptic spasms，followed by focal seizures in anti-LGI1 encephalitis：a video-polygraphic study. Epileptic Disord，2018，20（6）：525-529.

[10] Dade M，Berzero G，Izquierdo C，et al. Neurological Syndromes Associated with Anti-GAD Antibodies. Int J Mol Sci，2020，21（10）：3701.

[11] Phinney TA，Kinem DJ，Mayoglou LC，et al. AntiGAD65 antibodies encephalitis with lateralized periodic discharges：A case report. J Neuroimmunol，2020，347：577354.

[12] Zhang YF，Yu N，Lin XJ，et al. Clinical characteristics and outcomes of autoimmune encephalitis patients associated with anti-glutamate decarboxylase antibody 65. Clin Neurol Neurosurg，2020，196：106082.

（王 萱 杨 方 丁 晶 杜 芳）

第十三章　中枢神经系统感染性疾病

病原微生物侵犯中枢神经系统的实质、被膜及血管等引起的急性或慢性炎症性疾病即为中枢神经系统感染性疾病。根据感染部位的不同，临床上可分为脑炎、脊髓炎、脑脊髓炎、脑膜炎、脊膜炎、脑脊膜炎、脑膜脑炎。病原微生物种类包括病毒、细菌、真菌、螺旋体、寄生虫、立克次体和朊蛋白等。

第一节　病毒性脑炎

单纯疱疹病毒性脑炎

单纯疱疹病毒性脑炎（herpes simplex encephalitis，HSE）是由单纯疱疹病毒（herpes simplex virus，HSV）引起的急性中枢神经系统感染性疾病，主要侵犯颞叶、额叶和边缘系统，引起脑组织出血坏死性病变，故又称急性坏死性脑炎或出血性脑炎[1]。

一、临床表现

大多数病情发展迅速，病后数小时至数日内达到高峰。

（1）发热：疾病早期，体温可达 38 ～ 40℃。

（2）头痛：早期轻度，若出现脑水肿、出血、颅内压增高则程度剧烈并伴呕吐。

（3）精神症状：因病变损害颞叶、额叶和边缘系统，患者可出现人格改变，行为异常；反应迟钝、呆滞、言语和动作减少；接触不良（淡漠回避），答非所问，易激惹和谵妄；时间、空间定向障碍和近事遗忘；幻听、幻视和妄想。

（4）神经症状：局灶性或全身性抽搐发作；不对称性的神经系统损害体征和脑膜刺激征；严重者出现意识障碍。

二、辅助检查

（1）外周血：白细胞轻度增高伴中性粒细胞增多。

（2）脑脊液：约 80% 的患者脑脊液压力增高；脑脊液白细胞：（50 ～ 500）×10^6/L，早期以多叶核为主，转为单核或淋巴细胞为主；脑脊液蛋白轻至中度增高（＜ 1.5 g/L）；脑脊液糖和氯化物一般正常。

（3）影像学检查：HSE 的影像学表现具有特征性，病变部位及范围还可提示病情的严重程度及预后。病变先累及颞叶，单侧或双侧，部分病例可向额叶或枕叶发展[2]。

（4）EEG：异常率高达 90%，且在疾病早期即可出现，表现为 α 波解体，多于发病后第 2 ～ 15 天在低波幅慢波背景上出现周期性尖波（图 13-1）、棘波或周期性高波幅慢波发放，每 1 ～ 5 s 发放一次，以一侧颞区为多见或最明显。此种周期性发放常为一过性，一般持续 3 ～ 4 天。其他 EEG 异常表现包括局灶性或全面性慢波、癫痫样放电。HSV-1 型所致 HSE 出现癫痫样放电的概率高于 HSV-2 型所致 HSE。研究表明，起病 10 天后，有 77.5% 的 HSE 患者 EEG 表现仍异常，但 HSE 患者异常的 EEG 表现与疾病预后无关[3-4]。

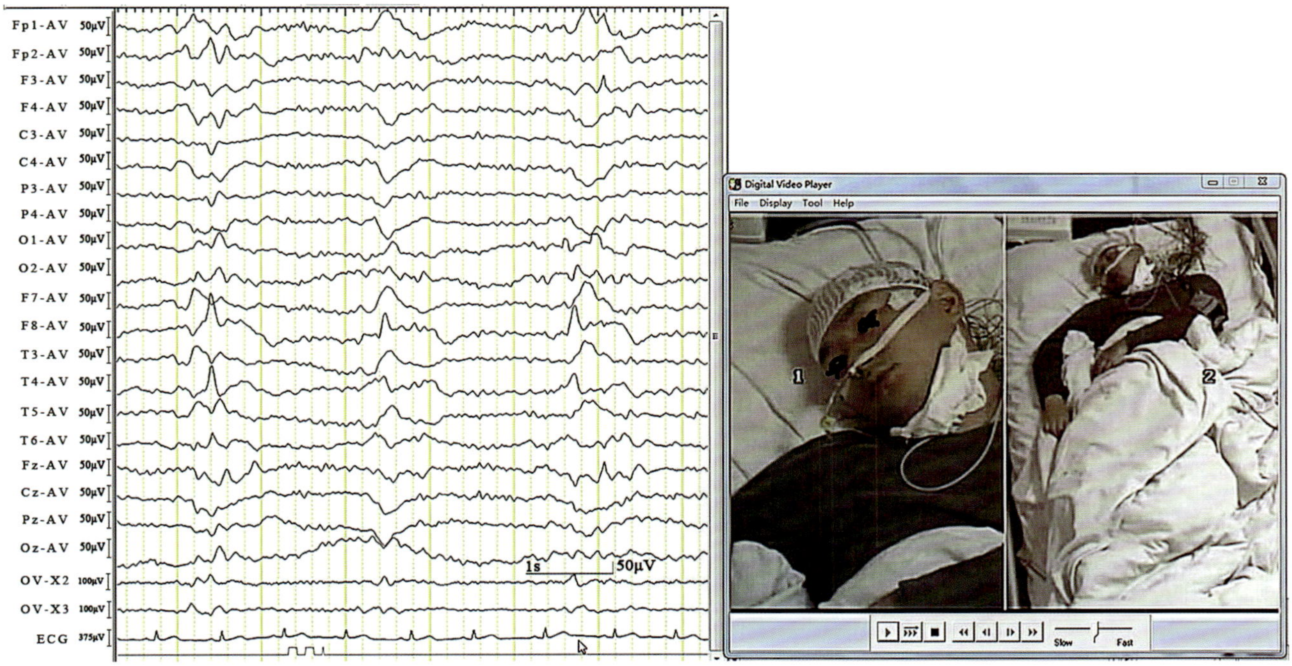

图 13-1 发病 6 天，4 ～ 7 Hz、10 ～ 40 μV θ 节律的背景上，各导联均见阵发性同步三相尖波周期性发放，每 2 ～ 3 s 发放 1 次，右前、中颞导联明显（黄远桂教授提供）

三、治疗及预后

抗病毒治疗为首要治疗，阿昔洛韦为首选药物。病情需要时酌情给予糖皮质激素以减轻炎症反应和脑水肿，保护血脑屏障。同时，加强抗癫痫、镇静等对症支持治疗。经过及时治疗，多数患者可完全康复，但仍有部分重症患者可死于脑疝或内科并发症；少数病例呈亚急性或慢性病程，遗留精神迟滞、偏瘫或失语等后遗症。

病例 1

【简要病史】男性，44 岁，主因发热 10 天、精神行为异常 4 天、抽搐 1 天于 2020 年 7 月 10 日入院。患者 10 天前无明显诱因出现发热、乏力，体温最高 39.4℃。4 天前出现自言自语，胡言乱语，频繁给他人打电话，后有反复发作的愣神，伴舔舌、咂嘴，持续 1 ～ 2 min。1 天前突发意识不清、头部向右偏转、四肢抽搐，持续约 1 min，间隔 10 ～ 20 min 发作 1 次，共 3 ～ 4 次。为进一步诊治转诊入院。入院查体：浅昏迷，气管插管状态，GCS 评分 4 T（E1VTM3），FOUR 评分 7 分（E0M2B4R1）。双侧瞳孔等大等圆，直径约 2.5 mm，对光反射正常，双侧角膜反射正常。四肢痛刺激均有屈曲反应。四肢腱反射减弱。病理征阴性。颈强直，颏胸距 4 横指，Kerning 征阴性。辅助检查：头颅 MRI：左侧颞叶、岛叶、海马及双侧外囊区皮质及皮质下大面积异常信号影，考虑炎性病变。脑脊液检查：压力 195 mmH_2O；细胞学：白细胞 $82 \times 10^6/L$，淋巴细胞百分比 98%。脑脊液生化：葡萄糖 3.24 mmol/L，蛋白质 1.66 g/L，氯化物 111.0 mmol/L。脑脊液二代测序：人类 α 疱疹病毒 1 型，序列数 17 269。诊断：HSE。

【EEG】监测过程中 EEG 背景可见各导联以 1.5 ～ 2 Hz 低-高幅 δ 波为主，前头部显著（图 13-2）。

【治疗及预后】给予抗病毒、地塞米松和抗精神症状等对症支持治疗。出院 6 个月时随访患者 mRS 评分 1 分。

【小结】HSE 的 EEG 异常率高，疾病初期可表现为低波幅慢波背景上出现周期性异常波发放。

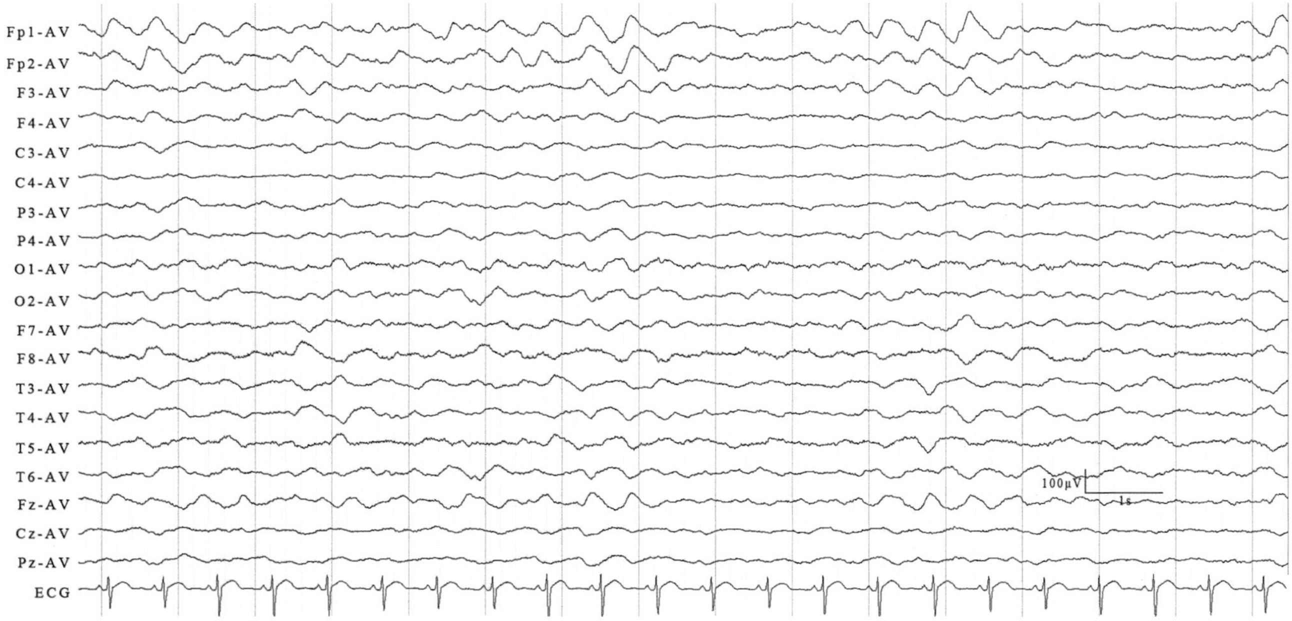

图 13-2 发病 12 天，各导联 1.5 ～ 2 Hz 低-高幅 δ 节律

猪疱疹病毒性脑炎

猪疱疹病毒性脑炎是一种由猪疱疹病毒侵犯中枢神经系统引起的急性炎症性疾病。猪疱疹病毒属于疱疹病毒科，水痘病毒属，具有嗜神经性，但不在神经元中复制。猪是其天然宿主，多种家畜和哺乳动物都是易感动物。传统观点认为人类并非猪疱疹病毒易感群体，且猪疱疹病毒并非常规血和脑脊液的常规病毒学检测项目，临床上常忽略猪疱疹病毒性脑炎，导致临床上此类脑炎的病原学诊断缺如。

随着新一代测序技术（next-generation sequencing，NGS）的出现，血和脑脊液病原学检测得到快速发展，猪疱疹病毒引起人类感染的报道逐渐增多并引起关注[5]。但 NGS 检测应建立在临床医学基础上，并以病史（特别是猪疱疹病毒感染史）、体格检查、影像学检查、脑脊液常规检查和 EEG 检查等为基本诊断依据。然而，猪疱疹病毒性脑炎患者的临床表现和常规脑脊液检查非常类似 HSE，并无明显特异性，目前尚无此类患者 EEG 表现的相关报道，本例患者呈周期性放电的 EEG 可能为疾病早期诊断提供线索。

早期予以抗病毒药物，尤其是抗疱疹病毒药物可能为猪疱疹病毒性脑炎的主要治疗方法[6]。

病例 2

【简要病史】男性，36 岁，主因发作性抽搐、间断发热 1 天余于 2017 年 3 月 29 日入院。1 天前凌晨 1 时患者睡眠中突然口角向左抽动，不伴四肢抽搐和意识障碍，持续约 1 min 自行缓解。发作后反应略迟钝，但可识人及交流。此后 1 h 反复发作 2 次。晨 6 时出现发热，体温 38.5° C，伴颈部僵硬、疼痛。当地医院行头颅 CT 检查未见异常；腰穿脑脊液压力不详，脑脊液白细胞计数 20×10^6/L，糖 3.74 mmol/L；予以对症治疗（具体不详）。下午 5 时多次口角抽动、右上肢抖动、呼之不应，每次持续 10 s 自行缓解，间隔 10 min，发作间期意识未恢复。静脉推注地西泮 10 mg 后抽搐停止，但意识未恢复，次日转至我院。患者既往从事生猪肉售卖职业 10 余年，发病前有刀割手指伴生猪肉污染史。入院时查体：气管插管和机械通气状态，浅昏迷，GCS 评分 5 分（E1V1M3），FOUR 评分 6 分（E0M2B4R0），双侧瞳孔等大等圆，直径 3.5 mm，对光反射迟钝，睫毛、角膜反射存在，四肢无自主运动，疼痛刺激可见四肢屈曲，四肢肌张力低、腱反射减弱，病理征未引出，颈抵抗，颏胸距 4 横指。头颅 MRI 显示：双侧额顶颞岛叶、基底节区、丘脑、半卵圆中心及海马广泛对称异常信号，提示脑炎或代谢性疾病。复查腰穿，脑脊液白细胞计数 37×10⁶/L，淋巴细胞 69.5%，糖 4.02 mmol/L，蛋白质 0.88 g/L；脑脊液自身免疫性脑炎抗体系列及神经系统副肿瘤综合征抗体系列均阴性。脑脊液 NGS 提示猪疱疹病毒特异性序列（unique reads）20，覆盖度（coverage）2.1%，提示猪疱疹病毒感染。综上，患者诊断为猪疱疹病毒性脑炎。

【EEG】患者入院后床旁 EEG 提示各导联周期性放电（图 13-3）。予综合治疗 21 天后可见患者 EEG 背景以 3 ～ 4 Hz、10 ～ 25 μV θ 节律为主调（图 13-4）。

【治疗及预后】入院后予以抗病毒（阿昔洛韦）、抗炎（地塞米松）、调节免疫（人免疫球蛋白）、抗癫痫（口服左乙拉西坦）、降颅压（甘露醇）等治疗，出院时无癫痫发作，意识呈无反应觉醒状态，mRS 5 分。发病 6 个月后随访，患者无癫痫发作，可部分完成指令，可认识自己家人，mRS 4 分。

【小结】具有相关暴露史、脑炎表现和发病急性期 EEG 周期性放电时，应高度警惕猪疱疹病毒性脑炎。

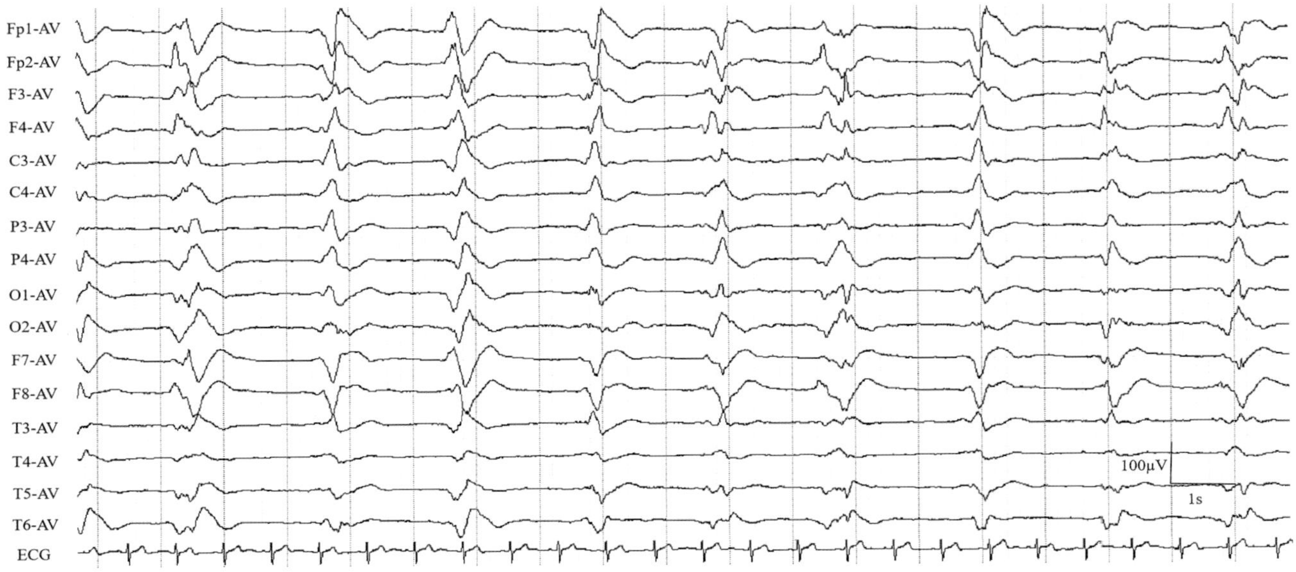

图 13-3　发病 2 天，各导联 0.5/s 全面性周期性放电

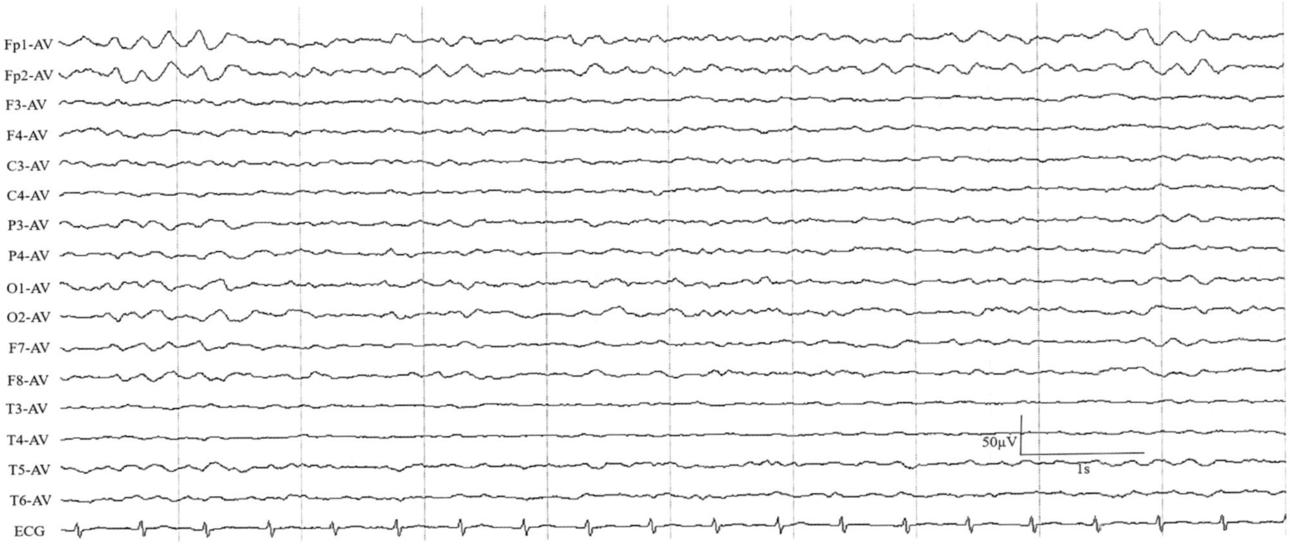

图 13-4　发病 24 天，各导联低波幅 θ 节律为主调

亚急性硬化性全脑炎

亚急性硬化性全脑炎（subacute sclerosing panencephalitis，SSPE）是由有缺陷的麻疹病毒持续感染所致的中枢神经系统慢性进行性退行性致死性疾病，预后差，病死率极高。64.1% 的 SSPE 患者有明确的麻疹病史[7-8]。

一、临床表现

典型 SSPE 的临床过程分为 4 期[8-9]。

1 期：缓慢进展的智力减退和行为改变，患者可出现情绪异常、学习困难、记忆力下降等表现，临床上还常表现有单侧运动障碍。此期可持续数周至数年。

2 期：运动障碍和抽搐，主要为典型的节律性肌阵挛，常持续 3 ～ 12 个月，此期约半数患者出现视神经萎缩、视神经乳头水肿或脉络膜视网膜炎等，眼部症状可与神经系统症状同时出现。

3 期：严重的锥体束征和锥体外系的临床表现，并逐渐出现意识障碍，持续约 1 ～ 4 个月后进入 4 期。

4 期：缄默，四肢瘫痪，呈无反应觉醒状态，最后因循环衰竭或继发感染而死亡，此期可持续数年。

二、辅助检查

1. 脑脊液

压力和糖基本正常，细胞数略增加，蛋白质含量正常或略有增高，主要是 γ 球蛋白增多。脑脊液中麻疹抗体 IgG 滴度升高（1：4 ～ 1：1280），脑脊液和血清麻疹抗体滴度比可达到 5：1 至 40：1。ELISA 检测脑脊液中麻疹病毒抗体对 SSPE 诊断的阳性预测率达到 100%。

2. 头颅影像学检查

在 SSPE 疾病早期，头颅影像学检查可无阳性发现，MRI 也可表现为皮质和皮质下白质局部高信号，双侧不对称，以大脑半球后部的损害明显。随着疾病的进展，可见深部白质有高信号改变以及进行性广泛性脑萎缩，以大脑半球、小脑、脑干多见。终末期几乎所有的白质都丢失，还可看到胼胝体变薄。脑实质损害程度与发病时间明显相关。

3. EEG

SSPE 的 EEG 主要具有以下几种异常表现：①周期性复合波：65% ～ 83% 的 SSPE 患者 EEG 可见周期性复合波。在低波幅背景中，每隔 2 ～ 20 s 出现 1 ～ 3 Hz 高幅慢波和尖慢波，持续 1 ～ 3 s，双侧大致对称，顶枕部最明显。睡眠时不发生肌阵挛，但 EEG 仍可有周期性复合波发放。此种特征性 EEG 在临床 2 期最明显，3 期减少。有学者认为周期性复合波的缺失提示病情严重程度高。②局灶性慢波：约 50% 以上的 SSPE 患者脑电图监测出现局灶性慢波，大多出现于疾病早期，但 EEG 中出现局灶性慢波的部位与颅内病变之间没有空间相关关系。须注意的是，当出现额部节律性 δ 活动可能提示疾病已进展至疾病后期。③病理波：约 85% 的 SSPE 患者 EEG 监测可见尖波、尖慢波发放，多为前头部。其中，约 60% 可见阵发性痫性放电向邻近区域（单侧放电）或对侧扩散；约 45% 显示双侧、对称、同步的阵发性放电。约 1/3 的 SSPE 患者显示出一种或多种上述 EEG 异常，与 SSPE 的临床分期无关[10]。

三、诊断

我国学者提出的 SSPE 诊断标准如下[8]：

确诊条件：①典型的临床表现；②脑脊液麻疹病毒抗体滴度升高（血凝抑制抗体至少 1：8 以上）。

支持诊断条件：①早期麻疹病史；②脑电图异常的动态变化；③血清麻疹病毒抗体滴度升高（血凝抑制抗体至少 1：128）；④脑脊液球蛋白，特别是 γ 球蛋白含量增加。

四、治疗及预后

目前 SSPE 无特殊治疗。SSPE 病死率高，通常 80% 在出现临床症状后 1 ～ 3 年死亡，约 10% 的患者可出现爆发性发作并在数月内死亡，仅约 10% 可存活 4 ～ 10 年。

病例 3

【简要病史】男性，10 岁。主因双手不自主乱动、行走不稳 2 月余于 1982 年 11 月 2 日入院。2 月前无明显诱因出现右手不自主动作、书写缓慢、智力减退。1 个月前左上肢亦出现不自主动作，持物时明显，行走时容易摔倒，病情日渐加重。10 天前出现全面强直-阵挛发作（GTCS）3 次。既往未接种过麻疹疫苗，亦无明确的麻疹发病史。入院查体：意识清楚，言语不清，高级智能减退。脑神经未见明显异常，眼 K-F 环检查（－）。四肢有不自主动作、肌张力增高，双下肢腱反射亢进，病理征未引出，脑膜刺激征（－）。辅助检查：血、尿、便常规及肝、肾功能未见异常，血清铜蓝蛋白定量正常。脑脊液白细胞 $8/mm^3$，脑脊液蛋白、糖、氯化物正常，麻疹 IgG 抗体酶联免疫吸附试验（ELISA-IgG）1∶12 800 阳性。诊断：SSPE。

【EEG】以 9 ～ 10 Hz、20 ～ 50 μV α 节律的背景上，可见每 4 ～ 10 s 发放 1 次、极高波幅的三相或多相周期性复合波样波（图 13-5）。入院 12 天后第二次记录（图 13-6）：背景波完全解体，周期性发放更为明显。

【治疗及预后】给予抗癫痫等对症治疗半月，症状无明显变化，自动出院（本病例由黄远桂教授提供）。

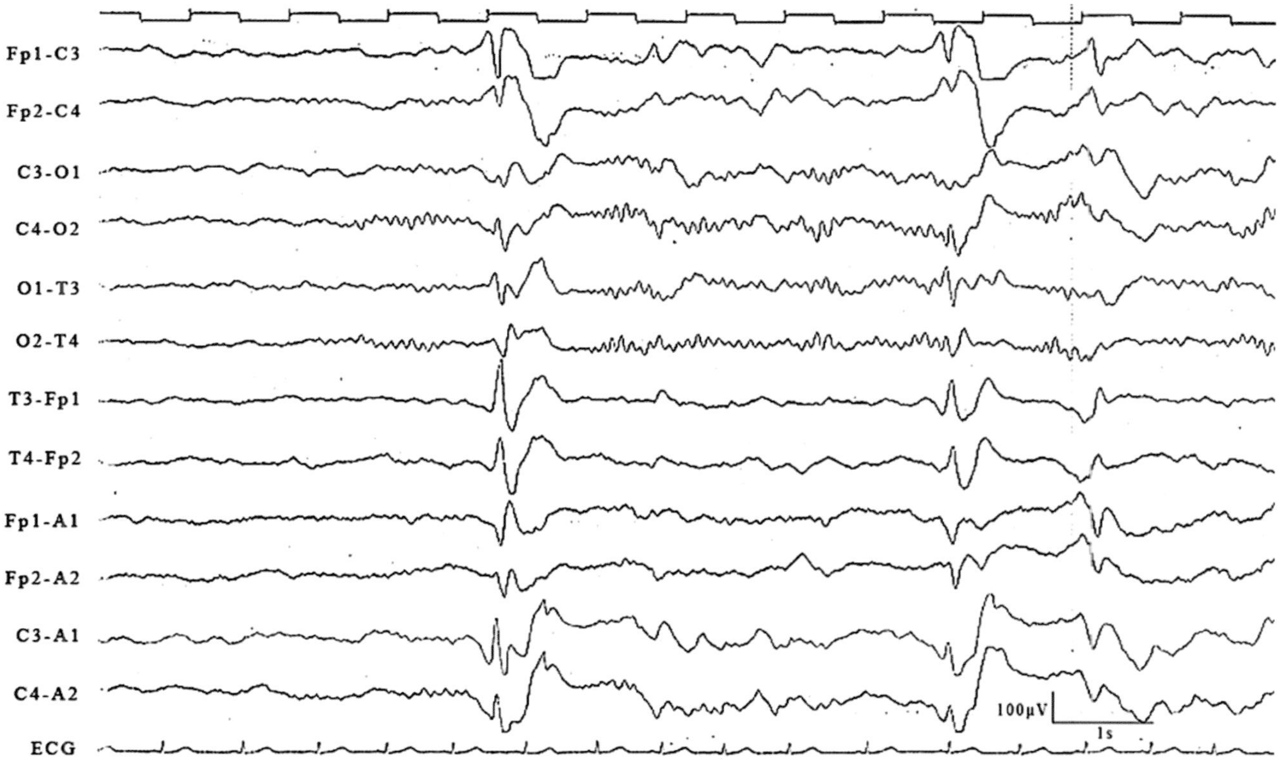

图 13-5　发病 2 月余，α 节律背景，每 4 ～ 10 s 发放 1 次、极高波幅的三相或多相周期性复合波样波

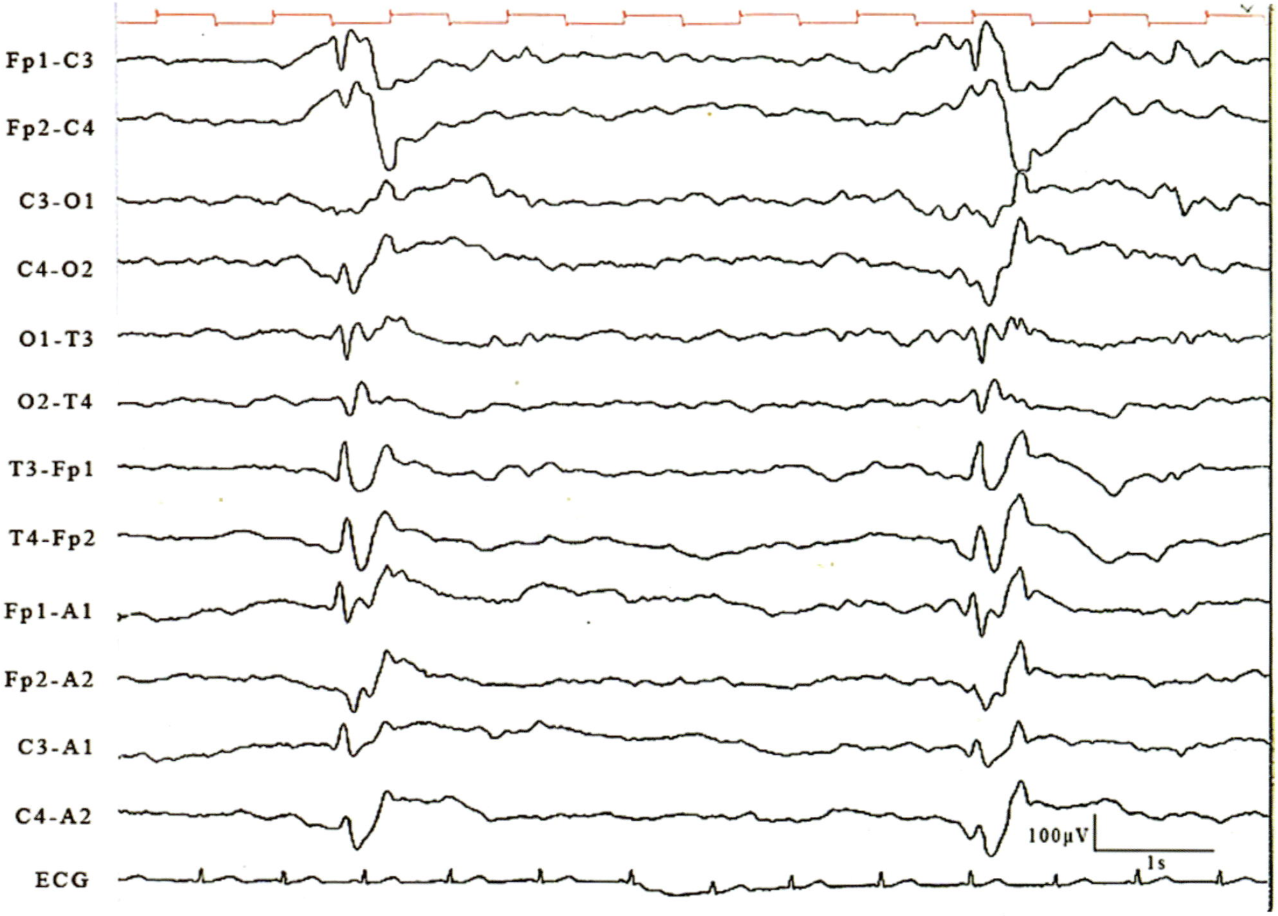

图 13-6 发病 3 个月，背景波完全解体，周期性发放

第二节　细菌性脑膜炎

社区获得性细菌性脑膜炎常见的致病菌是肺炎链球菌、脑膜炎奈瑟球菌、流感嗜血杆菌等。细菌性脑膜炎多急性起病，典型的临床表现包括发热、头痛、意识障碍等。神经系统查体可见脑膜刺激征[11]。

一、EEG

典型表现为中-重度非特异性弥漫性慢波，可能与颅内压增高有关。当病变累及皮质时，可能出现癫痫样放电。在临床中，可引起细菌性脑膜炎的病原体种类非常多，但目前尚缺乏针对特定病原体所致细菌性脑膜炎 EEG 特点的研究。EEG 在细菌性脑膜炎诊疗中的诊断价值有限，通常被用作评估患者脑功能的手段。例如，在一例儿童肺炎链球菌致脑膜炎的个案报道中，患儿的 EEG 显示单侧周期性癫痫样放电，提示急性获得性脑功能损伤。细菌性脑膜炎的 EEG 恢复时间约为 1 周至数周，若 EEG 持续存在异常须注意有无脑脓肿、脑积水等并发症[12-13]。

二、诊断标准

细菌性脑膜炎的诊断依赖脑脊液检查。未经治疗的细菌性脑膜炎患者脑脊液白细胞（100 ～ 10 000）× 10^6/L，以中性粒细胞升高为主；脑脊液蛋白水平升高，多数大于 1 g/L，糖含量减低，氯化物含量降低。脑脊液病原学检查如脑脊液革兰氏染色、脑脊液培养和病原学二代测序可确定诊断。

三、治疗

抗菌药物是细菌性脑膜炎治疗的重要手段，治疗原则包括：尽早开始应用抗生素，选择易于透过血脑屏障的药物，注意抗菌药物的不良反应。

第三节　结核性脑膜炎

结核性脑膜炎是由结核分枝杆菌引起的一种弥漫性非化脓性脑膜炎，多起病隐袭呈慢性病程，临床表现为结核中毒症状、脑膜刺激症状和颅内压增高、脑实质及脑神经受累表现。

一、EEG

EEG 表现取决于炎症累及的范围和程度。当病变累及大脑半球时可见中-重度弥漫性慢波。其他 EEG 异常表现包括癫痫样放电、额区间断节律性 δ 活动（FIRDA）以及三相波。在重症结核性脑膜炎患者的诊疗中，EEG 监测联合其他神经电生理监测手段如 SSEP、运动诱发电位对评估患者脑功能有重要价值，但根据 EEG 表现尚无法评估疾病预后[14-15]。

二、诊断标准

根据结核病史或接触史，出现上述临床表现，结合脑脊液淋巴细胞数增高、蛋白水平增高及糖含量减低等特征性表现和病原学检查结果可做出诊断。建议诊断时参考 2009 年结核性脑膜炎国际专家共识中的诊断评分标准[16]。

三、治疗

抗结核治疗是结核性脑膜炎根本的治疗手段，治疗原则是早期给药、合理选药、联合用药和系统足疗程治疗。

第四节　克-雅病

克-雅病（Creutzfeldt-Jakob disease，CJD）是一类由朊蛋白引起的人类和动物中枢神经系统的可传播性、退行性中枢神经系统变性病。该病潜伏期长，呈亚急性或慢性起病，病死率极高，85% 的患者在发病 1 年后死亡，包括散发型、遗传或家族型、医源型和变异型，其中散发型约占病例总数的 85%，遗传或家族型约占病例总数的 10% ～ 15%，医源型约占病例总数的 1%[17]。

一、临床特征

（1）发病年龄在 14 ～ 92 岁，平均 65 岁。年发病率为（1 ～ 2）/1 000 000，无性别差异，与社会经济状况无关。

（2）临床特征：快速进展的痴呆、精神行为异常、运动障碍（小脑、锥体系和锥体外系运动障碍）及肌阵挛。

二、辅助检查

1. 头颅磁共振成像

典型 CJD 影像学表现为皮质或基底节区高信号（DWI 或 T2 加权相）[18]。常见的顶枕叶皮质的 DWI

异常高信号被称为“花边征”或“绸带征”，是早期诊断的较敏感和特异性表现，晚期 DWI 异常信号可消失。

2. EEG

由于该病的特征性、周期性 EEG 表现，EEG 监测对 CJD 的诊断具有重要意义[19]。疾病早期，EEG 可见背景活动解体，进行性慢波活动增多，无特异性；随病程进展，逐渐出现双相或三相慢波，开始散发出现，后可为双侧广泛同步的周期性三相波或尖波，时限 100 ～ 600 ms，以 0.5 ～ 2 s 为间隔重复出现。周期性异常波发放时可伴或不伴肌阵挛。在睡眠期和疾病晚期，肌阵挛减少但周期性波持续存在。研究表明特征性的周期性波形对 CJD 的诊断灵敏度为 66%，特异度为 74%。多数病例在发病 3 个月左右出现典型周期性波，少数病例进展迅速，在 1 ～ 3 周内即发展为周期性波。值得注意的是，周期性三相波也出现在一些代谢性脑病的患者中，不能以三相波为诊断的唯一依据。

三、诊断标准

根据《中华人民共和国卫生行业标准——克-雅病诊断 WS/T 562-2017》[20]，散发性克-雅病诊断标准如下：

1. 诊断条件

（1）病史及流行病学：①具有进行性痴呆表现；②临床病程＜ 2 年；③常规检测排除其他疾病；④无明确医源性接触史。

（2）临床表现：①肌阵挛；②视觉障碍或小脑性共济失调；③锥体 / 锥体外系功能异常；④无动性缄默。

（3）特征性临床检查：①病程中脑电图出现周期性三相波；②头颅 MRI 成像可见壳核 / 尾状核异常高信号，或者弥漫加权像显示对称性皮质“绸带征”。

（4）特征性实验室检测：①脑脊液 14-3-3 蛋白检测为阳性；②脑组织病理学检测显示具有典型 / 标准的神经病理学改变，即出现海绵状变性；③脑组织免疫组织化学检测存在蛋白酶 PrP^{3c} 的沉积；④脑组织 Western 印迹法检测存在蛋白酶抗性 PrP^{3c}。

2. 诊断分类

疑似诊断：符合诊断条件（1）加（2）任意两条。

临床诊断：在疑似诊断的基础上，符合诊断条件（3）任意一条或（4）①。

确诊诊断：在疑似诊断的基础上，符合诊断条件（4）中②、③、④任意一条。

病例 4

【简要病史】男性，67 岁。主因进行性语言功能减退、肢体僵硬、行为异常 1 个月于 2018 年 7 月 5 日入院。患者 1 个月前出现反应迟钝，言语不清、言语减少，行走缓慢，尚可独立行走约 100 多米。随后患者逐渐出现烦躁易怒、打骂家人，四肢僵硬，右下肢明显，行走须旁人搀扶，睡眠时双下肢不自主抖动、双上肢舞蹈样动作。为进一步诊治转诊入院。入院查体：缄默，查体不配合，双侧瞳孔等大等圆，直径约 3 mm，对光反射灵敏，双侧角膜反射灵敏。痛刺激四肢有躲避动作。四肢肌张力增高，右侧著。双下肢可见不自主运动。四肢腱反射活跃。双侧病理征阳性。颈强直有抵抗。辅助检查：脑脊液压力、细胞学、生化、免疫球蛋白系列未见明显异常。脑脊液 14-3-3 蛋白阳性。头颅 MRI ＋ DWI 示：右侧小脑、脑干、左侧基底节区及右侧脑室旁多发软化灶形成伴胶质增生；双侧侧脑室旁及半卵圆区脱髓鞘改变；DWI 示双侧额、枕、顶叶大脑皮质呈彩带样信号异常，左顶枕明显；两侧尾状核、豆状核高信号（图 13-7）。诊断：克-雅病。

【EEG】发病 1 个月时左侧各导联可见 1 ～ 1.75/s 中-高幅周期性三相波，颞-枕区为著（图 13-8）。

【治疗及预后】给予抗精神症状、营养神经及对症支持治疗。出院时患者呈微意识状态，mRS 评分 5 分。

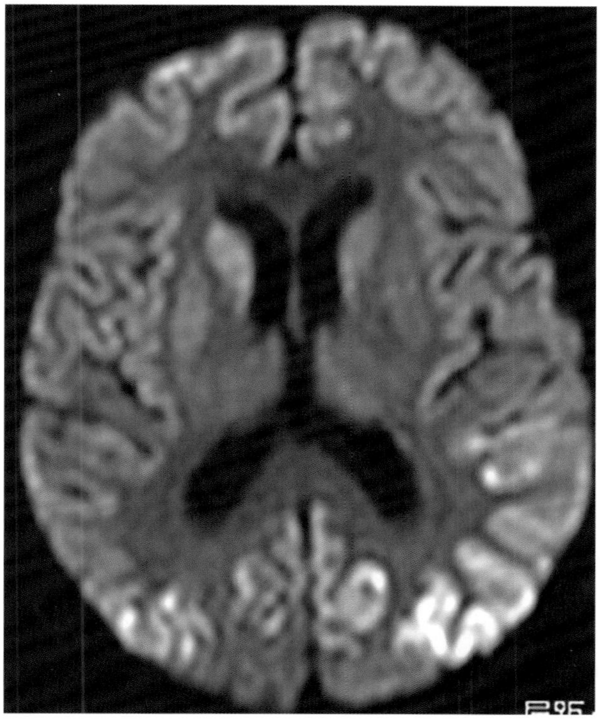

图 13-7　颅脑 DWI：双侧额、枕、顶叶大脑皮质呈彩带样信号异常，左顶枕明显；两侧尾状核、豆状核高信号

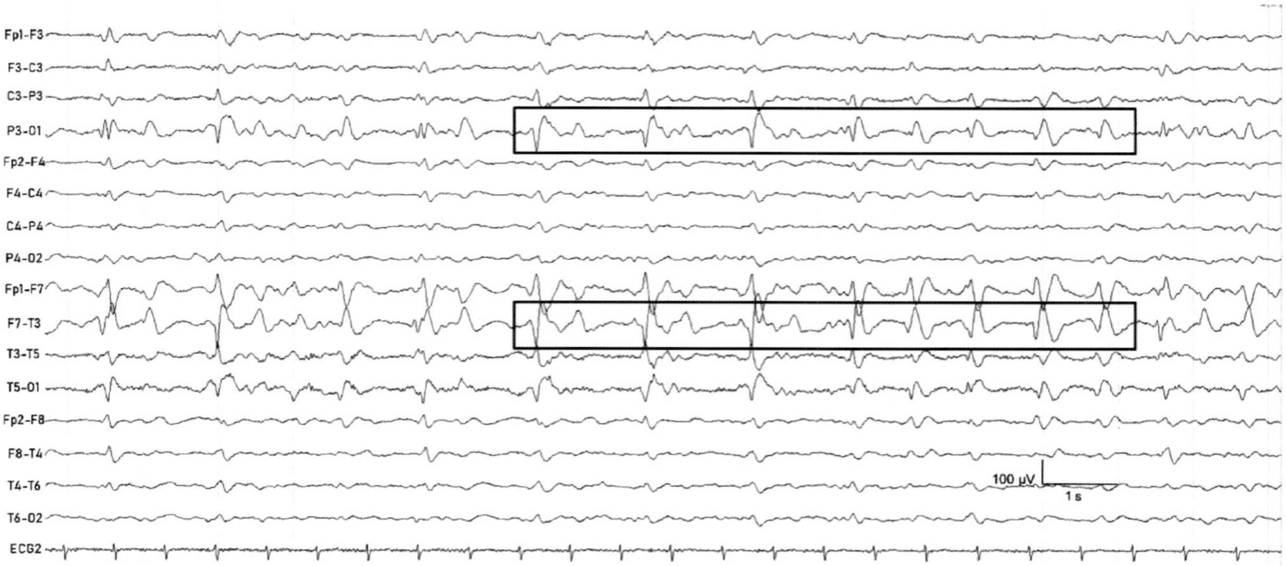

图 13-8　发病 1 个月，左侧各导联 1 ～ 1.75/s 中-高幅周期性三相波，颞-枕区为著

【小结】克-雅病具有特征性的周期性 EEG 表现，即随着病程进展，逐渐出现双侧广泛同步的周期性三相波或尖波，时限 100 ～ 600 ms，0.5 ～ 2 s 为间隔重复出现。周期性异常波发放时可伴或不伴肌阵挛。

参考文献

[1] Steiner Israel，Benninger Felix. Manifestations of herpes virus infections in the nervous system. Neurol Clin，2018，36（4）：725-738.

[2] Clark Camilla N，Khandanpour Nader，Pereira Anthony C. Herpes simplex virus infection presenting as stroke-like symptoms with atypical MRI findings. Lancet Infect Dis，2019，19：914.

[3] Cag Y, Erdem H, Leib S et al. Managing atypical and typical herpetic central nervous system infections: results of a multinational study.Clin Microbiol Infect, 2016, 22: 568.9-17.

[4] Singh Tarun D, Fugate Jennifer E, Hocker Sara, et al. Predictors of outcome in HSV encephalitis. J Neurol, 2016, 263 (2): 277-289.

[5] Yang X, Guan H, Li C, et al. Characteristics of human encephalitis caused by pseudorabies virus: A case series study. Int J Infect Dis, 2019, 87: 92-99.

[6] Wang Y, Nian H, Li Z, et al. Human encephalitis complicated with bilateral acute retinal necrosis associated with pseudorabies virus infection: A case report. Int J Infect Dis, 2019, 89: 51-54.

[7] Rafique A, Amjad N, Chand P, et al. Subacute sclerosing panencephalitis: clinical and demographic characteristics. J Coll Physicians Surg Pak, 2014, 24 (8): 557-560.

[8] 熊菲，邓思燕，万朝敏．亚急性硬化性全脑炎的研究现状及进展．中华流行病学杂志，2012，33 (11): 1193-1195.

[9] Mekki Mohammed, Eley Brian, Hardie Diana, et al. Subacute sclerosing panencephalitis: clinical phenotype, epidemiology, and preventive interventions. Dev Med Child Neurol, 2019, 61: 1139-1144.

[10] Demir Nurhak, Cokar Ozlem, Bolukbasi Feray, et al. A close look at EEG in subacute sclerosing panencephalitis.J Clin Neurophysiol, 2013, 30: 348-356.

[11] Stahl J P, Azouvi P, Bruneel F, et al. Guidelines on the management of infectious encephalitis in adults. Med Mal Infect, 2017, 47: 179-194.

[12] Pardal-Fernández Jose Manuel, Bengoa Maria, Carrascosa-Romero Maria Carmen. Periodic Lateralized Epileptiform Discharges (PLEDs) and pneumococcal meningoencephalitis. Eur J Paediatr Neurol, 2012, 16: 749-752.

[13] Schibler M, Eperon G, Kenfak A, et al. Diagnostic tools to tackle infectious causes of encephalitis and meningoencephalitis in immunocompetent adults in Europe. Clin Microbiol Infect, 2019, 25: 408-414.

[14] Konno Shingo, Sugimoto Hideki, Nemoto Hiroshi, et al. Triphasic waves in a patient with tuberculous meningitis. J Neurol Sci, 2010, 291: 114-117.

[15] Misra U K, Kalita J, Roy A K, et al. Role of clinical, radiological, and neurophysiological changes in predicting the outcome of tuberculous meningitis: a multivariable analysis. J Neurol Neurosurg Psychiatry, 2000, 68: 300-303.

[16] Marais Suzaan, Thwaites Guy, Schoeman Johan F, et al. Tuberculous meningitis: a uniform case definition for use in clinical research. Lancet Infect Dis, 2010, 10: 803-812.

[17] Hermann Peter, Laux Mareike, Glatzel Markus, et al. Validation and utilization of amended diagnostic criteria in Creutzfeldt-Jakob disease surveillance. Neurology, 2018, 91: e331-e338.

[18] Zanusso Gianluigi, Monaco Salvatore, Pocchiari Maurizio, et al. Advanced tests for early and accurate diagnosis of Creutzfeldt-Jakob disease. Nat Rev Neurol, 2016, 12: 325-333.

[19] Zerr I, Pocchiari M, Collins S, et al. Analysis of EEG and CSF 14-3-3 proteins as aids to the diagnosis of Creutzfeldt-Jakob disease. Neurology, 2000, 55: 811-815.

[20] WS/T 562-2017，中华人民共和国卫生行业标准．克-雅病诊断 [S].

（王　萱　赵晶晶　杨　方　丁　晶　杜　芳）

第十四章　重症脑血管病

重症脑血管病是最常见的神经重症疾病之一。其发病率高，病情危重且变化迅速，致残致死率高。临床医生需要动态监测病情变化、随时给予针对性治疗。EEG 作为床旁脑功能评估方法之一，能够早期反映脑缺血、颅内高压等异常情况，是重症脑血管病患者多模神经功能监测的重要组成部分。常见重症脑血管病包括脑梗死、脑出血、蛛网膜下腔出血、脑静脉系统血栓形成等，本章拟对以上疾病及其 EEG 特点作一阐述。

第一节　脑梗死

脑梗死又称缺血性脑卒中，是指因脑部血液循环障碍，缺血、缺氧所致的局灶性脑组织缺血性坏死导致的临床疾病。脑梗死是脑血管病中最常见的一种类型，约占全部急性脑血管病的 70%。关于脑梗死的分型，目前国际上广泛应用 TOAST 分型（Trial of ORG 10172 in Acute Stroke Treatment），将脑梗死按病因不同分为大动脉粥样硬化型、心源性栓塞型、小动脉闭塞型、其他明确病因型和不明原因型 5 型。我国学者亦提出了中国缺血性卒中亚型（Chinese ischemic stroke subclassification，CISS）。

一、临床表现

患者多为中老年人，有高血压、糖尿病、冠心病等危险因素，一般为急性起病，临床症状取决于病灶的大小和部位，主要表现为局灶性神经功能缺损的症状和体征（偏瘫、偏身感觉障碍、失语、共济失调），部分严重者有全脑症状（头痛、呕吐、昏迷等）。

二、辅助检查

1. EEG

不同病因脑梗死的 EEG 特征缺乏特异性，但 EEG 可在一定程度上反映脑梗死病灶的范围和程度。对于半球浅表部位的梗死病灶，EEG 相应区域常可见异常改变；对于腔隙性脑梗死患者，EEG 通常无异常表现；半球深部、后循环脑梗死者，EEG 可正常，或出现临近病灶区慢波活动；深穿支病变如 Percheron 动脉闭塞致双侧丘脑梗死，由于影响了皮质丘脑回路信息传递，急性期 EEG 可见全面性三相波[1]；低位脑干梗死可出现 α 昏迷。大脑半球大面积梗死，其 EEG 异常可能表现为以下几种类型[2]：①患侧半球出现广泛的非节律性 δ 活动，以颞区和前颞区为著；②患侧半球 α 节律波幅降低、减慢或消失。Rolandic 区 β 活动和睡眠纺锤波消失；③额区间断节律性 δ 活动（FIRDA）：当存在占位效应和中线移位时，对侧额叶出现间歇性或节律性 δ 活动；④一侧周期性放电（LPDs）：急性一侧大脑半球大面积梗死者可出现该表现，特别是伴有出血转化或者心源性栓塞者[3]；⑤局部脑区损伤严重时 EEG 可呈等电位模式。此外，有学者提出一种急性大面积脑梗死特殊 EEG 模式，RAWOD 模式（regional attenuation without delta）：EEG 表现为同侧病变区域性所有波的频率弱化，没有出现 δ 波，即无 δ 波的区域性减弱，提示早期脑水肿严重[4]。

需要注意的是：若 EEG 监测过程中发现与基础病灶范围不符的 EEG 表现，需考虑是否存在半球病变继发加重的可能。EEG 还有助于判断脑梗死预后：若梗死灶处 EEG 存在 θ 和 β 节律，无 δ 波，提示预后较好[5]；若病灶处有 δ 波活动，或双侧半球出现弥漫性慢波活动，或脑梗死后出现癫痫样活动[包括发作间期癫痫样放电（interictal epileptiform discharges，IEDs）和周期性模式（periodic patterns，PP）]，则提示预后较差。有研究认为，EEG 监测提示 NCS、NCSE 与脑梗死后神经功能恶化有关[6-7]。另外，量化脑电图（qEEG）可通过各种量化参数反映脑功能的变化，包括绝对 δ 功率（absolute delta power，ADP）、δ/α 比（delta：alpha ratio，DAR）、δ-θ/α-β 比（delta-theta/alpha-beta ratio，DTABR）、脑对称指数（brain symmetry index，BSI）和成对脑对称指数（pairwise-derived BSI，PdBSI）。ADP、BSI 和 PdBSI 被认为与美国国立卫生研究院卒中评定量表（National Institutes of Health Stroke Scale，NIHSS）的结果平行，可能是急性期卒中演变（恶化或改善）的良好指标；DAR 与 30 天的 NIHSS 相关，提示可能为短期预测患者预后的指标；DTABR 被认为可以预测发病 6 个月后的护理依赖程度和死亡率[8]。

2. 影像学

早期头颅 CT 平扫的 ASPECT 评分可提示梗死面积及对血管再通治疗的反应及预后，CTA 可显示责任血管，CTP 可反映核心梗死灶及半暗带体积，并提供再通治疗的依据。头颅 MRI 显示病灶较头颅 CT 敏感，弥散加权成像（diffusion weighted image，DWI）在发病 2 h 即可显示缺血灶，结合灌注加权成像（perfusion weighted imaging，PWI）或液体衰减反转恢复（fluid-attenuated inversion recovery，FLAIR）序列可判断缺血半暗带。磁共振动脉成像（MR angiography，MRA）可显示脑部大动脉的狭窄、闭塞和其他血管病变。此外，经颅多普勒超声（transcranial doppler，TCD）、颈动脉超声检查可评估颅内大动脉及颈部动脉颅外段的血管狭窄及闭塞情况，TCD 还可评估侧支循环的情况，进行微栓子监测等。

三、治疗及预后

时间窗内有适应证者可行溶栓或取栓治疗。急性期内给予吸氧、控制血压、血糖、神经保护及防治并发症等综合治疗；病情稳定后早期进行康复治疗，减轻神经功能缺损。二级预防主要有控制可干预的危险因素（如控制高血压、糖尿病、血脂异常及心脏疾病、戒烟及限酒等）、根据不同的病因选择性应用抗血小板聚集药物或抗凝治疗；必要时进行手术或介入治疗。

大血管急性闭塞所致缺血性卒中如不能及时实施有效的血管再通治疗，可能导致严重不良预后，致残、致死率高，前循环的恶性大脑中动脉综合征致死率高达 60.9% ～ 78%[9]，后循环的基底动脉尖综合征致死率为 29% ～ 86%[10]。

病例 1

【简要病史】女性，81 岁，主因言语不能、右侧肢体活动不能伴意识障碍 1 天于 2020 年 4 月 2 日入院。1 天前患者被家属发现跌倒在卫生间，当时右侧肢体无力，问话仅可点头示意，无四肢抽搐，后意识障碍加重，急至我院。查体：昏睡，双侧瞳孔等大等圆，直径 2.5 mm，对光反射、角膜反射均正常，痛刺激四肢见屈曲反应，双侧 Babinski 征阳性，余查体不合作。头颅 DWI 提示左侧额、顶、颞、枕叶、岛叶、左侧侧脑室旁、左侧基底节区大面积脑梗死，MRA 提示左侧大脑中动脉 M1 段中重度狭窄，远端闭塞，右侧大脑中动脉分支减少，双侧大脑后动脉远端纤细（图 14-1）。

【EEG】监测过程中以 8 ～ 9.5 Hz 低–中幅（10 ～ 50 μV）α 节律为主调，调节、调幅差，左侧前、中、后颞及前额、额导联可见间断性不规则复形波，双侧枕、顶导联失对称（图 14-2，图 14-3），睡眠期左侧额–颞区仍可见间断性不规则复形波（图 14-4），睡眠结构差，可见睡眠顶尖波及睡眠纺锤波，未见明显深睡期脑波。

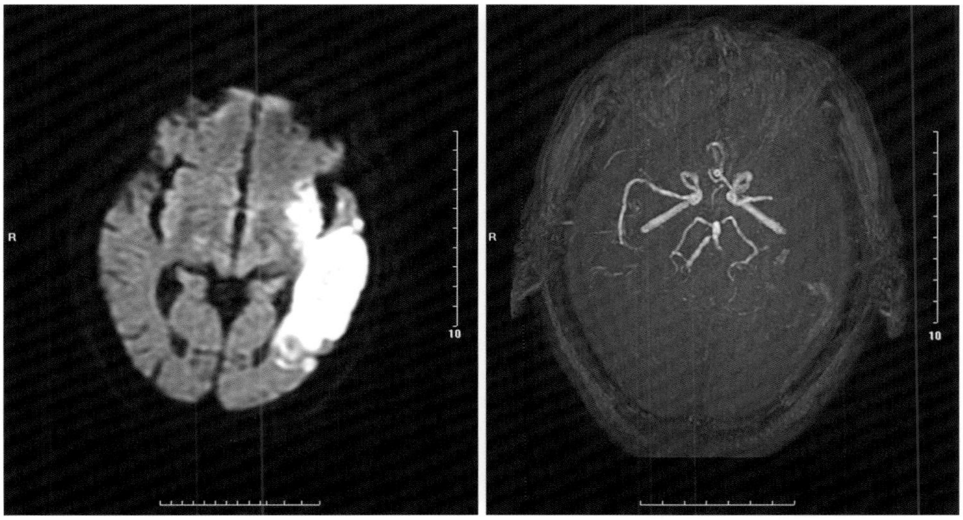

图 14-1　（左）头颅 DWI 提示左侧额、顶、颞、枕叶、岛叶、左侧侧脑室旁、左侧基底节区大面积脑梗死。（右）头颅 MRA 提示左侧大脑中动脉 M1 段中重度狭窄，远端闭塞，右侧大脑中动脉分支减少，双侧大脑后动脉远端纤细

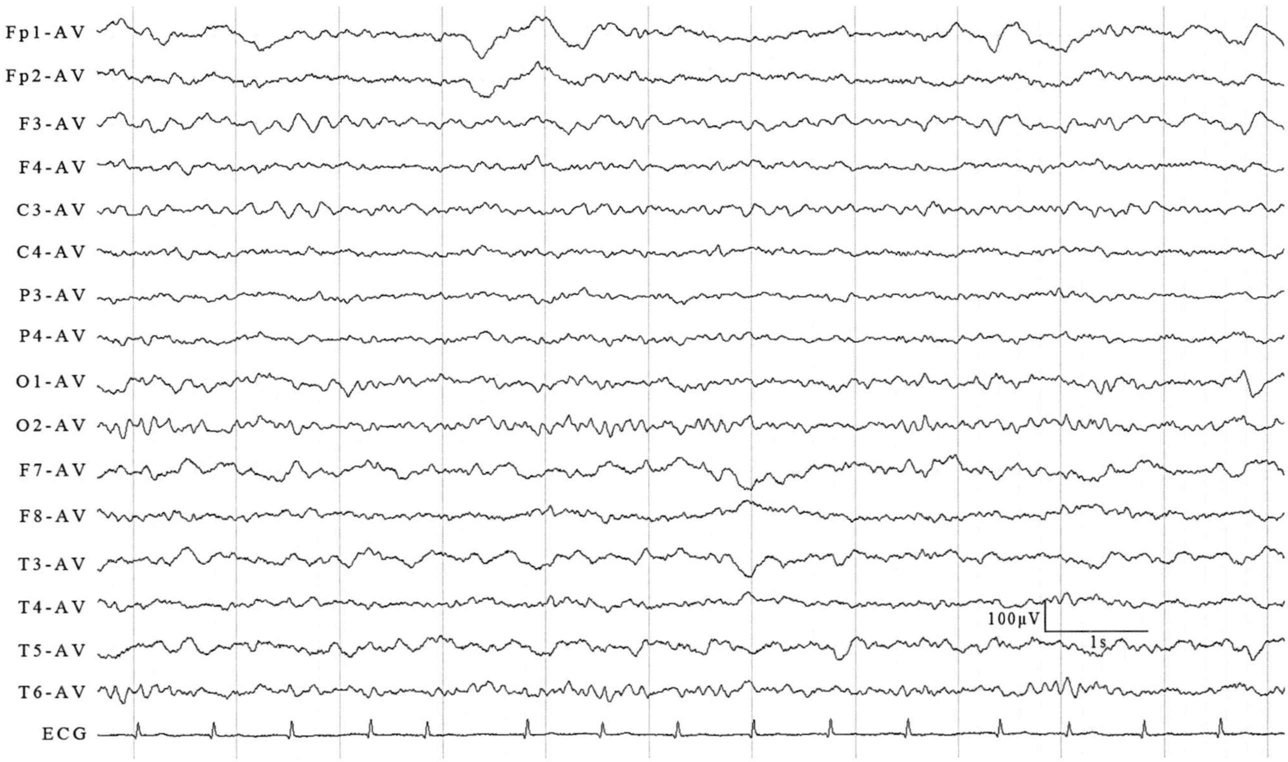

图 14-2　背景以 α 节律为主调，调节、调幅差，左侧前、中、后颞及前额、额导联可见间断性不规则复形波

【治疗及预后】该患者诊断为脑梗死，入院后给予抗血小板聚集、调脂稳斑、改善循环、脱水降颅压等治疗，患者症状逐渐好转，意识呈清楚-嗜睡，混合性失语，左侧肢体有自发活动，出院时 NIHSS 评分 21 分，出院后 3 月 mRs 评分 4 分。该患者脑电图提示左侧前头部导联多见慢波，提示脑功能受损，但该患者脑电背景为 α 节律，有睡眠纺锤波，与临床转归相符。

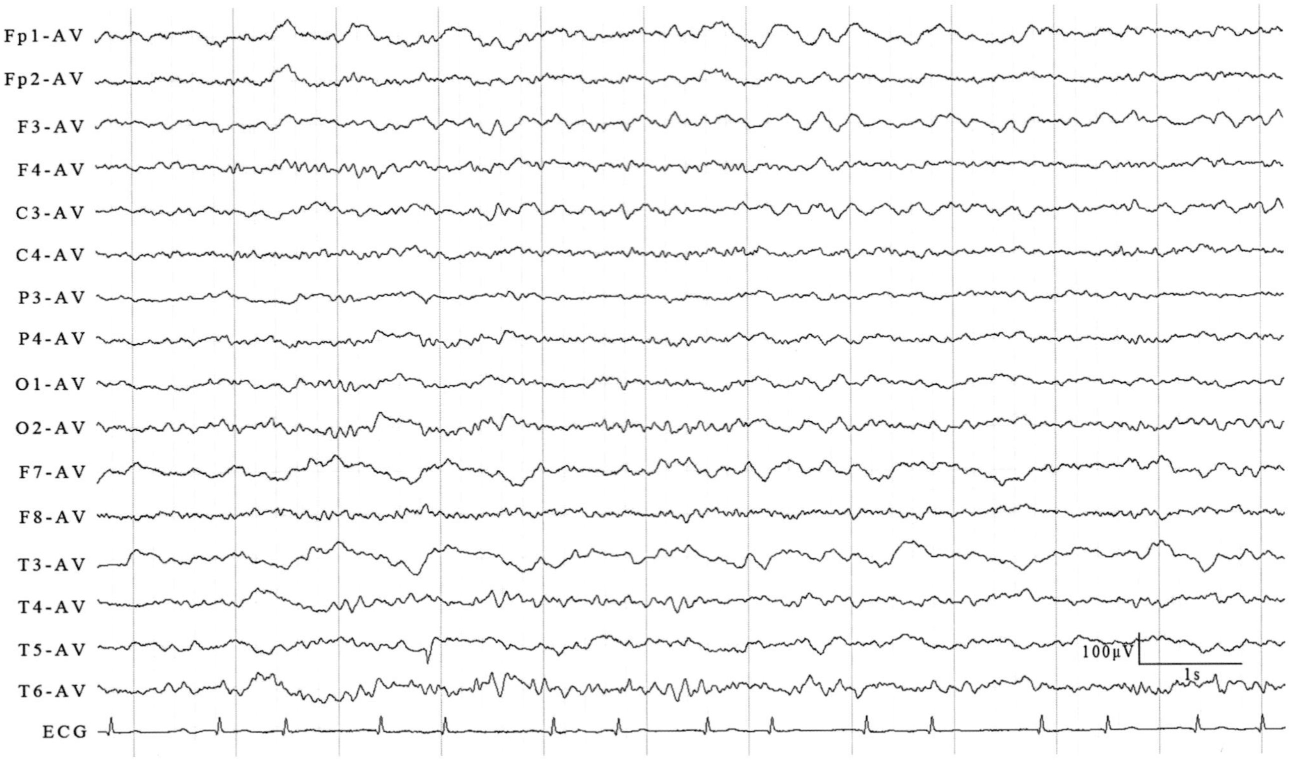

图 14-3 左侧前、中、后颞及前额导联间断性不规则复形波

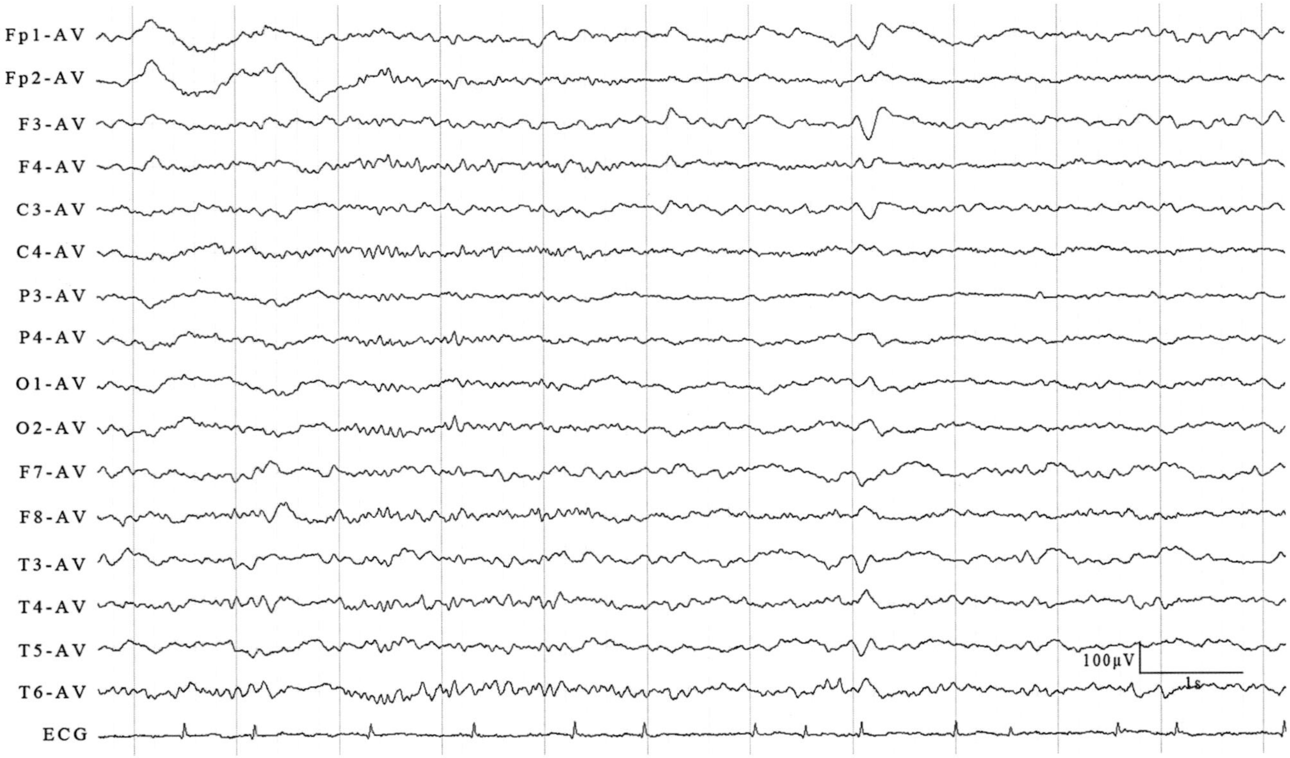

图 14-4 睡眠期左侧额-颞区仍可见间断性不规则复形波

病例 2

【简要病史】女性，67 岁，主因突发左侧肢体无力 5 小时余于 2020 年 11 月 3 日入院。患者 5 h 前突感左侧肢体无力，至当地医院就诊，行头颅 CT 提示小脑梗死，之后症状逐渐加重，急至我院急诊就诊。入院查体：意识清楚，左侧肢体肌力 2 级，右侧肢体肌力 5 级。发病当日头颅 DWI 提示脑桥、双侧枕叶及左侧小脑散在急性脑梗死灶，头颅 MRA 提示基底动脉远端及双侧大脑后动脉重度狭窄并闭塞，左侧大脑中动脉轻度狭窄；发病第 2 天复查头颅 CT 提示右侧丘脑、双侧枕叶大片密度减低影（图 14-5）。

【EEG】各导联以 5 ～ 6.5 Hz 低–中波幅 θ 波活动为主，枕导联无优势（图 14-6）；各导联可见较多量阵发性中–高波幅 1 ～ 2 Hz δ 波活动（左右侧同步或不同步）（图 14-7）；存在睡眠–觉醒周期，可见 NREM Ⅰ、Ⅱ期睡眠脑波，无深睡期脑波，分期不明显，结构欠佳。

【治疗及预后】该患者诊断为脑梗死，入院后给予溶栓、取栓、抗血小板聚集、调脂稳斑、改善循

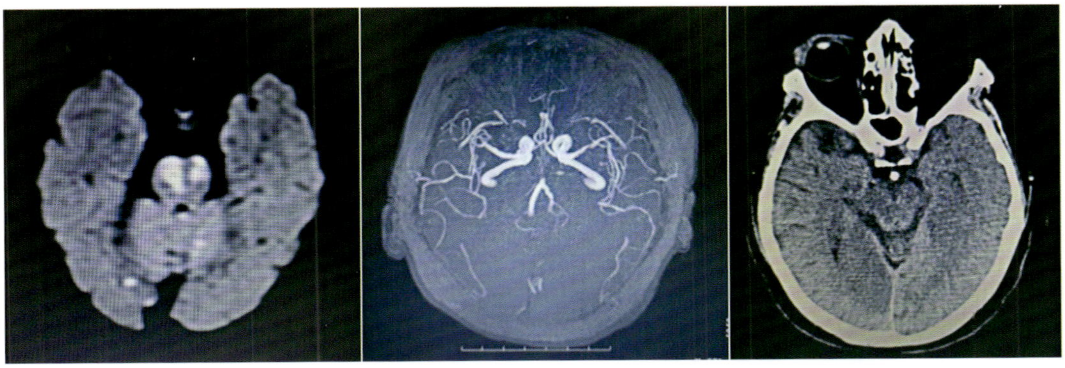

图 14-5 （左）发病当日头颅 DWI，该层面提示脑桥、右侧枕叶、左侧小脑散在急性脑梗死灶。（中）头颅 MRA 提示基底动脉远端及双侧大脑后动脉重度狭窄并闭塞，左侧大脑中动脉轻度狭窄。（右）发病第 2 天复查头颅 CT 提示双侧枕叶大片密度减低影

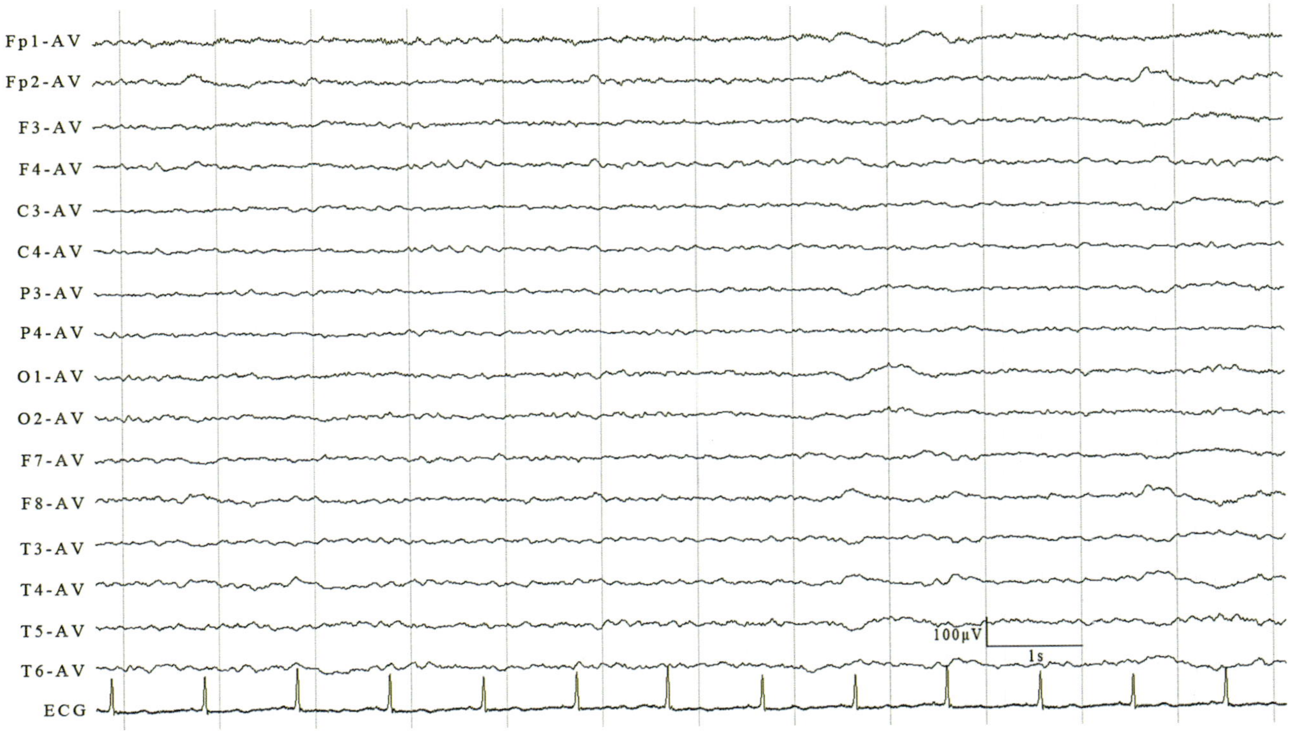

图 14-6 EEG 背景：各导联 5 ～ 6.5 Hz 低–中波幅 θ 节律为主，枕导联无优势

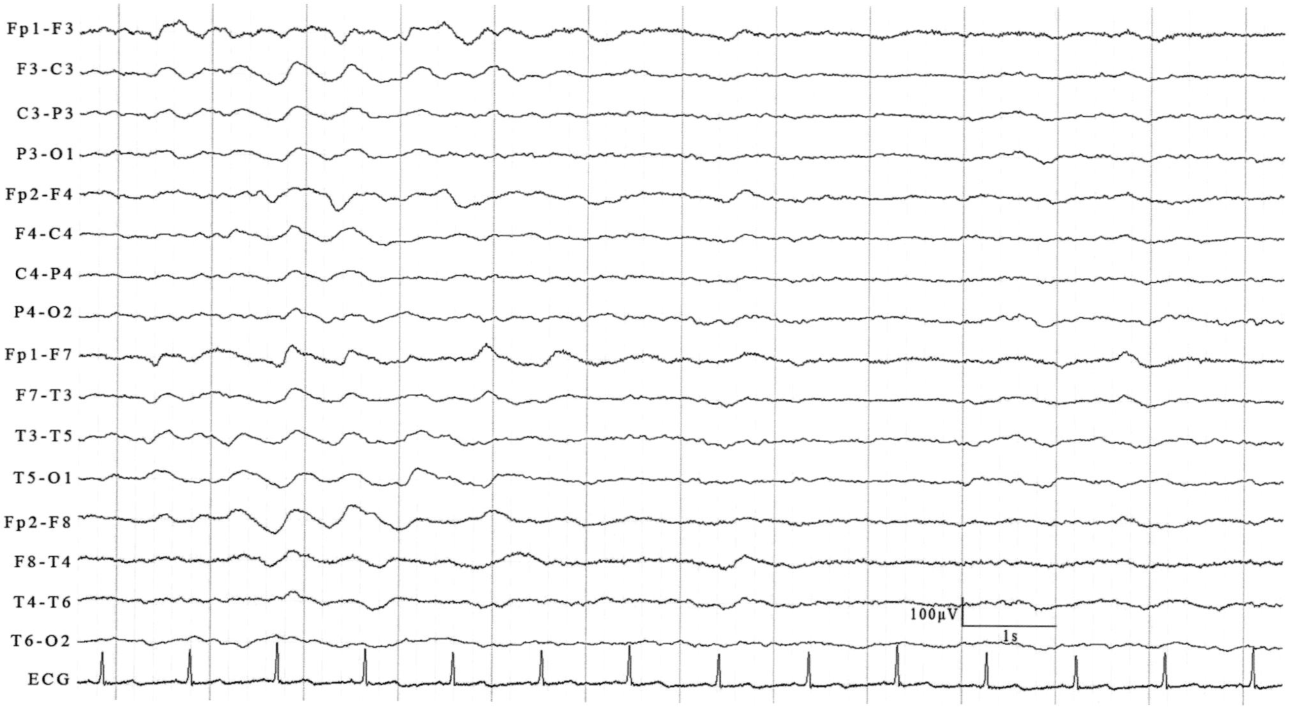

图 14-7 各导联较多量阵发性中-高波幅 1 ～ 2 Hz δ 波活动（左右侧同步或不同步）

环、脱水降颅压等治疗，患者症状缓解不理想，病情仍逐渐加重，意识呈中昏迷，呼吸机辅助通气，出院时 NIHSS 评分 36 分，2 个月后因并发症死亡。

【小结】长程 EEG 监测可帮助实时评估重症脑梗死患者的脑功能指标，如 EEG 显示一侧慢波进行性增多、频率变慢，或背景脑波恶化，可能是提示病情恶化的指标，此时可行 TCD 或头颅影像学检查判断是否出现恶性大脑中动脉梗死。

第二节　脑出血

脑出血（intracerebral hemorrhage，ICH）指脑内血管破裂，导致血液在脑实质内聚集。最常见的病因为高血压合并细小动脉硬化；其他病因包括脑动静脉畸形、血液病、脑淀粉样血管病、抗凝或溶栓治疗等。我国脑出血约占全部脑卒中的 20% ～ 30%[11]。

一、临床表现

常见于 50 岁以上患者，男性稍多于女性，多有高血压病史；寒冷季节发病率较高，多在活动中 / 情绪激动时突然发病，症状在数分钟至数小时内达到高峰，伴有头痛、呕吐、肢体瘫痪、意识障碍、脑膜刺激征和痫性发作等。脑出血量及出血部位决定临床表现的轻重[12]。

二、辅助检查

1. EEG 表现

内囊等皮质下部位出血者，由于皮质损伤较轻，EEG 的改变无法完全反映出患者病情。若为大容积脑出血伴占位效应者，EEG 可呈患侧或双侧间断性 δ 波活动。出血累及丘脑底部时，EEG 可见纺锤波衰减；累及丘脑前内侧部时可见患侧 α 节律减少、δ 波活动增强；累及丘脑后部时可有 α 波活动增强；累及脑干时后头部 α 节律可保留[2]。癫痫发作是脑出血常见的并发症，且与病灶部位有关。Classen 等报道，在 102 例脑出血的患者中，有 19% 的患者出现惊厥性癫痫发作，13% 的患者仅出现 EEG 发作，同时出现 EEG 发作和临床发作者占脑出血患者的 5%。其中，近皮质的出血灶较深部病灶更易致临床及亚临床发作。脑出血患者若出现下述 EEG 特征可能提示预后不良：EEG 发作、任何形式的周期性癫痫样放电（periodic epileptiform discharges，PEDs）、LPDs、刺激诱发的节律性、周期性或发作性放电（SIRPIDs）[13-15]。

2. 影像学

（1）头颅 CT：CT 平扫可迅速、准确地显示血肿的部位、出血量、占位效应、是否破入脑室或蛛网膜下腔及周围脑组织受损等情况，出现“岛征”“混杂征”等提示有血肿扩大的高风险。

（2）头颅 MRI：对幕下出血的检出率优于 CT，较 CT 更易发现其他病因如脑淀粉样血管病、肿瘤等病变，但在血肿不同时期于 MR 上会有不同信号表现。

（3）脑血管造影及增强 CT/MRA、CTA：有助于发现脑动脉瘤、脑血管畸形及 Moyamoya 病等脑出血病因。

三、治疗及预后

治疗原则为脱水降颅压，减轻脑水肿，调整血压，防止再出血，保护血肿周围脑组织，促进神经功能恢复及防治并发症（如痫性发作、深静脉血栓等）。大容积脑出血时，需外科手术治疗。脑出血的预后，与出血部位、出血量及是否有并发症密切相关。

病例 3

【**简要病史**】女性，79 岁，主因意识不清伴四肢抽搐 2 h 于 2019 年 3 月 17 日入院。患者 2 h 前突然出现呼之不应、四肢抽搐，伴口角抽动、双眼向前方凝视，持续数分钟缓解，间隔 20 min 后再次发作，症状同前，此后仍间断抽搐，发作间期意识未完全恢复，急至我院就诊，查头颅 CT 提示：左侧颞枕叶出血，量约 10 ～ 12 ml（图 14-8）。

【**EEG**】入院后第一次 EEG（发病 4 h）监测：① EEG 背景：右侧各导联低波幅 θ 波夹杂 δ 波为主调，左侧各导联全程可见持续性尖波、棘波、多棘波发放（图 14-9）；②爆发-抑制：各导联可见短时 ≤ 10 μV 低波幅抑制波，持续 3 ～ 10 s（图 14-10）；③ LPDs：可见左侧癫痫性放电（EDs）及各导联 ≤ 10 μV 低波幅抑制波交替性出现（图 14-11）。监测过程中未见明显睡眠纺锤波，亦未见Ⅲ期睡眠波。

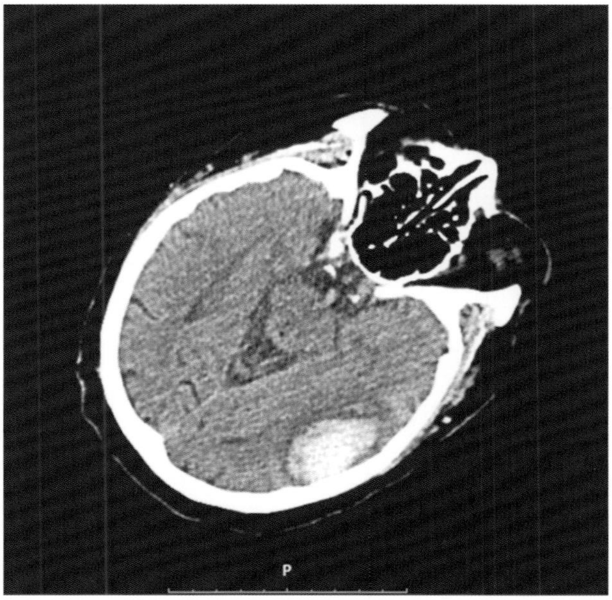

图 14-8 头颅 CT：左侧颞枕叶出血，量约 10 ～ 12 ml

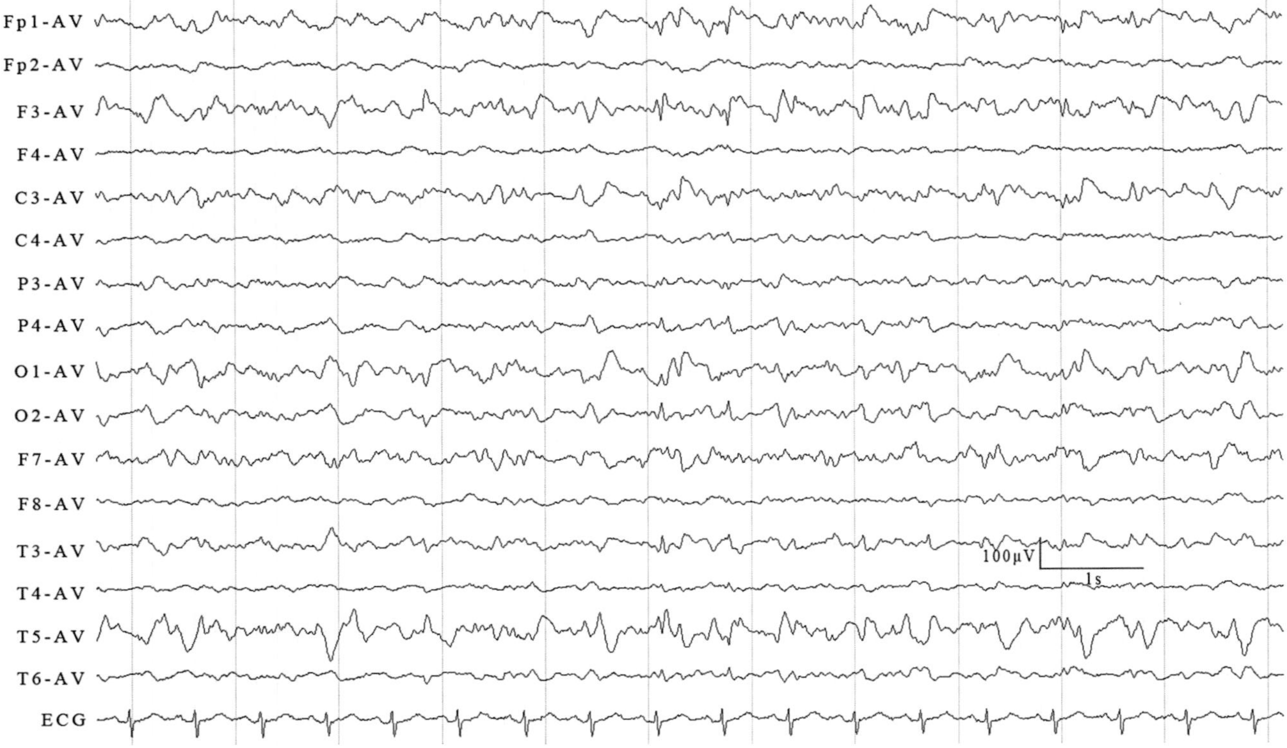

图 14-9 浅昏迷状态，EEG 背景右侧各导联以低波幅 θ 波为主调，其间夹杂 δ 波，左侧各导联可见类 LPDs（一侧周期性放电）

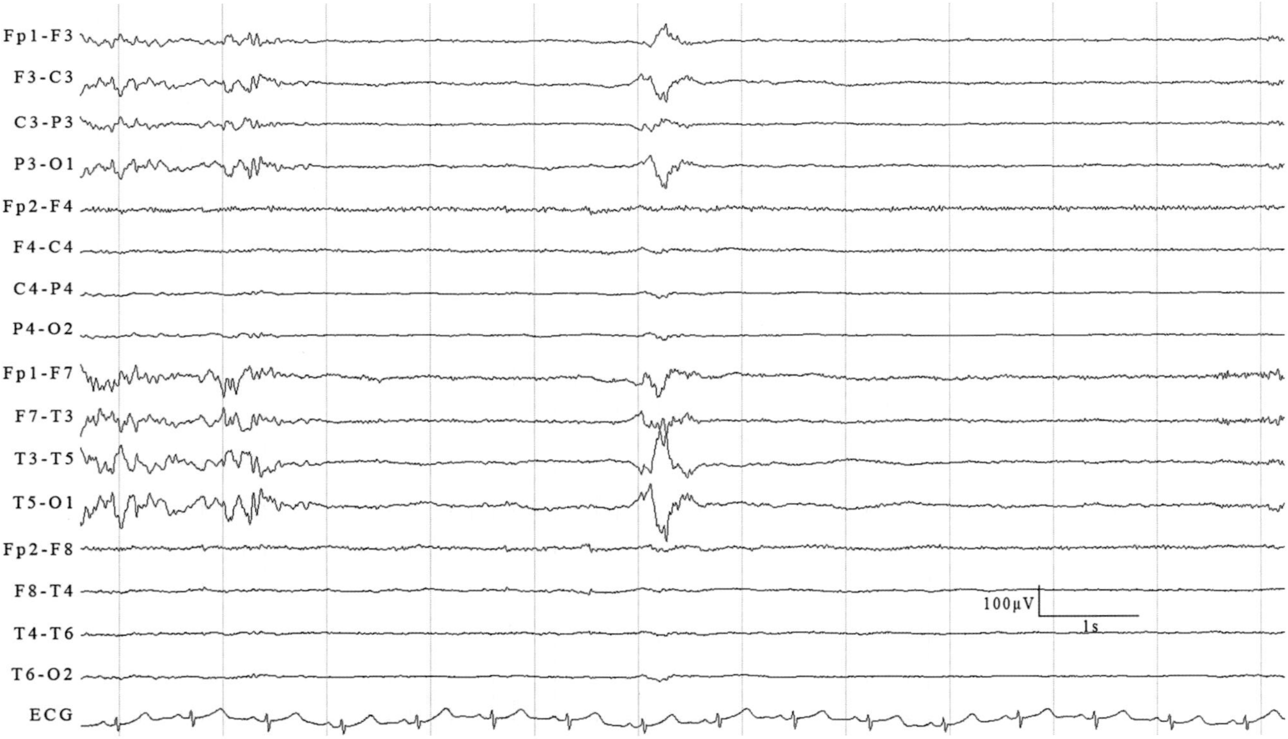

图 14-10 浅昏迷状态，示爆发-抑制：各导联可见短时≤ 10 μV 低波幅抑制波，持续 3 ～ 10 s

抗癫痫治疗 7 天后复查（发病 7 天后）：EEG 背景以 4 ～ 6 Hz 低幅（10 ～ 20 μV）θ 节律为主，前头部各导联可见稍多量 2 ～ 3 Hz 低-中幅（20 ～ 30 μV）δ 波活动（图 14-12）。监测过程中枕导联未见明显 α 波。睡眠期脑波：可见 10 ～ 14 Hz 睡眠纺锤波（图 14-13）。

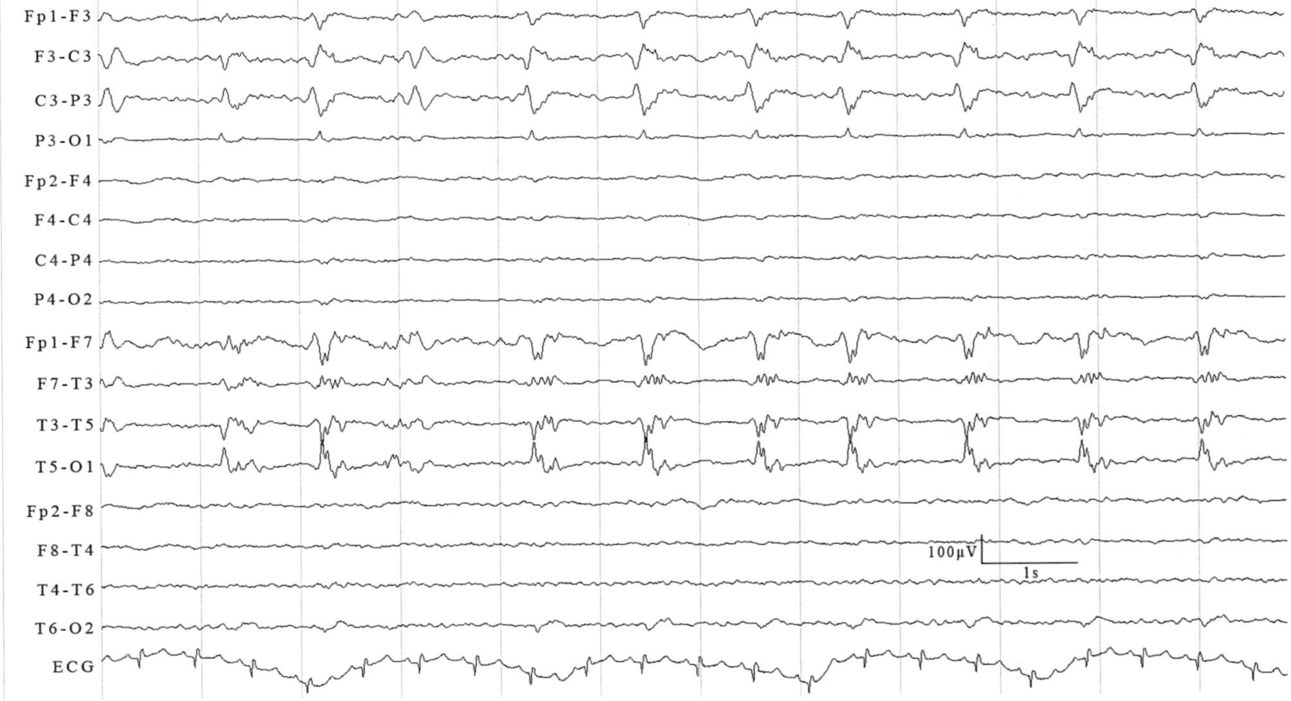

图 14-11 地西泮微量泵入后，浅昏迷状态，可见左侧各导联 1/s LPDs

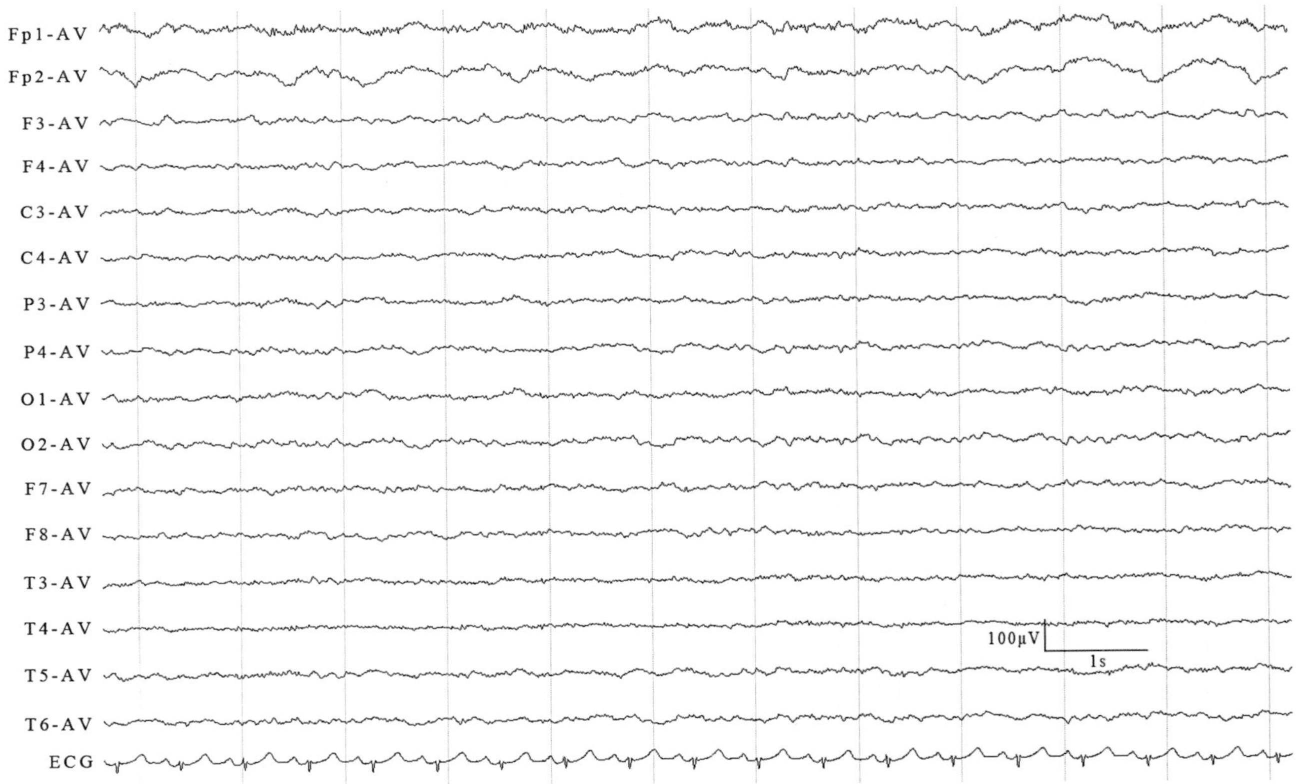

图 14-12 EEG 背景以 4 ～ 6 Hz 低幅（10 ～ 20 μV）θ 节律为主

【治疗及预后】该患者诊断为脑出血、癫痫持续状态，给予抗癫痫药物治疗，并积极治疗原发病，之后患者未再出现癫痫发作，EEG 未见 EDs。但患者认知功能明显受损，生活不能自理，mRS 5 分。

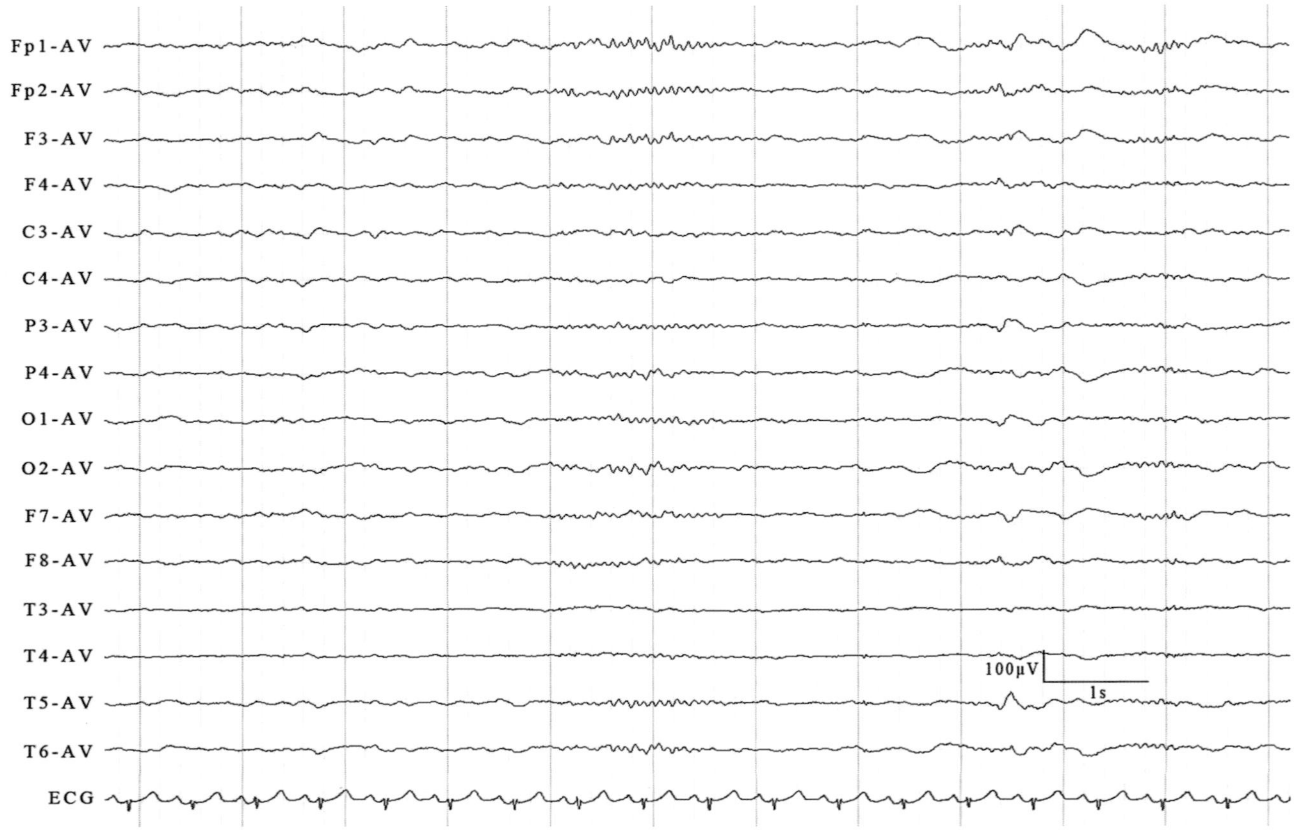

图 14-13 睡眠期各导联 10 ～ 14 Hz 睡眠纺锤波

病例 4

【简要病史】男性，80 岁，主因反应迟钝、胡言乱语 5 天于 2020 年 10 月 12 日入院。患者 5 天前出现反应迟钝、胡言乱语，不认识家人，听不懂家人言语，至外院就医给予对症治疗后可部分理解旁人说话。为进一步诊治转来我院，查头颅 CT 提示：左侧颞叶及枕叶脑出血（量约 40 ml），破入脑室（图 14-14）。入院查体：嗜睡，应答欠切题，右下肢因髌骨骨折行石膏固定，余肢体肌力均 5 级。

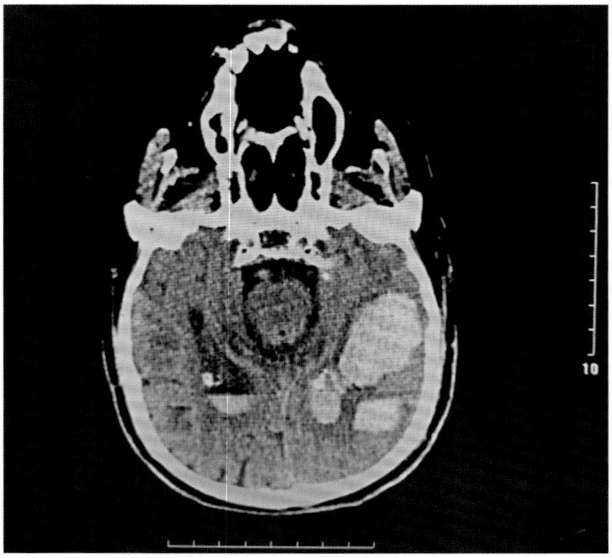

图 14-14 头颅 CT：左侧颞叶及枕叶脑出血（量约 40 ml），破入脑室

【EEG】发病第 8 天监测 EEG：背景以 θ 节律为主，少量 β 波活动（图 14-15）；双侧前头部导联为著慢波活动（图 14-16）。存在睡眠-觉醒周期，可见 NREM Ⅰ、Ⅱ期睡眠脑波，无深睡期脑波，睡眠分期明显，结构欠佳。

【治疗及预后】该患者诊断为脑出血，给予积极药物治疗后，症状及 EEG 表现逐渐好转，mRS 4 分。

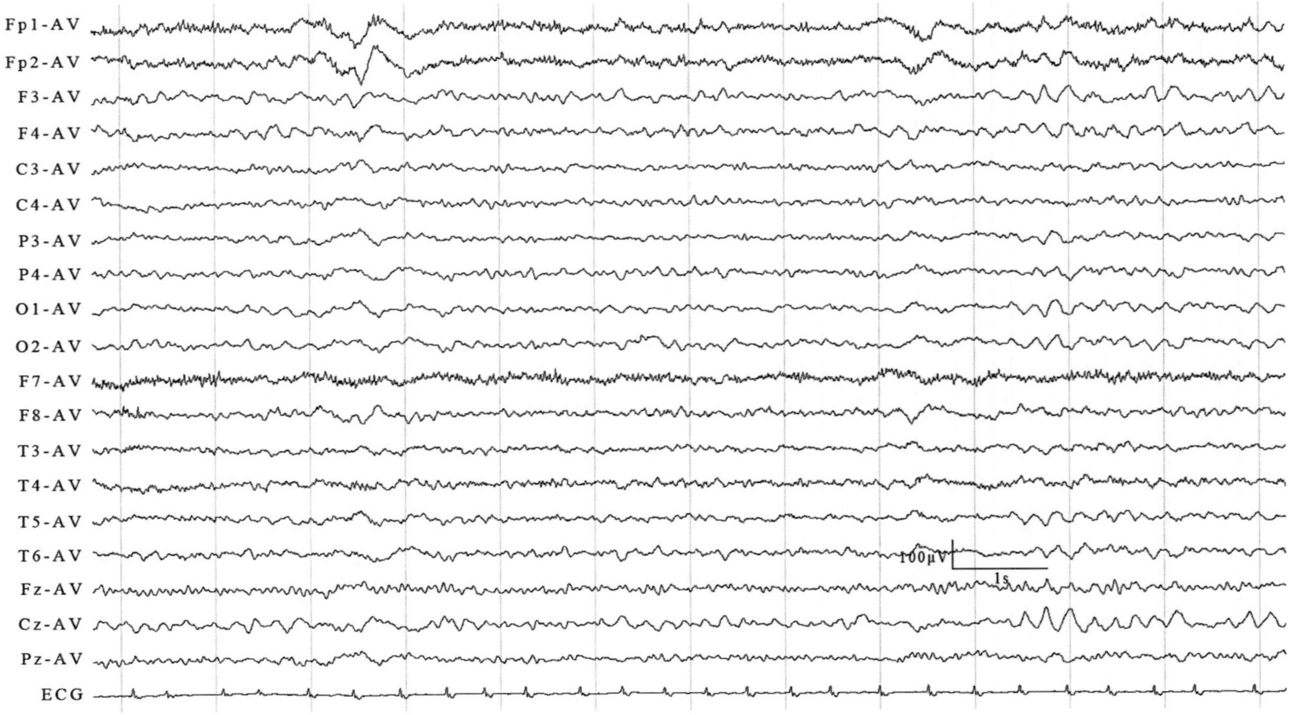

图 14-15　发病第 8 天，EEG 背景：以 θ 节律为主，夹杂少量 β 波活动

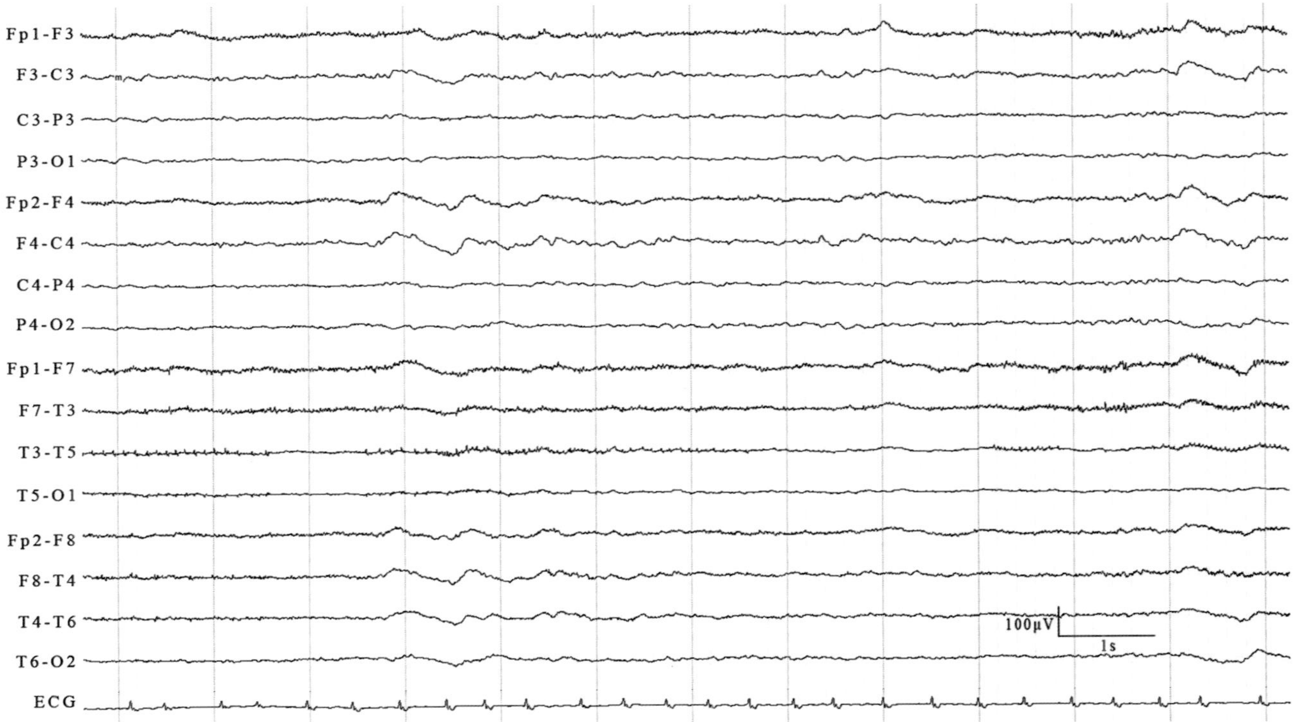

图 14-16　双侧前头部导联为著慢波活动

【小结】脑出血量及出血部位不同，其 EEG 表现不同。癫痫发作是脑出血常见的临床症状，其独立危险因素包括出血部位（如皮质受累）、病灶范围及严重程度等，其 EEG 表现亦与以上因素关系密切，且对脑出血的预后有提示作用。

第三节　蛛网膜下腔出血

蛛网膜下腔出血（subarachnoid hemorrhage，SAH）指颅内血管破裂，血液流入蛛网膜下腔。当脑底部或脑表面血管病变，血液直接流入蛛网膜下腔，称为原发性 SAH，占所有脑卒中的 5% ～ 10%；当脑内血肿穿破脑组织，血液流入蛛网膜下腔，称为继发性 SAH。

一、临床表现

急骤起病，最突出的临床症状是严重头痛，可伴有恶心、呕吐、意识障碍、局灶性神经功能缺损、癫痫发作和脑膜刺激征。常见的并发症为再出血、脑血管痉挛、迟发性脑缺血（DCI）、脑积水等。其中 DCI 是一种局灶性神经功能缺损综合征，可发生于近 1/3 的 SAH 患者，好发于动脉瘤破裂后的 3 ～ 14 天，被认为是导致 SAH 患者死亡和残疾的主要原因之一[12, 16]。

二、辅助检查

1. EEG

EEG 改变与病程和病变严重程度有关。随着脑功能的恶化，EEG 可出现后头部 α 节律解体、阵发性慢波活动；当出现脑血管痉挛时，EEG 可表现出局灶性 δ 波活动，有时伴有尖波活动；癫痫发作者可见棘波发放。常规在脑血管痉挛期（出血后 3 ～ 14 天）之前开始进行 cEEG 监测，监测时间可超过 10 天。在 DCI 的早期预判方面，EEG 可在其他检查（TCD、CT、MRI 等）之前 7 h 至 2.3 天预测 DCI 的发生。近年来，qEEG 在 SAH 的应用愈发广泛。当 EEG 出现以下改变，提示可能存在 DCI：①快波消失或局灶性慢波出现并持续恶化；②与前一个 8 ～ 12 h EEG 相比，相对 α 变异降低 ≥ 1 分；③ α/δ 功率比值（ADR）较基线下降 10% 并持续 6 h 以上，或者近期 ADR 较基线下降 50% 并持续 1 h 以上；④出现新发癫痫样放电。有研究发现，脑皮质电图对 SAH 后脑血管痉挛的检测优于头皮 EEG，应用 α/δ 功率比值的下降来预测脑血管痉挛具有潜在可行性[1, 14-19]。

2. 影像学

CT 是确诊 SAH 的首选检查，CT 平扫最常表现为基底池高密度影，严重时血液可延伸到外侧裂，前、后纵裂池，脑室系统或大脑凸面。患者病情允许时可行高分辨 CTA，该检查对诊断动脉瘤的敏感度约为 98%，特异度为 100%。当动脉瘤直径 ≤ 3 mm 时，CTA 的诊断结果并不可靠，敏感度仅为 40% ～ 90%，对于 CTA 结果为阴性时，尤其是出血伴有意识障碍时，需进行脑血管造影检查以明确诊断[20-23]。MRI 和 MRA 也是确诊 SAH 的主要辅助检查。DSA 是确诊动脉瘤和动静脉畸形的金标准。

3. 实验室检查

脑脊液检查：对于疑诊 SAH 但 CT 结果阴性的患者，需进一步行腰椎穿刺检查；均匀一致血性的脑脊液可支持 SAH 的诊断。

三、治疗及预后

SAH 的内科治疗主要是降低颅内压、防止再出血、脑血管痉挛和脑积水，必要时可行外科手术治疗。约 12% 的患者在接受治疗以前死亡。30 天内病死率约为 25% 或更高。EEG 存在周期性放电（PDs）、NCSE 及缺乏睡眠-觉醒周期者常预后不良。该病患者（特别是发生 DCI 的患者）多合并复杂严重的并发症，即便存活，仍易残留神经功能缺损，严重影响日常生活质量。

病例 5

【简要病史】男性，86 岁，主因突发意识不清 17 h 于 2020 年 11 月 6 日入院。入院 17 h 前患者突发意识不清、呼之不应，急至我院就诊，查头颅 CT 提示“双侧侧脑室后角、四脑室、环池、小脑幕及双侧颞部脑沟裂密度增高，考虑蛛网膜下腔出血，双侧侧脑室积水”，头颅 CTA 提示：“右侧颈内动脉末端动脉瘤”（图 14-17），患者家属拒绝手术治疗，为进一步诊治收住 N-ICU。入院查体：浅昏迷，GCS 评分：5 分（E1V1M3），FOUR 评分：10 分（E0M2B4R4），双侧瞳孔不等大，左侧直径 2 mm，右侧直径 4 mm，对光反射迟钝，四肢有自发活动，双侧 Babinski 征阳性，颈强直，颏胸距 4 横指，Kernig 征阳性，Hunt-Hess 分级：4 级。

【EEG】监测起始（发病后 18 h）以中–高波幅复形 δ 节律为主，期间后头部导联偶见 7.5 ～ 8.5 Hz α 波活动（图 14-18），双侧前头部导联可见较多量阵发性中–高波幅 0.5 ～ 2 Hz δ 波活动，双侧不同步

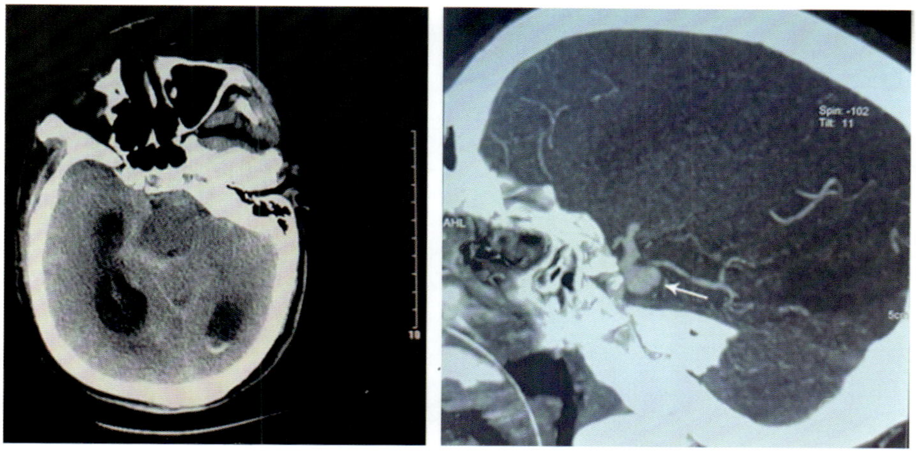

图 14-17　（左）头颅 CT：此层面示双侧侧脑室后角、环池、小脑幕密度增高，考虑蛛网膜下腔出血，双侧侧脑室积水。（右）头颅 CTA：右侧颈内动脉末端动脉瘤（箭头示）

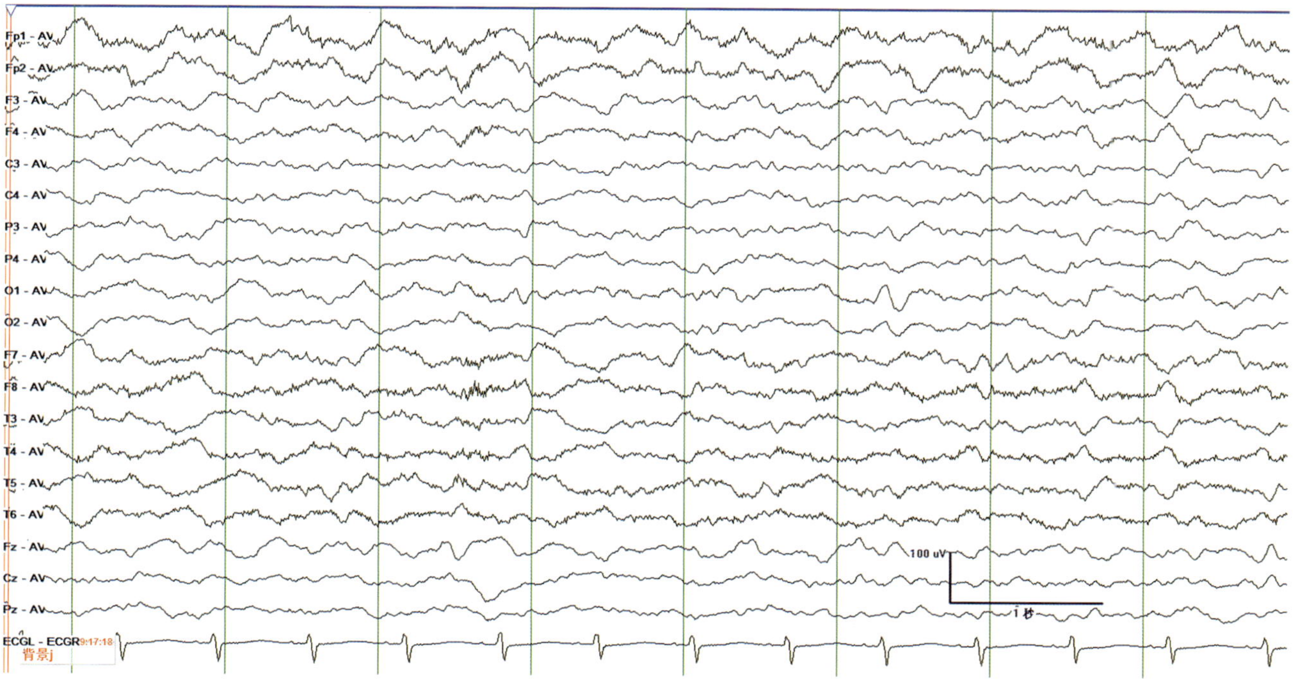

图 14-18　发病后 18 h，浅昏迷状态，EEG 背景：以中–高波幅复形 δ 节律为主，期间后头部导联偶见 7.5 ～ 8.5 Hzα 波活动

（图 14-19）；同期 TCD：VMCA 123，Lindegaard 指数＞ 3，提示脑血管痉挛；持续 EEG 监测 83 h（发病第 101 h），EEG 背景：各导联低-中波幅 4 ～ 5.5 Hz θ 节律为主（图 14-20），同 TCD：VMCA 127，Lindegaard 指数＞ 3。

【治疗及预后】该患者诊断为蛛网膜下腔出血，入院后患者家属要求保守治疗，遂给予抗脑血管痉挛、脱水降颅压及对症治疗，患者病情逐渐加重，发病 19 天后患者因并发症死亡。

【小结】EEG 改变与蛛网膜下腔出血的病程和病变严重程度有关，cEEG 监测在蛛网膜下腔出血的病情判断（特别是在 DCI 的早期预判方面）中具有十分重要的作用（图 14-21）。

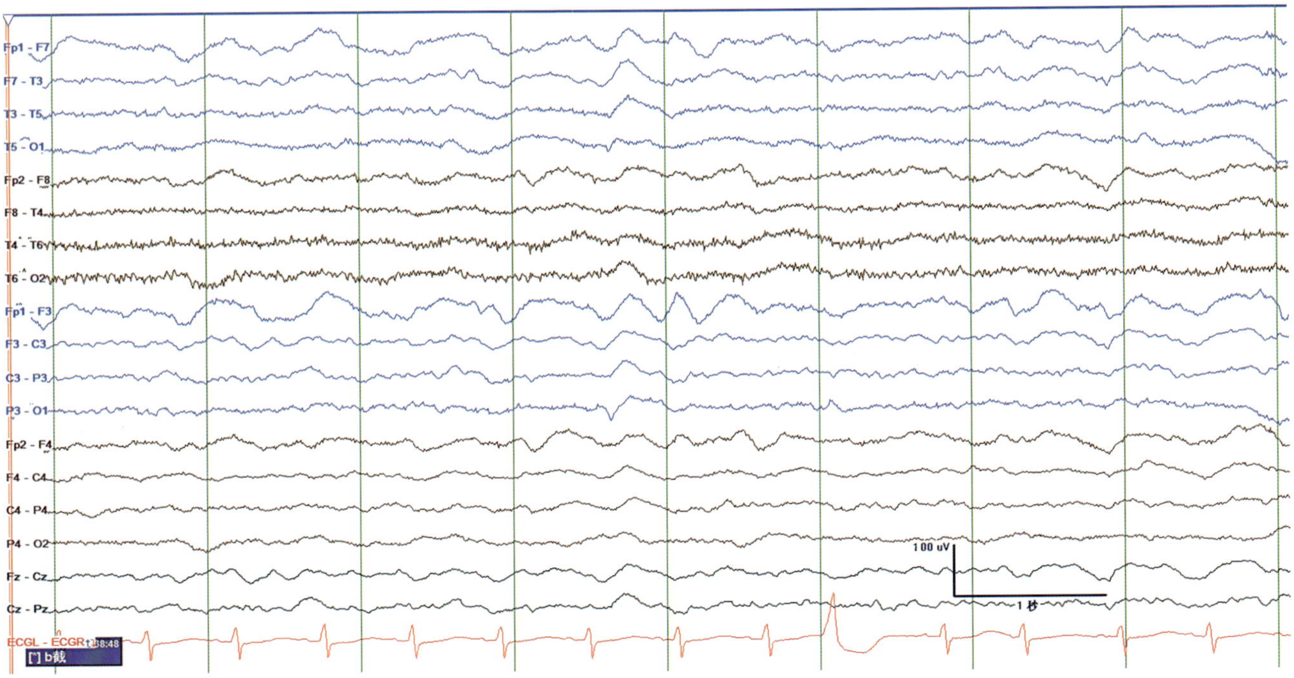

图 14-19 发病后 18 h，浅昏迷状态，EEG 示双侧前头部导联较多量阵发性中-高波幅 0.5 ～ 2 Hz δ 波活动，双侧不同步

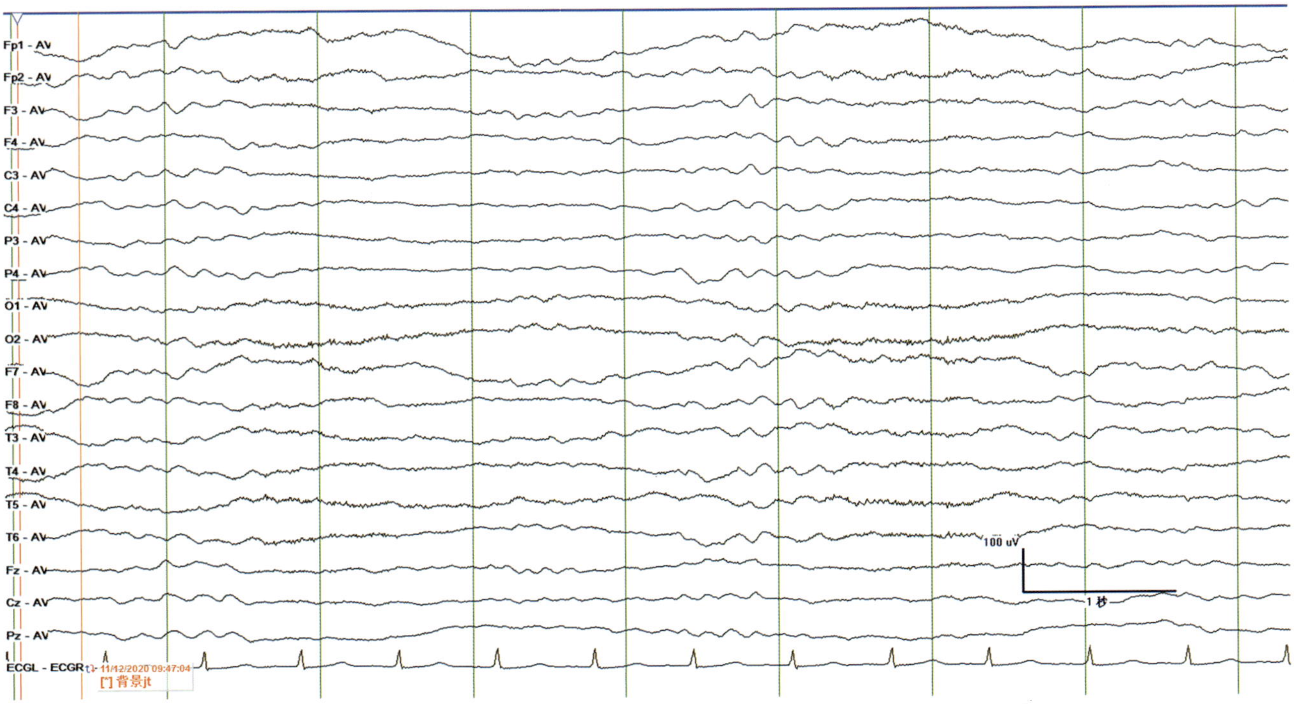

图 14-20 发病后 101 h，浅-中昏迷状态，EEG 背景：各导联低-中波幅 4 ～ 5.5 Hz θ 节律为主

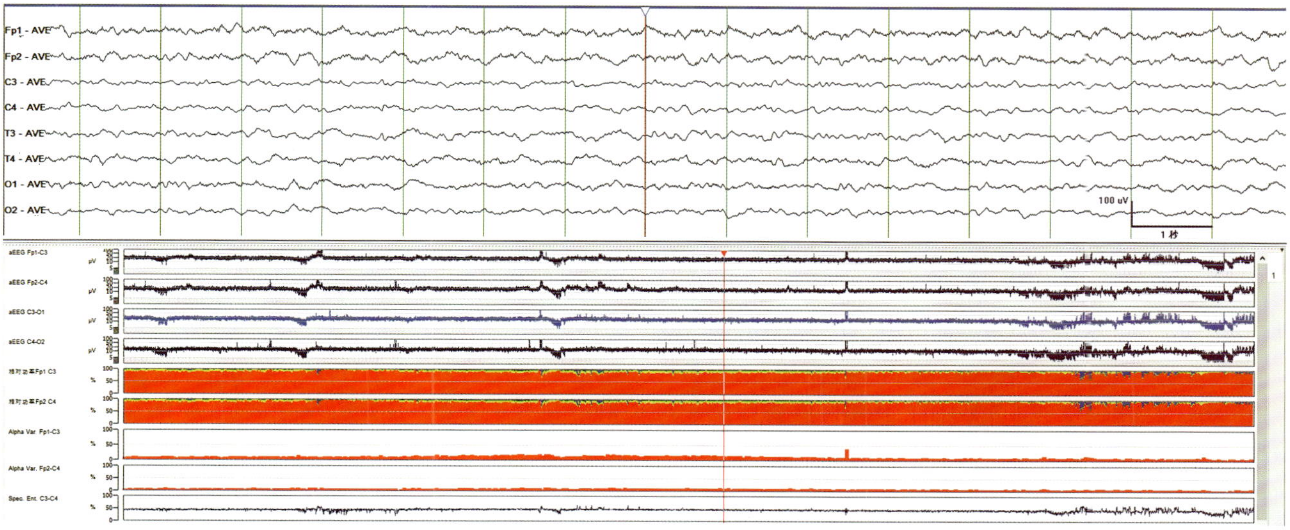

A

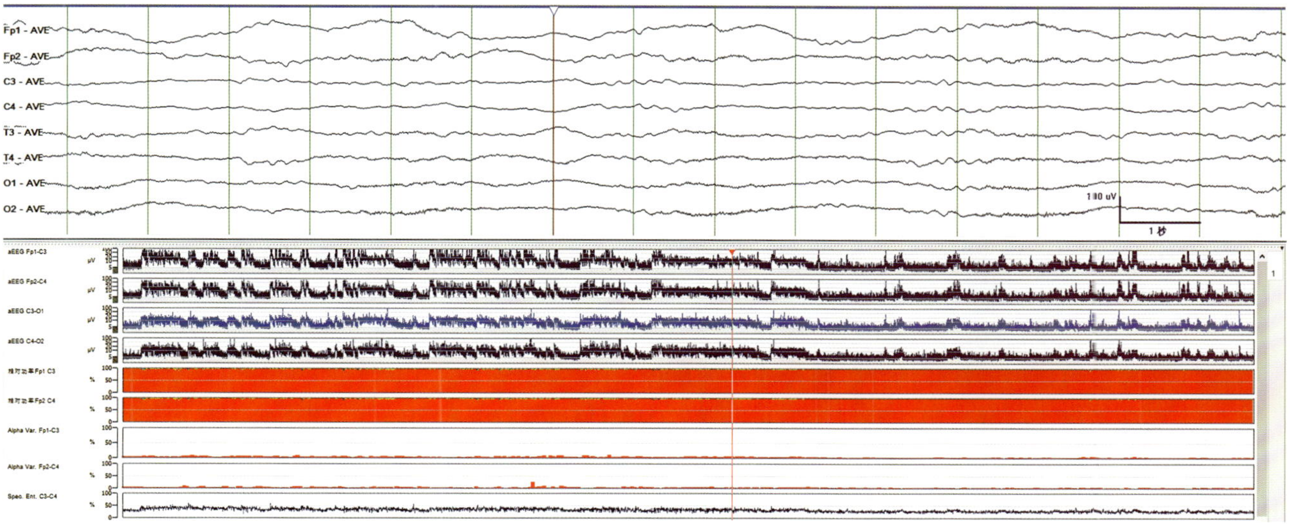

B

图 14-21　A. 入院时（蛛网膜下腔出血后 18 h）患者呈浅昏迷状态，四肢有自发活动，量化脑电监测示：aEEG 为连续背景，未见癫痫发作；相对频带功率：以 δ 波为主，可见少量 α 波、β 波、θ 波，左右基本对称；相对 α 变异：2 分（一般），右侧更差；光谱熵 45 ～ 50；**B.** 蛛网膜下腔出血后 101 h，患者呈浅－中昏迷状态，给予气管插管，躁动较明显，间断给予镇静治疗，量化脑电监测示：aEEG 为不连续背景，监测过程中可见患者此时期与动作同步的肌电干扰，未见癫痫发作；相对频带功率：以 δ 波为主，α 波、β 波、θ 波较前进一步减少；相对 α 变异：1 分（差），右侧更差；光谱熵 30 ～ 45

第四节　脑静脉系统血栓形成

颅内静脉和静脉窦血栓形成是由多种原因所致的脑静脉回流受阻的一类脑血管病，统称为脑静脉系统血栓形成（cerebral venous thrombosis，CVT），占所有脑卒中的 0.5% ～ 1.0%。

一、临床表现

CVT 临床表现多样且不典型，可为急性或亚急性起病，亦可为慢性起病。共同的临床表现包括：高颅压症状、卒中症状以及脑病样症状。头痛是颅内压增高最常见的临床表现，有时是 CVT 患者唯一的表现，其他症状体征包括：喷射性呕吐、视乳头水肿。卒中症状包括出血性或缺血性静脉梗死的症状。脑病样症状相对少见，但最为严重，临床上可表现为癫痫发作、精神行为异常、意识障碍，甚至昏迷[9，24-28]。

二、辅助检查

1. 实验室检查

血液检查和 D- 二聚体检测有助于识别 CVT 患者。脑脊液压力通常会升高（超过 80.0% 患者），但脑脊液检查结果可能并不特异，结果阴性不能排除 CVT 的诊断。

2. EEG

EEG 监测在重症 CVT 诊疗中具有重要作用。皮质静脉血栓的 EEG 改变可见全面性 δ 波、局灶性慢波或发作期痫性电活动。cEEG 监测也可以间接反映颅内压的变化。Threlkeld 等报道，因脑灌注减少、缺血致弥漫性皮质功能障碍所致 EEG 可表现为额区间断节律性 δ 活动（FIRDA）；随着治疗后颅内压的降低，可观察到 EEG 背景逐渐改善，后头部出现 6 ～ 8 Hz 的背景节律。总体而言，CVT 的 EEG 表现并无特异性[2，29]。

3. 影像学

MRI 在病程各阶段均比 CT 敏感，主要基于对血栓的识别。头颅 MRI 的间接征象包括脑肿胀、水肿和（或）出血。脑血管造影是诊断 CVT 的金标准。

三、治疗及预后

（1）病因治疗：感染性 CVT 者及时处理原发病灶；非感染性 CVT 者要根据已知或可能的病因进行相应治疗；

（2）对症治疗包括脱水降颅压、抗癫痫治疗、控温、预防并发症；

（3）特异性治疗包括抗凝治疗、溶栓或机械取栓；

（4）远期治疗：继续口服抗凝剂 3 ～ 6 个月，INR 目标值 2.0 ～ 3.0。

早期诊断及治疗对 CVT 患者的预后尤为重要，抗凝治疗使得患者预后明显改善，但仍有 10% ～ 15% 的患者预后不良。

病例 6

【简要病史】女性，32 岁，主因头痛 5 天，右侧肢体活动不灵 3 天于 2020 年 8 月 29 日入院。患者 16 天前顺产 1 子，入院前 5 天出现全头部胀痛，伴恶心、呕吐（非喷射性），后头痛逐渐加重，急至当地医院行头颅 CT 检查提示：蛛网膜下腔出血、静脉窦血栓可能；入院前 3 天出现右侧肢体活动不灵，伴睡眠增多、胡言乱语，症状逐渐加重，为进一步诊治收住我科，查头颅 MRI ＋ DWI ＋ MR 头颅静脉血管成像（MRV）提示“左侧丘脑异常信号影，出血可能，左侧侧脑室积血，左侧大脑脚及胼胝体压部、双侧额顶叶散在异常信号（胼胝体压部、双侧额顶叶弥散受限）；左侧横窦、乙状窦、直窦异常改变，考虑静脉窦血栓”（图 14-22）。入院查体：意识模糊，GCS 评分：8 分（E2V2M4），FOUR 评分：12 分（E2M2B4R4）。双侧瞳孔等大等圆，直径 2.5 mm，双眼部分向左凝视，不完全性混合性失语，右上肢肌力 0 级，右下肢肌力 1 级，右侧 Babinski 征可疑阳性，颈强直，颏胸距 3 横指。

【EEG】见图 14-23，图 14-24。

【治疗及预后】该患者诊断为 CVT。本例患者，虽然临床症状重，但病灶部位较深，未影响 EEG 背景节律。入院后给予抗凝、抗脑血管痉挛、脱水降颅压等治疗，患者症状逐渐好转，意识清楚，对答基本正确，反应稍迟钝，记忆力减退，右侧肢体肌力 4 级，mRS 2 分。

【小结】CVT 的脑电图表现常无特异性，EEG 表现多与病灶部位及病情严重程度相关。

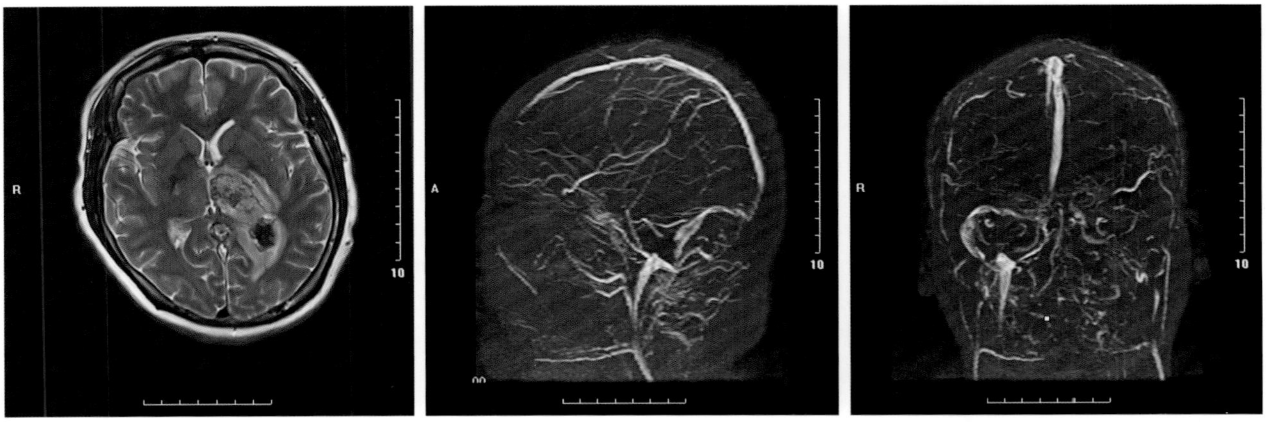

图 14-22　头颅 MRI:（左）左侧丘脑异常信号影，出血可能，左侧侧脑室积血。（中、右）左侧横窦、乙状窦、直窦异常改变，考虑静脉窦血栓

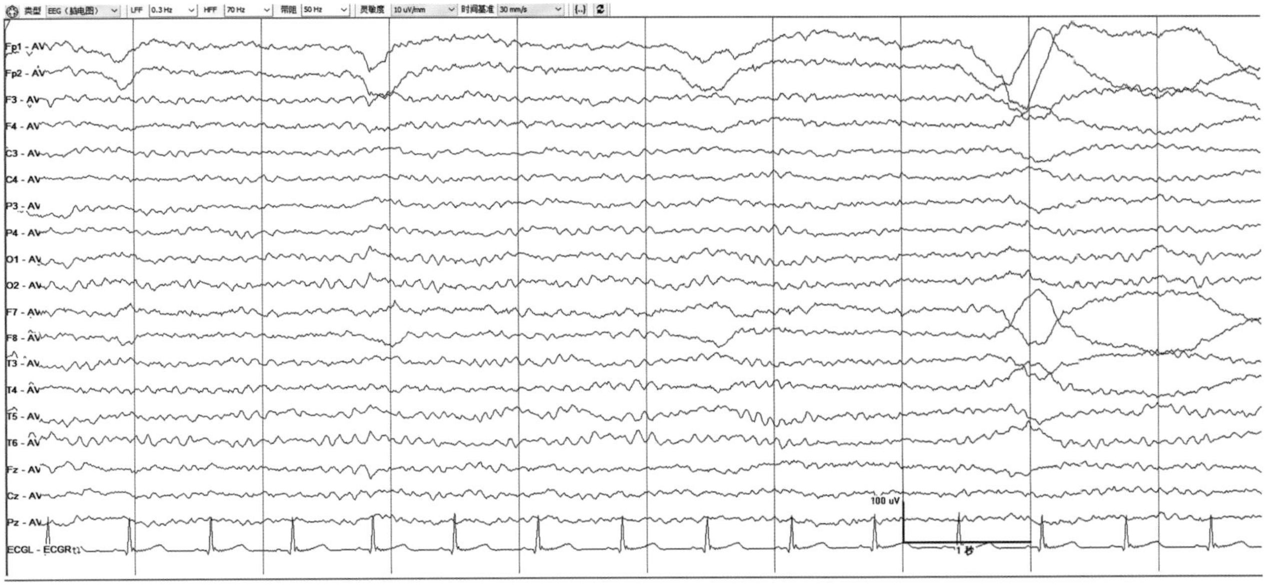

图 14-23　EEG 背景以 9 ～ 11 Hz α 节律为主调，调节调幅差，枕区为优势

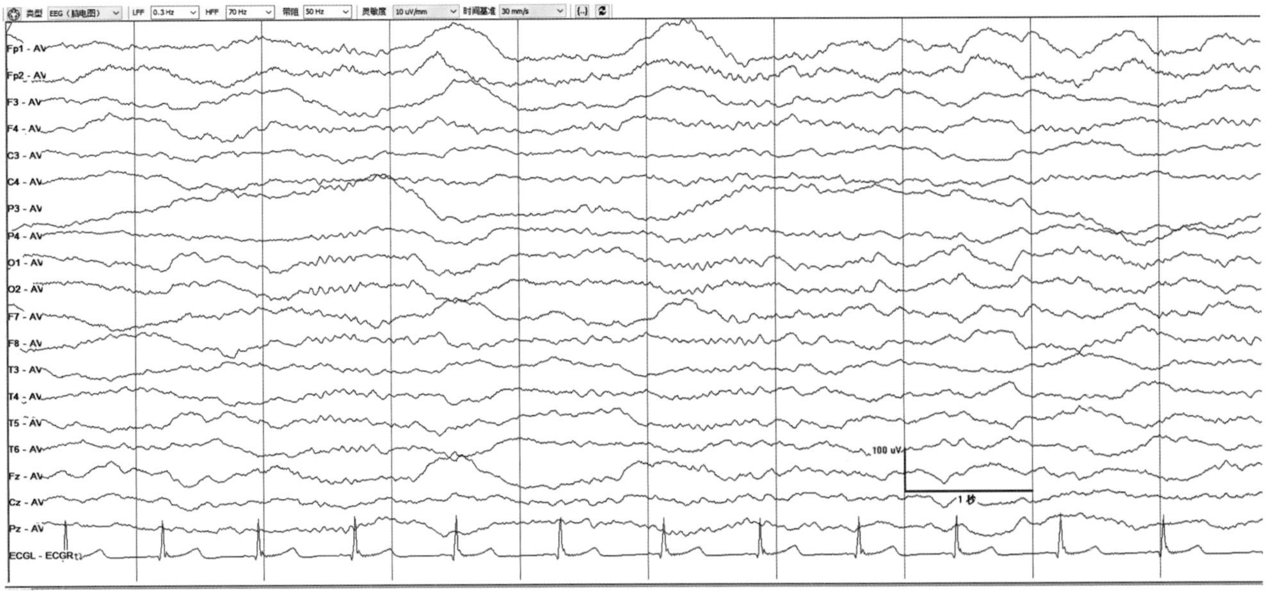

图 14-24　睡眠期各导联 11 ～ 13 Hz 睡眠纺锤波

参考文献

[1] Kenangil G，Orken DN，Yalcin D，et al. Triphasic EEG pattern in bilateral paramedian thalamic infarction. Clin EEG Neurosci，2008，39（4）：185-90.

[2] 刘晓燕 . 临床脑电图学 . 2 版 . 北京：人民卫生出版社，2017.

[3] Fitzpatrick W，Lowry N. PLEDs：clinical correlates. Can J Neurol Sci，2007，34（4）：443-450.

[4] Schneider AL，Jordan KG. Regional attenuation without delta（RAWOD）：a distinctive EEG pattern that can aid in the diagnosis and management of severe acute ischemic stroke. Am J Electroneurodiagnostic Technol，2005，45（2）：102-117.

[5] Burghaus L，Hilker R，Dohmen C，et al. Early electroencephalography in acute ischemic stroke：prediction of a malignant course？ Clin Neurol Neurosurg，2007，109（1）：45-49.

[6] Lima FO，Ricardo JAG，Coan AC，et al. Electroencephalography patterns and prognosis in acute ischemic stroke. Cerebrovasc Dis，2017，44（3-4）：128-134.

[7] Scoppettuolo P，Gaspard N，Depondt C，et al. Epileptic activity in neurological deterioration after ischemic stroke，a continuous EEG study. Clin Neurophysiol，2019，130（12）：2282-2286.

[8] So E. Handbook of ICU EEG Monitoring. 2nd edition. Journal of Clinical Neurophysiology，2018，36（2）：1.

[9] 中华医学会神经病学分会神经重症协作组，中国医师协会神经内科医师分会神经重症专委会 . 大脑半球大面积梗死监护与治疗中国专家共识 . 中华医学杂志，2017，97（009）：645-652.

[10] Demel SL，Broderick JP. Basilar occlusion syndromes：an update. Neurohospitalist，2015，5（3）：142-150.

[11] 中华医学会神经病学分会，中华医学会神经病学分会脑血管病学组 . 中国脑出血诊治指南（2019）. 中华神经科杂志，2019，52（12）：994-1005.

[12] 吴江，贾建平 . 神经病学 . 3 版 . 北京：人民卫生出版社，2015.

[13] Claassen J，Jetté N，Chum F，et al. Electrographic seizures and periodic discharges after intracerebral hemorrhage. Neurology，2007，69（13）：1356-1365.

[14] Holtkamp M，Beghi E，Benninger F，et al. European Stroke Organisation. European Stroke Organisation guidelines for the management of post-stroke seizures and epilepsy. Eur Stroke J，2017，2（2）：103-115.

[15] 黄远桂 . 脑卒中与癫痫 . 中华老年心脑血管病杂志，2013，15（5）：449-449.

[16] 中华医学会神经病学分会，中华医学会神经病学分会脑血管病学组，中华医学会神经病学分会神经血管介入协作组 . 中国蛛网膜下腔出血诊治指南 2019. 中华神经科杂志，2019，52（12）：1006-1021.

[17] Kondziella D，Friberg CK，Wellwood I，et al. Continuous EEG monitoring in aneurysmal subarachnoid hemorrhage：a systematic review. Neurocrit Care，2015，22（3）：450-461.

[18] Guo Y，Fang S，Wang J，et al. Continuous EEG detection of DCI and seizures following aSAH：a systematic review. Br J Neurosurg，2019：1-6.

[19] Stuart RM，Waziri A，Weintraub D，et al. Intracortical EEG for the detection of vasospasm in patients with poor-grade subarachnoid hemorrhage. Neurocrit Care，2010，13（3）：355-358.

[20] Muniz CF，Shenoy AV，O'Connor KL，et al. Clinical development and implementation of an institutional guideline for prospective EEG monitoring and reporting of delayed cerebral ischemia. J Clin Neurophysiol，2016，33（3）：217-226.

[21] Rosenthal ES，Biswal S，Zafar SF，et al. Continuous electroencephalography predicts delayed cerebral ischemia after subarachnoid hemorrhage：A prospective study of diagnostic accuracy. Ann Neurol，2018，83（5）：958-969.

[22] Gollwitzer S，Groemer T，Rampp S，et al. Early prediction of delayed cerebral ischemia in subarachnoid hemorrhage based on quantitative EEG：A prospective study in adults. Clin Neurophysiol，2015，126（8）：1514-1523.

[23] Perry JJ，Stiell IG，Sivilotti ML，et al. Sensitivity of computed tomography performed within six hours of onset of headache for diagnosis of subarachnoid haemorrhage：prospective cohort study. BMJ，2011，343：d4277.

[24] Westerlaan HE，van Dijk JM，Jansen-van der Weide MC，et al. Intracranial aneurysms in patients with subarachnoid hemorrhage：CT angiography as a primary examination tool for diagnosis—systematic review and meta-analysis. Radiology，2011，258（1）：134-145.

[25] Philipp LR，McCracken DJ，McCracken CE，et al. Comparison Between CTA and Digital Subtraction Angiography in the Diagnosis of Ruptured Aneurysms. Neurosurgery，2017，80（5）：769-777.

[26] Bechan RS，van Rooij SB，Sprengers ME，et al. CT angiography versus 3D rotational angiography in patients with subarachnoid hemorrhage. Neuroradiology，2015，57（12）：1239-1246.

[27] Ferro JM，Bousser MG，Canhão P，et al；European Stroke Organization. European Stroke Organization guideline for

the diagnosis and treatment of cerebral venous thrombosis-endorsed by the European Academy of Neurology. Eur J Neurol, 2017, 24(10): 1203-1213.

[28] Saposnik G, Barinagarrementeria F, Brown RD Jr, et al. American Heart Association Stroke Council and the Council on Epidemiology and Prevention. Diagnosis and management of cerebral venous thrombosis: a statement for healthcare professionals from the American Heart Association/American Stroke Association. Stroke, 2011, 42(4): 1158-1192.

[29] Threlkeld ZD, Kottapally M, Aysenne A, et al. Continuous qualitative electroencephalography as a noninvasive neuromonitor. Neurohospitalist, 2016, 6(4): 157-160.

（张晶晶 李 玮）

第十五章 脑死亡

按照传统理论，死亡的医学定义是指循环呼吸功能的完全停止。随着医学的发展，尤其是随着呼吸支持领域和移植医学的显著进步，通过神经学标准对死亡进行更精确的定义就不仅仅是人们对科学领域更深层次的探索，更是一种迫切的需求。脑死亡的观念早在1959年被两名法国医师提出，他们描写了脑死亡的临床表现并称之为“coma dépassé”。1967年，Barnard开创了心脏移植先例，对传统的死亡定义提出了挑战，促成了脑死亡诊断标准的形成。1968年，哈佛医学院发表了一篇题为“对不可逆转昏迷的定义”的文章，该文提出：符合特定的严重脑损伤标准的患者，即使仍未出现循环呼吸停止，也应当被宣告死亡，并最先提出脑死亡的诊断标准，通常被称为“哈佛脑死亡标准”。此后，法国、英国、日本也相继提出了各自的脑死亡诊断标准。2020年，国际上第一份关于脑死亡的共识《国际脑死亡方案——脑死亡/神经病学标准死亡的判定》发表在*JAMA*杂志上，为成人/儿童判定脑死亡/神经病学标准死亡的最低临床标准提供了建议，并针对诸多临床情况提供了明确的指导意见[1]。

国内对脑死亡的认识经历了三十余年的漫长历程。现行标准为2019年国家卫生健康委员会脑损伤质控评价中心发表的《中国成人脑死亡判定标准与操作规范》(第2版)。按照我国最新脑死亡判定标准，脑死亡是指包括脑干在内的全脑功能不可逆转的丧失[2]。

第一节 脑死亡判定标准

一、判定的先决条件

(一)明确昏迷原因

原发性脑损伤引起的昏迷原因包括颅脑外伤、脑出血和脑梗死等，继发性脑损伤引起的昏迷原因主要为心搏骤停、麻醉意外、溺水和窒息等所致的缺血缺氧性脑病。对昏迷原因不明确者不能实施脑死亡判定。

(二)排除各种原因的可逆性昏迷

可逆性昏迷原因包括急性中毒，如一氧化碳中毒、乙醇中毒；镇静催眠药、抗精神病药、全身麻醉药和肌肉松弛药过量、作用消除时间延长和中毒等；休克；低温(膀胱、直肠、肺动脉内温度≤32℃)；严重电解质及酸碱平衡紊乱；严重代谢及内分泌功能障碍，如肝性脑病、肾性脑病、低血糖或高血糖性脑病等。

二、临床判定

(一)深昏迷

检查方法及结果判定：拇指分别强力按压受检者两侧眶上切迹或针刺面部，面部未出现任何肌肉活动。GCS评分2T(运动=1分，睁眼=1分，语言=T)。检查结果需反复确认。

(二)脑干反射消失

1. 瞳孔对光反射

(1)检查方法：用强光照射瞳孔，观察有无缩瞳反应。光线从侧面照射一侧瞳孔，观察同侧瞳孔有无缩小（直接对光反射），检查一侧后再检查另一侧。光线照射一侧瞳孔，观察对侧瞳孔有无缩小（间接对光反射），检查一侧后再检查另一侧。上述检查应重复进行。

（2）结果判定：双侧直接和间接对光反射检查均无缩瞳反应即可判定为瞳孔对光反射消失。

2. 角膜反射

（1）检查方法：向上轻推一侧上眼睑，露出角膜，用棉花丝触及角膜周边部，观察双眼有无眨眼动作。检查一侧后再检查另一侧。

（2）结果判定：刺激双眼角膜后，无眨眼动作，即可判定为角膜反射消失。

3. 头眼反射

（1）检查方法：用手托起头部，撑开双侧眼睑，将头从一侧快速转向对侧，观察眼球是否向反方向转动。检查一侧后再检查另一侧。

（2）结果判定：头部向左侧或向右侧转动时，眼球无反方向转动，即可判定为头眼反射消失。

4. 前庭眼反射

（1）检查方法：用弯盘贴近外耳道，以备注水流出。注射器抽吸 0 ～ 4℃生理盐水 20 ml，注入一侧外耳道，注入时间 20 ～ 30 s，同时撑开两侧眼睑，观察有无眼球震颤。检查一侧后再检查另一侧。

（2）结果判定：注水后观察 1 ～ 3 min，若无眼球震颤即可判定为前庭眼反射消失。注：检查前确认无鼓膜损伤，或耳镜检查两侧鼓膜无损伤；若鼓膜有破损则免做此项检查。外耳道内有血块或堵塞物时，应清除后再行检查。如果可见微弱眼球运动，不应判定为前庭眼反射消失。头面复合伤、出血、水肿均可影响前庭眼反射检查，判定结果应慎重。

5. 咳嗽反射

（1）检查方法：用长度超过人工气道的吸引管刺激受检者气管黏膜，引起咳嗽反射。

（2）结果判定：刺激气管黏膜时无咳嗽动作，判定为咳嗽反射消失。

（三）无自主呼吸

受检者无自主呼吸，必须依赖呼吸机维持通气。判定无自主呼吸，除了机械通气显示无自主触发外，还需通过自主呼吸激发试验验证，其方法应严格按照以下步骤和方法进行。

1. 试验先决条件

（1）核心体温＞ 36.5℃。如果低于这一标准，可予物理升温。

（2）收缩压≥ 90 mmHg 或平均动脉压≥ 60 mmHg。如果低于这一标准，可予升血压药物。

（3）动脉氧分压（PaO_2）≥ 200 mmHg。如果低于这一标准，可予 100% 氧气吸入 10 ～ 15 min，至 PaO_2 ≥ 200 mmHg。

（4）动脉二氧化碳分压（$PaCO_2$）35 ～ 45 mmHg。如果低于这一标准，可减少每分通气量。自主呼吸激发试验实施前，应加强生命支持和器官功能支持。

2. 试验方法与步骤

（1）抽取动脉血检测 $PaCO_2$。

（2）脱离呼吸机。

（3）即刻将输氧导管通过人工气道置于隆突水平，输入 100% 氧气 6 L/min。

（4）密切观察胸、腹部有无呼吸运动。

（5）脱离呼吸机 8 ～ 10 min 后，再次抽取动脉血检测 $PaCO_2$。

（6）恢复机械通气。

3. 试验结果判定

如果先决条件的 $PaCO_2$ 为 35 ～ 45 mmHg，试验结果显示 $PaCO_2$ ≥ 60 mmHg 或 $PaCO_2$ 超过原有水平 20 mmHg 仍无呼吸运动，即可判定无自主呼吸。如果先决条件的 $PaCO_2$ ＞ 45 mmHg，试验结果显示 $PaCO_2$ 超过原有水平 20 mmHg 仍无呼吸运动，即可判定无自主呼吸。

三、确认试验

（一）EEG

1. 环境条件

使用独立电源，必要时加用稳压器，或暂停其他可能干扰 EEG 记录的医疗仪器设备。

2. 参数设置

电极头皮间阻抗＞ 100 Ω 和＜ 5 kΩ，两侧对应电极的阻抗应基本匹配。高频滤波 30 ～ 75 Hz，低频滤波 0.5 Hz。灵敏度 2 μV/mm。陷波滤波 50 Hz。

3. 电极安放

记录电极按照国际 10-20 系统至少安放 8 个：额极 Fpl、Fp2，中央 C3、C4，枕 O1、O2，中颞 T3、T4。参考电极安放于双侧耳垂或双侧乳突。接地电极安放于额极中（Fpz）。公共参考电极安放于中央中线点（Cz）。

4. 操作步骤

（1）准备 EEG 检测相关物品。

（2）开机并输入受检者信息；检查 EEG 仪参数设定；描记前先做 10 s 仪器校准，将 10 μV 方形波输入放大器，各导联灵敏度一致。

（3）盘状电极安放前，用酒精和磨砂膏去脂、去角质，然后涂抹适量导电膏，使电阻降至最低。插入针电极前消毒皮肤。

（4）采用单极和双极两种导联方式描记（同时描记心电图）；描记过程中任何来自外界、仪器和受检者的干扰均应实时标记；无明显干扰的脑电描记至少 30 min，并完整保存。

（5）描记过程中，行 EEG-R 检查，即分别、重复进行双手甲床疼痛刺激和耳旁声音呼唤刺激，观察 EEG 波幅和频率变化。

结果判定：当 EEG 长时程（＞ 30 min）显示电静息状态（脑电波活动≤ 2 μV）时，符合 EEG 脑死亡判定标准。

（二）短潜伏期体感诱发电位（SLSEP）

（1）电极安放：参考 EEG 国际 10-20 系统，安放盘状电极或一次性针电极。电极导联组合（记录电极-参考电极）：至少有 4 通道。第 1 通道：CL_i-CL_c（N9）。第 2 通道：C_v6-Fz，C_v6-FPz 或 C_v6-CL_c（N13）。第 3 通道：C'_c-CL_c（P14、N18）。第 4 通道：C'_c-Fz 或 C'_c-FPz（N20）。CL_i（同侧）和 CL_c（对侧）分别位于同侧和对侧锁骨中点上方 1 cm，C_v6 位于第六颈椎棘突，C'_3 和 C'_4 分别位于国际 10-20 系统的 C_3 和 C_4 后 2 cm，刺激对侧时称为 C'_c。

（2）电极阻抗：记录电极、参考电极阻抗均≤ 5 kΩ。

（3）地线放置与阻抗：刺激点上方 5 cm，阻抗≤ 7 kΩ。

（4）分析时间：50 ms，必要 100 ms。

（5）带通：10 ～ 2000 Hz。

（6）平均次数：500 ～ 1000 次。

（7）安放刺激电极。刺激部位在腕横纹中点上方 2 cm 正中神经走行的部位。95% 乙醇去脂，降低刺激电极与皮肤之间的阻抗。刺激电流一般控制在 5 ～ 25 mA。刺激强度以诱发出该神经支配肌肉轻度收缩为宜，即引起拇指屈曲约 1 cm，每次检测过程中强度指标均应保持一致。刺激方波时程：0.1 ～ 0.2 ms，必要时达 0.5 ms。刺激频率 1 ～ 5 Hz，分侧刺激。

（8）记录时，平均每次叠加 500 ～ 1000 次，直到波形稳定光滑，每侧至少重复测试 2 次。

结果判定：双侧 N9 和（或）N13 存在，双侧 P14、N18 和 N20 消失，符合 SLSEP 脑死亡判定标准。

（三）经颅多普勒超声（transcranial Doppler，TCD）

1. 检查部位

颞窗：仰卧体位，于眉弓与耳缘上方水平连线区域内检测双侧大脑中动脉（middle cerebral artery，MCA）和颈内动脉终末段（terminal internal cerebral artery）。枕窗或枕旁窗：仰卧体位（抬高头部，使颈部悬空）或侧卧体位，于枕骨粗隆下方枕骨大孔或枕骨大孔旁，检测椎动脉（vertebral artery，VA）和基底动脉（basilar artery，BA）。眼窗：仰卧体位，于闭合上眼睑处，检测对侧 MCA 和同侧颈内动脉虹吸部。

2. 血管识别

① MCA：经颞窗，深度 40 ～ 65 mm，收缩期血流方向朝向探头；或经对侧眼窗，深度 80 mm 以上，收缩期血流方向背离探头。当一侧颞窗穿透不良时，可选择对侧颞窗，深度 90 mm 以上，收缩期血流方向背离探头。必要时通过颈总动脉压迫试验予以确认。②颈内动脉虹吸部：经眼窗，深度 60 ～ 70 mm，血流方向朝向或背离探头。③ VA：经枕窗或枕旁窗，深度 55 ～ 80 mm，收缩期血流方向背离探头。④ BA：经枕窗或枕旁窗，深度 80 ～ 120 mm，收缩期血流方向背离探头。

3. 结果判定

（1）判定血管：前循环以双侧 MCA 为主要判定血管，双侧颈内动脉终末段或颈内动脉虹吸段为备选判定血管；后循环以 BA 为主要判定血管，双侧椎动脉颅内段为备选判定血管。

（2）判定血流频谱：

1）振荡波（reverberating flow）：在一个心动周期内出现收缩期正向和舒张期反向血流信号；

2）收缩早期尖小收缩波（small systolic peaks in early systole）：收缩早期单向性正向血流信号，持续时间＜ 200 ms，流速低于 50 cm/s；

3）血流信号消失。

（3）判定次数：间隔 30 min，检测 2 次。两次检测颅内前循环和后循环均为上述任一血流频谱，符合 TCD 脑死亡判定标准。

四、确认试验顺序

确认试验项目的优选顺序依次为 EEG、SLSEP、TCD。确认试验须至少 2 项符合脑死亡判定标准。如果 EEG 或 SLSEP 与 TCD 联合，可降低判定的假阳性率，提高判定的一致性。如果 TCD 检查受限，可参考 CTA 或 DSA 检查结果。

五、判定步骤

脑死亡判定过程可分为以下 3 个步骤：第 1 步进行脑死亡临床判定，符合判定标准（深昏迷、脑干反射消失、无自主呼吸）的进行下一步。第 2 步进行脑死亡确认试验，至少 2 项符合脑死亡判定标准的进行下一步。第 3 步进行脑死亡自主呼吸激发试验，验证无自主呼吸。

六、判定次数

在满足脑死亡判定先决条件的前提下，3 项临床判定和 2 项确认试验完整无疑，并均符合脑死亡判定标准，即可判定为脑死亡。如果临床判定缺项或有疑问，再增加一项确认试验项目（共 3 项），并在首次判定 6 h 后再次判定（至少完成一次自主呼吸激发试验并证实无自主呼吸），复判结果符合脑死亡判定标准，即可确认为脑死亡。

第二节　我国与其他国家脑死亡标准的差异

各国对于脑死亡的诊断标准有所不同，例如，在美国，EEG 并非诊断脑死亡的强制要求；在欧洲，并非所有国家都建议采用 EEG 来作为脑死亡的诊断标准。一些不进行器官移植的国家（例如部分非洲国家）尚无脑死亡标准。

我国目前制定的脑死亡判定标准主要参照美国标准[3-4]，在先决条件以及临床评估方面基本与美国标准一致，但在仪器检查方面有所不同，具体区别见表 15-1[5]：

表 15-1 脑死亡判定标准差别

	中国脑死亡判定标准	美国脑死亡判定标准
先决条件	昏迷原因明确，排除可逆性昏迷	
临床评估	深昏迷 脑干反射消失 无自主呼吸，自主呼吸激发试验阳性	深昏迷 脑干反射消失 无自主呼吸，自主呼吸激发试验阳性
仪器检查	确认试验，必不可少 包括三项检查： 体感诱发电位， EEG， TCD， 至少其中两项结果阳性	辅助试验，并非必需 包括下列检查：脑血管造影，EEG，TCD，同位素脑扫描，但仪器辅助试验检查仅在临床评估具有不确定性或呼吸停止激发试验不能完成时进行
判断时间	首次临床判定和确认试验完整无疑，即可判定为脑死亡。如果临床判定缺项或有疑问，再增加一项确认试验，并在首次判定 6 h 后再次重复临床评估及确认试验之后才能做出脑死亡的最后诊断	美国大多数州在进行一次临床评估后可宣布脑死亡，部分州的法规要求进行两次临床评估后宣布脑死亡

从心肺死亡标准到脑死亡标准的模式转换，是医学研究和认识不断深化的结果，脑死亡方面的研究将使死亡标准更趋于科学化，转变人们对死亡标准的习惯认识。

第三节 临床评估及确认试验确诊脑死亡应用实例

病例 1

【简要病史】男性，52 岁，主因高处坠落后意识不清 5 h 于 2016 年 1 月 13 日入院。患者于当日上午自 4 m 高处坠下，致意识不清，呕吐 1 次，非喷射样，呕吐物为胃内容物，行头颅 CT 示“右顶骨线样骨折，右顶部硬膜外血肿，左颞顶叶脑挫伤，蛛网膜下腔出血”，急送我院。入院后行气管插管，呼吸机辅助呼吸。查体：深昏迷，双侧瞳孔等大等圆，直径 5 mm，对光反射消失。右颞顶部可触及 6 cm×6 cm 血肿。给予脱水降颅压及对症支持治疗，持续多巴胺微量泵注射维持血压，患者一般情况逐渐转差，自主呼吸消失。

【临床判定】患者为创伤性脑损伤，无严重电解质及酸碱平衡紊乱、严重代谢障碍等可逆性因素，符合脑死亡判定先决条件。

临床判定：强力压迫患者两侧眶上切迹或刺激面部，面部无任何肌肉活动；GCS 评分 2 T（E1VTM1），符合深昏迷判定。

之后，进行脑干反射判定：患者五个脑干反射（瞳孔对光反射、角膜反射、头眼反射、前庭眼反射和咳嗽反射）均消失；除自主呼吸判定外，其他临床判定均符合脑死亡判定标准。

然后进行确认试验：SLSEP 显示，双侧 N9 存在，P14、N18 及 N20 消失（图 15-1），符合脑死亡标准。脑电图监测过程中始终呈波幅≤ 2 μV 极低电压，持续超过 30 min（图 15-2），符合脑死亡判定标准；TCD 检查示双侧 MCA 及基底动脉血流信号均为振荡波（图 15-3），符合脑死亡判定标准。

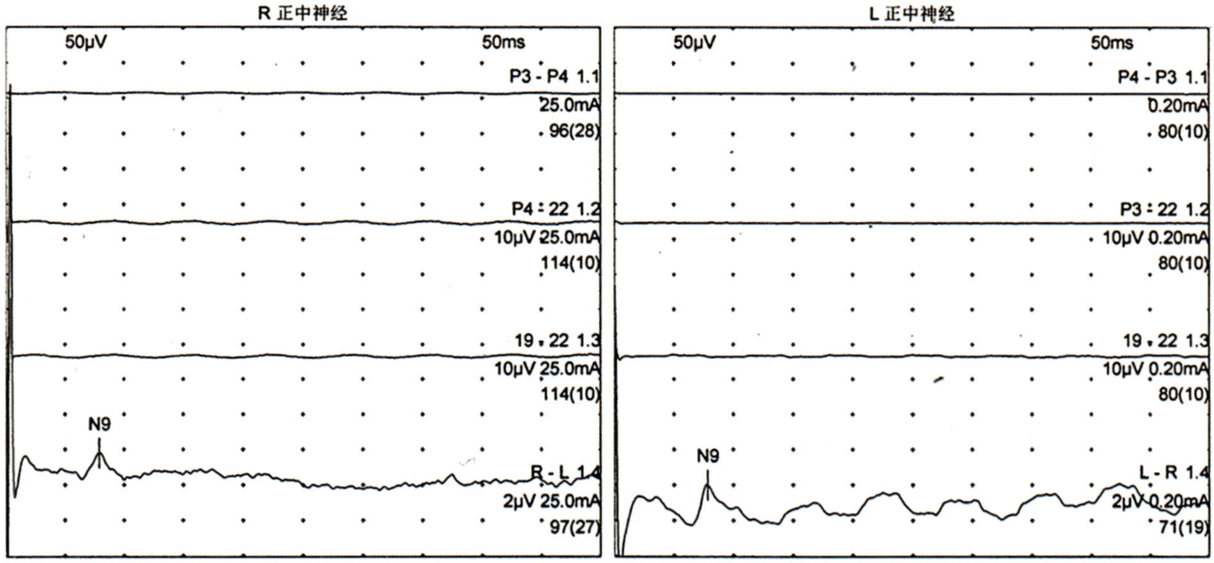

图 15-1　SLSEP，双侧 N9 存在，P14、N18 及 N20 消失

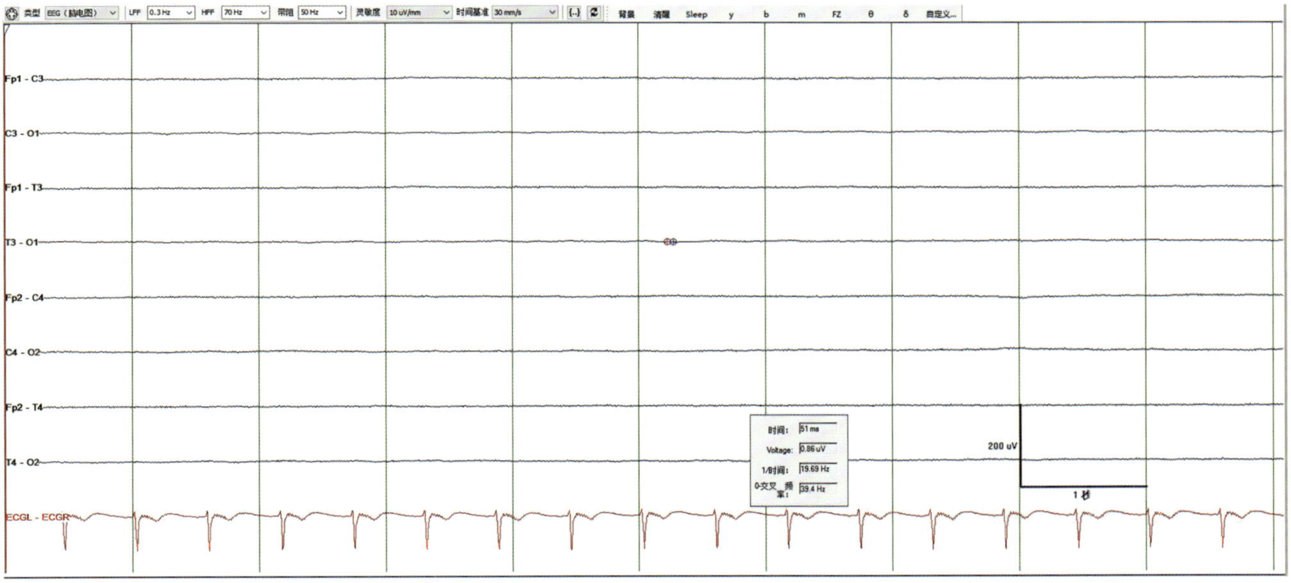

图 15-2　各导联脑电波幅≤ 2 μV 持续超过 30 min，符合脑死亡 EEG 判定标准

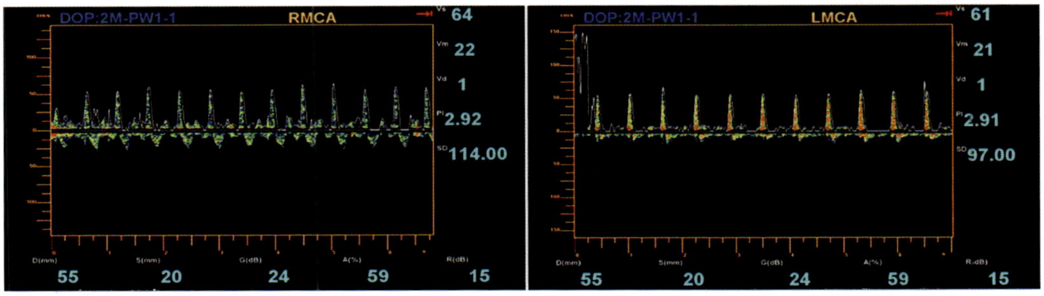

图 15-3　TCD 双侧大脑中动脉血流信号均为振荡波

最后进行自主呼吸激发试验，患者无自主呼吸，试验阳性。

【治疗及预后】向家属详细交代患者脑功能状态，符合脑死亡标准，家属决定转回当地医院，转院次日患者心搏停止，经心肺复苏自主循环未恢复。

参考文献

[1] Greer DM，Shemie SD，Lewis A，et al. Determination of brain death/death by neurologic criteria：The World Brain Death Project. JAMA，2020，324（11）：1078-1097.

[2] 国家卫生健康委员会脑损伤质控评价中心．中国成人脑死亡判定标准与操作规范．第2版．中华医学杂志，2019，99（17）：1288-1292.

[3] The Quality Standards Subcommittee of the American Academy of Neurology. Practice parameters for determining brain death in adults（summary statement）. Neurology，1995，45（5）：1012-1014.

[4] Wijdicks EF，Varelas PN，Gronseth GS，et al. American Academy of Neurology. Evidence-based guideline update：determining brain death in adults：report of the Quality Standards Subcommittee of the American Academy of Neurology. Neurology，2010，74（23）：1911-1918.

[5] 江文．脑死亡判定标准的中美差异．中华医学会神经病学分会第七届全国中青年神经病学学术大会论文汇编．中华医学会，2014，西安．

（张晶晶　康晓刚）

第三篇
N-ICU 脑电图监测指导临床治疗

第十六章　癫痫持续状态的治疗

第一节　疾病概述

癫痫持续状态（status epilepticus，SE）是神经科急重症，其病死率为 3.45% ～ 39%。SE 的传统定义为：单次癫痫发作持续 30 min 以上，或频繁癫痫发作，发作间期意识不能完全恢复[1]。考虑到不同类型 SE 可能导致的脑损伤程度有差异，2015 年国际抗癫痫联盟（International League Against Epilepsy，ILAE）分类和术语委员会提出一个新的癫痫持续状态概念性定义，定义中包含两个可操作性的时间点（T1 和 T2），即癫痫持续状态是由于癫痫发作自行终止机制失败或由于异常持续发作机制的启动（时间点 T1 之后）所致，可以导致长期不良预后，如神经元死亡、神经元损伤以及神经网络异常等，这些取决于癫痫发作的类型以及持续时间（时间点 T2 之后）。T1 提示启动治疗的时间点，T2 提示可能产生长期不良预后的时间点，即需要强化治疗的时间点。对于全面性强直–阵挛性癫痫持续状态患者，T1 为 5 min，T2 为 30 min；对于局灶性癫痫持续状态合并意识障碍患者，T1 为 10 min，T2 则大于 60 min；而就失神性癫痫持续状态而言，T1 为 10 ～ 15 min，T2 目前尚不明确[2-3]。

难治性癫痫持续状态（refractory status epilepticus，RSE）定义：足量的一种苯二氮䓬类药物以及随后的一种可接受的抗癫痫药物治疗后，患者仍存在临床发作或电发作。超级难治性癫痫持续状态（super refractory status epilepticus，SRSE）定义：RSE 经过麻醉药物治疗 24 h 后癫痫发作仍继续存在或复发，包括麻醉药减量或撤除过程中的复发病例[4-5]。

一、病理生理

SE 的病理生理变化主要分为四个阶段，第一阶段发生在数毫秒至数秒内，主要是蛋白质磷酸化、离子通道开放和关闭以及神经递质的释放，这些变化促使癫痫发作持续。第二阶段发生在数秒至数分钟，主要为突触后膜受体转运发生变化，如内吞介导的突触后膜抑制性 $GABA_A$ 受体 β2/β3 和 γ2 亚基减少，而兴奋性 NMDA 受体和 AMPA 受体表达增加。$GABA_A$ 受体的调节被认为是促使产生苯二氮䓬耐药性 SE 的主要原因。第三阶段发生在数分钟至数小时，主要为神经肽表达发生变化，如兴奋性物质 P 增加，抑制性神经肽 Y 减少。第四阶段发生在数天至数周，为遗传和表观遗传变化，如基因表达、DNA 甲基化、microRNA 的调控发生变化等，并可能导致慢性癫痫的形成[6]。

二、临床表现

2015 年 ILAE 提出了新的分类系统，从症状学、病因、EEG 和年龄 4 个方面对 SE 进行分类，表 16-1 为 SE 的症状学分类[2]。

三、治疗及预后

近年来，不同的学术组织相继发表了 SE 处理指南或专家共识，如 2010 年欧洲神经病学学会联盟《成人癫痫持续状态处理指南》[7]、2012 年美国神经重症协会《癫痫持续状态的评估与处理指南》[4]、2014 年中华医学会神经病学分会神经重症协作组《惊厥性癫痫持续状态监护与治疗（成人）中国专家共识》[8]、2016 年美国癫痫学会《儿童和成人的惊厥性癫痫持续状态治疗指南》[9] 和 2018 年中国医师协会神经内科分会癫痫专委会《成人全面性惊厥性癫痫持续状态治疗中国专家共识》[10]。2014 年《惊厥性癫痫持续状态监护与治疗（成人）中国专家共识》结合我国医疗现状，给出了终止 GCSE 的推荐流程图（图 16-1）[8]。

表 16-1　SE 的症状学分类（ILAE，2015）

（A）伴显著运动症状	（B）不伴显著运动症状（如 NCSE）
A.1 惊厥性 SE（又称强直-阵挛 SE）	B.1 NCSE 伴昏迷（包括微小发作 SE）
A.1.a. 全面性惊厥性 SE	B.2 NCSE 不伴昏迷
A.1.b. 局灶性起源演变为双侧惊厥性 SE	B.2.a. 全面性
A.1.c. 不确定局灶性或全面性	B.2.a.a. 典型失神 SE
A.2 肌阵挛 SE（明显的癫痫性肌阵挛抽搐）	B.2.a.b. 非典型失神 SE
A.2.a. 伴有昏迷	B.2.a.c. 肌阵挛失神 SE
A.2.b. 不伴昏迷	B.2.b. 局灶性
A.3 局灶运动性	B.2.b.a. 不伴意识障碍（持续性先兆，伴自主神经、感觉、视觉、嗅觉、味觉、情感 / 精神 / 体验性或听觉症状）
A.3.a. 反复局灶运动性发作（Jacksonian）	
A.3.b. 持续性部分性癫痫（EPC）	
A.3.c. 偏转性发作持续状态	B.2.b.b. 失语持续状态
A.3.d. 眼球阵挛性持续状态	B.2.b.c. 伴意识障碍
A.3.e. 发作性瘫痪（如局灶性抑制性 SE）	B.2.c. 不确定局灶性或全面性
A.4 强直持续状态	B.2.c.a. 内脏神经 SE
A.5 过度运动性 SE	

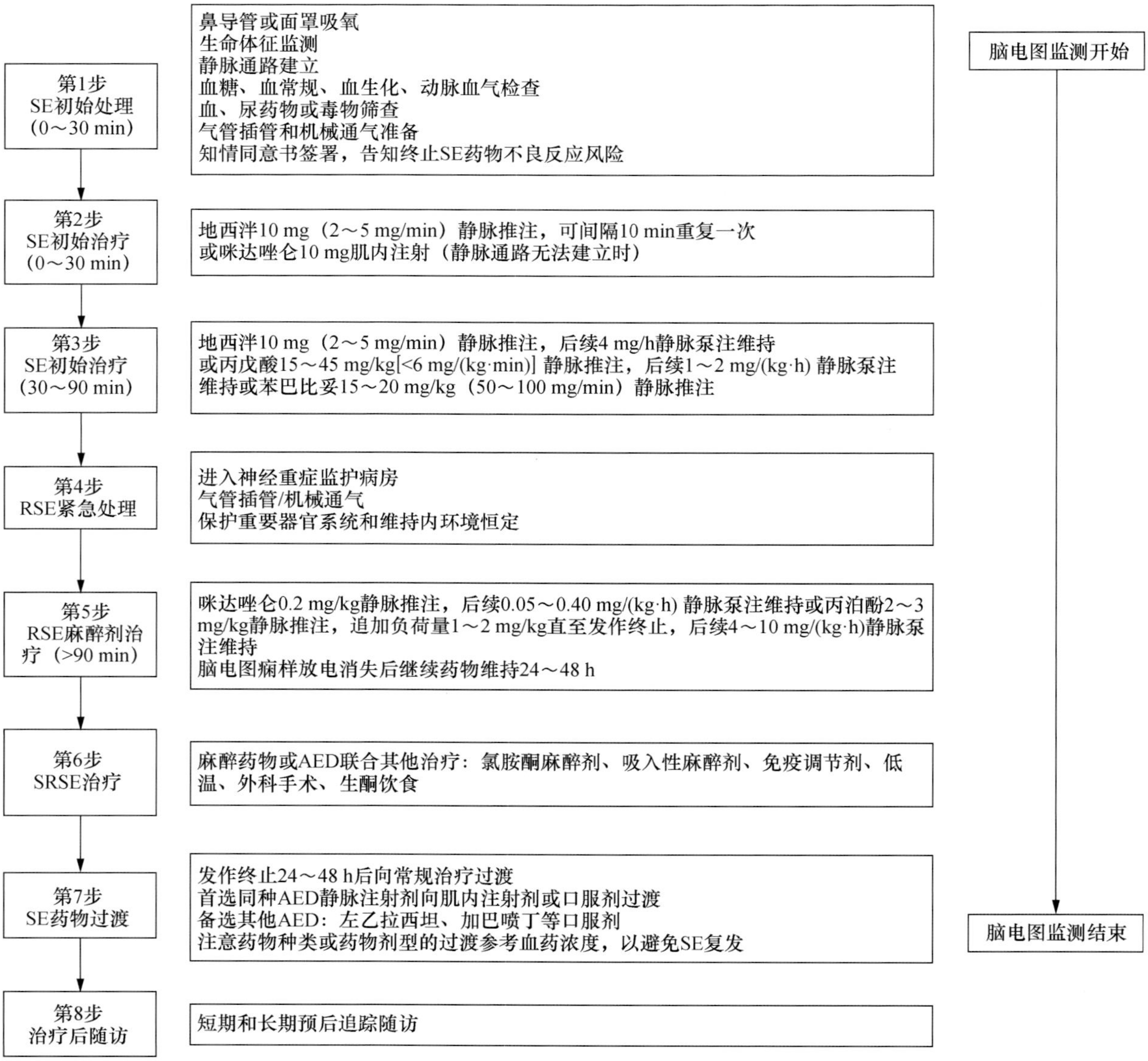

图 16-1　GCSE 终止流程图（中国，2014）

2016 年美国癫痫学会《儿童和成人的惊厥性癫痫持续状态治疗指南》指出，在成人 CSE 患者中，肌内注射（intramuscular injection，IM）咪达唑仑，静脉注射（intravenous injection，IV）劳拉西泮、地西泮或苯巴比妥已被确认为有效的初始治疗方案（A 级证据），对于那些尚未建立静脉通道的患者而言，IM 咪达唑仑优于 IV 劳拉西泮（A 级证据）。对于癫痫发作超过 5 min 的儿童患者，IV 劳拉西泮或地西泮能有效终止发作（A 级证据），而经直肠给予地西泮、IM 咪达唑仑、经鼻给予咪达唑仑或含服咪达唑仑也很可能有效（B 级证据）。在成人及儿童 SE 患者中，IV 劳拉西泮或地西泮在疗效方面无显著性差异（A 级证据）。考虑到耐受性的关系，当磷苯妥英和苯妥英两者皆有时，首选磷苯妥英，但苯妥英也是一种可取的替代方案（A 级证据）。美国癫痫学会指南委员会推荐的终止 SE 的流程图见图 16-2[9]。

CSE 死亡率约为 19% ～ 27%。SE 后 90 天，约 39% 的患者出现明显功能缺损［GOS（Glasgow outcome scale）：2 ～ 4 分］，RSE 死亡率更高，可高达 35%[4，11]。SE 预后判别的评分有 STESS[12]（status epilepticus severity score），EMSE[13]（epidemiology-based mortality score in status epilepticus）以及 END-IT[14]（encephalitis，NCSE，diazepam resistance，image abnormalities and tracheal intubation），这些评分有助于指导临床救治。

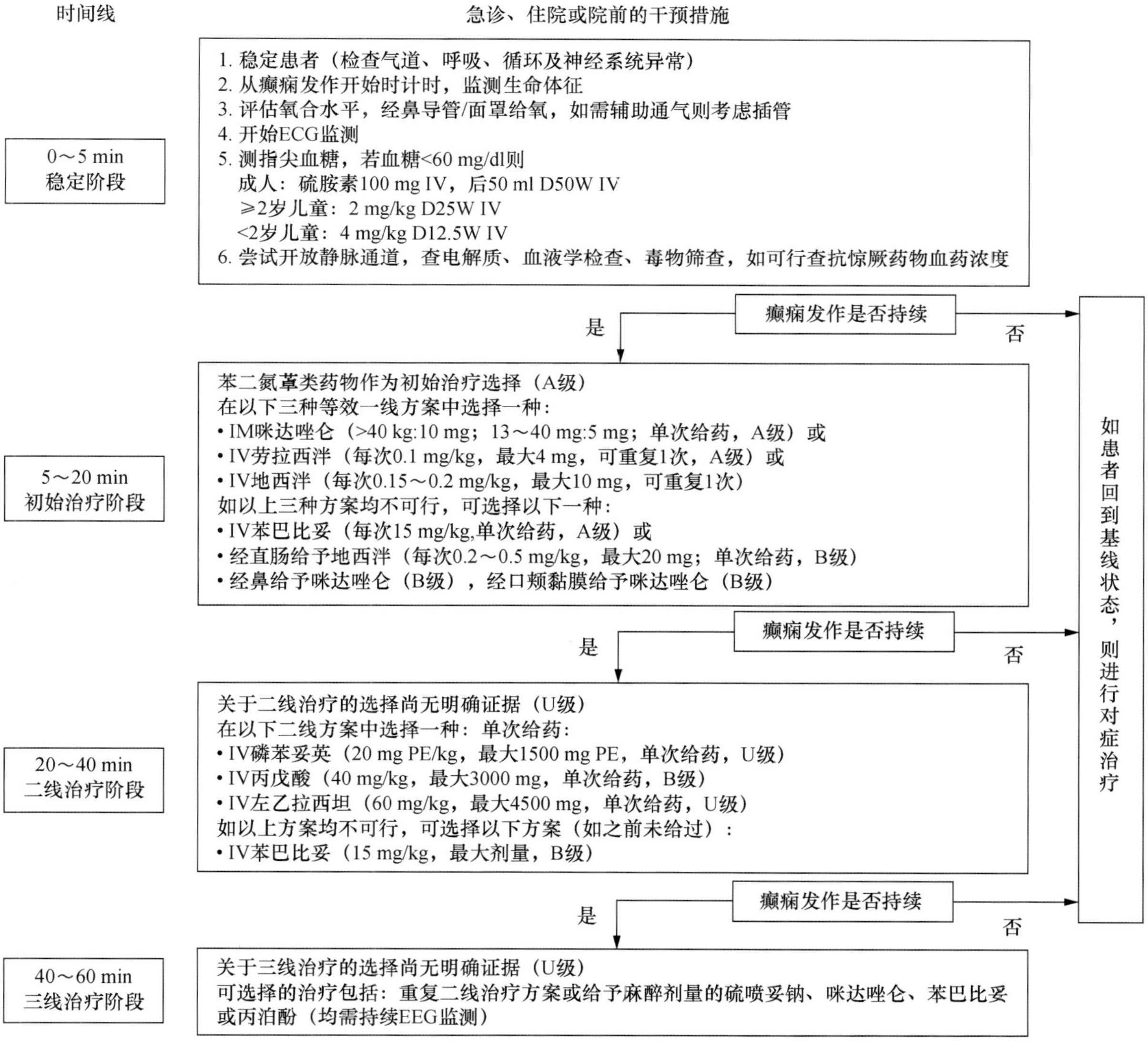

图 16-2　EC SE 终止推荐流程图（美国，2016）

注：PE：苯妥英当量，D12.5W：12.5% 葡萄糖溶液，D25W：25% 葡萄糖溶液，D50W：50% 葡萄糖溶液

四、EEG 监测

EEG 监测在 SE 治疗中发挥着重要作用。2012 年美国神经重症协会 SE 管理指南对 cEEG 监测的适应证也作了推荐[4]（表 16-2）：

表 16-2　SE 患者 cEEG 监测适应证（美国，2012）

适应证	理由	证据级别
最近一次临床发作或 SE 终止后超过 10 min，意识仍未恢复至基线	18%～50% 的患者在惊厥性发作停止后仍存在非惊厥性发作	Ⅰ类推荐，B 级证据
昏迷，包括心搏骤停后	20%～60% 会出现频繁非惊厥性发作	Ⅰ类推荐，B 级证据
最初 30 min EEG 表现为癫痫样活动或周期性放电	40%～60% 有非惊厥性发作风险	Ⅰ类推荐，B 级证据
颅内出血包括脑外伤、蛛网膜下腔出血、脑出血	20%～35% 会出现频繁非惊厥性发作	Ⅰ类推荐，B 级证据
可疑 NCS 的精神状态异常患者	10%～30% 会出现频繁非惊厥性发作	Ⅰ类推荐，B 级证据

另外，在应用麻醉药物治疗 RSE/SRSE 时，EEG 抑制的靶标也存在争议。目前尚无前瞻性研究来比较以爆发-抑制、全面抑制以及发作抑制模式作为 EEG 靶标与预后之间的关系；现有的回顾性研究也不能明确最合适的 EEG 抑制靶标[15]。2012 年美国神经重症协会的 SE 评估与管理指南做出如下描述[4]（表 16-3）：

表 16-3　cEEG 治疗靶标

EEG 定义的治疗靶标	理由	证据级别
非惊厥性发作终止	反复非惊厥性发作会导致持续性脑损伤并增加死亡率	Ⅰ类推荐，B 级证据
弥漫性 β 波活动	证实麻醉药物效果确切	Ⅱb 类推荐，C 级证据
爆发-抑制	提示突触的电活动传递中断	Ⅱb 类推荐，C 级证据
EEG 全面抑制	突触传递中断	Ⅱb 类推荐，C 级证据

2012 年美国神经重症协会对 SE 治疗过程中 EEG 的应用作了如下推荐[4]：

（1）在治疗 SE 时，通常需要 cEEG 监测（强推荐，极低质量证据）。

（2）在 SE 起始的 1 h 内，若怀疑发作会持续，应启动 cEEG 监测（强推荐，低质量证据）。

（3）对于昏迷患者，cEEG 监测应该持续 48 h，以评估是否存在 NCS（强推荐，低质量证据）。

（4）治疗 RSE 时，AED 连续输注的剂量应滴定到 EEG 发作停止或爆发-抑制（强推荐，极低质量证据）。

（5）治疗 RSE 时，在连续输注的 AED 缓慢减药之前，EEG 无发作应持续 24～48 h（弱推荐，极低质量证据）。

（6）治疗 RSE 时，在 AED 从连续输注向间断输注过渡的治疗期间，应使用 EEG 监测防止再次发作（强推荐，极低质量证据）。

（7）ICU 阅图人员应接受专业培训（强推荐，低质量证据）。

总之，SE 需按流程及时、正确处理。EEG 监测对 SE 具有指导性意义。爆发-抑制、全面抑制、发作抑制是 RSE 治疗的三个主要 EEG 监测靶标。

第二节 脑电图监测指导癫痫持续状态治疗应用实例

病例 1

【简要病史】女性，7 岁，主因发热 15 天，发作性意识不清、肢体抽搐 7 天于 2020 年 1 月 5 日入院。患儿于 15 天前出现发热，最高体温 38.2℃，口服“奥司他韦”及“布洛芬混悬液”后，体温恢复正常。7 天前患儿出现脾气暴躁、行为异常、少言，当日睡眠中出现发作性四肢强直抽搐、头向右侧偏转、呼之不应，持续 1 ～ 2 min，数小时内发作 3 次，间期意识清楚。于当地医院行腰穿检查，脑脊液压力正常、白细胞 17/mm^3、生化正常，血清及脑脊液自身免疫性脑炎抗体阴性；头颅 MRI 检查未见明显异常。按“病毒性脑炎、癫痫发作”给予阿昔洛韦、左乙拉西坦片治疗（具体剂量不详）。患儿癫痫发作逐渐频繁，每次持续 5 ～ 10 min，发作间期意识不清，诊断“癫痫持续状态”，转入重症监护病房。给予地西泮静脉注射、丙戊酸钠静脉注射并持续泵入，发作无法终止，符合 RSE 诊断标准。给予咪达唑仑静脉泵入，以及鼻饲左乙拉西坦、托吡酯抗癫痫治疗，同时给予甲泼尼龙 300 mg、丙种球蛋白 10 g 治疗 5 天，效果不佳，遂转入我院神经内科重症监护病房。入科时患儿处于 CSE，咪达唑仑［0.1 mg/（kg · h）］持续静脉滴注，床旁 EEG 监测提示同步 EEG 可见发作期放电（图 16-3 至图 16-6）。给予咪达唑仑负荷量（0.2 mg/kg）静脉推注，后维持 0.6 mg/（kg · h）持续静脉泵注，24 h 后仍无法终止癫痫持续状态，符合 SRSE 诊断标准。随后给予苯巴比妥负荷量静脉推注（20 mg/kg）后维持泵速 3.5 mg/（kg · h）静脉泵入，患儿发作终止，EEG 呈爆发-抑制模式，维持 24 h 后，逐渐下调苯巴比妥及咪达唑仑泵入剂量，同时积极治疗原发病并予以对症支持治疗。

【EEG】见图 16-3 至图 16-9。

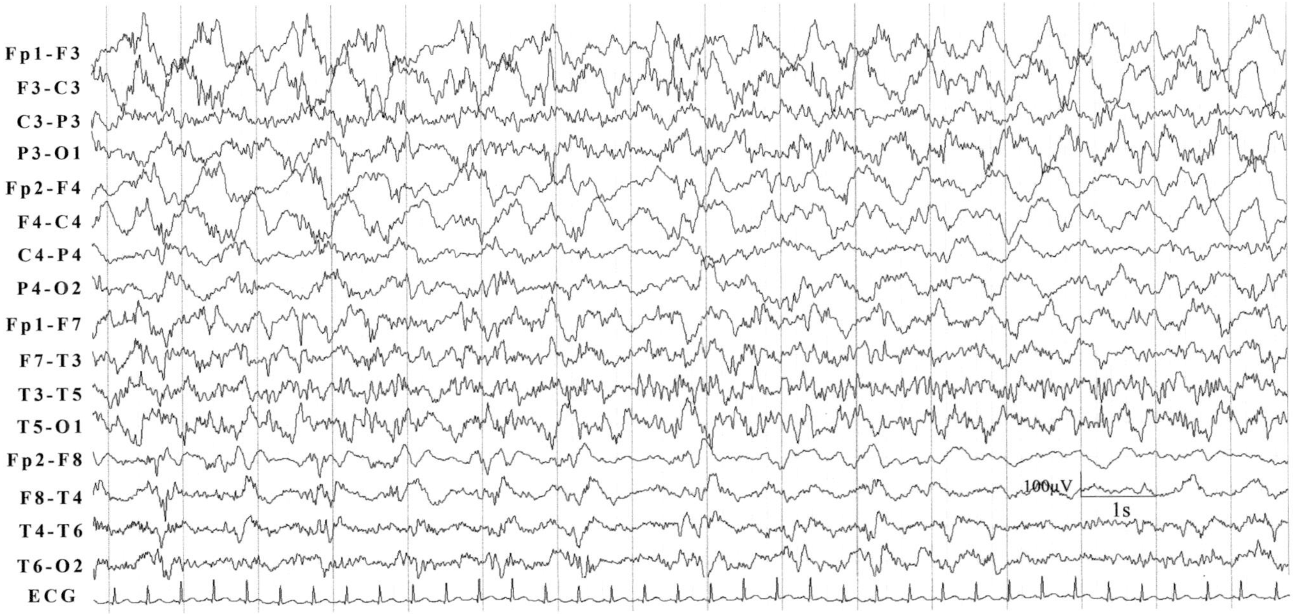

图 16-3 入院时咪达唑仑［0.1 mg/（kg · h）］静脉滴注，EEG 表现为左侧后头部导联低幅快波起源，持续约 20 s，同期视频见患儿双眼向右偏斜，尚未出现肢体抽搐

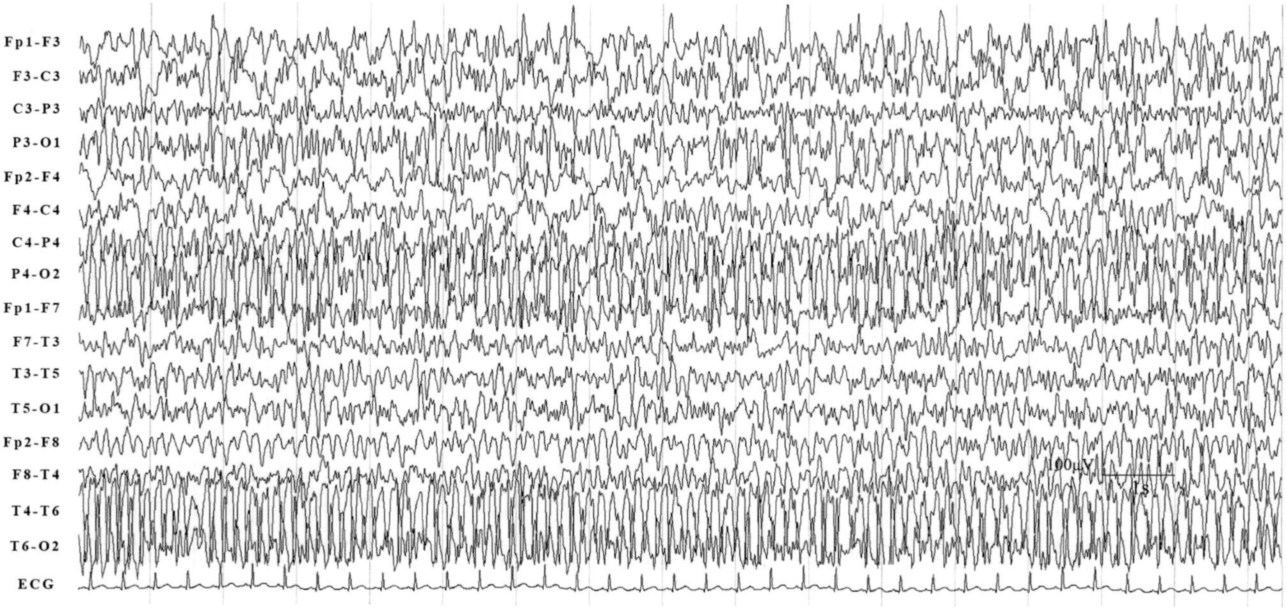

图 16-4 （续上图）EEG 见各导联棘波节律，波幅逐渐增高，持续约 40 s，同期视频见患儿双侧肢体强直

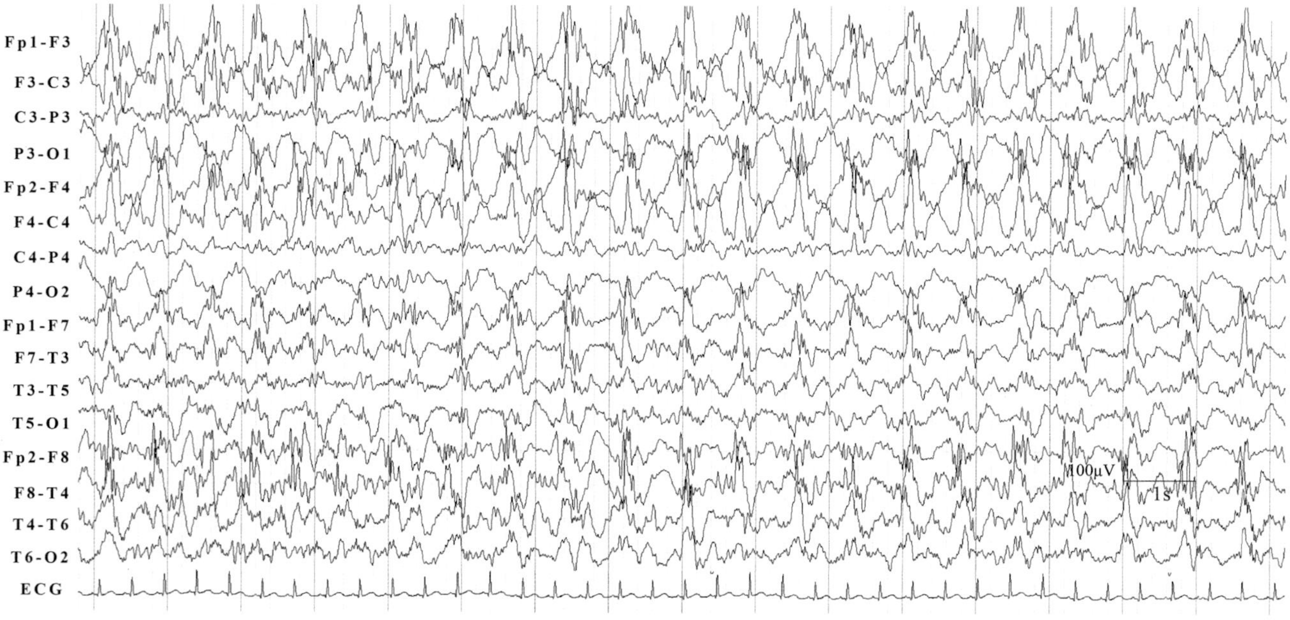

图 16-5 （续上图）EEG 见尖、棘慢、多棘慢波节律，频率逐渐减慢，持续 2 min，同期视频见患儿双侧肢体阵挛

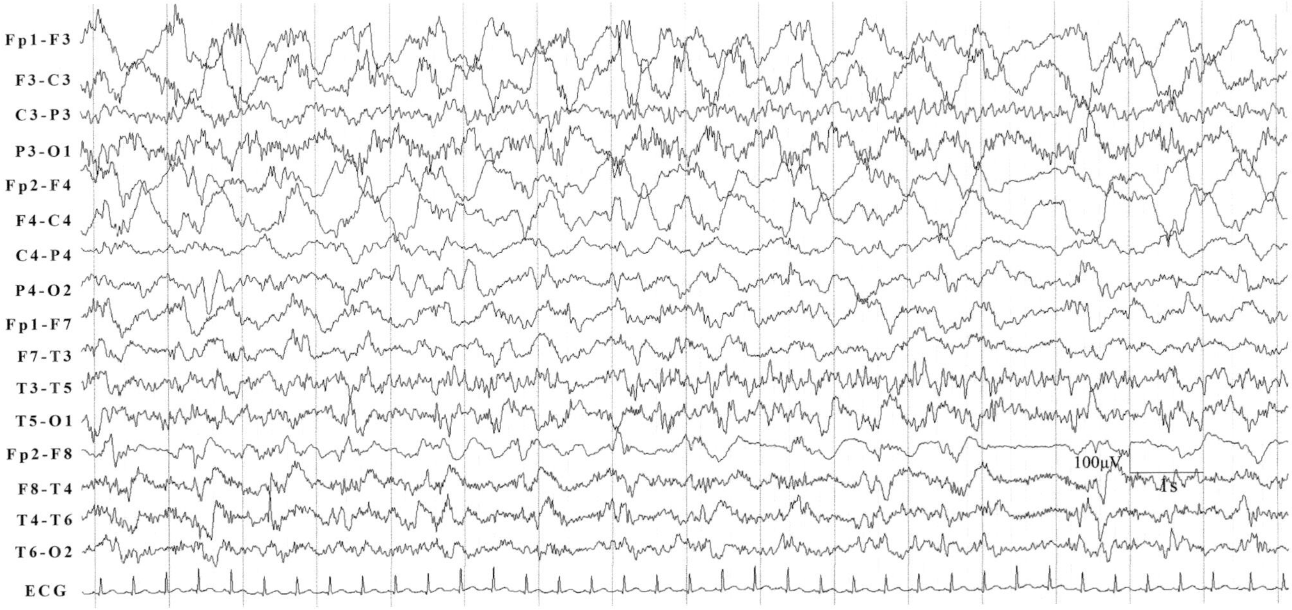

图 16-6 （续上图）EEG 见各导联节律性慢波演变，频率逐渐减慢，其间夹杂尖、棘波发放，持续 4 min，同期视频见患儿抽搐基本停止

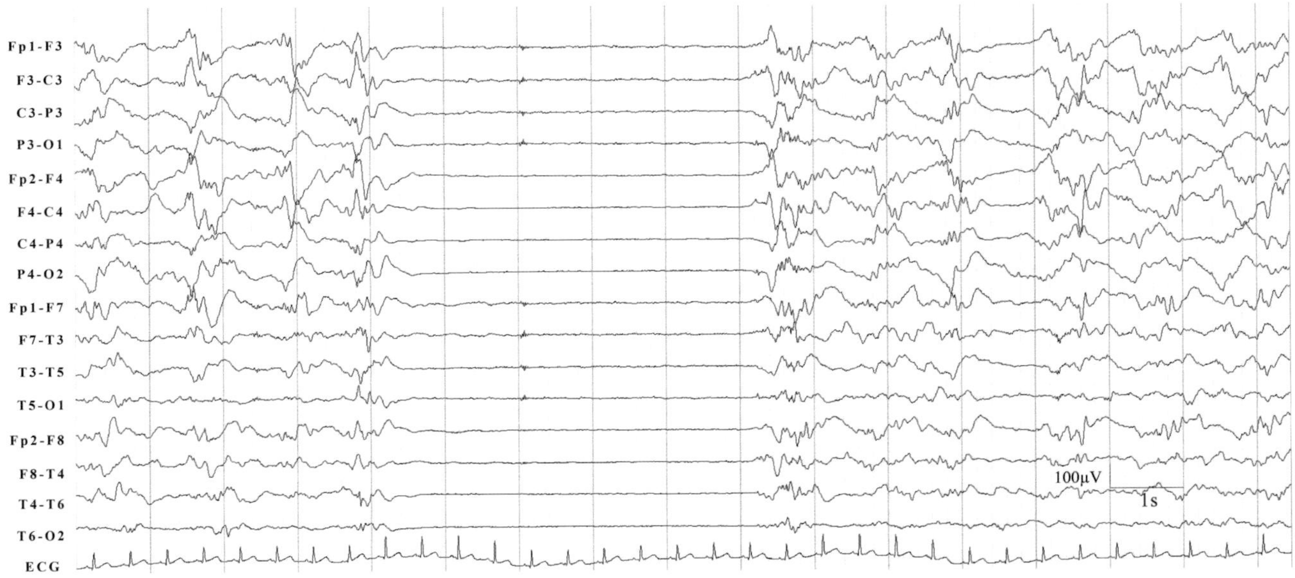

图 16-7 咪达唑仑 0.6 mg/（kg · h）持续泵入、苯巴比妥（20 mg/kg）静推，EEG 背景呈爆发–抑制模式，抑制期持续 1 ～ 9.5 s 不等，本图为 5 s

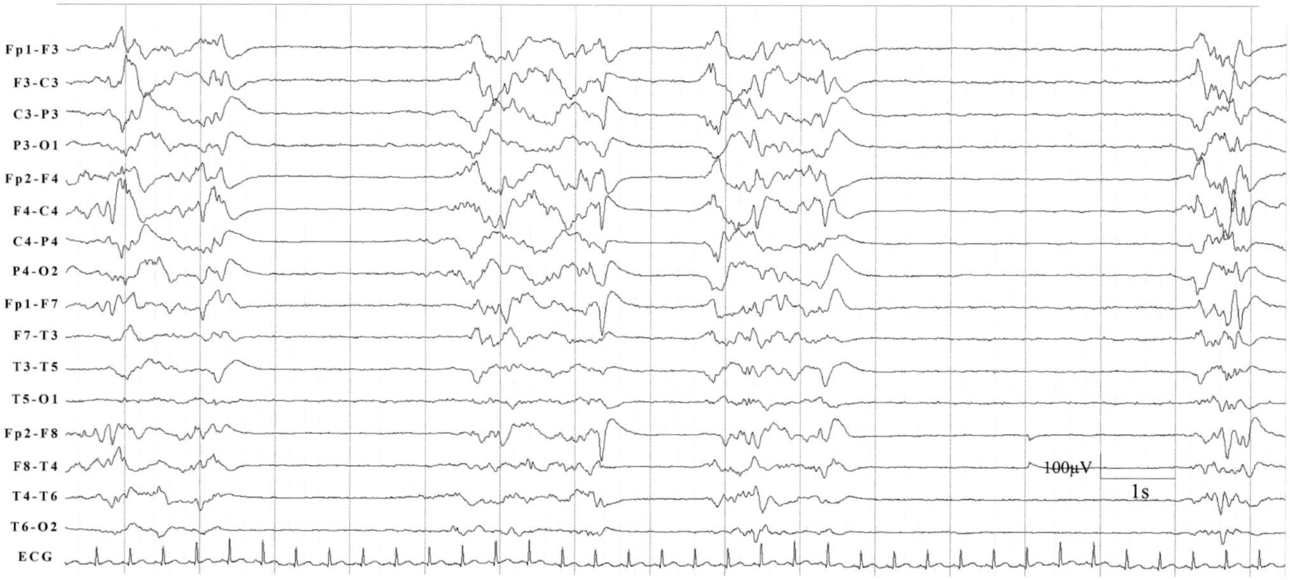

图 16-8 （续上图）同上，爆发-抑制，本图抑制期为 1.5 ～ 4 s

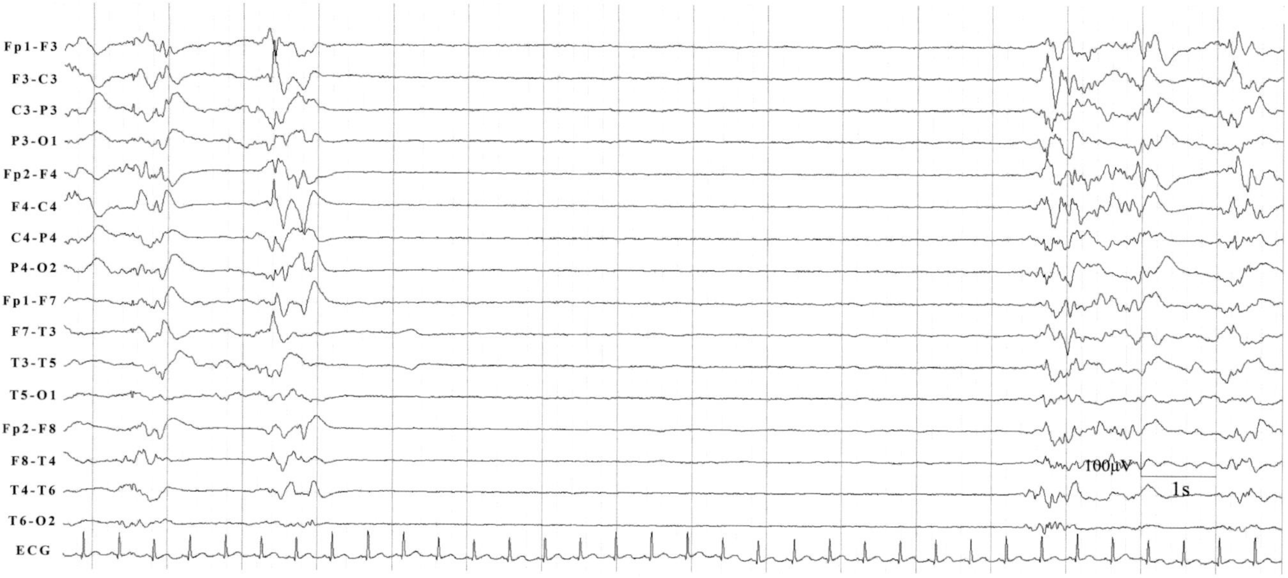

图 16-9 （续前图）同上，爆发-抑制，本图抑制期为 9.5 s

【治疗及预后】该患儿诊断为可能的自身免疫性脑炎，SRSE。入院后行 cEEG 监测指导抗癫痫治疗，根据监测结果不断调整抗惊厥药物至 EEG 达爆发-抑制模式，临床发作终止，逐渐减停静脉抗惊厥药物并添加鼻饲抗癫痫药物。同时，考虑患儿脑炎由免疫相关机制介导的可能性大，给予糖皮质激素、丙种球蛋白治疗。患儿意识逐渐转清，出院 3 个月后随访患儿遗留认知功能障碍，mRS 评分 4 分。

病例 2

【简要病史】女性，31 岁，主因意识不清 1 天，加重伴肢体抽搐 14 h 于 2019 年 11 月 25 日入院。1 天前家属发现患者意识不清、晕倒在地，无四肢抽搐、二便失禁，于当地医院行头颅 CT 未见明显异常。14 h 前出现频繁眨眼、咀嚼样动作，持续约 10 min，给予地西泮 10 mg 静推后症状缓解，但意识未恢复；后上述症状频繁出现，伴四肢抽搐、阵挛，先后给予丙戊酸钠、咪达唑仑静脉注射并持续泵入，治疗效果欠佳，遂转入我院。入院时静脉滴注丙戊酸钠 1 mg/（kg · h）、咪达唑仑 2 mg/（kg · h）。既往有“系统性红斑狼疮”病史 20 年，长期服用甲泼尼龙、来氟米特、雷公藤多苷片治疗。入院查体：意识呈药物诱导性昏迷，双侧瞳孔等大等圆，直径约 4 mm，对光反射迟钝，间断四肢阵挛，伴眨眼、咀嚼样动作。入院 EEG 监测见持续异常波发放，符合 RSE 诊断标准，改为丙泊酚 2 mg/kg 静脉注射，并停用丙戊酸钠、咪达唑仑，抽搐终止，EEG 呈全面抑制模式，之后持续丙泊酚静脉泵入［4 mg/（kg · h）］维持，并给予吡仑帕奈 2 mg 1 次 / 日、苯巴比妥 60 mg 3 次 / 日、托吡酯 100 mg 2 次 / 日、氯硝西泮 2 mg 3 次 / 日，同时予对症支持治疗。

【**EEG**】见图 16-10 至图 16-17。

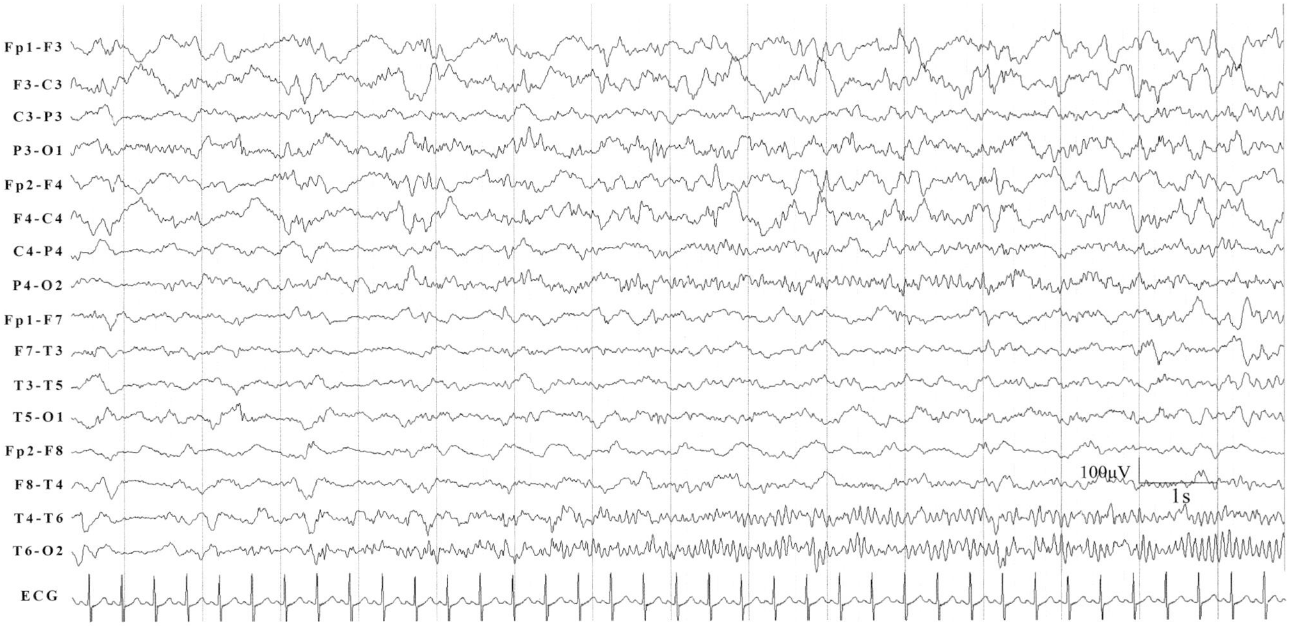

图 16-10　入院时丙戊酸钠 1 mg/（kg · h）、咪达唑仑 2 mg/（kg · h）持续泵入，EEG 见右侧后头部导联低幅快活动起源，持续约 40 s，同期视频尚未见明显抽搐

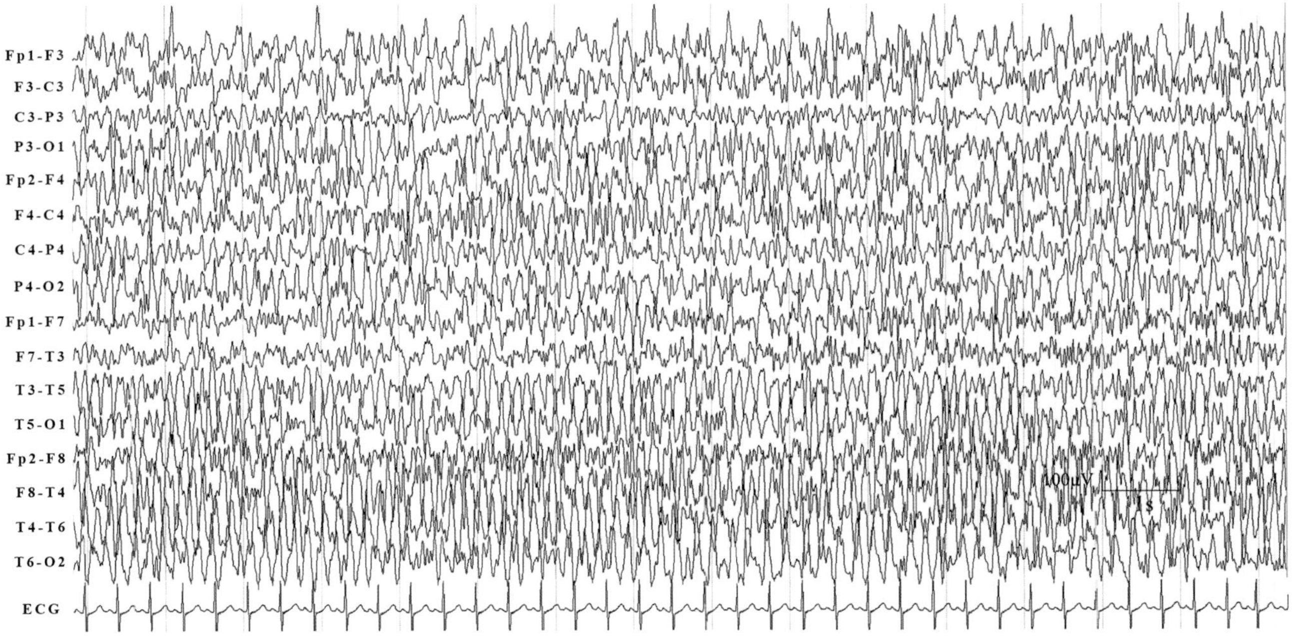

图 16-11（续上图）各导联棘波节律，波幅逐渐增高、频率逐渐减慢，持续约 50 s，同期视频见患者双侧肢体强直，伴眨眼、咀嚼样动作

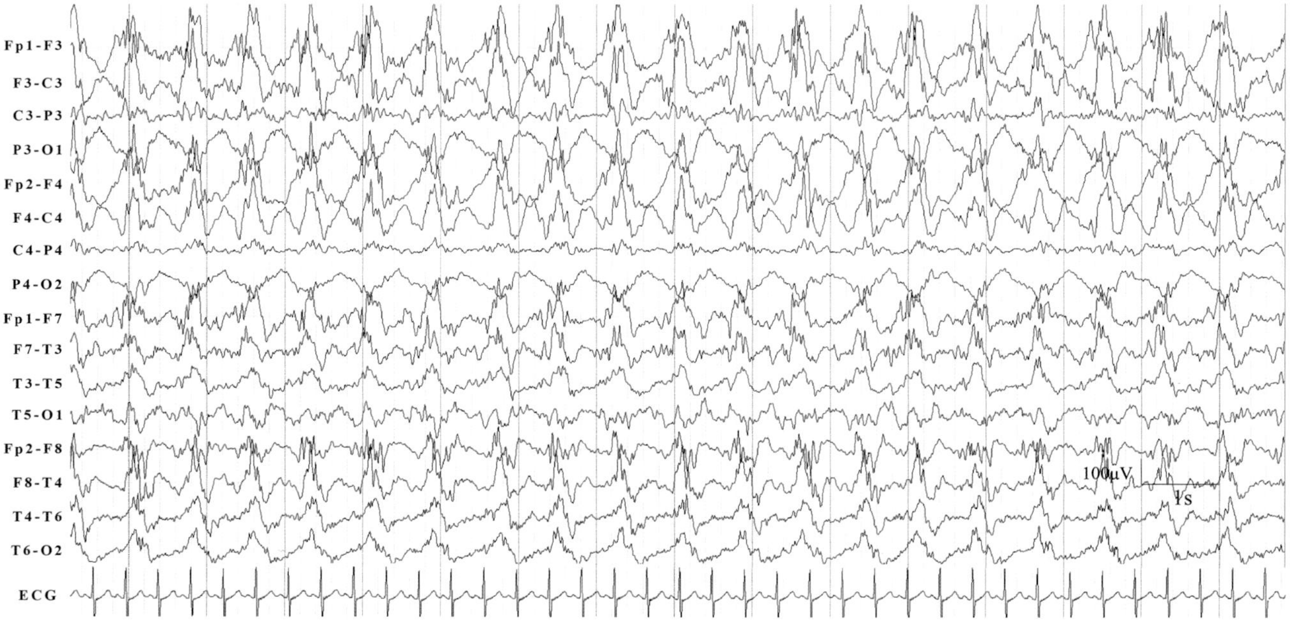

图 16-12 （续上图）EEG 见尖、棘慢、多棘慢波节律，持续 3 min，同期视频见患者双侧肢体阵挛，伴眨眼、咀嚼样动作

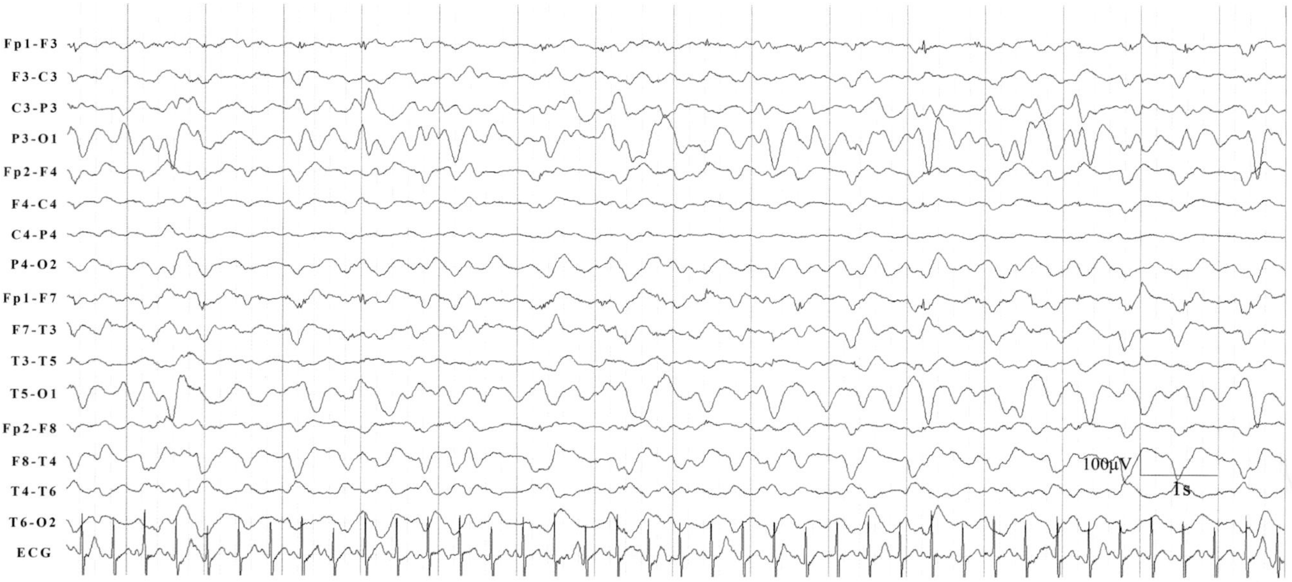

图 16-13 给予丙泊酚 2 mg/kg 静脉注射，患者抽搐停止，EEG 见双侧后头部导联为著的节律性慢波活动

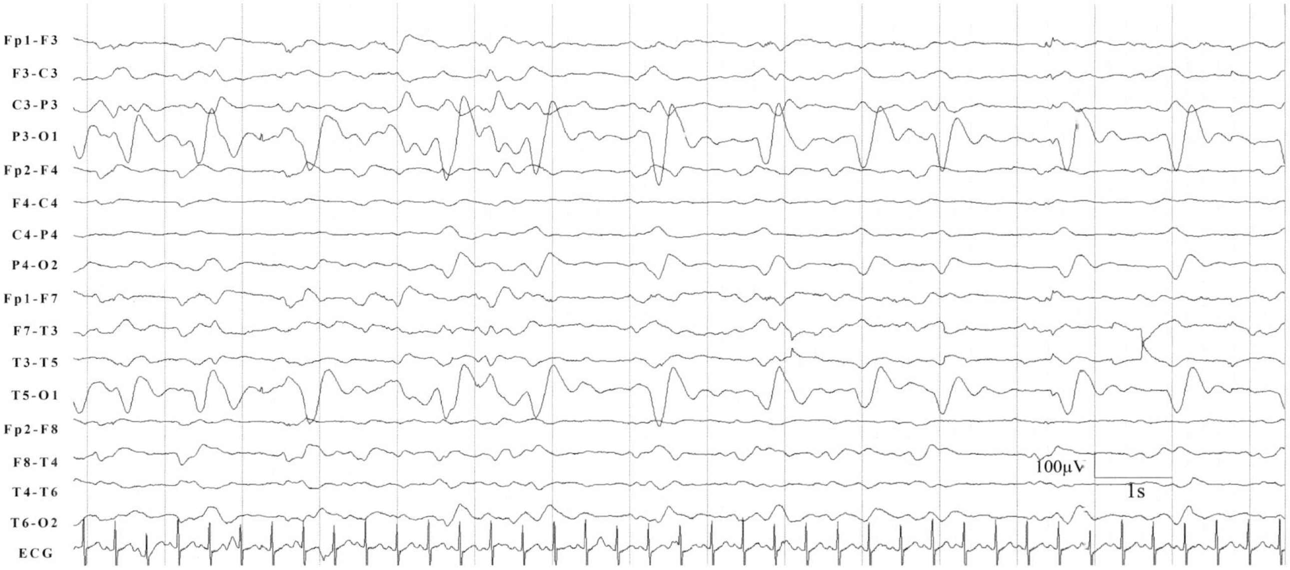

图 16-14 （续上图）EEG 逐渐变为一侧性周期性放电

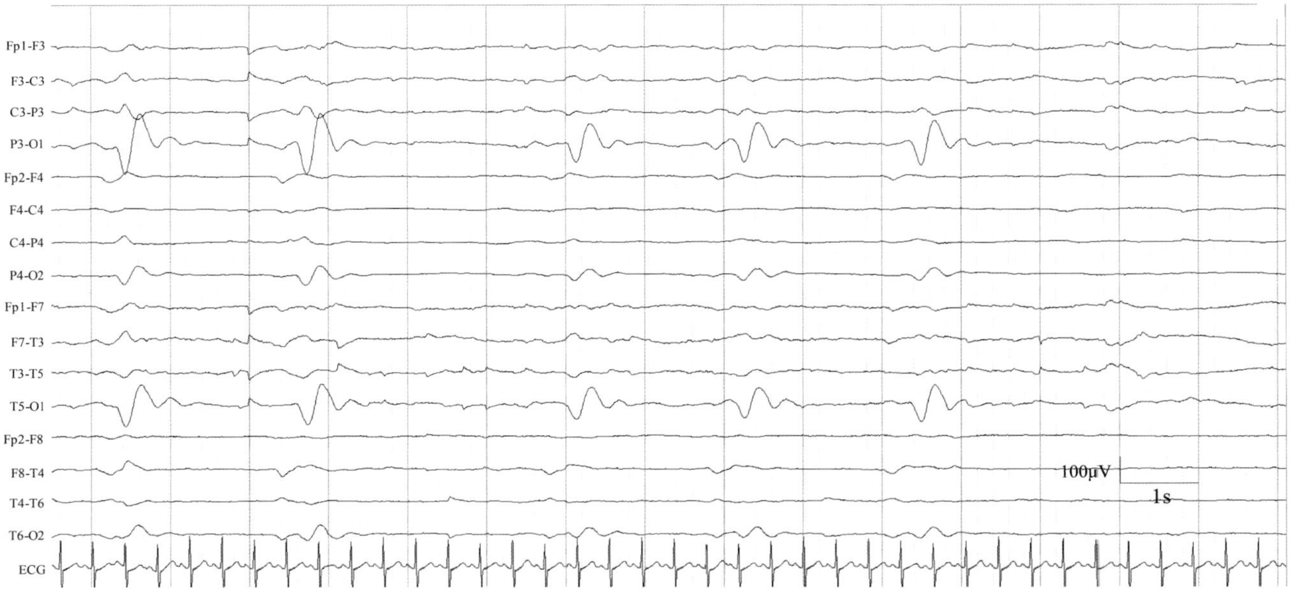

图 16-15 （续上图）EEG 呈爆发-衰减模式

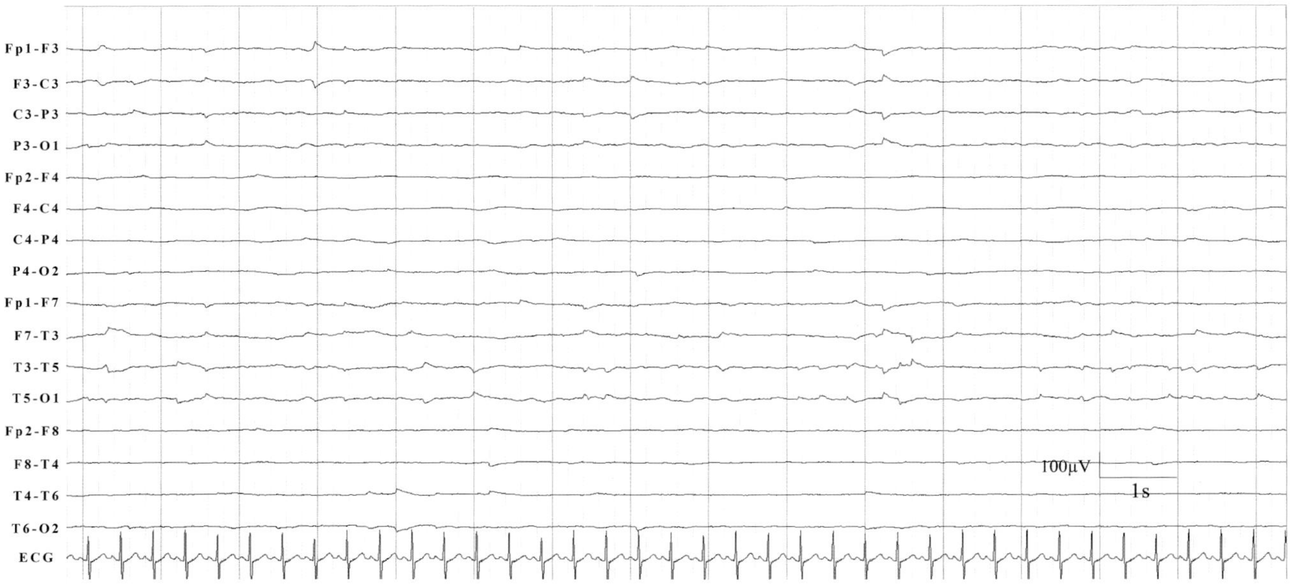

图 16-16 （续上图）EEG 呈全面衰减模式，电压降低＞ 50%，但电压尚未低于 10 μV

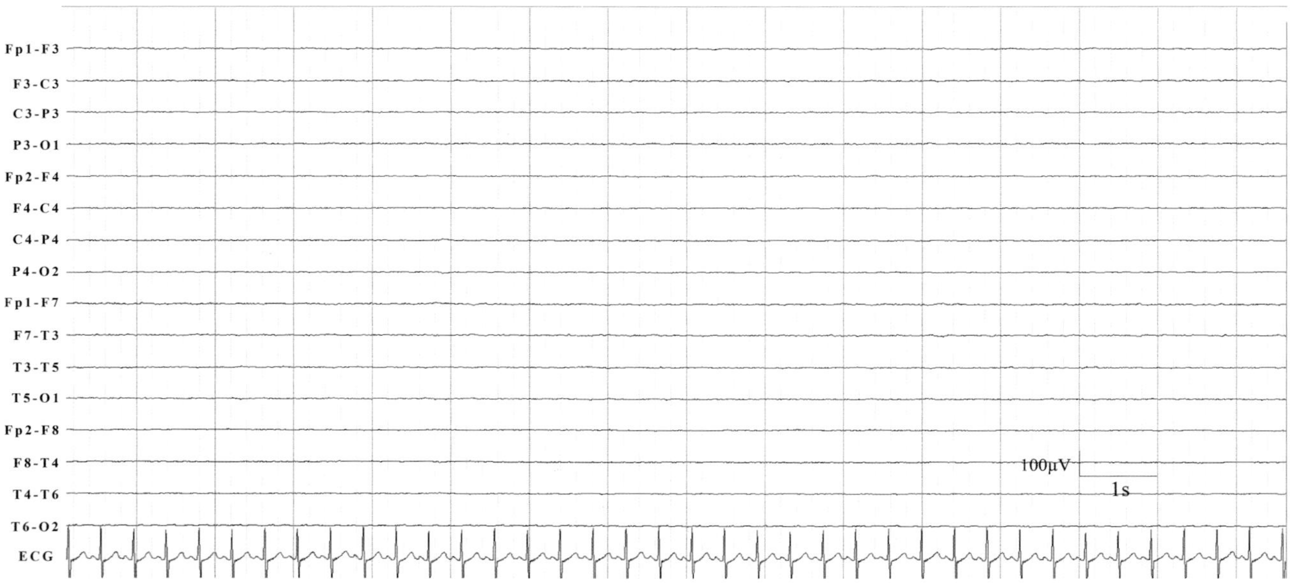

图 16-17 （续上图）EEG 呈全面抑制模式，低电压（＜ 10 μV）

【治疗及预后】该患者诊断为狼疮脑病，RSE，给予丙泊酚负荷剂量静脉注射随后持续泵入，EEG 呈全面抑制模式，同时发作终止，之后加用口服抗癫痫药物，减停丙泊酚，患者意识逐渐转清。

病例 3

【简要病史】女性，23 岁，主因精神行为异常 6 天，意识不清、四肢抽搐 5 天于 2020 年 7 月 14 日入院。6 天前患者无明显诱因出现精神行为异常，表现为胡言乱语、重复性言语，家人未重视；5 天前突发意识不清、四肢抽搐、双眼上翻，持续约 3 min 抽搐缓解，但意识未恢复，后每隔 20 ～ 30 min 再次出现类似发作，持续 10 ～ 20 min，给予地西泮 10 mg 静推后发作缓解。头颅 MRI 未见明显异常，腰穿脑脊液抗 NMDA 受体 IgG 阳性，诊断为“抗 NMDA 受体脑炎，癫痫持续状态”。给予丙种球蛋白冲击治疗，并先后予以丙戊酸钠、苯巴比妥静脉泵入（具体剂量不详），四肢抽搐再未出现，但意识未恢复且有频繁颜面部抽动（每次发作持续 30 ～ 40 min，间隔 10 余分钟再次发作）。转至我院，入院时苯巴比妥持续静脉泵入［1 mg/（kg · h）］。入院查体：药物诱导性昏迷，双侧瞳孔等大等圆，直径约 3 mm，对光反射迟钝，间断有颜面部抽搐，结合 EEG 表现（图 16-18），考虑微小发作型 NCSE。给予咪达唑仑 0.2 mg/kg 静推后，颜面部抽搐停止，EEG 癫痫性放电明显减少，咪达唑仑［1 mg/（kg · h）］持续泵入，并予以左乙拉西坦片 0.75 g 2 次 / 日、托吡酯片 100 mg 2 次 / 日、苯巴比妥片 30 mg 3 次 / 日、氯硝西泮片 2 mg 3 次 / 日，后逐渐减停静脉咪达唑仑。

【**EEG**】见图 16-18 至图 16-21。

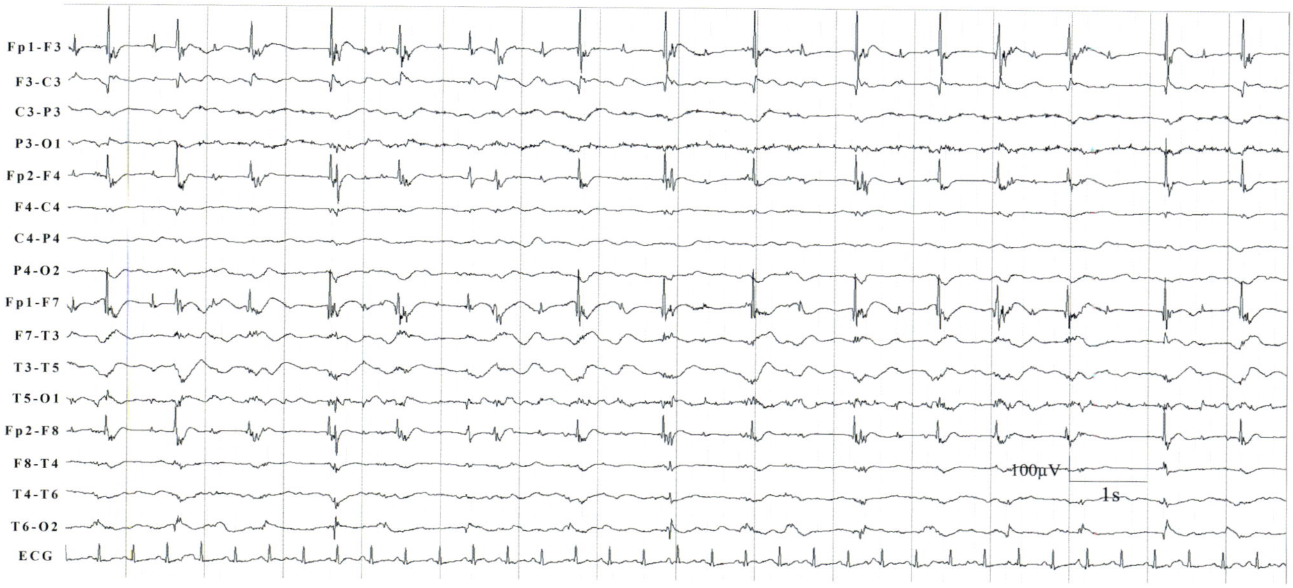

图 16-18　入院时苯巴比妥持续泵入［1 mg/（kg · h）］，EEG 见双侧前头部导联周期性棘波、多棘波（混有肌电干扰），间隔约 1 s，波幅约 50 ～ 200 μV，期间可见 δ 波活动

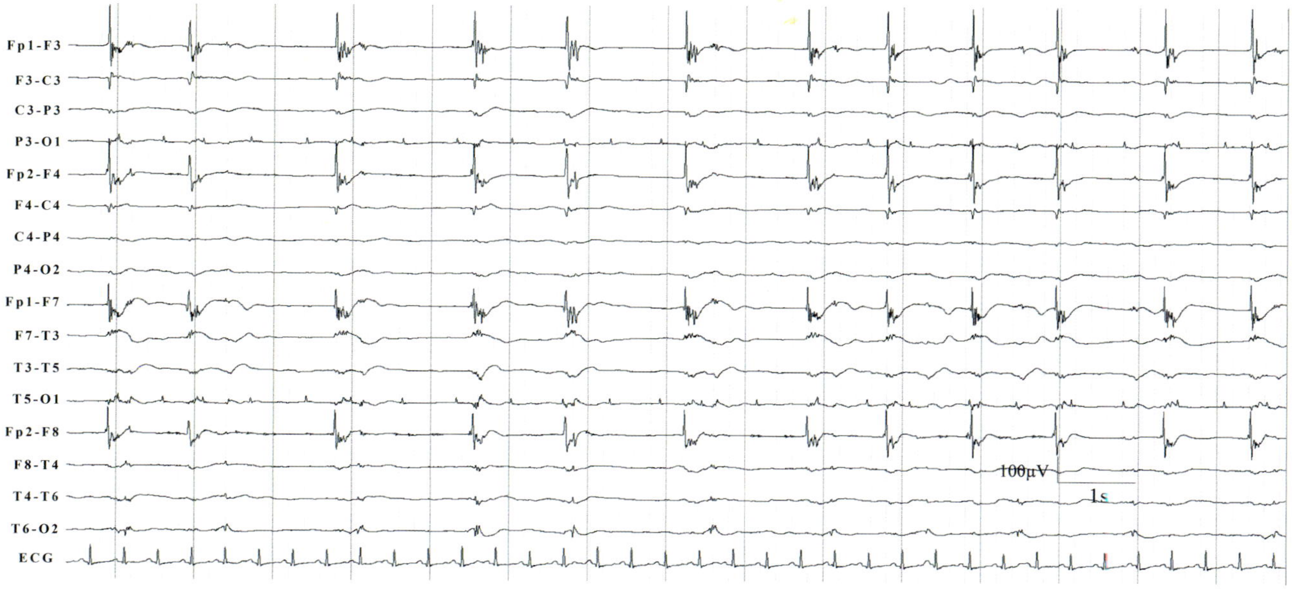

图 16-19（续上图）咪达唑仑 0.2 mg/kg 静推后 2 min，双侧前头部导联周期性放电（混有肌电干扰），间隔约 1 ～ 1.5 s，波幅约 40 ～ 120 μV（衰减约 20% ～ 40%），期间仍可见 δ 波活动

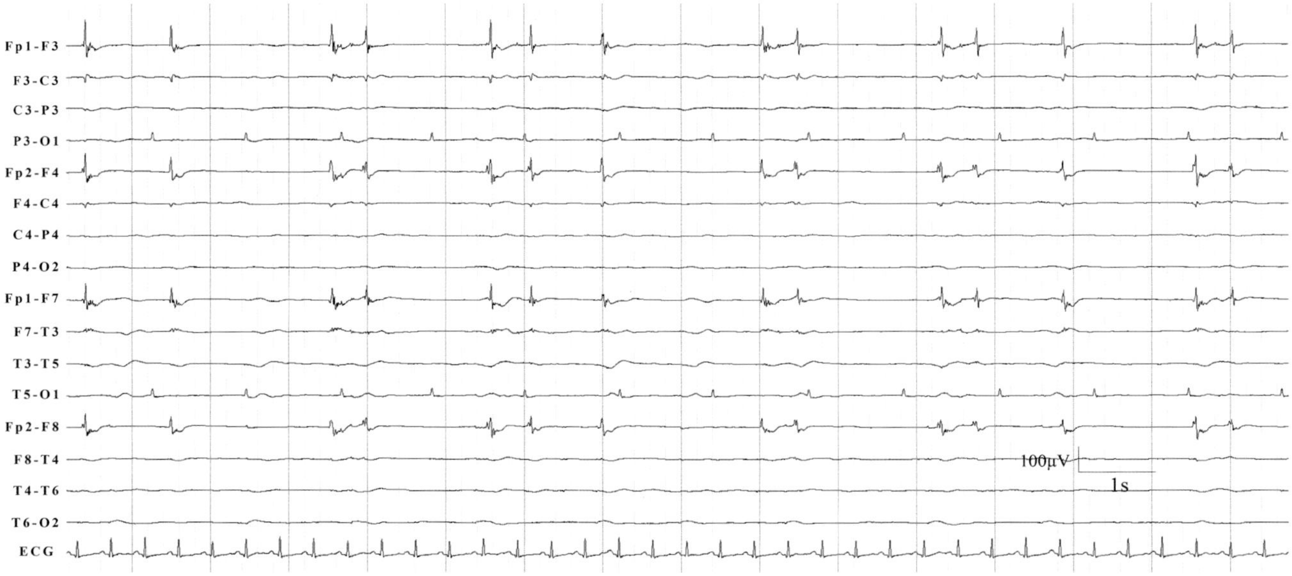

图 16-20 （续上图）开始给药后 4 min，双侧前头部导联周期性放电，间隔约 1.5 ～ 2 s，波幅约 20 ～ 80 μV（衰减约 60%）

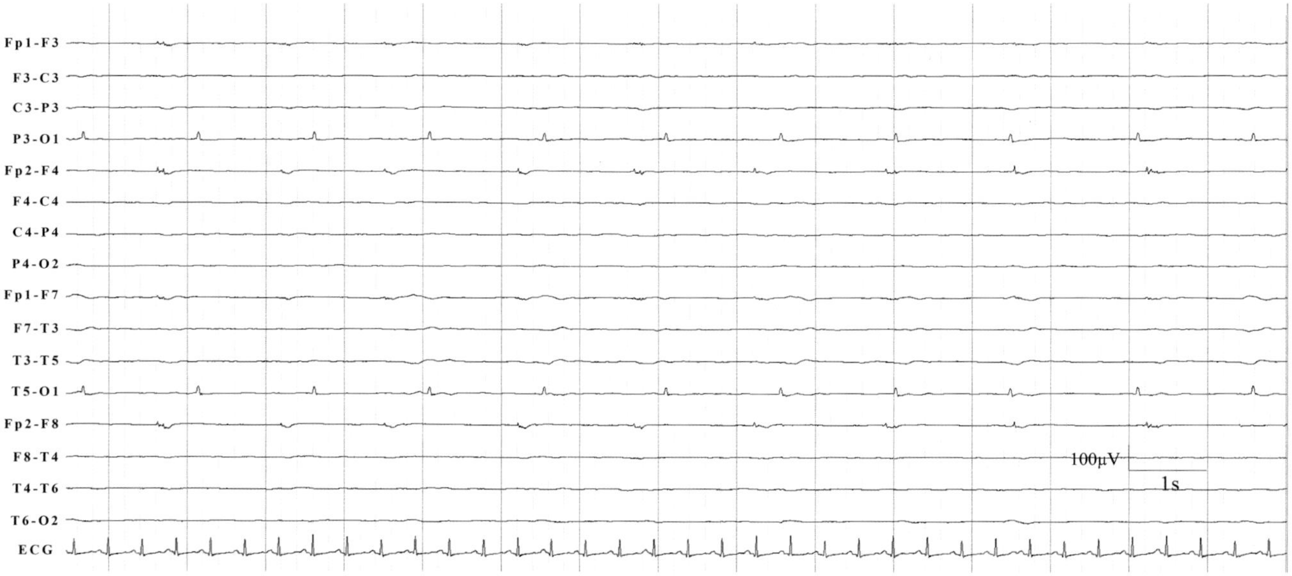

图 16-21 （续上图）开始给药后 5 min，双侧前头部导联周期性放电，间隔约 1 ～ 2 s，波幅约 20 μV（衰减约 80%）

【治疗及预后】该患者诊断为抗 NMDA 受体脑炎，RSE，给予咪达唑仑负荷剂量静推后，EEG 癫痫性放电明显减少，抽搐停止，持续泵入维持量咪达唑仑，未再出现发作及 EEG 癫痫性放电。之后加用口服抗癫痫药物，逐渐减停静脉抗癫痫药物，同时积极治疗原发病并予以对症支持治疗，患者意识逐渐转清，生活自理，预后良好。

参考文献

[1] Commission on Epidemiology and Prognosis，International League Against Epilepsy. Guidelines for epidemiologic studies on epilepsy. Epilepsia，1993，34（4）：592-596.

[2] Trinka E，Cock H，Hesdorffer D，et al. A definition and classification of status epilepticus—Report of the ILAE Task Force on Classification of Status Epilepticus. Epilepsia，2015，56（10）：1515-1523.

[3] 高琼，江文 . 癫痫持续状态的定义演变 . 中国卒中杂志，2017，12（09）：836-841.
[4] Brophy GM，Bell R，Claassen J，et al. Neurocritical Care Society Status Epilepticus Guideline Writing Committee. Guidelines for the evaluation and management of status epilepticus. Neurocrit Care，2012，17（1）：3-23.
[5] Shorvon S，Ferlisi M. The treatment of super-refractory status epilepticus：a critical review of available therapies and a clinical treatment protocol. Brain，2011，134（Pt 10）：2802-2818.
[6] Betjemann JP，Lowenstein DH. Status epilepticus in adults. Lancet Neurol，2015，14（6）：615-624.
[7] Meierkord H，Boon P，Engelsen B，et al. European Federation of Neurological Societies. EFNS guideline on the management of status epilepticus in adults. Eur J Neurol，2010，17（3）：348-355.
[8] 宿英英，黄旭升，潘速跃，等 . 惊厥性癫痫持续状态监护与治疗（成人）中国专家共识 . 中华神经科杂志，2014，9：661-666.
[9] Glauser T，Shinnar S，Gloss D，et al. Evidence-Based Guideline：Treatment of Convulsive Status Epilepticus in Children and Adults：Report of the Guideline Committee of the American Epilepsy Society. Epilepsy Curr，2016，16（1）：48-61.
[10] 王学峰，王康，肖波 . 成人全面性惊厥性癫痫持续状态治疗中国专家共识 . 国际神经病学神经外科学杂志，2018，45（01）：1-4.
[11] Ferlisi M，Shorvon S. The outcome of therapies in refractory and super-refractory convulsive status epilepticus and recommendations for therapy. Brain，2012，135（Pt 8）：2314-2328.
[12] Rossetti AO，Logroscino G，Milligan TA，et al. Status Epilepticus Severity Score（STESS）：a tool to orient early treatment strategy. J Neurol，2008，255（10）：1561-1566.
[13] Leitinger M，Höller Y，Kalss G，et al. Epidemiology-based mortality score in status epilepticus（EMSE）. Neurocrit Care，2015，22（2）：273-282.
[14] Gao Q，Ou-Yang TP，Sun XL，et al. Prediction of functional outcome in patients with convulsive status epilepticus：the END-IT score. Crit Care，2016，20：46.
[15] Rossetti AO，Lowenstein DH. Management of refractory status epilepticus in adults：still more questions than answers. Lancet Neurol，2011，10（10）：922-930.

（王乐 杨方 江文）

第四篇
N-ICU 脑电图监测指导预后评估

意识障碍（disorders of consciousness，DoC）包括急性意识障碍和慢性意识障碍，前者主要指昏迷，后者分为无反应觉醒综合征（unresponsive wakefulness syndrome，UWS）和微意识状态（MCS）。UWS既往也被称为植物状态（vegetative state，VS）或去大脑皮质状态（decortical state）。如何准确判别意识障碍患者的预后，一直是困扰神经科医师的难题。目前国际指南建议采用多模态判别模式，即结合神经病学检查、血清学标志物、电生理学及影像学等参数对意识障碍患者的预后进行综合判别分析。EEG作为多模态评估的工具之一，无创、动态、简便实用，在意识障碍的预后判别中具有非常重要的作用。

第十七章　急性意识障碍

急性缺血缺氧、脑血管病、颅脑外伤、脑肿瘤、颅内炎症、中毒及代谢性疾病等多种病因均可引起急性意识障碍。EEG 可反映昏迷的深度及脑功能损伤程度，cEEG 监测可反映患者病情的变化程度，并可帮助评估临床预后。本章将对 N-ICU 中急性意识障碍患者的 EEG 特点作一阐述。

第一节　昏迷预后评估概述

昏迷通常是由于严重的、弥漫性双侧大脑皮质损伤或者皮质下白质、双侧丘脑损伤，或者靠近脑干中央被盖区的局灶性损伤所致。其突出的临床表现是任何刺激都无法唤醒的一种睡眠样状态，无自发性睁闭眼动作、眼睛保持连续闭合状态，没有语言和目的性的运动活动。昏迷的常见病因有：创伤性脑损伤、脑梗死、脑出血、中毒、心搏骤停、电解质紊乱及代谢性疾病等。为了与晕厥、脑震荡或其他短暂的无意识状态明确区分，昏迷必须持续至少 1 h。一般来说，存活下来的昏迷患者会在 2 ～ 4 周内开始觉醒并逐渐恢复，之后部分患者演变为 UWS 或 MCS（图 17-1）[1]。

一、昏迷患者预后评估（判别）方法

2006 年，美国神经病学协会颁布了关于心肺复苏后昏迷患者的预后判别指南，提出 7 项评估参数：心肺复苏情况、体温、神经病学检查、电生理、生化标志物、颅内压和脑氧合监测、神经影像。该指南指出，缺氧时间、CPR 时间、心脏停搏原因与预后不良有关（B 级推荐）；体温升高（＞ 37℃）与不良预后有关（C 级推荐）；CPR 后 3 天若无瞳孔反射、无角膜反射、无运动反应或出现伸直性运动反应，提示预后不良（A 级推荐）；CPR 后 1 天出现肌阵挛性癫痫持续状态，提示预后不良（B 级推荐）。颅内压、脑氧合监测和神经影像在预后判别中的作用尚无定论（U 级推荐）[2]。

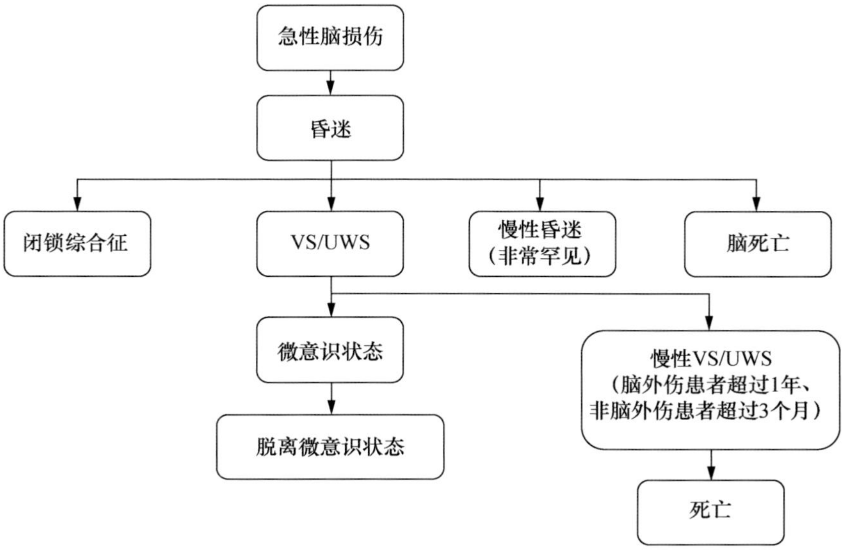

图 17-1　急性脑损伤引起意识障碍的转归（参考 Laureys S 等，2004）[1]

随着心搏骤停后低温治疗的普及以及神经影像学技术的发展，2014 年，欧洲复苏委员会和重症医学会指南对以上证据进行了补充和更新，总结了心肺复苏后昏迷患者的预后评估流程图（图 17-2，图 17-3）[3]。

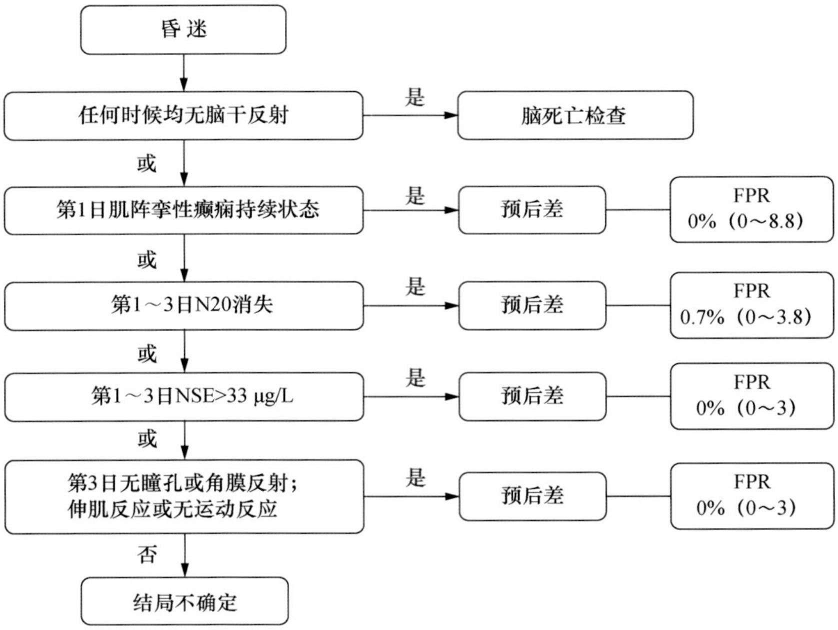

注：FPR：false positive rate，假阳性率

图 17-2 心肺复苏后昏迷患者的可预测预后的重要指标（引自 Wijdicks EF 等，2006）[2]

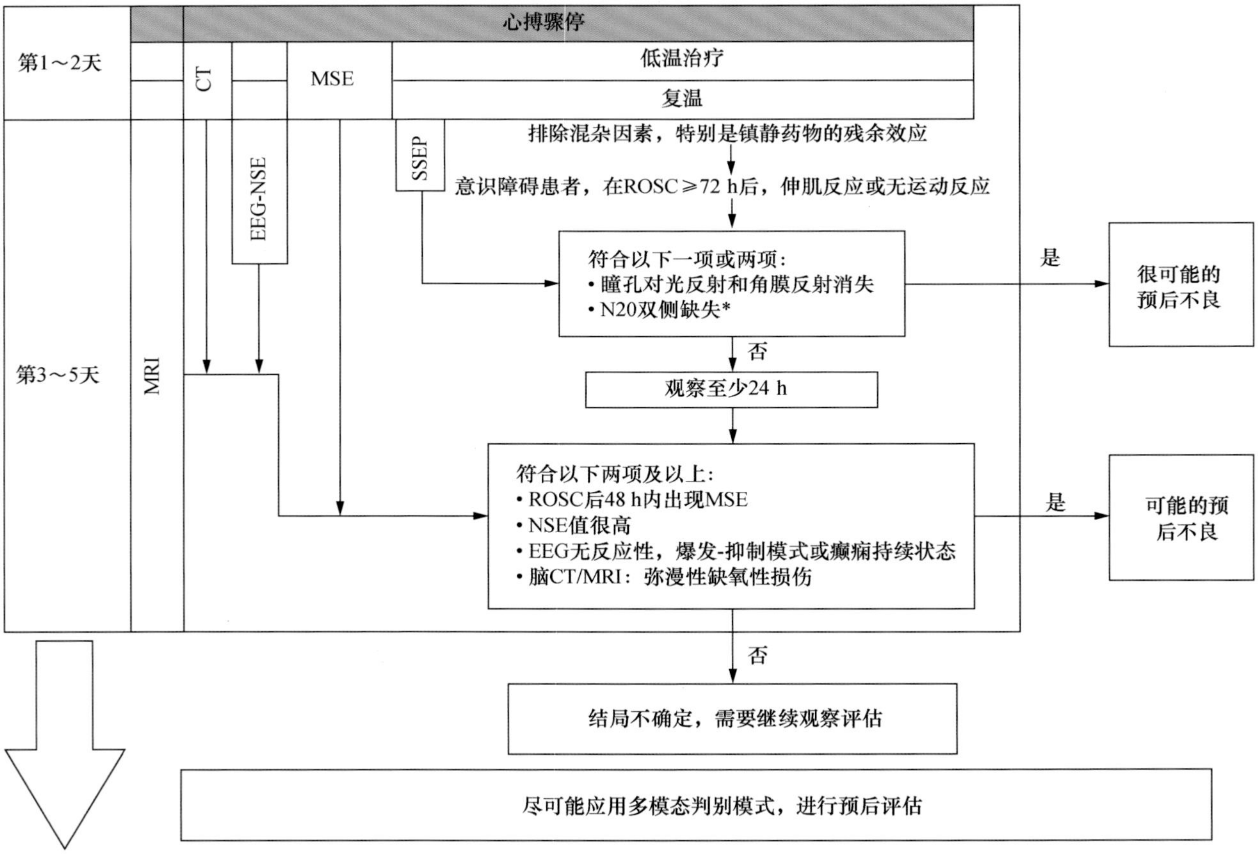

* 指 ROSC 后≥ 24 h 且未达到目标体温的患者

ROSC（recovery of spontaneous circulation）：自主循环恢复

图 17-3 心肺复苏后昏迷患者的预后评估流程图（引自 Sandroni C 等，2014）[3]

2016年，瑞士洛桑大学神经重症专家 Rossetti 等在 *Lancet Neurology* 杂志发表综述，总结了主要预后评估参数在心肺复苏后昏迷患者中的优缺点（表 17-1）[4]。可以看出，EEG 在昏迷患者的觉醒预判中扮演着重要角色。

表 17-1　心肺复苏后昏迷患者主要预后评估参数的优缺点

	优点	缺点
临床检查	预测不良预后的假阳性率（FPR）非常低（尤其瞳孔对光反射），可以识别早期的感知征象	运动反应预测不良预后的 FPR 比较高（将近 25%）；可靠性可能被残留的镇静剂、器官衰竭、低温治疗所降低；肌阵挛并不总是与不良预后相关，需要综合 EEG 考虑
EEG	预测不良预后 FPR 低（尤其缺乏连续的背景波和反应性）；预测良好预后准确性好（尤其背景波和反应性），可以检测癫痫发作	检测 EEG 反应性的刺激缺乏标准化；EEG 解释需要专业知识
SLSEP	预测不良预后的 FPR 非常低	预测良好预后准确率低，预测不良预后敏感度较 EEG 低，需要专家解释，不是每个地方都具备检测条件
血清标志物	证实不良预后的补充手段	不能可靠识别良好预后，需要有经验的实验室人员和专家解释
脑影像学检查	证实不良预后的补充手段	不能可靠识别良好预后，需要专家解释

二、脑电图在昏迷预后评估中的应用

1. EEG 表现

脑部受损的昏迷患者，无论是外伤、缺氧还是其他损害，EEG 都可能发生异常改变。1988 年的 Synek 分级被广泛应用于成年昏迷患者的预后判断（表 17-2）[5]。Synek 分级Ⅰ、ⅡA 级一般提示预后较好，Ⅳ、Ⅴ级提示预后不佳。1997 年的 Young 分级也是最具代表性的重症脑功能损伤分级标准之一（表 17-3）；然而，该分级标准未对临床中有重要意义的慢波进行系统区分，而是将 δ/θ 波＞50% 定义为Ⅰ级，导致多数病例集中于Ⅰ级，影响了 Young 分级标准预测的准确性[6]。

表 17-2　Synek 分级（1998 年）

EEG 分级	EEG 表现	
Ⅰ	规律性的 α 节律，有一些 θ 波，有反应性	
Ⅱ	以 θ 波为主	A：正常电压，有反应性 B：低电压，无反应性
Ⅲ	δ 波或纺锤波	A：以 δ 波为主（150 μV），全面性、节律性，有反应性 B：纺锤波昏迷 C：以 δ 波为主，低波幅（50 μV），不规律，无反应性 D：以 δ 波为主，中等波幅（100～150 μV），常常无反应性
Ⅳ	爆发-抑制 α 昏迷 θ 昏迷 低电压 δ	A：爆发-抑制（i）有癫痫样活动，（ii）无癫痫样活动 B：α 昏迷模式（i）有一些反应性；（ii）无反应性 C：θ 昏迷模式 D：＜20 μV δ 波
Ⅴ	抑制，电静息（＜2 μV）	

表 17-3 Young 分级（1997 年）

EEG 分级	亚级和 EEG 表现
Ⅰ	δ / θ 波＞ 50% 的记录（非 θ 昏迷） A：有反应性 B：无反应性
Ⅱ	三相波
Ⅲ	爆发-抑制 A：有癫痫样活动 B：无癫痫样活动
Ⅳ	α 昏迷 / θ 昏迷 / 纺锤波昏迷（无反应性）
Ⅴ	癫痫样活动（非爆发-抑制模式） A：全面性 B：局灶性或多灶性
Ⅵ	抑制 A：＜ 20 μV，＞ 10 μV B：≤ 10 μV

2015 年，荷兰学者 Hofmeijer 等对 277 例心肺复苏后昏迷患者进行了前瞻性研究，将患者 EEG 分为三种模式：

预后不良模式（电静息，低电压，爆发波形相同的爆发-抑制）；

中间模式：具有演变的电发作、全面性周期性放电（GPDs），爆发波形不相同的爆发-抑制；

预后良好模式：脑电背景连续，全面性频率变慢（＜ 8 Hz）但背景连续，正常 EEG（≥ 8 Hz）[7]。

其预后良好模式的定义与 Synek 分级的Ⅰ～Ⅱ级相似，预后不良模式的定义与 Synek 分级的Ⅳ～Ⅴ级相似。该研究结果认为，在以下三种情况中，单一参数能够独立预测预后不良：①发病 24 h，EEG 为预后不良模式；②发病 48 h，患者无瞳孔对光反射；③发病 72 h，患者无 SSEP。若患者发病 12 h 的 EEG 显示预后良好模式，与预后良好密切相关。

EEG-R 在预后判别中亦具有非常重要的作用。多项研究结果提示，在接受低温治疗期间以及自主循环恢复并复温 48 ～ 72 h 后，患者缺乏 EEG-R 几乎总是与预后不良相关[3]。2017 年，Rossetti 等研究了 357 例心肺复苏后昏迷的患者，认为昏迷早期的 EEG-R 对预后良好和预后不良的预测均有重要价值[8]。另外，在低温治疗期间或复温后患者出现癫痫持续状态，几乎总提示预后不良；尤其是当这些患者缺乏 EEG-R 或脑电背景不连续时，其脑功能几乎无恢复的可能。

目前认为，EEG 低电压（＜ 20 μV）对于心肺复苏后昏迷患者预后的预测能力有限。这是由于 EEG 波幅常受患者病情、低温治疗、镇静药以及技术性因素（如皮肤和头皮阻抗、电极间距离、探测电极的大小、类型和位置或所采用的滤波器类型等）等多种因素的影响，故 EEG 低电压尚不能作为心肺复苏后昏迷患者预后的有效预测指标[3]。

根据 2014 年欧洲复苏委员会和重症医学会发布的昏迷预判指南，针对 EEG 应用有如下建议[3]：

（1）在 ROSC 72 h 之后，应用基于 EEG 的预测参数（EEG-R 缺失、存在爆发-抑制或癫痫持续状态）来预测昏迷患者预后不良。

（2）应用这些参数的组合（爆发-抑制或癫痫持续状态，加上 EEG-R 缺失），或者结合 EEG 参数与其他预测参数一起，来共同预测患者预后不良。

（3）避免使用 EEG 低电压来预测心肺复苏后昏迷患者的预后，因为波幅可能受低温治疗、镇静药以及一些技术性因素影响。

此外，在心肺复苏后昏迷的存活者中，EEG 爆发-抑制模式常常是一过性的。无论接受或未接受低温治疗，对于 ROSC 后 24 ～ 48 h 之内的患者，爆发-抑制模式比较多见，它可能与神经系统的恢复共同存在；

而对于 ROSC 72 h 之后的患者，持续存在爆发–抑制模式较少见，且与预后不良相关。因此，该指南推荐：对于正在接受低温治疗或者 ROSC 在 24 ～ 36 h 内的患者，应避免应用 EEG 爆发–抑制模式来预测患者预后。

2. 睡眠 EEG

睡眠 EEG 能够反映某些与意识的产生和维持有关脑区（大脑皮质、丘脑皮质回路和脑干核团）功能的完整性。研究发现，某些 EEG 睡眠成分对患者预后有提示作用，例如，睡眠纺锤波存在提示昏迷患者预后良好，而睡眠纺锤波缺失则预示着预后不良；另外，存在 NREM 的 K- 复合波以及 REM 睡眠亦提示预后良好。2002 年意大利学者 Valente 等提出 Valente's 分级（详见第七章第二节），并应用于昏迷患者研究，发现，对于脑外伤后昏迷的亚急性期患者，PSG 监测存在睡眠–觉醒周期是患者存活或功能恢复的可靠预后标志[9]。我课题组在 Valente's 分级的基础上改良并提出了 mVG 分级（详见第七章第二节），并通过临床试验证实 mVG 分级与发病 1 个月内意识恢复具有相关性，评分越高预示意识恢复的概率越大[10]。

此外，我课题组首次提出“脑电昏迷”的概念，传统的“行为学昏迷”临床特征为无醒睡周期，无感知能力。若 EEG 监测无睡眠纺锤波（提示无醒睡周期）且无 EEG-R（提示无感知能力），我们称之为脑电昏迷（EEG-coma）。与传统的“行为学昏迷”主要依靠主观评估不同，脑电昏迷不仅易于客观监测，而且对预后预判具有重要意义。相对应于脑电昏迷，脑电觉醒（即脑电昏迷的相反状态：既有 EEG-R，又有睡眠纺锤波）是患者意识恢复的独立预测因子，预测准确性高达 83.9%。采用脑电觉醒作为预测指标，可对昏迷患者的预后做出有效评估[11]。

总之，昏迷患者因病情危重，常需要多种措施进行辅助治疗（如呼吸机辅助呼吸），因而限制了部分检查措施。EEG 作为床旁检查措施之一，能够方便、动态、准确地监测患者脑功能。因此，昏迷患者应尽快启动 EEG 监测，早期对预后做出有效判断。另外，此类患者亦应注重内科系统的综合治疗，以避免影响患者的整体预后。

第二节 脑电图监测指导昏迷预后评估应用实例

病例 1

【简要病史】女性，60 岁，主因左侧肢体无力、言语不能 2 h 于 2019 年 5 月 24 日入院。既往“心房颤动”病史，未治疗。入院 2 h 前（10:00）被发现左侧肢体不能活动，不能言语，双眼向右侧凝视。12:00 送至我院急诊科，头颅 MR 显示右侧额颞岛叶急性脑梗死，MRA 显示右侧大脑中动脉（RMCA）主干闭塞、分支缺如。于 12:30 按 0.6 mg/kg 给予 36 mg 阿替普酶静脉溶栓治疗，桥接动脉内支架取栓术，术中确认 RMCA M1 段闭塞，14:51 开通 RMCA。术后患者肢体和语言功能无改善，意识障碍逐渐加深，查头颅 CT 提示右侧颞叶脑出血，蛛网膜下腔少量出血，中线向左偏移，为进一步诊治收入 N-ICU。入院查体：浅昏迷，GCS 评分：5 分（E1V1M3），FOUR 评分：10 分（E0M2B4R4）。双眼球向右侧凝视。双侧瞳孔等大等圆，直径 2 mm，对光反射迟钝，双侧角膜反射存在，痛刺激后左侧肢体无反应，右侧肢体有屈曲动作。入院后诊断为脑梗死（TOAST 分型：心源性）。

【EEG】入院后因患者病情加重，复查头颅 CT 提示中线左偏明显，于发病第 2 天行右侧额颞顶去骨瓣减压术，发病第 10 天行 EEG 监测。监测过程中左侧各导联以 4 ～ 7 Hz 低–中波幅 θ 节律为主调，左侧枕导联可见少量 8 ～ 9 Hz 低波幅不持续 α 波活动。右侧额区为著可见多量低–中波幅 δ 波活动，并可见少量 4 ～ 7 Hz 低–中波幅 θ 波活动，右侧枕导联未见明确 α 波（图 17-4）。EEG 监测过程中左侧各导联可见 10 ～ 13 Hz 睡眠纺锤波，右侧各导联可见少量不完整的睡眠纺锤波（图 17-5）。

监测过程中患者无自发性睁闭眼：①给予被动睁眼，同步 EEG 可见左侧各导联 θ 节律较前增多（图 17-6）；②给予呼唤姓名刺激后，见左侧各导联 θ 节律较前有所增多；③给予人中穴疼痛刺激，同步 EEG 可见左侧各导联 θ 节律较前明显增多，波幅较前增高，并可见较多量肌电干扰伪差；④给予患者按压左手甲床疼痛刺激，同步 EEG 可见左侧各导联 θ 节律较前明显增多，波幅较前增高（图 17-7）。

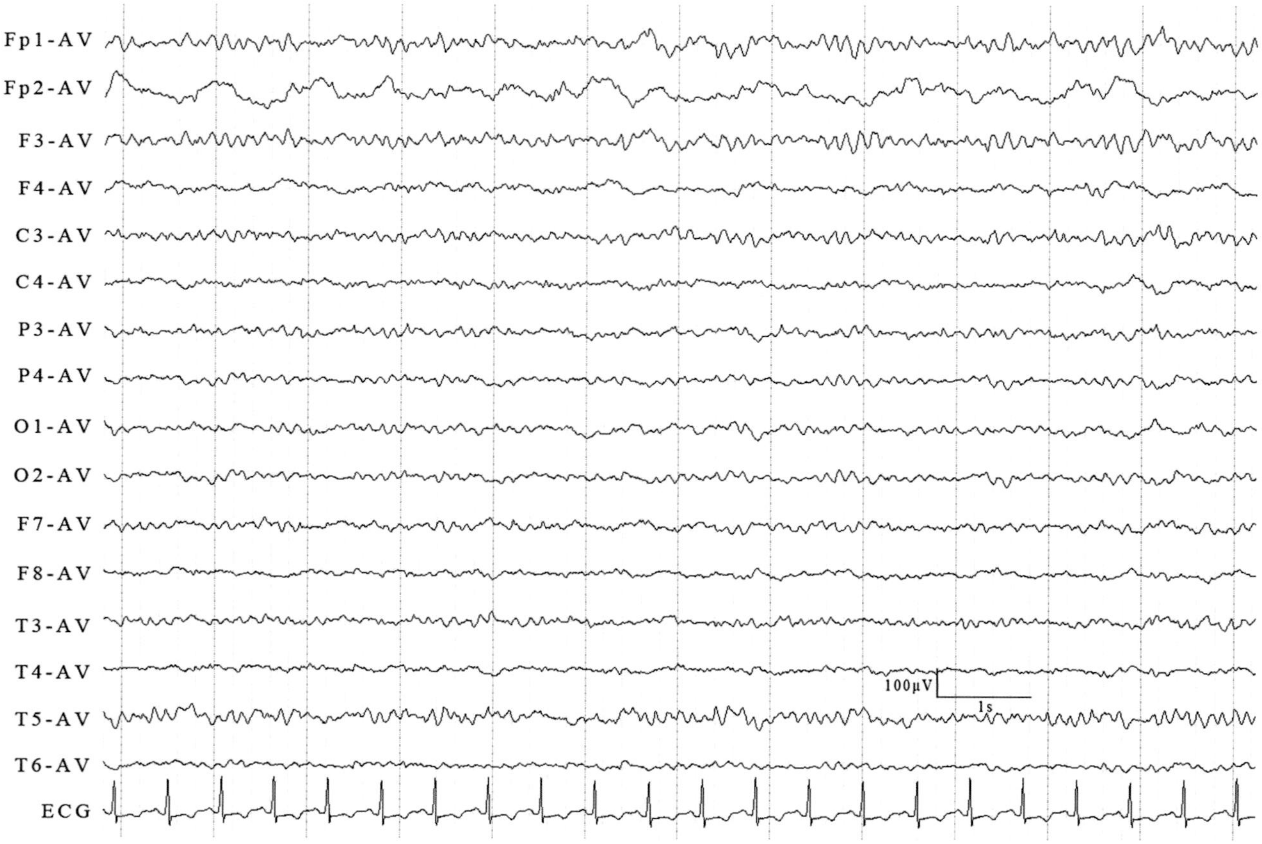

图 17-4 浅昏迷状态，EEG 提示左侧各导联以低-中波幅 θ 节律为主调，左侧枕导联可见少量低波幅 α 波活动。右侧前额为著可见多量不规则低-中波幅 δ 波活动伴少量低-中波幅 θ 波活动

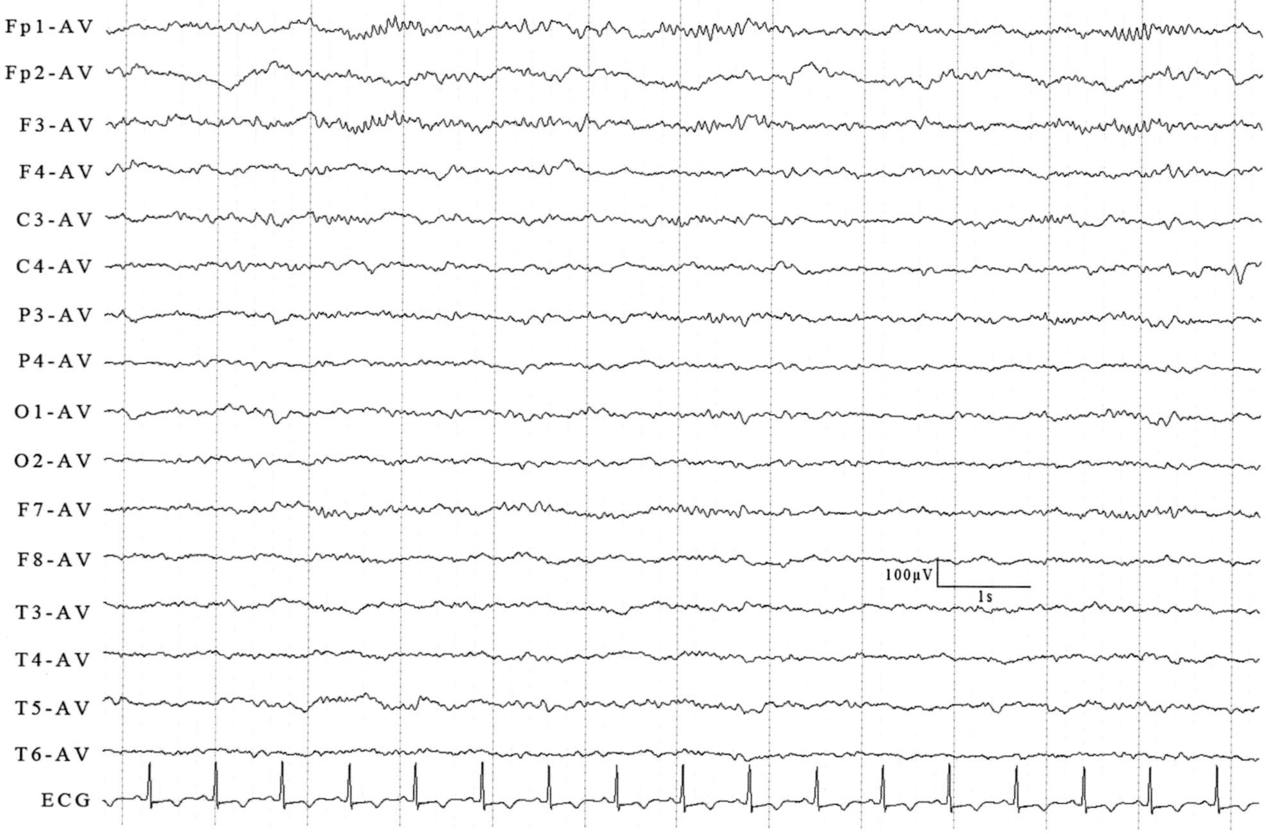

图 17-5 EEG 监测过程中各导联可见 10 ～ 13 Hz 睡眠纺锤波，左右失对称

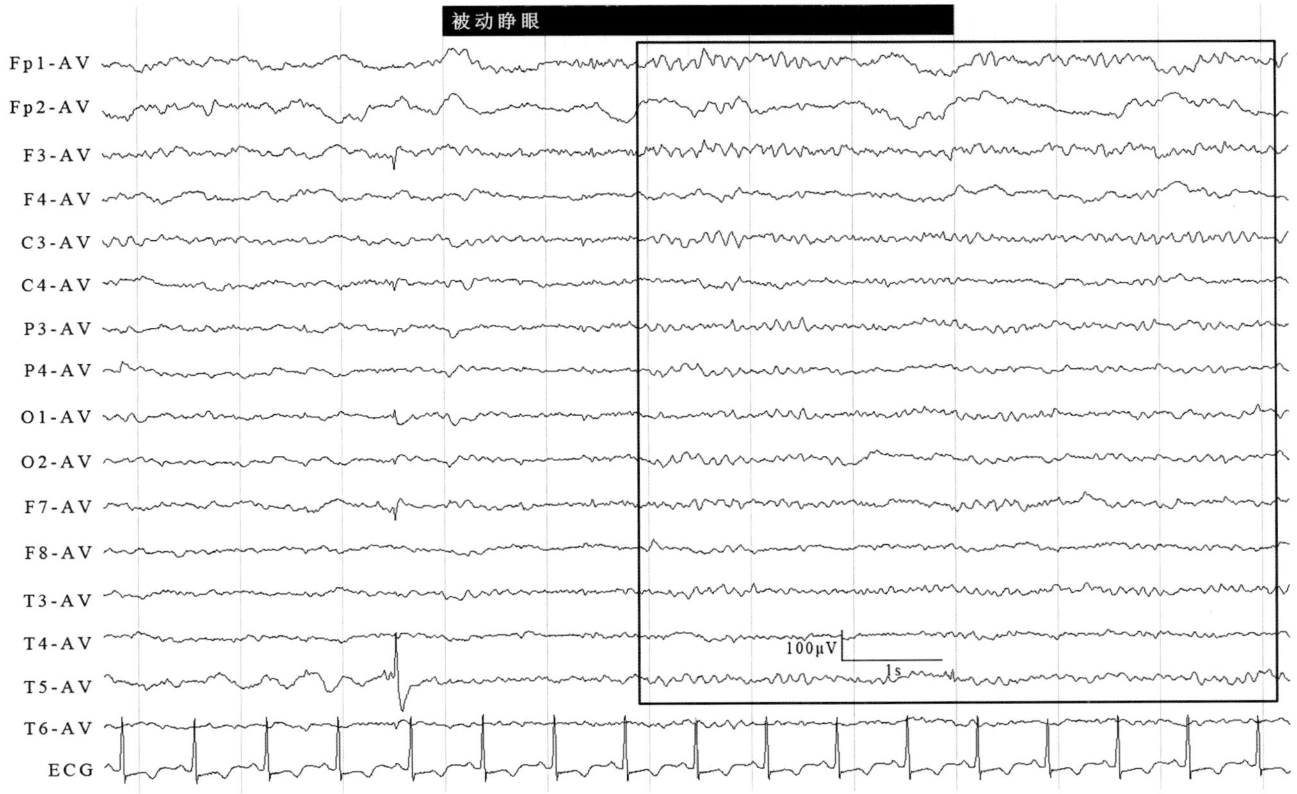

图 17-6 被动睁眼后，同步 EEG 可见左侧各导联 θ 节律较前增多（方框内）

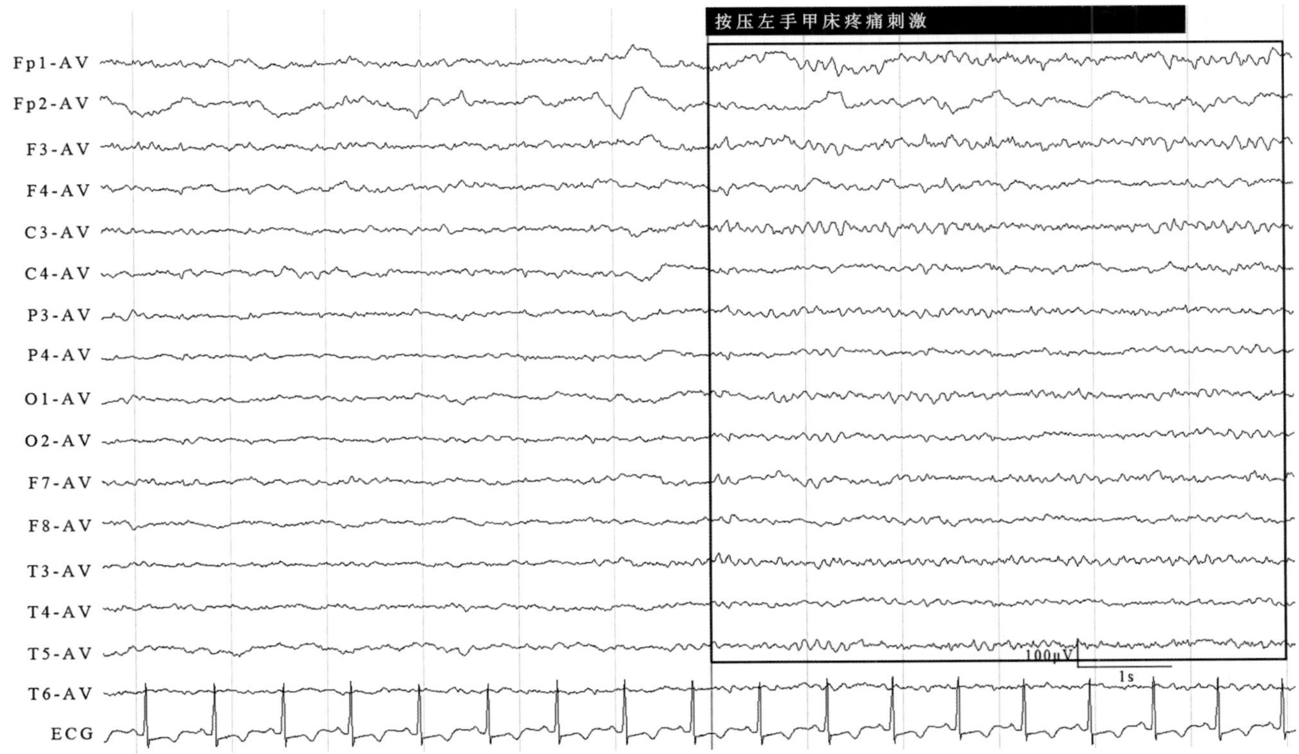

图 17-7 按压左手甲床疼痛刺激后，同步 EEG 可见左侧各导联 θ 节律较前明显增多，波幅增高（方框内）

【**治疗及预后**】入院后行去骨瓣减压术以及抗感染、营养支持等治疗。该患者诱发电位提示双侧 N20 存在，EEG 背景可见以 θ 节律为主调，枕区无明显优势，存在 EEG-R，存在睡眠-觉醒周期，有典型睡眠纺锤波，EEG 监测过程中无 NCS/NCSE，EEG Synek 分级：Ⅱ A 级，mVG 分级：4 级，提示预后良好。发病第 10 天，患者出现短时睁眼，口中发声，睁眼时间逐渐增多,CRS-R 评分 6 分，符合 VS/UWS 诊断；发病第 22 天，出现追视动作，CRS-R 评分 8 分，进入 MCS；病后 1 个月随访，患者意识恢复，可与家属简单交流，完成简单指令性动作。病后 3 个月随访，患者意识清楚，言语基本清晰，反应稍迟顿，可进行功能性交流，mRS 评分：5 分。

病例 2

【**简要病史**】女性，60 岁，主因心肺复苏后意识不清 1 周于 2019 年 7 月 15 日入院。患者于 1 周前出现胸闷、气促，继之心搏呼吸骤停，急至我院急诊中心给予心肺复苏术，抢救 20 min 后患者心搏恢复，反复出现四肢肌阵挛持续状态、口吐白沫，予地西泮静推、丙戊酸钠静推及泵入后，患者未再出现抽搐，但意识未恢复。头颅 CT 示幕上轻度脑积水，脑沟显示不清，考虑脑水肿，为进一步治疗收住 N-ICU。入院时查体：浅昏迷，气管插管状态，呼吸机辅助呼吸，GCS 评分：2 T（E1VTM1），FOUR 评分：5 分（E0M0B4R1），双瞳孔等大等圆，直径 4 mm，对光反射正常，双侧角膜反射存在，压眶后无痛苦表情，疼痛刺激后四肢均无屈曲反应。入院诊断：缺血缺氧性脑病，心肺复苏术后，癫痫持续状态。

【**EEG**】监测过程中安静时各导联以 2 ～ 3 Hz 低波幅（5 ～ 20 μV）δ 节律为主调，期间双侧前额导联可见少量低-中波幅（5 ～ 30 μV）4 ～ 5 Hz θ 波活动（疑似眼球浮动引起的眼动干扰波）；各导联可见稍多量极低波幅≤ 10 μV 快波活动（图 17-8）。

监测过程中患者未见自发性睁闭眼：①给予被动睁眼后，EEG 仅可见前额导联轻度眼球浮动引起的眼动干扰波，余无明显变化（图 17-9）；②给予呼唤姓名后，患者 EEG 无明显变化（图 17-10）；③给予人中穴疼痛刺激后，患者 EEG 可见持续 10 ～ 20 s 的肌电干扰波（图 17-11）；④给予按压左手甲床疼

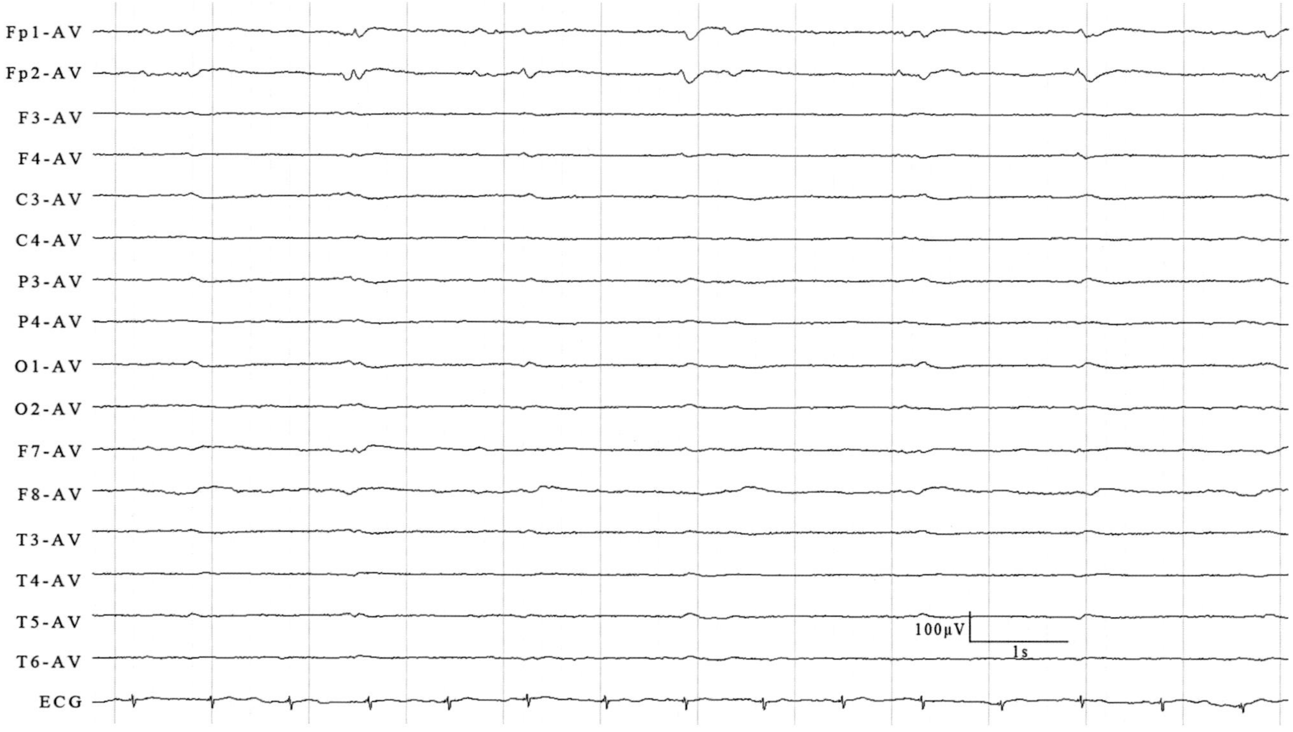

图 17-8 浅昏迷状态，EEG 监测背景脑波：监测过程中安静时各导联低电压背景（5 ～ 20 μV）

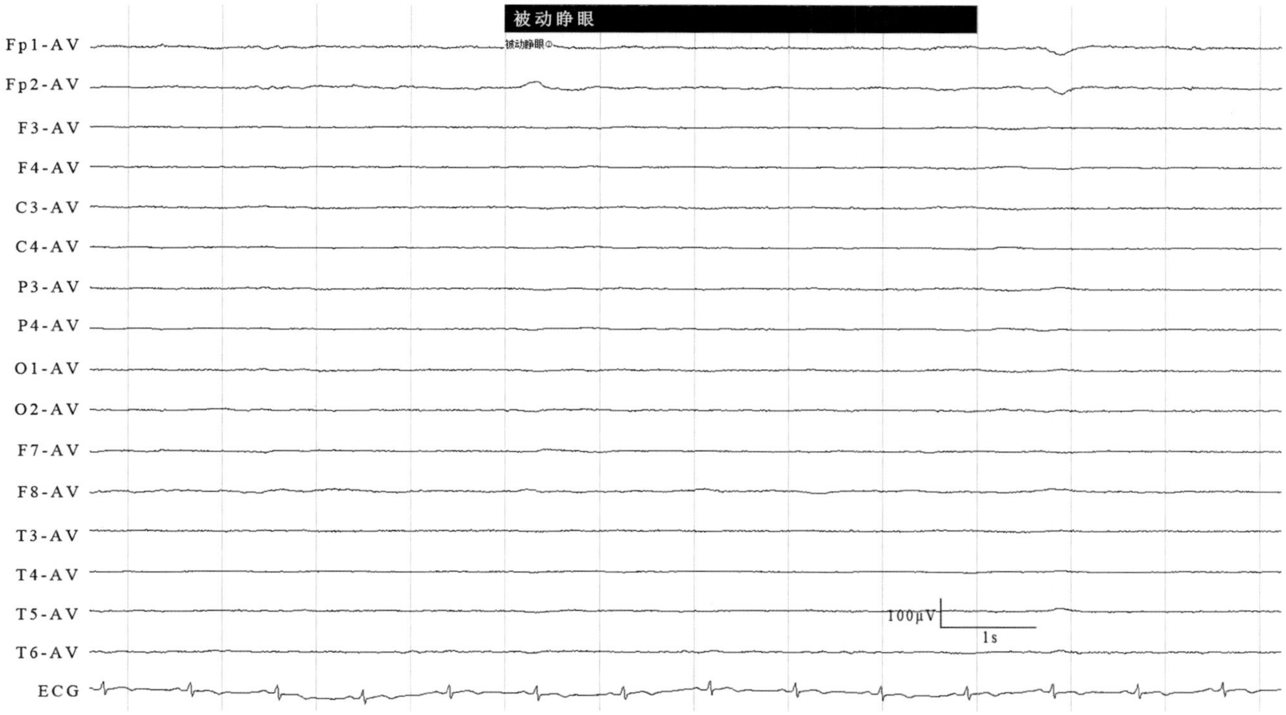

图 17-9 给予被动睁眼后，EEG 无明显变化

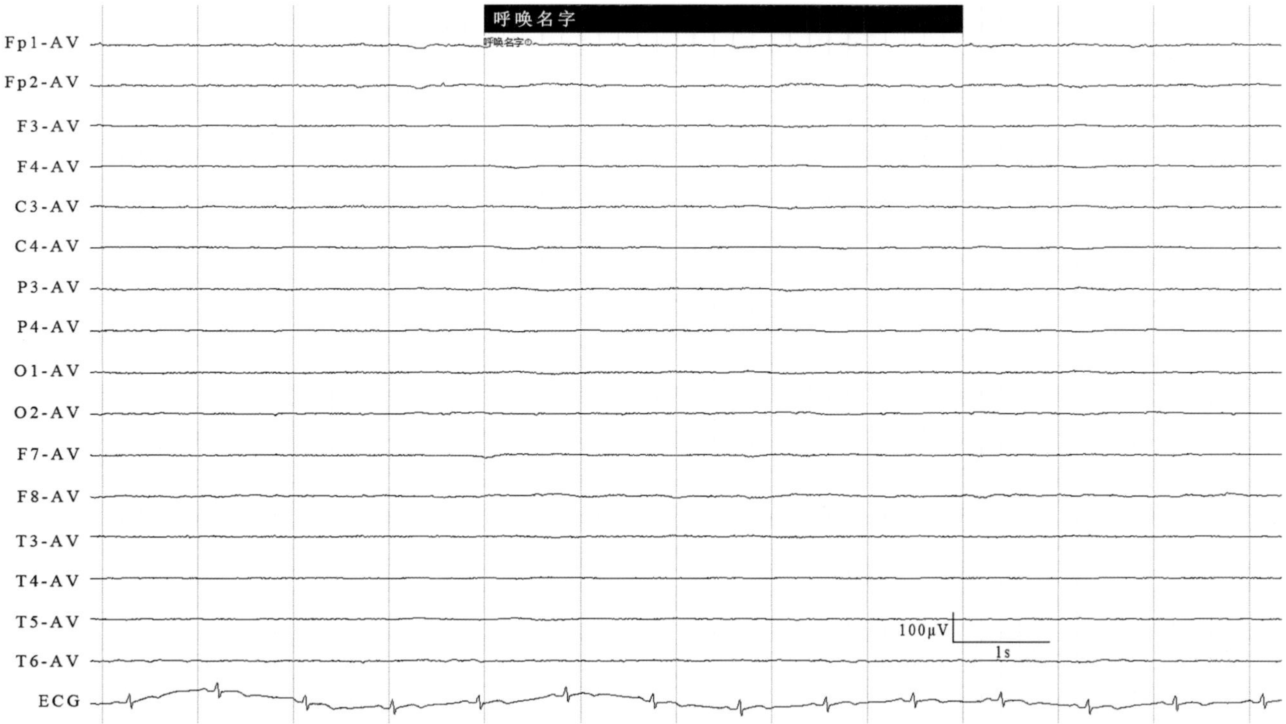

图 17-10 给予呼唤姓名后，EEG 无明显变化

痛刺激后，患者 EEG 可见各导联持续 15 ～ 30 s 的肌电干扰波，双侧前额导联可见轻度眼动干扰波（图 17-12）。监测全程未见睡眠期脑波。

【治疗及预后】该患者未行低温治疗，CPR 后出现肌阵挛持续状态，诱发电位提示双侧 N20 缺失，EEG 提示低电压背景脑波、不存在 EEG-R，无睡眠-觉醒周期，无睡眠纺锤波，EEG Synek 分级Ⅳ：D 级，

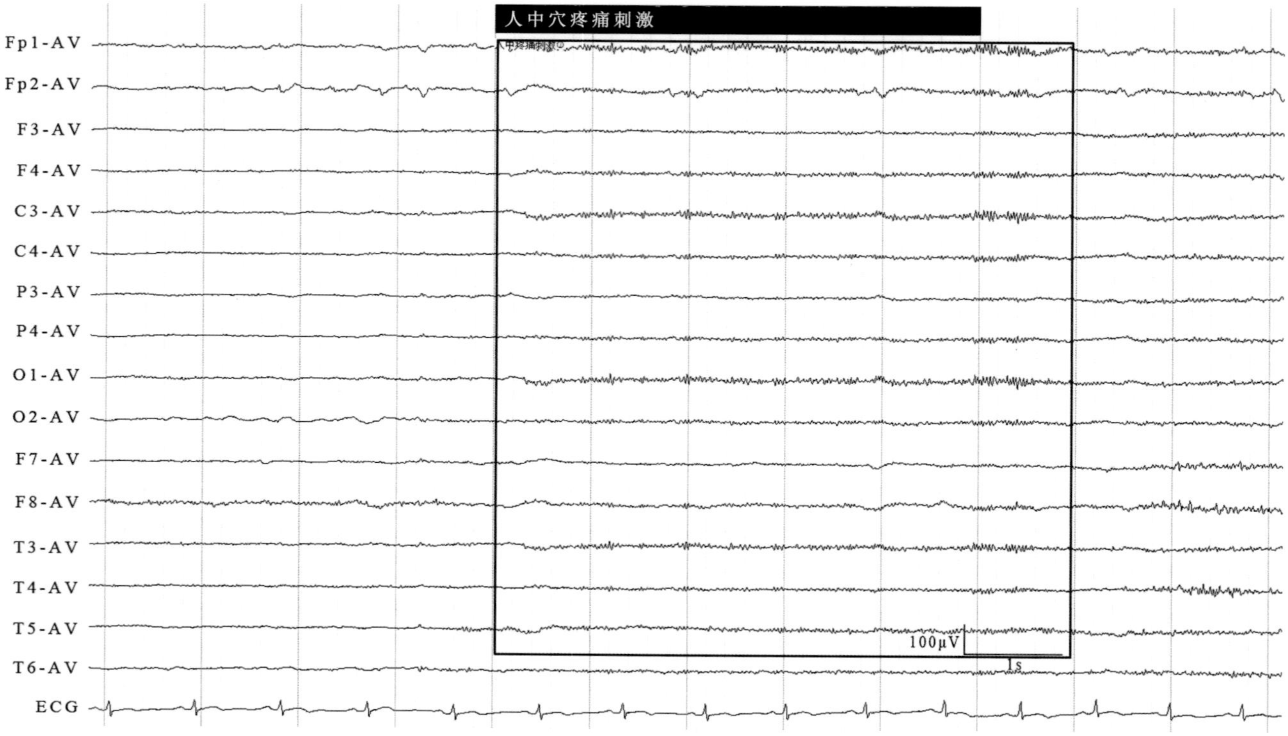

图 17-11 给予人中穴疼痛刺激后，EEG 可见持续 10 ～ 20 s 的肌电干扰波（方框内）

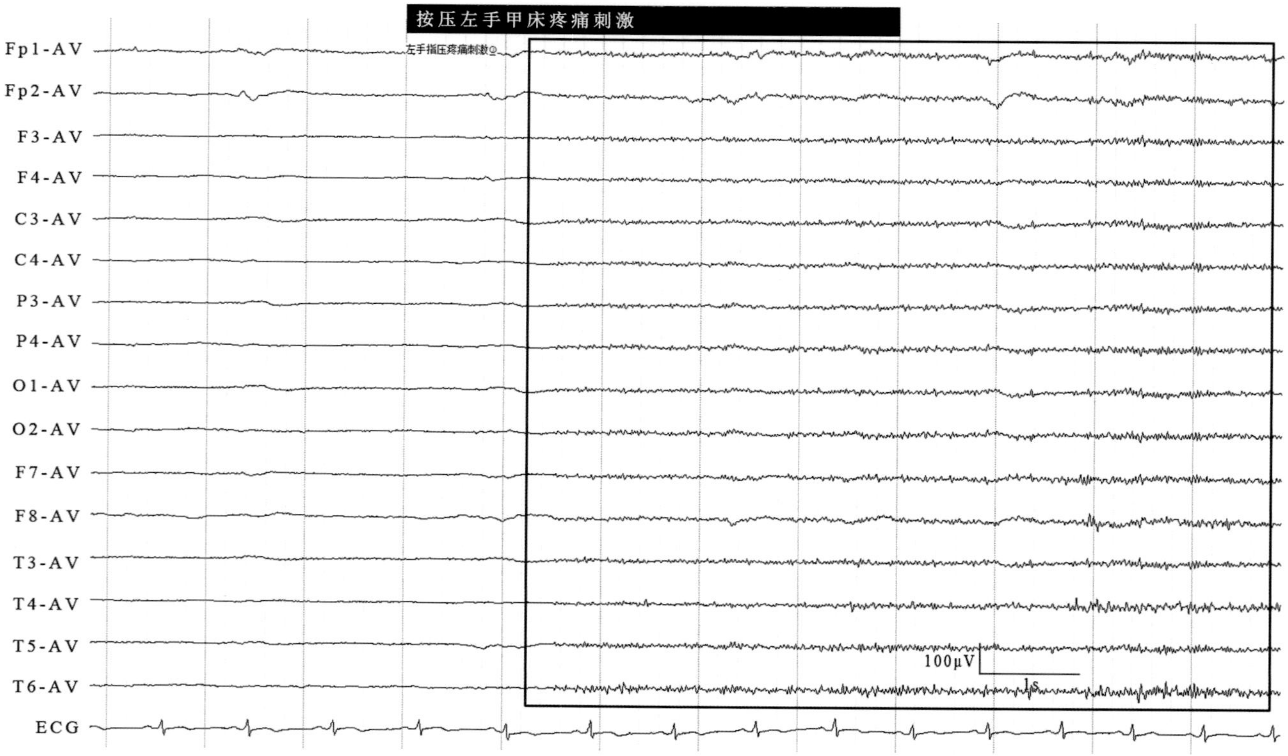

图 17-12 按压左手甲床疼痛刺激后，EEG 可见各导联持续 15 ～ 30 s 的肌电干扰波，双侧前额导联可见轻度眼动干扰波（方框内）

mVG 分级：1 级，均提示预后差。病后 25 天，患者出现自发睁眼，意识状态由昏迷演变为 UWS，后患者长期处于 UWS，意识状态未见改善。

病例 3

【简要病史】男性，43 岁，主因心肺复苏后意识障碍 18 天于 2020 年 6 月 18 日入院。患者于 18 天前感烧心不适，自行前往医院，就诊过程中突发心搏骤停，考虑“急性心肌梗死”，立即给予心肺复苏、电除颤等处理，约 30 min 后心搏恢复，意识未恢复，入该院重症监护病房，给予抗凝、抗感染、护肝、营养支持等治疗，为进一步诊治收住我院 N-ICU。入院查体：意识呈浅昏迷，气管插管状态，呼吸机辅助呼吸，双侧瞳孔等大等圆，直径约 3 mm，对光反射迟钝，双侧角膜反射存在，疼痛刺激四肢均无屈曲反应，GCS 评分：4 T（E1VTM3），FOUR 评分：5 分（E0M0B4R1）。入院后诊断为缺血缺氧性脑病，心肺复苏术后，急性心肌梗死。

【EEG】监测过程中各导联以 6 ～ 7 Hz 低波幅（5 ～ 20 μV）θ 节律为主调，并可见少量低幅 7.5 ～ 8 Hz α 波活动（图 17-13）。

监测过程中，患者有自发性睁闭眼：①给予被动闭眼，EEG 未见明显变化（图 17-14）；②给予呼唤

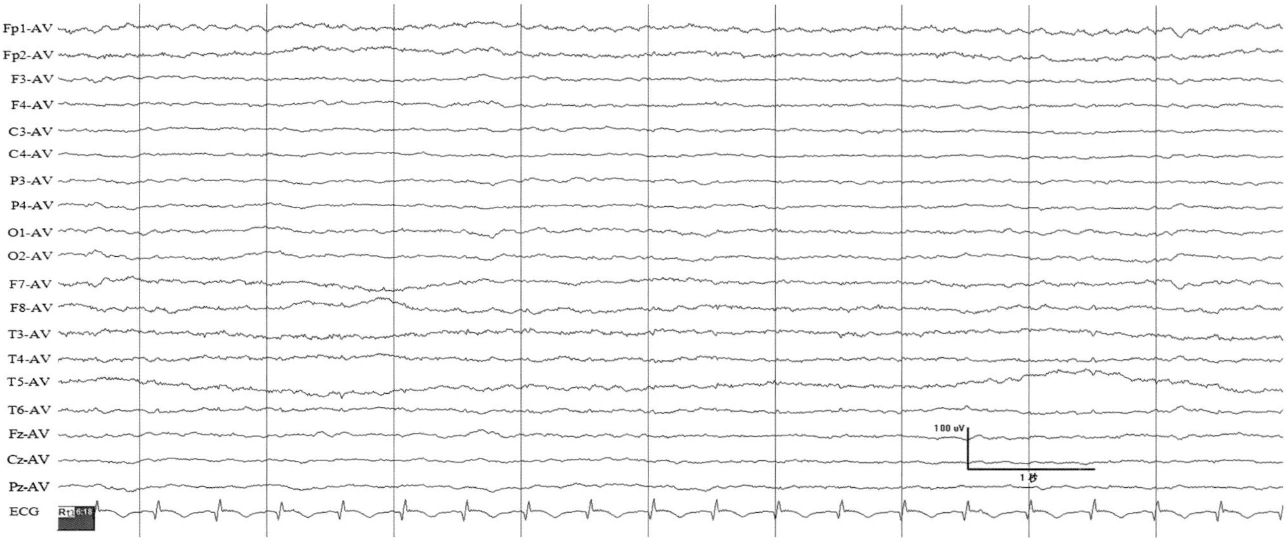

图 17-13　浅昏迷状态，EEG 背景：各导联以 6 ～ 7 Hz 低波幅（5 ～ 20 μV）θ 节律为主调

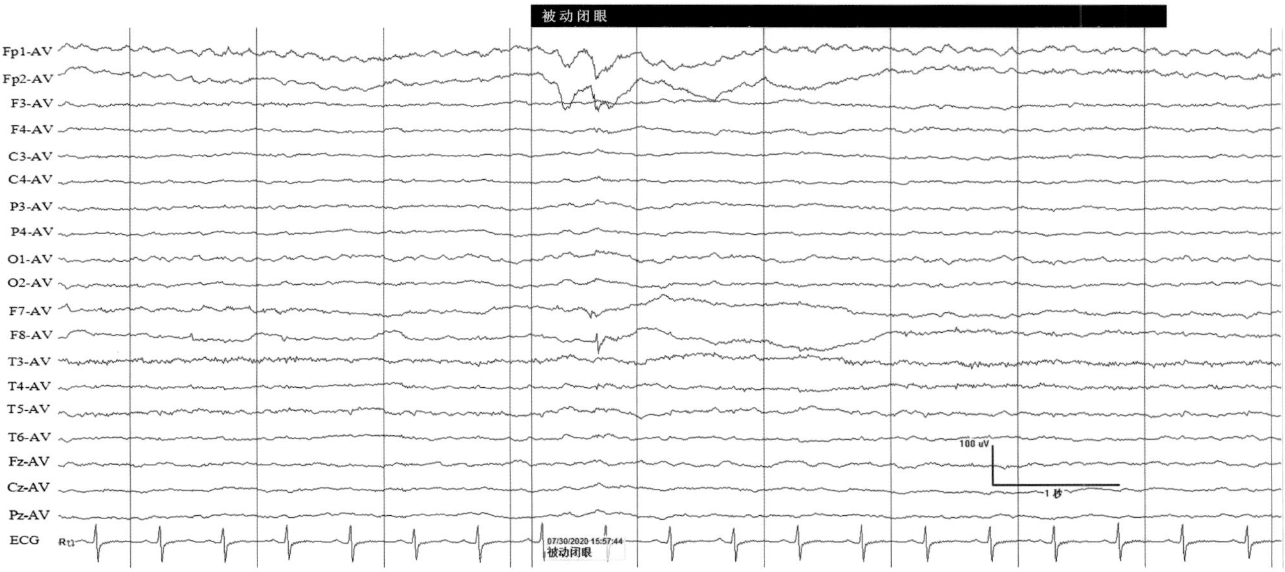

图 17-14　给予被动闭眼后，EEG 未见明显变化

姓名（图 17-15）或人中穴疼痛刺激（图 17-16），EEG 可见各导联波幅略降低，枕区 θ 波抑制，并可见各导联肌电干扰伪迹；③按压左手甲床疼痛刺激，EEG 可见各导联波幅略降低，可见枕区为著 θ 波活动，并可见各导联肌电干扰伪迹（图 17-17）。监测过程中，可见明显睡眠-觉醒期转换，少量深睡期脑波，浅睡眠期各导联可见较多量低-中幅 10 ～ 12 Hz 睡眠纺锤波（图 17-18）。

【治疗及预后】患者诱发电位提示双侧 N20 存在，EEG 背景以 θ 节律为主调（可见少量低幅 α 波活动），存在 EEG-R，存在睡眠-觉醒周期，有典型睡眠纺锤波，少量深睡期脑波，Synek 分级：Ⅱ A 级，mVG 分级：4 级，EEG 监测过程中无 NCS/NCSE，提示脑功能较好。入院后给予营养支持、抗感染以及各种促醒康复治疗后，患者意识状态较前逐渐好转，但住院期间并发肠功能衰竭、感染性休克，血压下降，给予扩容、升压等抢救措施后效果不佳，患者意识障碍加深至深昏迷，之后家属放弃治疗，自动出院。

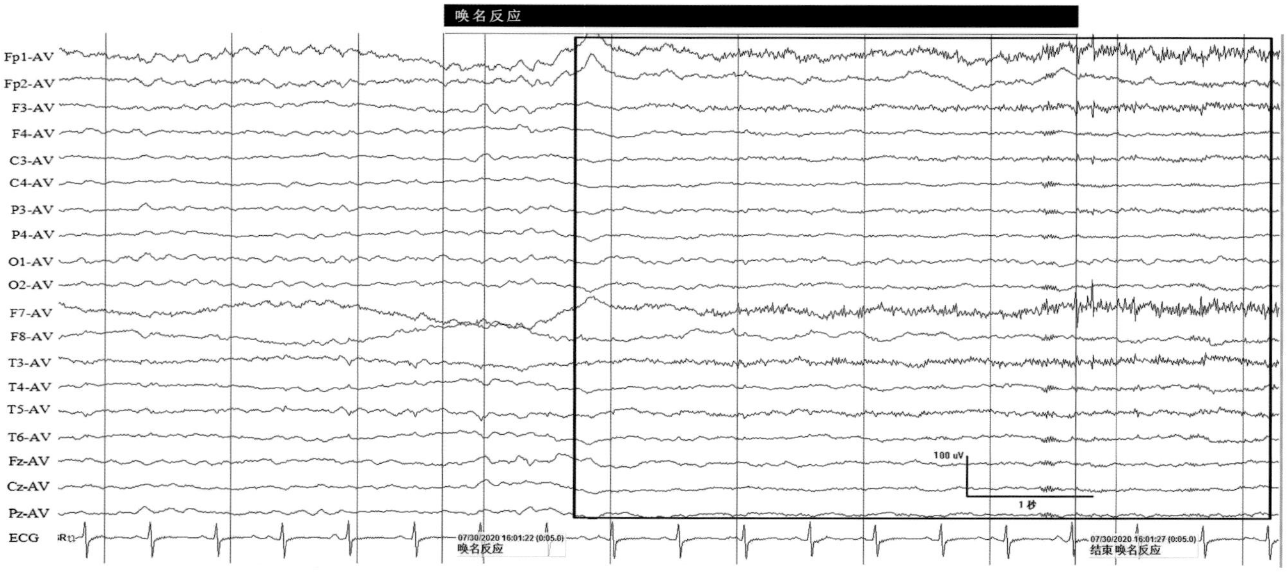

图 17-15 给予呼唤姓名后，EEG 可见各导联波幅略降低，各导联 θ 节律抑制，并可见各导联肌电干扰伪迹（方框内）

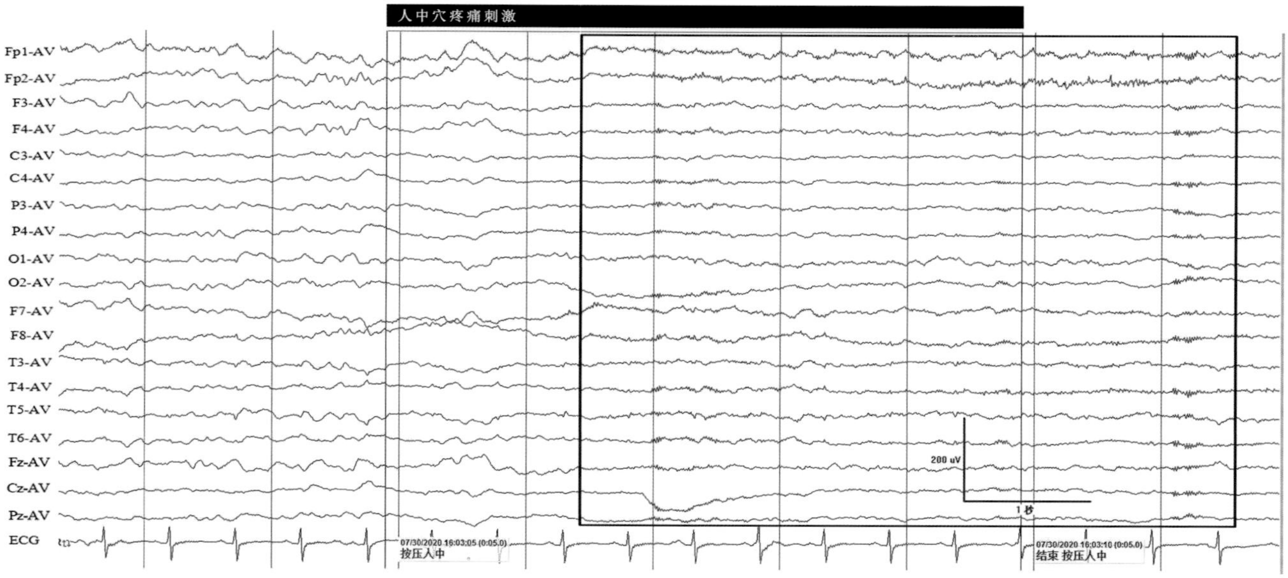

图 17-16 给予人中穴疼痛刺激后，EEG 可见各导联波幅略降低，各区 θ 节律抑制，并可见各导联肌电干扰伪迹（方框内）

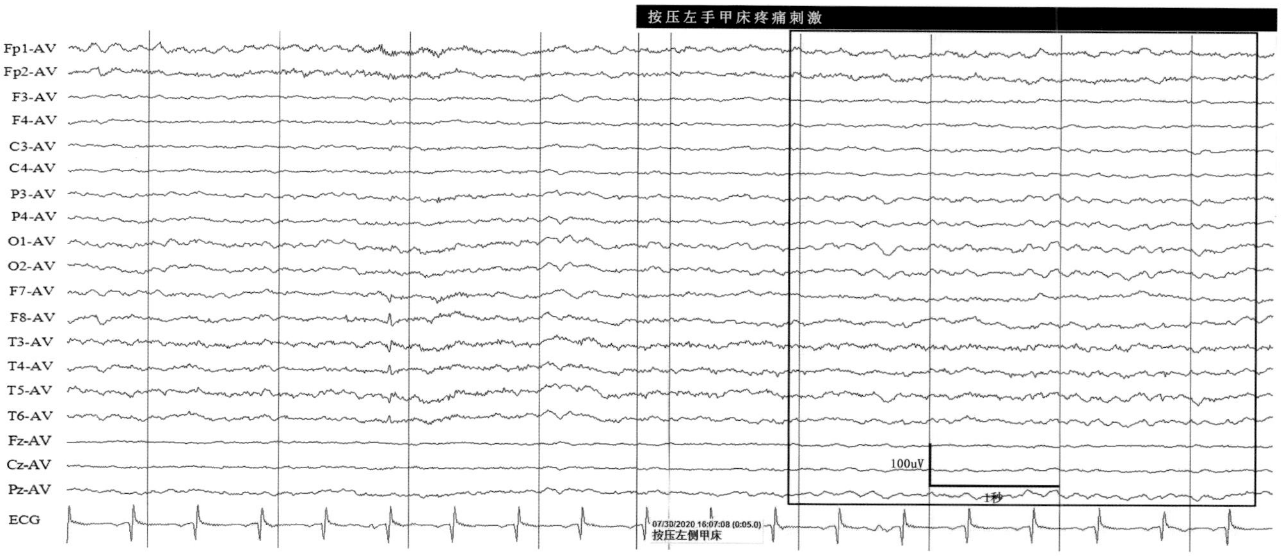

图 17-17 给予按压左手甲床疼痛刺激后，EEG 可见各导联波幅略降低，可见枕区为著 θ 波活动，并可见各导联肌电干扰伪迹（方框内）

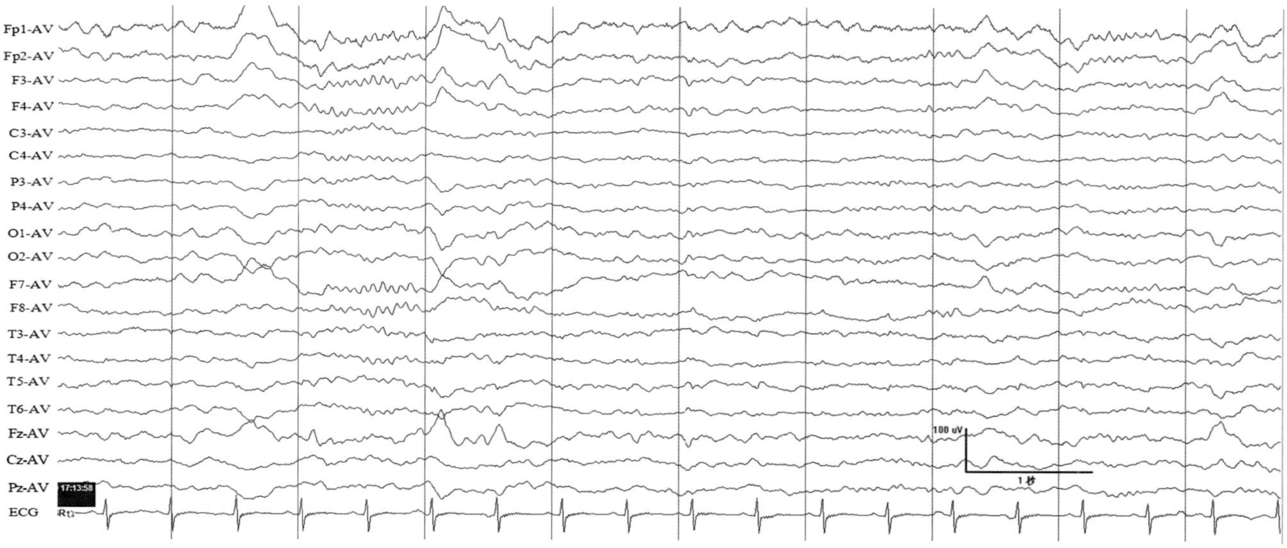

图 17-18 浅睡眠期各导联较多量低−中幅 10～12 Hz 睡眠纺锤波

病例 4

【简要病史】女性，52 岁，已婚，主因精神行为异常 13 天，发作性四肢抽搐 2 天于 2020 年 5 月 17 日入院。既往多年“抑郁症”病史。患者 13 天前与人争执后出现情绪低落、少言懒语、失眠，时有自言自语，认为别人要害自己；2 天前突发意识不清、四肢强直抽搐，伴双眼上翻，无舌咬伤、二便失禁，持续 1～2 min 后抽搐中止，但意识未恢复，数分钟后再次发作，“120”送往医院途中发作频繁，并出现呼吸停止，继之心搏骤停，立即给予心肺复苏术后循环恢复，给予气管插管、呼吸机辅助呼吸。为控制频繁的抽搐发作，给予地西泮静推、盐酸咪达唑仑泵入，效果不佳，遂给予丙泊酚泵入，后患者发作终止，意识有所恢复，逐渐减停丙泊酚过程中，再次出现多次意识不清、四肢强直抽搐，为求进一步治疗收住 N-ICU。查体：气管插管状态，浅昏迷，GCS 评分：4 T（E1VTM3），FOUR 评分：7 分（E0M2B4R1）。双瞳孔等大等圆，浅昏迷，直径 3 mm，对光反射正常，双侧角膜反射正常，压眶有痛苦表情。四肢有不自主活动，疼痛刺激四肢均有屈曲反应。入院诊断为癫痫持续状态，自身免疫性脑炎（疑诊）。

【EEG】 监测过程中各导联以 12 ～ 13 Hz 低-中幅（5 ～ 30 μV）α 节律为主调，调节、调幅差，α 波枕导联略为优势，Fp2、F8 导联可见阵发性中-高幅 θ 、δ 波活动（图 17-19）。

EEG 监测过程中患者无明确自发性睁闭眼动作：①给予被动睁眼，EEG 未见明显变化（图 17-20）；②给予呼唤姓名，EEG 未见明显变化（图 17-21）；③给予人中穴疼痛刺激，EEG 可见轻微肌电干扰，可见各导联波幅较前稍有减低，并可见各导联多量低幅 β 波活动（图 17-22）；④按压右手甲床疼痛刺激后，患者有轻微皱眉动作、躲避动作，EEG 可见轻微肌电干扰，可见各导联波幅较前稍有减低，并可见各导联多量低幅 β 波活动（图 17-23）。监测过程中可见较多量浅睡眠期脑波并可见 12 ～ 13 Hz 睡眠纺锤波，未见明显深睡期脑波（图 17-24）。

【治疗及预后】 入院诊断为“癫痫持续状态”。入院后完善腰椎穿刺术、自身免疫性脑炎抗体及副肿瘤综合征抗体、基因检测、头颅 MRI 等检查均未见明显异常。该患者诱发电位提示双侧 N20 存在，EEG 背景以 α 节律为主调，存在 EEG-R，存在睡眠-觉醒周期，且有典型睡眠纺锤波，Synek 分级：Ⅰ级，mVG 分级：4 级，提示患者预后良好。患者入院后第 25 天意识恢复至清楚，可点头、握手，言语交流欠佳；发病后第 33 天，可在家属搀扶下缓慢行走；发病后 3 个月随访，患者反应稍慢，与人交流正常，生活能够完全自理，mRS 评分：1 分。

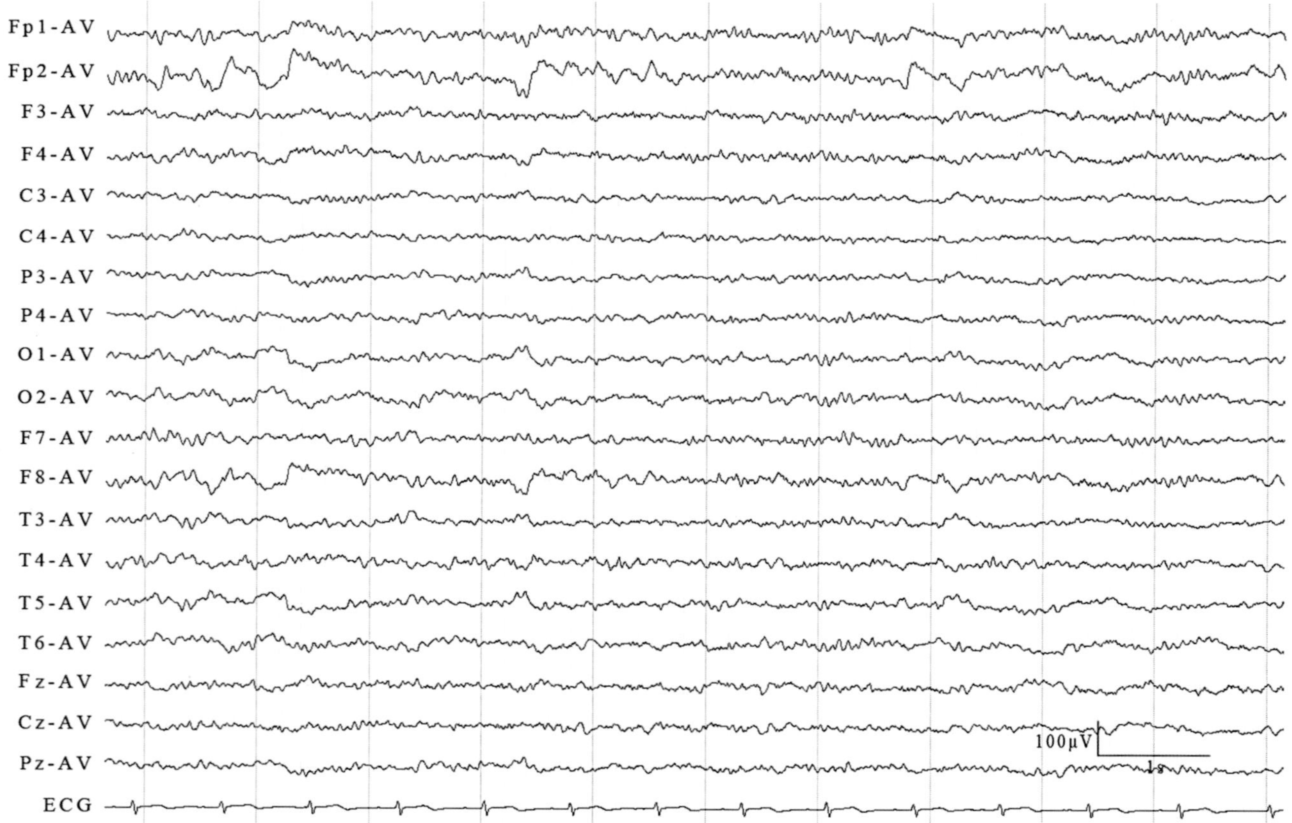

图 17-19 浅昏迷状态，EEG 背景：各导联以 12 ～ 13 Hz 低-中幅（5 ～ 30 μV）α 节律为主调，Fp2、F8 导联可见阵发性中-高幅 θ 、δ 波活动

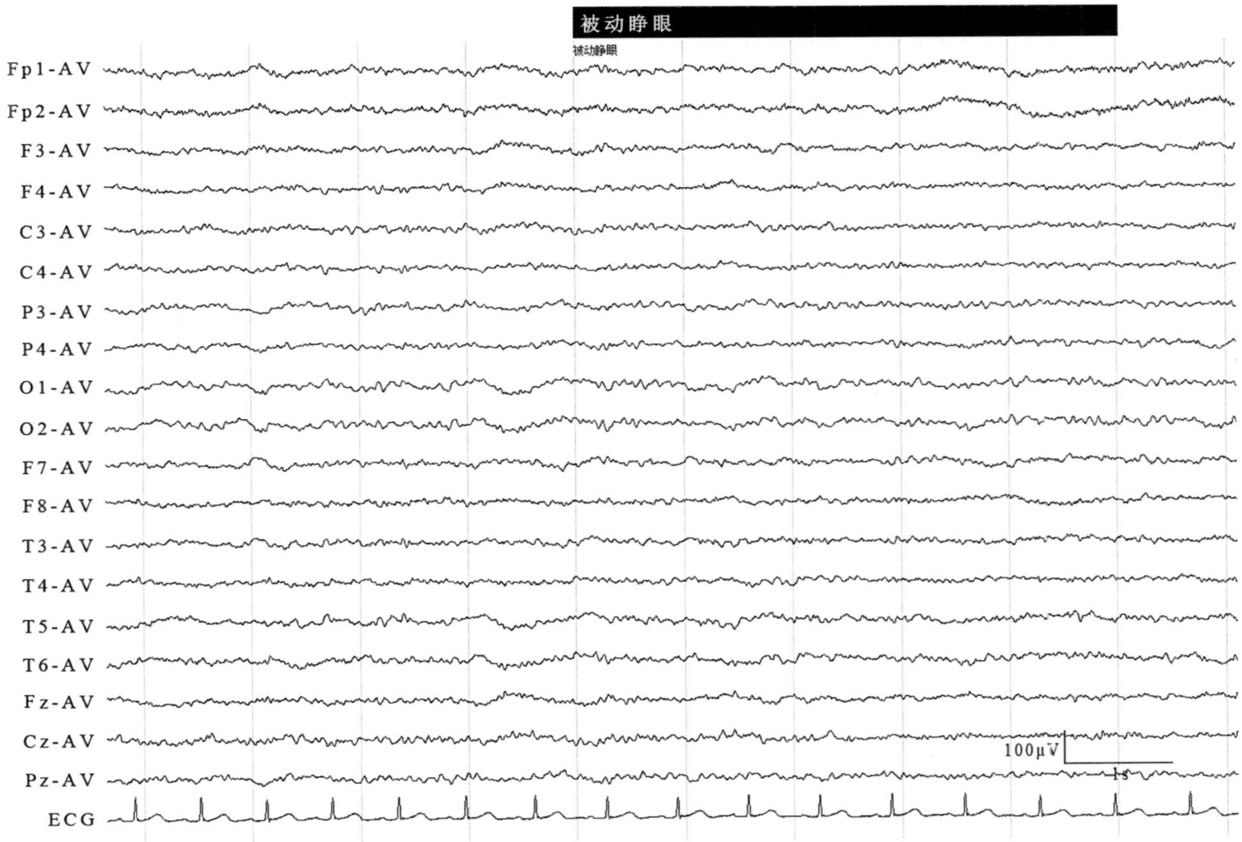

图 17-20 给予被动睁眼后，EEG 未见明显变化

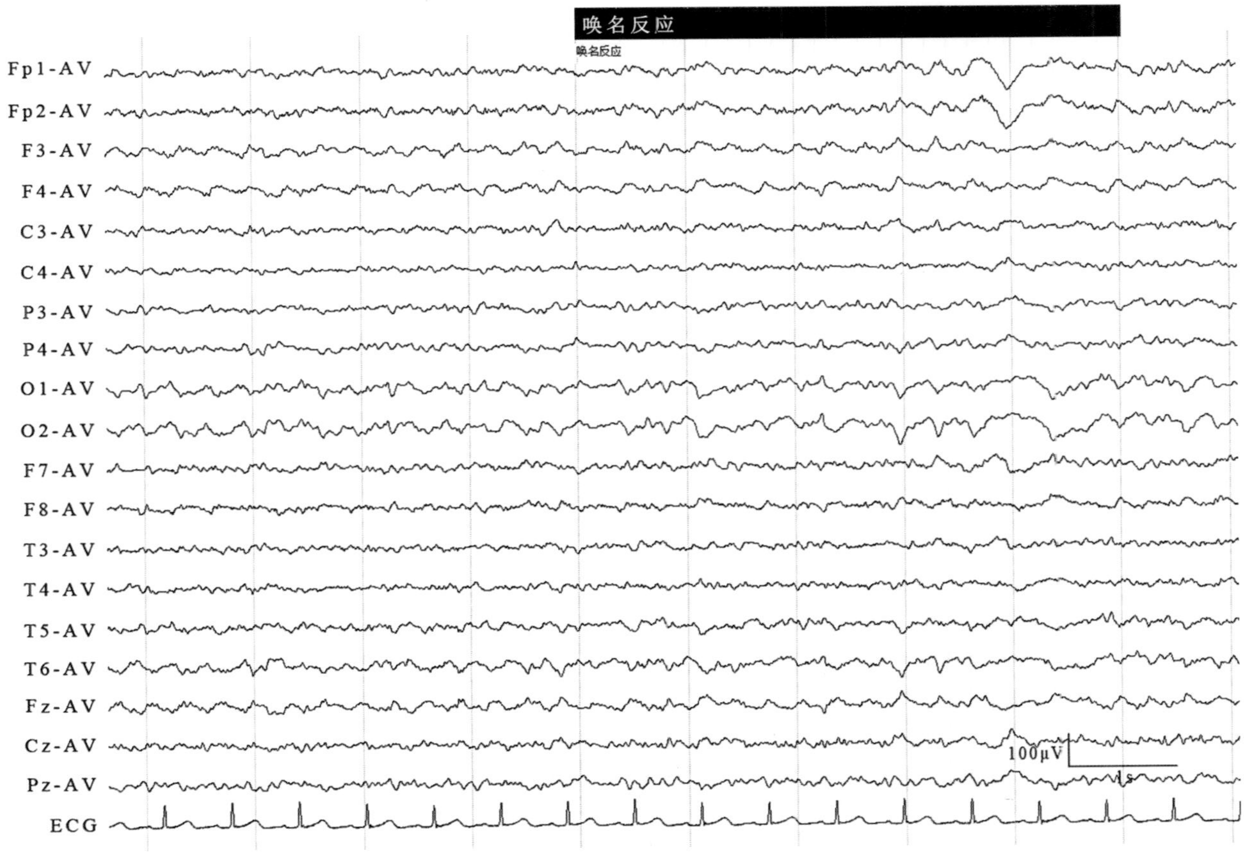

图 17-21 给予呼唤名字后，EEG 未见明显变化

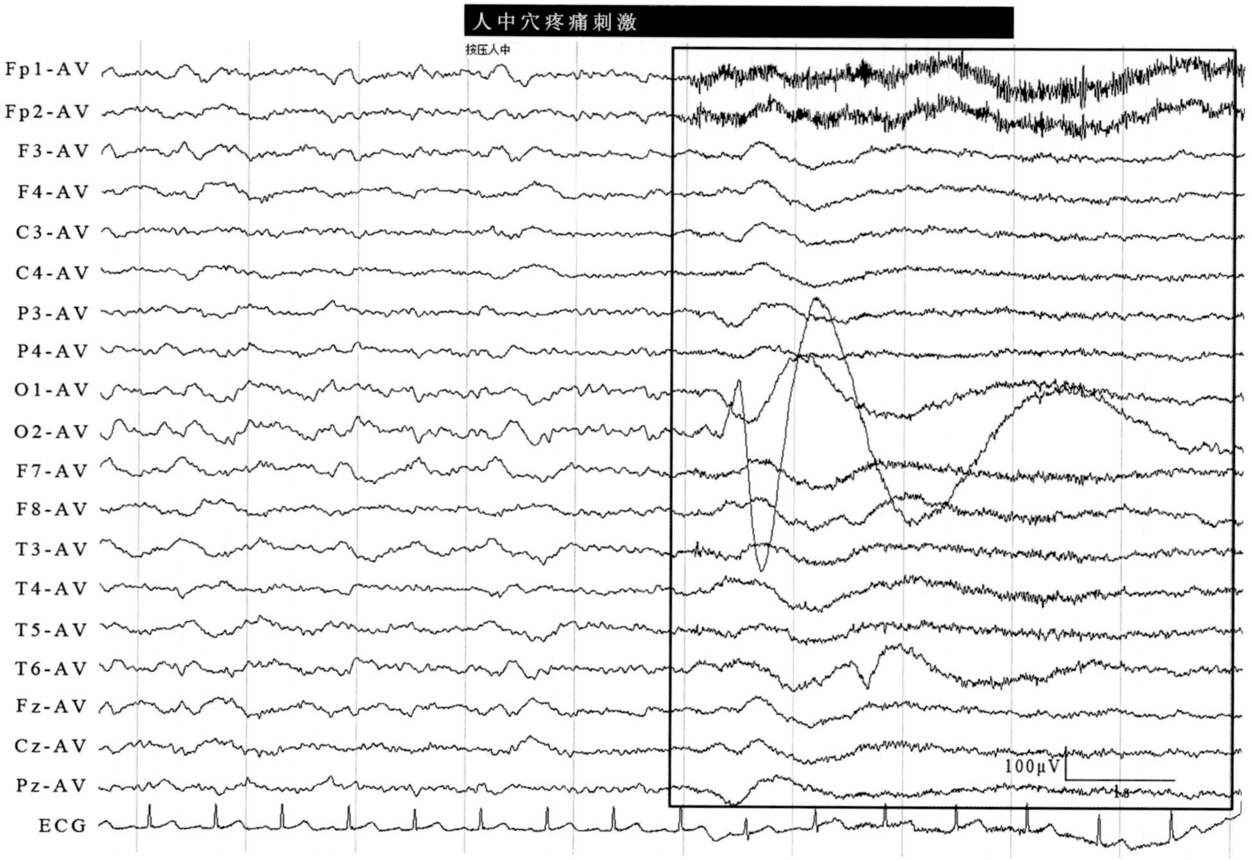

图 17-22 给予人中疼痛刺激后，EEG 可见前额有明显肌电干扰，各导联 δ 波活动明显减少，并可见各导联多量低波幅 β 波活动（方框内）

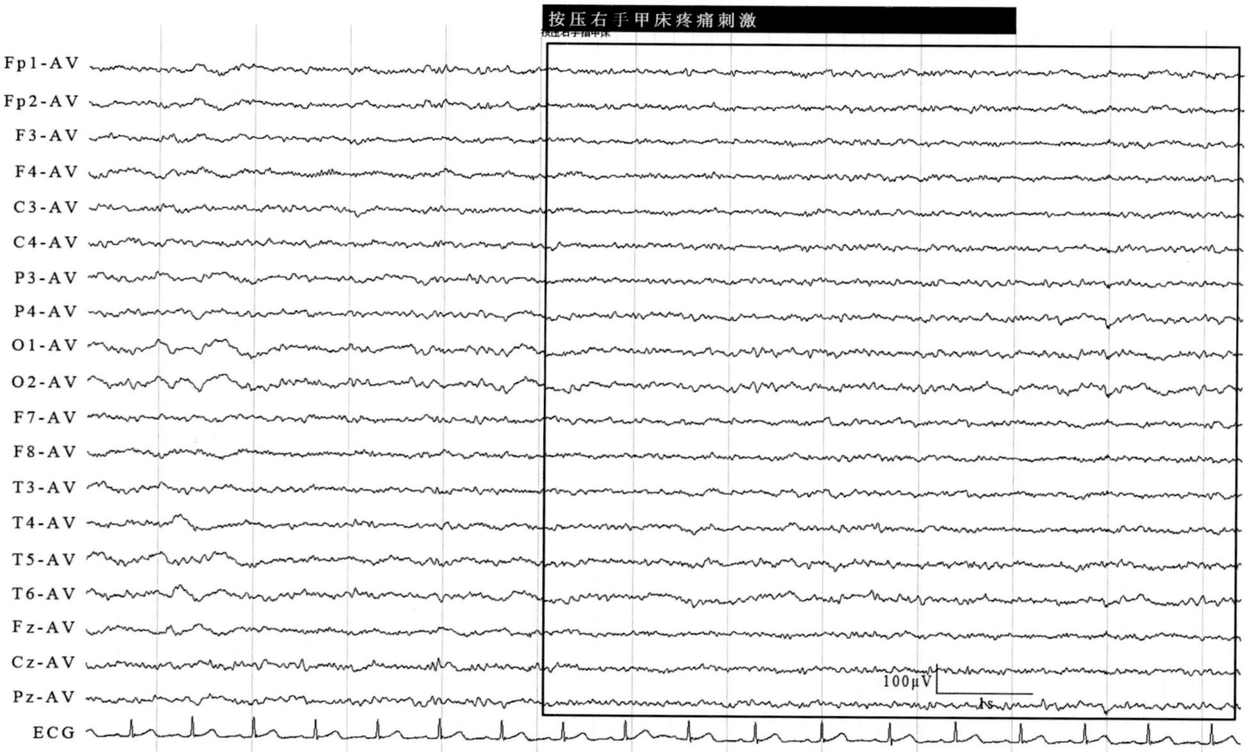

图 17-23 按压右手甲床疼痛刺激后，患者有轻微皱眉、上肢躲避动作，EEG 可见轻微肌电干扰，可见各导联波幅较前稍减低（方框内）

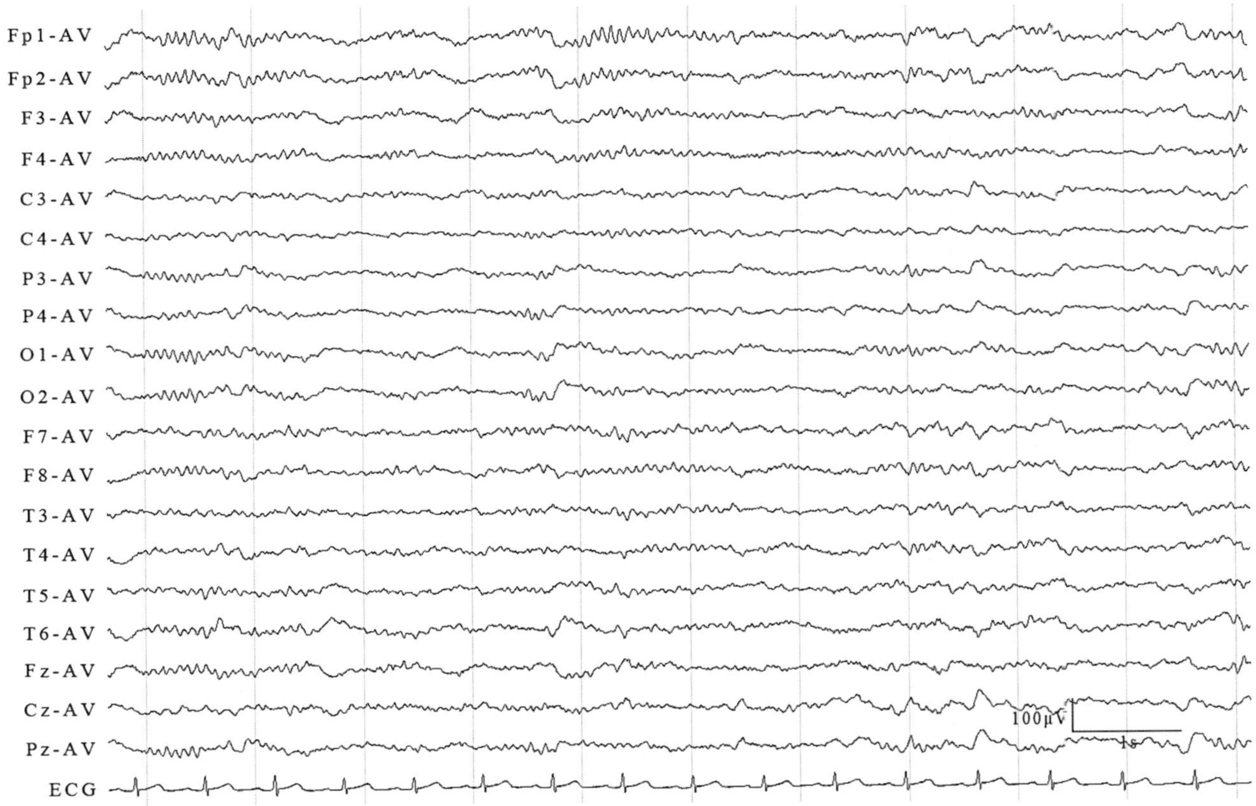

图 17-24 监测过程中可见 12 ～ 13 Hz 睡眠纺锤波

参考文献

[1] Laureys S，Owen AM，Schiff ND. Brain function in coma，vegetative state，and related disorders. Lancet Neurol，2004，3（9）：537-546.

[2] Wijdicks EF，Hijdra A，Young GB，et al. Quality Standards Subcommittee of the American Academy of Neurology. Practice parameter：prediction of outcome in comatose survivors after cardiopulmonary resuscitation（an evidence-based review）：report of the Quality Standards Subcommittee of the American Academy of Neurology. Neurology，2006，67（2）：203-210.

[3] Sandroni C，Cariou A，Cavallaro F，et al. Prognostication in comatose survivors of cardiac arrest：an advisory statement from the European Resuscitation Council and the European Society of Intensive Care Medicine. Resuscitation，2014，85（12）：1779-1789.

[4] Rossetti AO，Rabinstein AA，Oddo M. Neurological prognostication of outcome in patients in coma after cardiac arrest. Lancet Neurol，2016，15（6）：597-609.

[5] Synek VM. Prognostically important EEG coma patterns in diffuse anoxic and traumatic encephalopathies in adults. J Clin Neurophysiol，1988，5（2）：161-174.

[6] Young GB，McLachlan RS，Kreeft JH，et al. An electroencephalographic classification for coma. Can J Neurol Sci，1997，24（4）：320-325.

[7] Hofmeijer J，Beernink TM，Bosch FH，et al. Early EEG contributes to multimodal outcome prediction of postanoxic coma. Neurology，2015，85（2）：137-143.

[8] Rossetti AO，Tovar Quiroga DF，Juan E，et al. Electroencephalography Predicts Poor and Good Outcomes After Cardiac Arrest：A Two-Center Study. Crit Care Med，2017，45（7）：e674-e682.

[9] Valente M，Placidi F，Oliveira AJ，et al. Sleep organization pattern as a prognostic marker at the subacute stage of post-traumatic coma. Clin Neurophysiol，2002，113（11）：1798-1805.

[10] Yang XA，Song CG，Yuan F，et al. Prognostic roles of sleep electroencephalography pattern and circadian rhythm biomarkers in the recovery of consciousness in patients with coma：a prospective cohort study. Sleep Med，2020，69：204-212.

[11] Kang XG，Yang F，Li W，et al. Predictive value of EEG-awakening for behavioral awakening from coma. Ann Intensive Care，2015，5（1）：52.

（张晶晶　扆晓刚　江　文）

第十八章　慢性意识障碍

慢性意识障碍是指意识丧失超过 28 天的意识障碍。随着重症医学的迅猛发展和急救技术的飞速进步，存活的重症脑损伤患者逐年增多，导致 UWS 及 MCS 等慢性意识障碍患者数量不断增加，使得此类患者的评估和治疗问题日益受到临床医生和科研工作者的关注。本章对 N-ICU 中慢性意识障碍患者的 EEG 特点进行阐述。

第一节　无反应觉醒综合征

1972 年 Jennett 和 Plum 最早提出持续性植物状态（persistent vegetative state，PVS）的概念，描述严重脑损伤之后，由昏迷进展为觉醒而无感知（wakefulness without awareness）的状态，患者表现出一种无意识功能而保留睡眠-觉醒周期、原始姿势反射和眼球运动的状态[1]。1994 年美国多学科 PVS 专项工作组（The Multi-Society Task Force on PVS，MSTF）将植物状态（VS）定义为："患者完全丧失对自身及周围环境的感知，有睡眠-觉醒周期，下丘脑及脑干的自主功能完全或部分保留的一种临床状态"。该状态可短暂或持续存在，当持续时间超过 1 个月即为 PVS[2]。PVS 多由脑部弥漫性损害所致，神经功能恢复困难，其病死率及致残率很高。患者存活时间多为 2 ～ 5 年，超过 10 年者较罕见。因 PVS 包含预后（持续）和诊断（植物状态）两方面，1995 年国际 VS 管理工作组（International Working Party on the Management of the Vegetative State）建议将"持续"删去而直接称其为植物状态（VS）[3]。随后，MSTF 又提出永久性 VS 的概念：对于外伤性 VS 患者，病程持续超过 1 年，意识恢复的可能性很小，为永久性 VS；对于非创伤性 VS 患者，病程持续超过 3 个月，为永久性 VS。1997 年，由来自神经病学、神经外科学、神经康复医学等专业的代表组成的 Aspen 神经行为协作组（Aspen Neurobehavioral Conference Workgroup）制定了关于 VS 的一致性声明，指出以 VS 为统一命名，涵盖以往的去皮质状态和无动性缄默[4]。目前 VS 的定义为：对自身及周围环境不能感知，有睡眠-觉醒周期，有自发睁闭眼，下丘脑及脑干的自主功能全部或部分保留。2010 年，Steven Laureys 等认为 VS 具有贬低意味（虽然并不是故意所为），且隐含对患者预后的过度悲观态度，推荐将其更名为无反应觉醒综合征（UWS），临床定义与 VS 基本等同[5]。在 2018 年《美国意识障碍实践指南》及 2020 年《欧洲昏迷和意识障碍诊断指南》中，均提出两种诊断名称 VS 和 UWS 以"VS/UWS"形式并行描述[6-7]；然而近期有研究表明，在 fMRI 或 EEG 对大脑皮质活动水平的检测中，约 15% 临床诊断为 VS 的患者在命令遵嘱反应上与正常人类似，或出现与刺激相关的反应[8]，这说明患者事实上对外界刺激是有反应的，称其为"无反应（unresponsive）"有失准确。为避免给研究和临床治疗的普及带来混淆，2020 年我国《慢性意识障碍诊断与治疗中国专家共识》暂不推荐使用 UWS 取代植物状态，仍推荐应用 VS 的诊断名称，并将 VS 定义为：保存脑干基本反射及睡眠-觉醒周期，有自发睁眼或刺激睁眼，但无意识内容的状态[9]。本章中采用 VS/UWS 作为此类慢性意识障碍患者的诊断描述。

VS/UWS 患者大脑皮质功能严重受损（图 18-1，图 18-2），其病因主要包括：①急性创伤性脑损伤；②急性非创伤性脑损伤，如脑血管意外、心搏骤停、休克、低血压、溺水或麻醉意外等；③变性及代谢性疾病，如阿尔茨海默病、Pick 病、Creuzfeldt-Jakob 病等；④先天畸形，包括无脑畸形、先天性脑积水、小头畸形等。

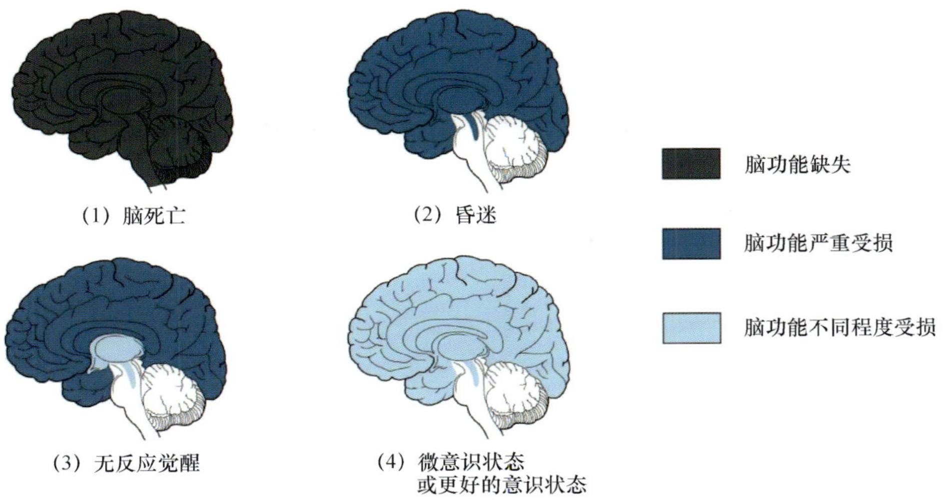

图 18-1　无反应觉醒综合征患者大脑皮质功能严重受损

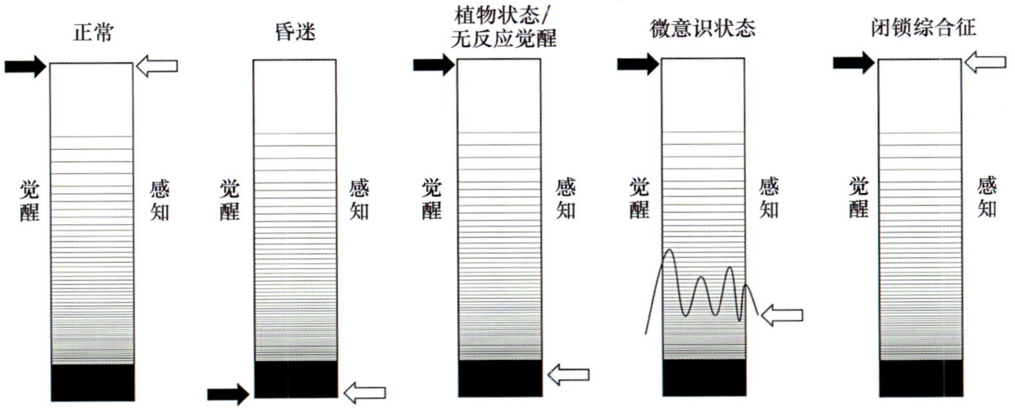

图 18-2　各类意识状态的觉醒与感知功能[10]

【诊断标准】

我国主要采用中华医学会急诊医学分会制定的 VS 诊断标准（1996）[11]：①认知功能丧失，无意识活动，不能执行指令；②保持正常呼吸和血压；③有睡眠-觉醒周期；④不能理解和表达语言；⑤能自动或在刺激下睁眼；⑥可有无目地性眼球追踪活动；⑦丘脑下部和脑干功能基本保留。2001 年南京 PVS 会议对此标准进行了部分修正，但其基本内容不变。国际上以美国 MSTF（1994）标准最为常用：①患者对自身和周围环境失去认知，不能与他人交流沟通；②对视听、触觉或有害刺激无持续性、重复性、目的性或随意性的行为反应；③不能理解和表达语言；④存在睡眠-觉醒周期；⑤保留下丘脑与脑干的自主功能；⑥大小便失禁；⑦不同程度地保留脑神经反射及脊髓反射，如瞳孔反射、头眼反射、前庭眼反射及呕吐反射等[2]。

第二节　微意识状态

20 世纪 90 年代，学术界统一了对 VS 的定义和诊断标准之后，许多研究者陆续发现，在部分诊断为 VS 的患者身上，具有一些意识活动的证据。直到 2002 年，美国 Giacino 等 Aspen 神经行为工作组成员提出微意识状态（MCS）的定义和诊断标准[12]。

MCS 定义：一种严重的意识状态的改变，患者的表现并不符合 VS 的诊断，其有明确的意识行为

（如执行简单的指令、视觉追随），但不能持续保留。2020 年，我国《慢性意识障碍诊断与治疗中国专家共识》指出，MCS 指严重脑损伤后患者出现具有不连续和波动性的明确意识征象[6]。MCS 患者有自发的睁眼和睡眠-觉醒周期，其在行为上表现出具有最低程度（不持续的）但肯定的对自身和环境刺激的感知，这是其区别于昏迷和 VS/UWS 的特征。脑损伤后，患者可能从昏迷或 VS/UWS 演变为 MCS。这种意识状态通常短暂存在，但也可能永久存在。

诊断标准

根据 2002 年 Giacino 提出的微意识状态诊断标准，符合下列一项或一项以上者，即可诊断为 MCS：①可进行简单的遵嘱动作；②可用姿势或言语表达是 / 否（不管正确与否）；③具有可令人理解的言语；④具有与环境刺激相关的（而非反射性的）目的性行为，包括动作或情感反应，例如：a. 对情绪化的语言或视觉内容做出适当的反应（微笑或哭泣），而不是对非情绪化的话题或刺激做出反应；b. 用发声或用手势的方式直接回答问题；c. 肢体伸向目标物（肢体运动方向和目标物的位置有明确关系）；d.（以适合物体大小和形状的方式）触摸或握住物体；e. 对正在移动或显著的刺激目标物出现视物追踪或持续注视。

根据患者行为应答的复杂性，MCS 又被分为两类：MCS ＋（MCS plus）和 MCS －（MCS minus）。MCS －患者仅能表现出非反射性定向反应，如视觉追踪，对有害刺激的定位，出现与环境刺激相关的情感行为或运动等；而 MCS ＋患者则可表现出更高级别的行为反应，如非反射性自主反应（遵循指令，出现可理解的语言，用姿势或语言表达“是 / 否”的反应）。当患者在两次连续 CRS-R 量表评估中表现出可靠的“功能沟通”（对情景定向问题正确回答“是”或“否”）或“功能性使用物品”（恰当地使用不同的常见物品）时，则认为该患者已脱离 MCS（emergence from the MCS，EMCS）[13-14]。

第三节　脑电图在慢性意识障碍预后评估中的价值

慢性意识障碍的预后判别不宜采用单一评估模式。例如，对感知进行单纯的行为学评估时难度较大（应用 CRS-R 量表评分），由于患者功能缺损（失明、失语或失用等）、诊断术语不清或医生缺乏经验等因素，对于 VS/UWS 的误诊率有时高达 40%。影像学亦有其局限性，如易出现运动伪影、有时需要镇静 / 麻醉、与铁磁材料（泵、电极）不兼容等。EEG 是用来判断脑功能状态最常用的工具之一，该检查结合其他辅助检查可以有效提升慢性意识障碍预后判别的准确性。

一、EEG 表现

对于 VS/UWS 患者，常规 EEG 检查特异性不高。EEG 常表现为弥散性、非特异性、多形性 δ 或 θ 活动，极少部分患者 EEG 大致正常。其他类型的意识障碍如昏迷、MCS 也可出现上述表现。有研究发现，安静状态下监测患者的皮质脑电活动可在一定程度上反映患者的意识状态。2011 年，Cruse 等采用高密度 EEG 研究了 16 例 VS 患者和 12 例健康对照者，让他们完成运动想象任务（紧握右手，晃动脚趾），其中 3 名 VS 患者在行为上完全没有反应，但 EEG 中能重复且可靠地观察到他们对上述两种不同指令产生反应[15]。然而，对该现象的解释尚存争议[16]。Rosanova 等应用经颅磁刺激联合 EEG（transcranial magnetic stimulation-electroencephalogram，TMS-EEG）技术观察到，在 VS/UWS 患者中，TMS 诱发的 EEG 改变是一种典型的局限性慢波，且不传导至其他部位皮质，说明大脑皮质各区域间的连接度大幅减少，长距离连接尤甚；对于 MCS 患者，经颅磁刺激（TMS）诱发的脑电改变则介于 VS 患者与正常被试者的清醒状态之间[17]。

一项针对 VS/UWS 和 MCS 患者预后评估的研究发现，与 MCS 患者相比，VS/UWS 患者 EEG 中 δ 波更多、α 波明显减少。脑电监测中 α / δ 比率与 CRS-R 评分密切相关，二者比值越高，提示患者意识水平越高、残余意识功能越好[18]。

我课题组采用温度觉刺激后 EEG-R 及功能磁共振（functional magnetic resonance，fMRI）激活模式以预测 VS 或 MCS 患者的预后。研究纳入 22 例慢性意识障碍患者（1 例失访），采用可量化的温度觉（温水 42℃ ±2℃）刺激方式，在 fMRI 和 EEG 中观察刺激后 EEG-R 的特征。温度觉刺激在患者中诱发出 3 种不同的功能磁共振激活模式：①高度激活（4 例），与健康对照相似，激活部位包括中脑、丘脑、初级和（或）次级躯体感觉皮质激活、前扣带回、岛叶、额叶前部及顶叶下部；②初步激活（6 例），激活部位仅局限于中脑、丘脑、初级和（或）次级躯体感觉皮质；③无激活（11 例）。结果发现，10 例高度 / 初步激活患者中，8 例结局改善；11 例无激活患者中，仅 2 例改善。提示 fMRI 高度 / 初步激活预测结局改善具有 80% 敏感度和 81.8% 特异度。另外，在 11 例温度觉刺激有 EEG-R 患者中，有 9 例结局改善；而 10 例无 EEG-R 患者，仅 1 例结局改善，提示温度觉刺激 EEG-R 预测患者结局改善具有 90% 的灵敏度和 81.8% 的特异度。本研究表明，温度觉刺激作为一种客观、可量化的刺激方式，可利用 fMRI 和 EEG 测量脑对该刺激的反应，从而更可靠地预测患者预后[19]。

既往研究提示[20-26]，痛刺激运动反应、脑损伤类型、EEG-R、睡眠纺锤波及体感诱发电位 N20 是感知功能恢复的独立预测因子，本课题组应用以上参数编制出一个总分为 5 分的预后评估量表——TMSEN 量表（表 18-1），TMSEN 量表评分≥ 3 分，提示预后良好。该量表预测准确性较好，其受试者工作曲线（ROC）下面积为 0.918，敏感度为 87.5%[27]。TMSEN 量表可有效区分感知功能可恢复与不可恢复的患者。

表 18-1 TMSEN 量表

相关因素	类别	分值
脑损伤类型	外伤性	1
	非外伤性	0
运动反应	屈曲反应	1
	伸直反应或缺失	0
EEG-R	存在	1
	缺失	0
睡眠纺锤波	存在	1
	缺失	0
N20	存在	1
	双侧缺失	0
总分		5

二、睡眠 EEG

VS/UWS 或 MCS 患者存在行为学的睡眠-觉醒周期，但有时并非意味着这些患者存在真正的睡眠电生理周期。Landsness 等对 11 例脑损伤患者（5 例 VS，6 例 MCS）进行了 12 h 高密度 EEG 记录（256 电极），发现对于大多数 VS 患者，即便能够观察到行为学的睡眠-觉醒周期，其睁闭眼和肌肉活动时的 EEG 模式无明显差别，提示该类患者缺乏电生理睡眠周期；而 MCS 患者均表现出交替的非快速眼动 / 快速眼动睡眠模式，以及夜间 EEG 慢波活动的稳态下降[28]。

然而，另有研究提示，VS/UWS 或 MCS 患者中均可观察到 REM 期睡眠，二者并不能够依据是否存在 REM 期睡眠来进行区别。Sebastiano 等对 85 例 DoC 患者（其中 54 例 VS/UWS，31 例 MCS）行多导睡眠监测，发现 NREM Ⅱ期睡眠和 NREM Ⅲ期（并非 REM 期睡眠）在 MCS 患者出现的频率更高，并可根据是否存在 NREM Ⅲ期，将患者划分为 VS/UWS 或 MCS[29]。另外，慢波睡眠的持续时间是与 CRS-R 评分显著相关的重要因素；此外，Cologan 等观察到，在 6 个月内有临床改善的患者中，出现典型睡眠纺锤波的患者更多，睡眠纺锤波的数量亦与预后有关[30]。

三、治疗及预后

慢性意识障碍的治疗分为药物治疗和非药物治疗。关于药物治疗，2018 年《美国意识障碍实践指南》推荐应用金刚烷胺来对创伤性脑损伤患者进行促醒治疗[6]。非药物治疗如经颅磁刺激 TMS、经颅直流电刺激（transcranial direct current stimulation，tDCS）、外周神经电刺激、脊髓电刺激（spinal cord stimulation，SCS）、DBS、迷走神经刺激（vagus nerve stimulation，VNS）等，但目前病例较少，效果尚不确切[9]。在同时应用药物及非药物治疗的情况下，意识障碍患者可能会有所恢复。

此外，不同的脑损伤病因，其所造成意识障碍的患者预后差异较大。1994 年，MSTF 总结分析了 603 例成人 VS/UWS 患者的预后并指出，在病后 1 年内，52% 的创伤性脑损伤患者恢复意识，而非创伤性脑损伤患者仅有 15% 恢复意识。该研究发现，创伤性脑损伤患者在病后 12 个月后、非创伤性脑损伤患者在病后 3 个月后罕见意识恢复[31]。

慢性意识障碍患者的存活时间一般为 2 ～ 5 年，其中 VS/UWS 患者意识恢复较困难，MCS 患者有较好恢复潜力[32]。2012 年，Schnakers 等研究了 200 例意识障碍患者，在病后 1 个月，116 例患者诊断为 VS/UWS，84 例患者诊断为 MCS。在病后 1 年内，对于创伤性脑损伤患者，23%（12/52）的 VS/UWS 患者脱离 MCS 并恢复功能性交流和（或）对物品的功能性使用，在 MCS 患者中这一概率为 48%（17/35）；对于非创伤性脑损伤患者，VS/UWS 患者脱离 MCS 并恢复功能性交流和（或）对物品的功能性使用概率为 2%（1/64），而 MCS 患者为 26%（13/49）。总体而言，创伤性脑损伤患者比非创伤性脑损伤患者更易出现意识好转并脱离 MCS，但无论病因如何，MCS 患者比 VS/UWS 患者更易出现意识恢复[33]。

第四节　脑电图监测指导慢性意识障碍预后评估应用实例

病例 1

【简要病史】女性，57 岁，主因服毒及自缢后意识不清 14 天于 2015 年 11 月 19 日入院。患者于 14 天因家庭矛盾自服“右唑速效催眠片”21 片，次日晨清醒后再次服用“O,O- 二甲基 -O-（2,2- 二氯乙烯基）磷酸酯（敌敌畏）”200 ml，后于卫生间自缢，被发现时立即给予心肺复苏术，约 5 min 后心跳恢复，但无自主呼吸，至当地医院给予呼吸机维持呼吸，为进一步诊治收住我院 N-ICU。专科查体：意识 VS/UWS，有自发睁闭眼，双侧瞳孔等大等圆，直径约 3.5 mm，对光反射迟钝，角膜反射存在，痛刺激后无反应。入院诊断为缺血缺氧性脑病，中毒性脑病。

【EEG】发病后第 25 天，意识 VS/UWS，脑电监测过程中可见各导联≤ 20 μV 低电压为主。双侧前额导联可见稍多量眼动干扰伪差。监测期间可见多量≤ 20 μV 快波活动（图 18-3）；给予被动闭眼、人中穴疼痛刺激、双手按压甲床疼痛刺激，并加做温水刺激，同步 EEG 无变化（图 18-4）；未见睡眠纺锤波，未见Ⅲ期睡眠脑波。

【治疗及预后】入院后给予促醒及对症支持治疗，患者意识状态无明显变化。该患者为慢性意识障碍，诱发电位提示双侧 N20 缺失，EEG 示低电压背景脑波、无 EEG-R、不存在睡眠–觉醒周期，无睡眠纺锤波，Synek 分级：Ⅲ C，mVG 分级：1 级，均提示患者预后差。自本院出院后，该患者长期处于 VS/UWS，意识没有改善，发病 1 年后因并发症死亡。

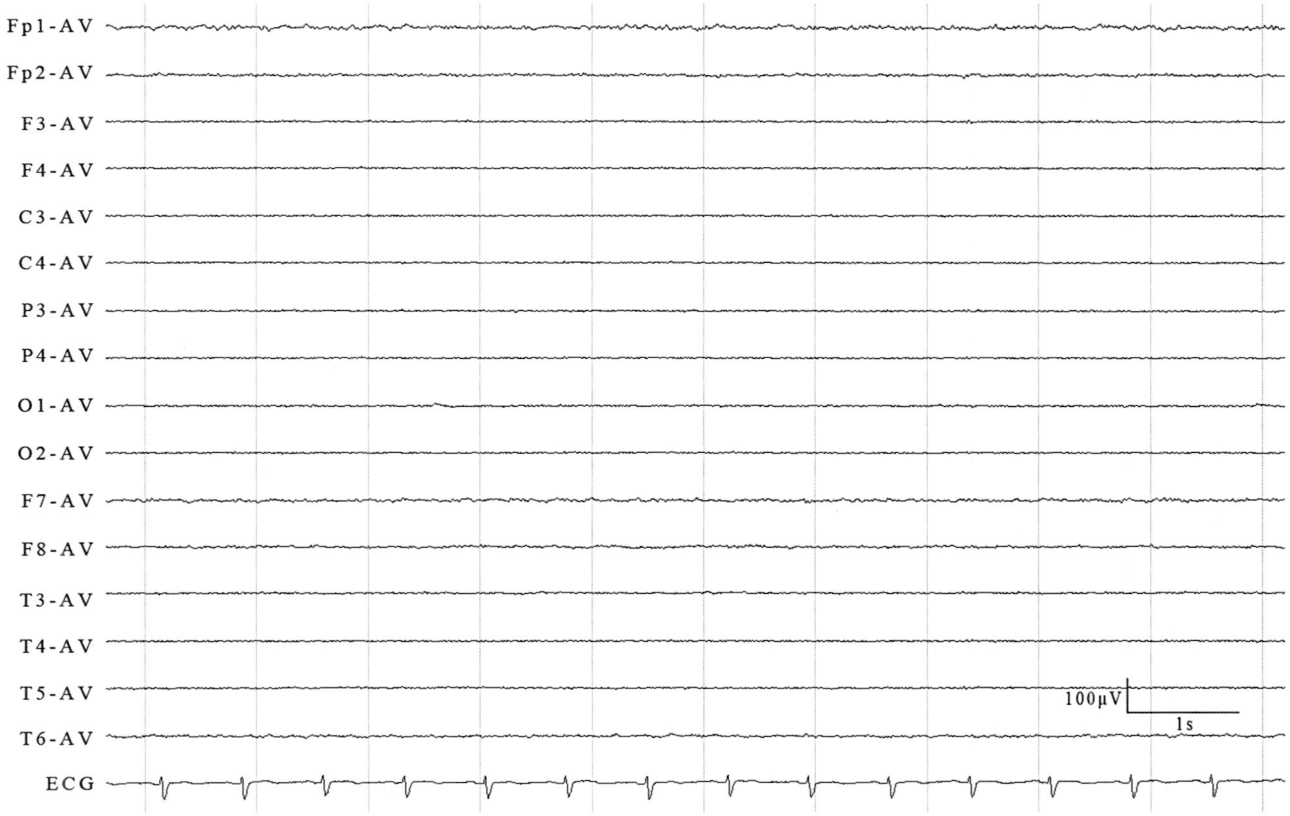

图 18-3　发病后第 25 天，意识 VS/UWS，监测过程中各导联以≤ 20 μV 低电压波为主

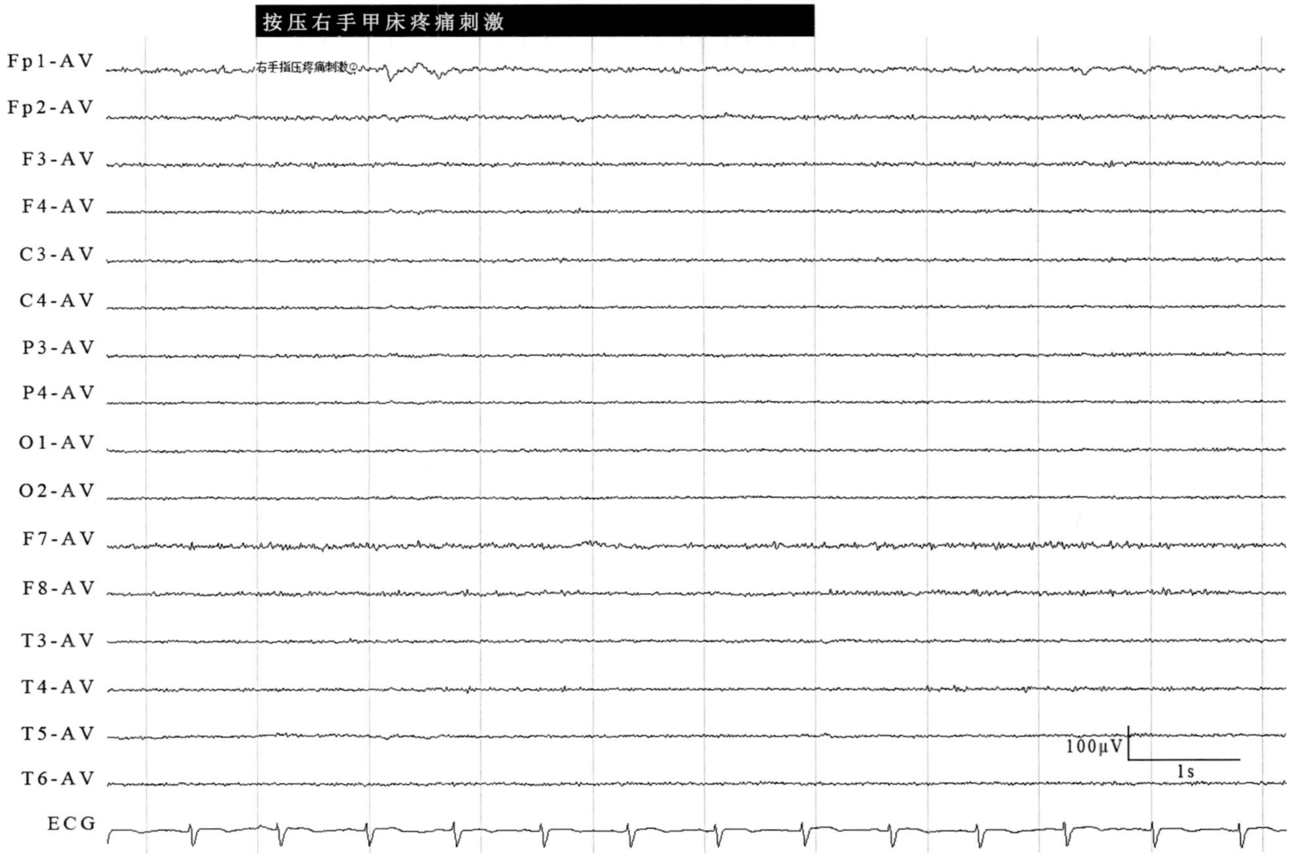

图 18-4　监测过程中给予刺激，脑电无变化，无 EEG-R

病例 2

【简要病史】男性，24 岁，主因外伤致意识不清 17 天于 2019 年 9 月 14 日入院。患者于 17 天前车祸致意识不清，急至当地医院行头颅 CT 提示弥漫性颅脑损伤，蛛网膜下腔出血；腹部超声提示脾破裂，急诊行“脾切除手术”。为求进一步诊治收住我院 N-ICU。专科查体：意识呈 VS/UWS，双侧瞳孔等大等圆，直径约 3 mm，直接、间接对光反射均灵敏。角膜反射存在，疼痛刺激双上肢有屈曲动作，双下肢无活动。行头颅 CT 提示右侧额叶、胼胝体及右侧脑室旁低密度灶，考虑脑挫伤可能；头颅 MRI 提示右侧额叶、胼胝体、右侧大脑脚、桥脑及左侧小脑半球多发异常信号，考虑外伤改变；头颅 MRA 未见明显异常。初步诊断：无反应觉醒综合征 VS/UWS，创伤性脑损伤，脾切除术后。

【EEG】发病后第 32 天，意识呈 VS/UWS，EEG 背景：各导联以 5 ～ 6 Hz 低-中幅 θ 节律为主调，枕导联未见明显 α 波活动（图 18-5）。

监测过程中患者有明确的自发性睁闭眼动作：①给予被动睁眼后，患者有轻微眼动干扰波。②给予呼唤姓名，患者偶见轻微眨眼动作，EEG 波幅较前略增高，频率稍增快，持续约 10 ～ 15 s 后恢复到刺激前背景波活动。并可见双上肢屈曲动作而引起的短时肌电干扰波持续约 1 min（图 18-6）。③给予人中穴疼痛刺激，患者有皱眉样痛苦表情伴双上肢屈曲。EEG 可见短时肌电干扰波，波幅较前略增高持续约 10 s 恢复背景波（图 18-7）。④按压右手甲床疼痛刺激，患者有双上肢屈曲动作，EEG 可见短时波幅增高（约 2 ～ 3 s）后被肌电干扰波所替代（图 18-8）。监测过程中可见 12 ～ 15 Hz 睡眠纺锤波（图 18-9）。

【治疗及预后】该患者为慢性意识障碍，SSEP 提示双侧 N20 存在，EEG 背景虽未见明显 α 频带波，但可见少许快波活动，另外，该患者存在 EEG-R 及睡眠-觉醒周期，有典型睡眠纺锤波，无 NREM Ⅲ期及 REM 期睡眠，Synek 分级：Ⅲ C，mVG 分级：4 级，提示患者预后较好。入院后给予促醒、营养神经、抗感染等治疗。发病后 2 个月，患者意识好转至 MCS +，可遵嘱抬手、点头；发病后 3 个月，患者恢复

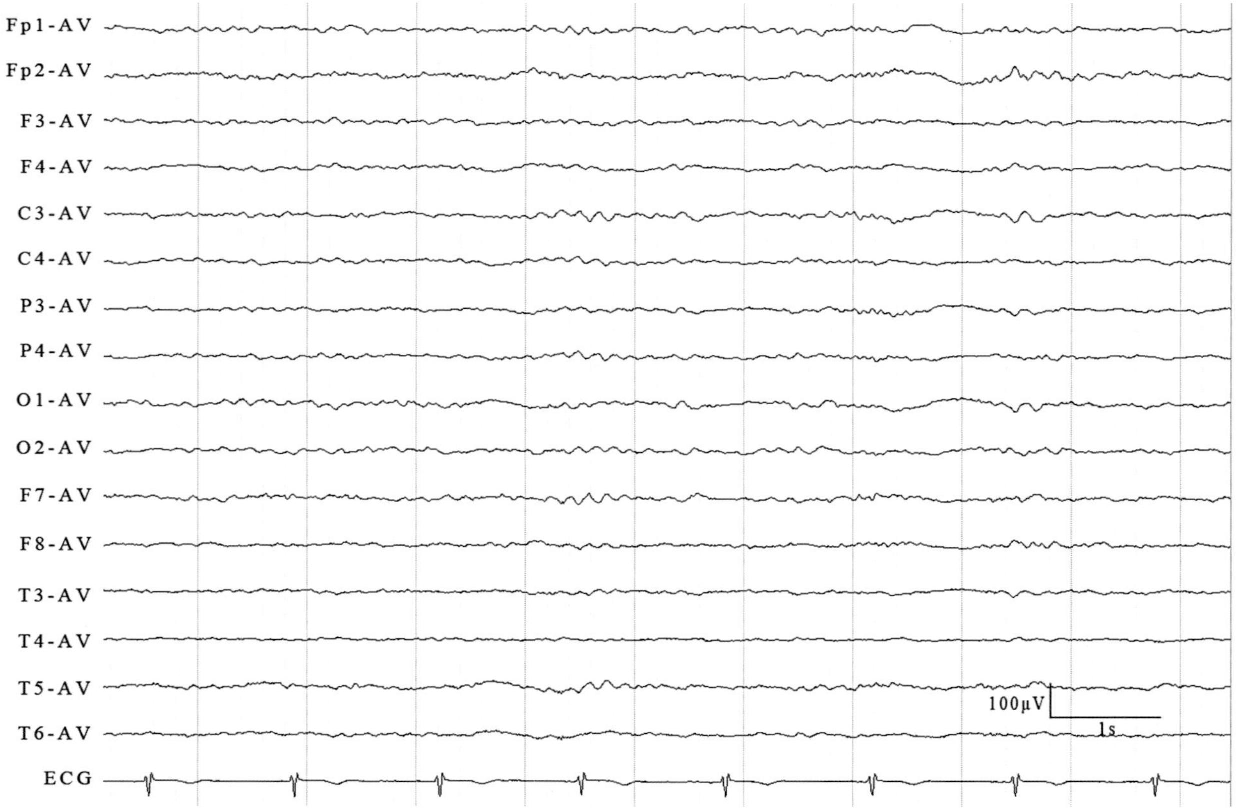

图 18-5　发病后第 32 天，意识呈 VS/UWS，EEG 背景：以 5 ～ 6 Hz 低-中幅 θ 节律为主调，枕导联未见明显 α 波活动

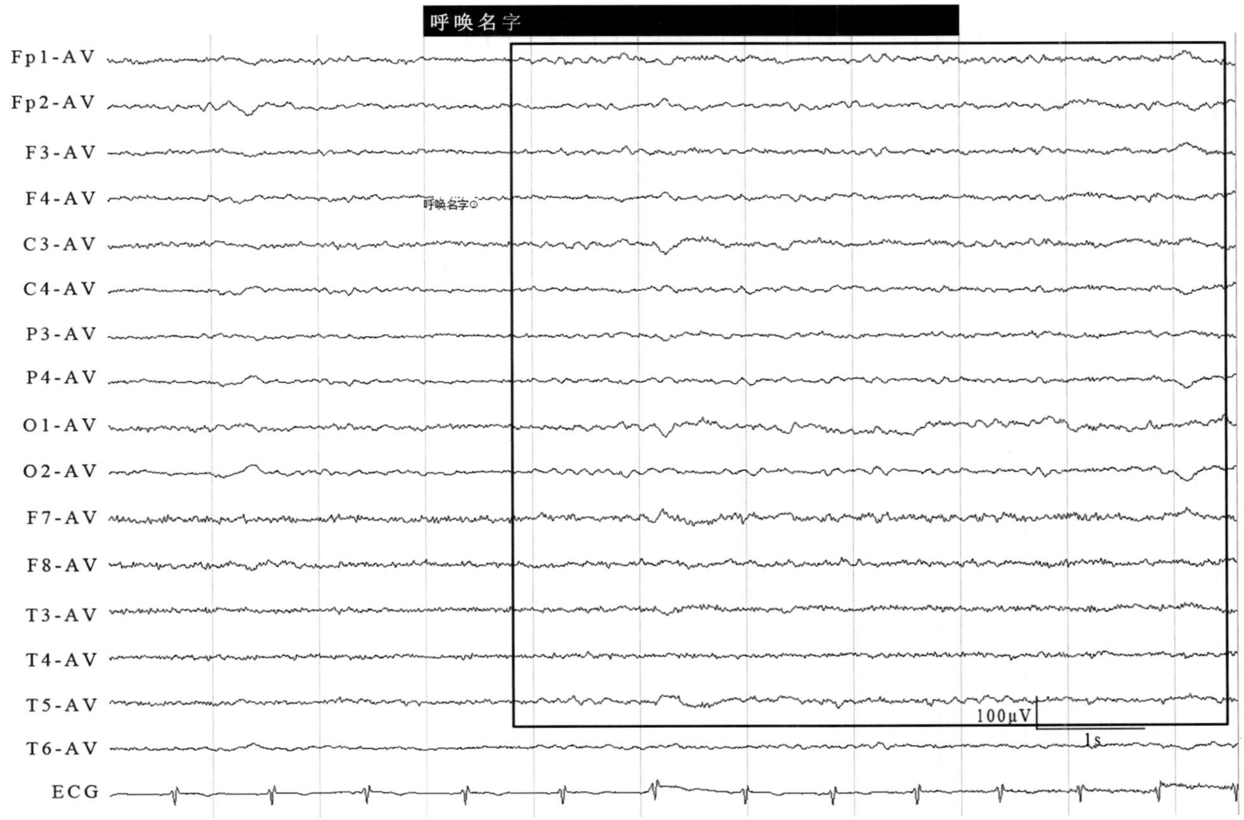

图 18-6 给予呼唤姓名后，EEG 波幅较前有所增高，持续约 10 ～ 15 s 后恢复到刺激前背景波活动，并可见双上肢屈曲动作而引起的短时肌电干扰波持续约 1 min（方框内）

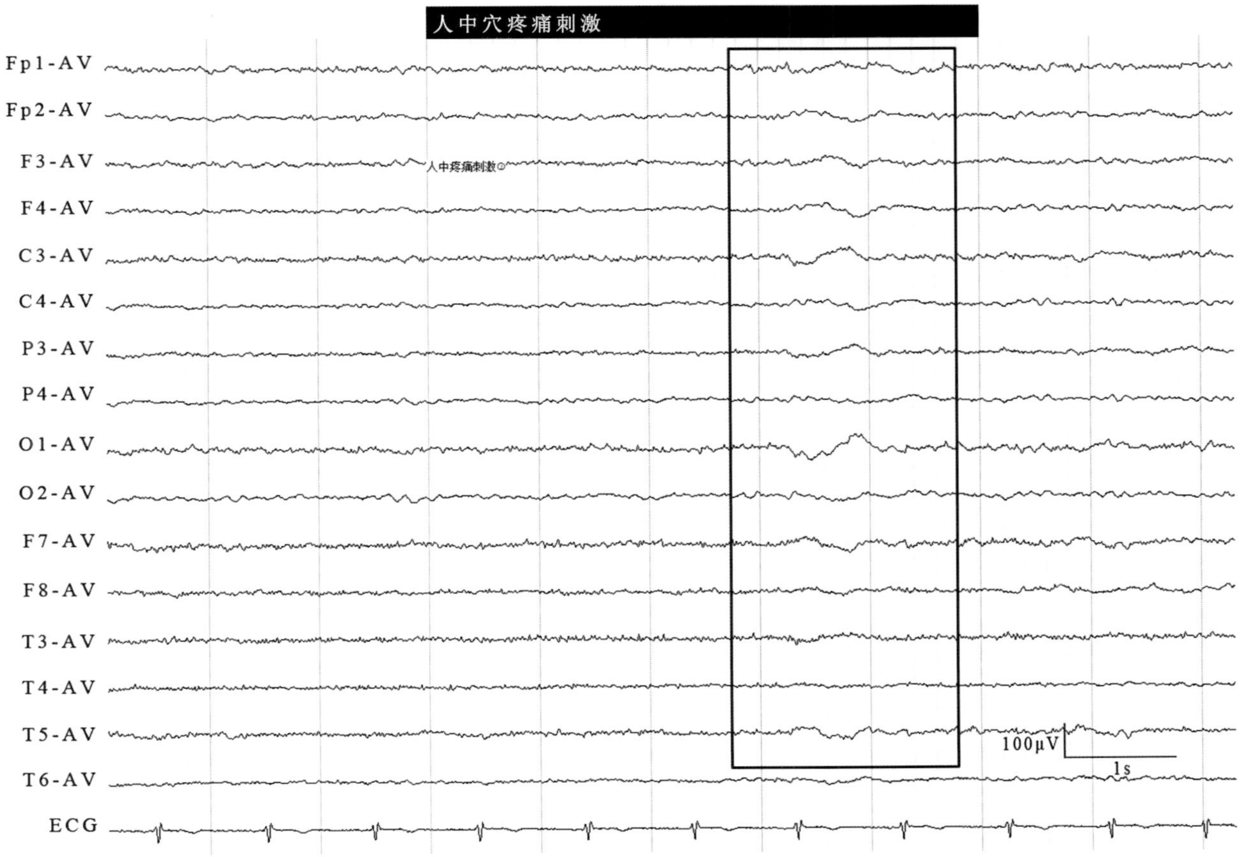

图 18-7 给予人中穴疼痛刺激后，EEG 可见短时肌电干扰波，波幅较前有所增高持续约 10 s 恢复背景波（方框内）

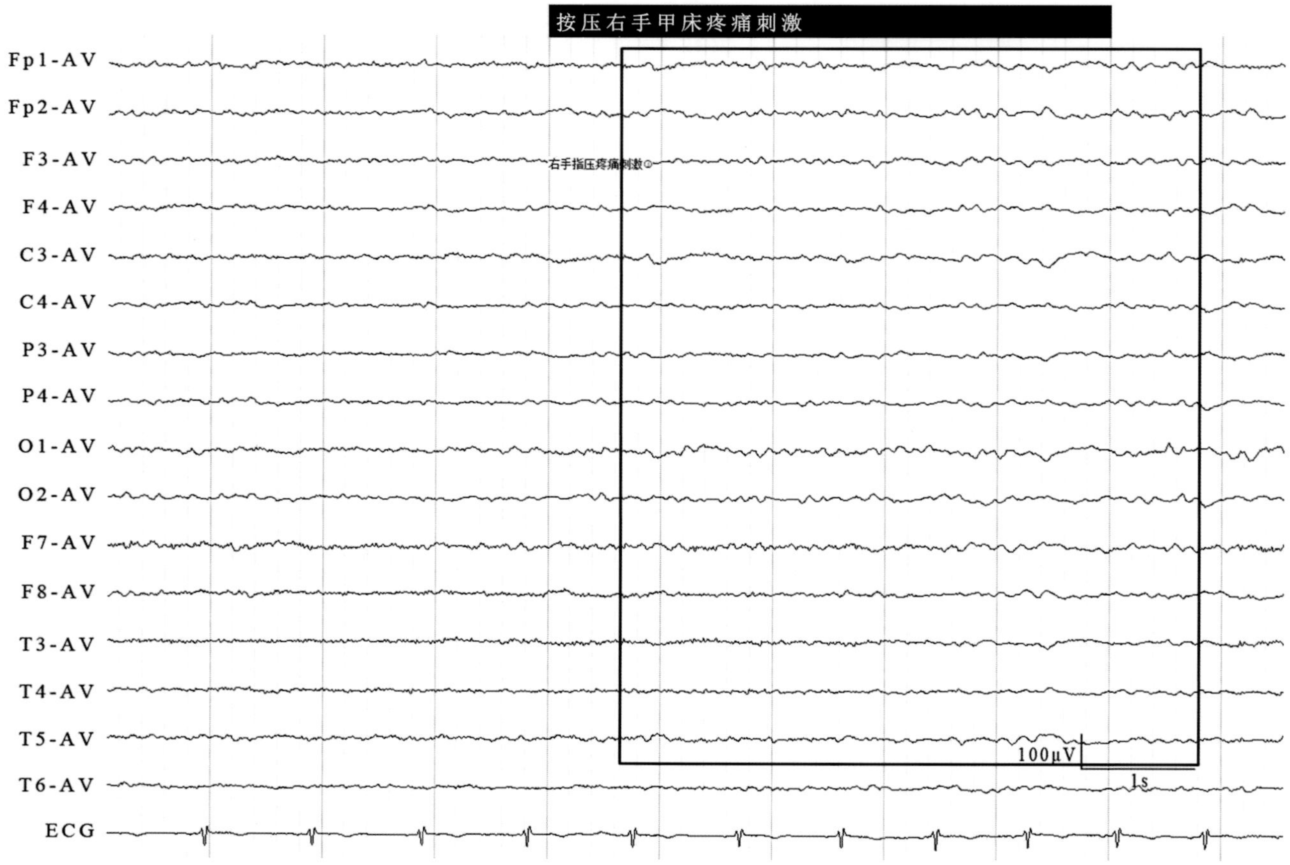

图 18-8 按压右手甲床疼痛刺激后，EEG 可见短时波幅增高（约 2 ～ 3 s）（方框内）

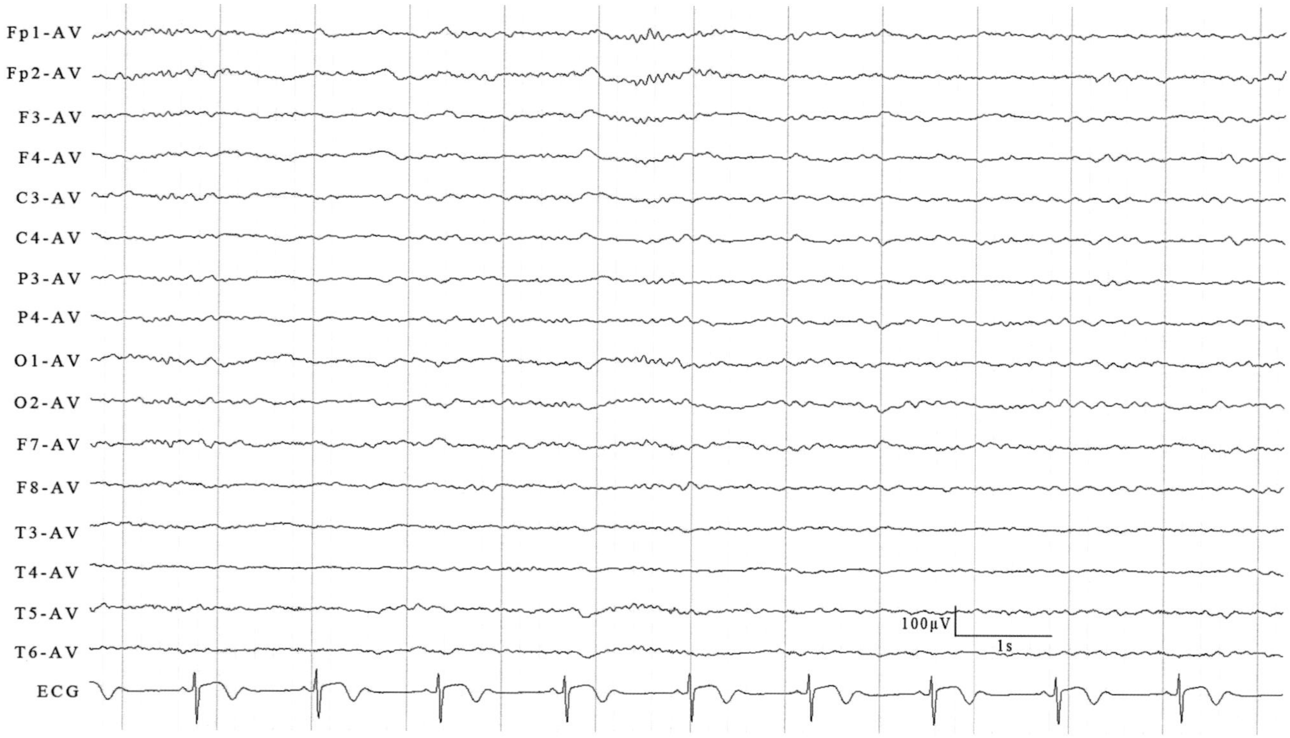

图 18-9 监测过程中可见 12 ～ 15 Hz 睡眠纺锤波

意识清楚，现遗留记忆力差，行走偶有不稳，平素与人交流正常，生活能够自理，mRS 评分：2 分。

病例 3

【简要病史】男性，67 岁，主因颅脑外伤术后意识不清 20 天于 2019 年 12 月 5 日入院。患者于 20 天前不慎自 3 m 高处跌落，伤后即刻意识清楚、四肢活动可，自觉恶心欲吐，急查头颅 CT：右侧额颞部硬膜下出血，双侧额、顶叶及左侧颞叶脑挫裂伤，左侧额颞部硬膜下少量出血，蛛网膜下腔少量出血。后逐渐出现嗜睡，当日复查头颅 CT：右侧额颞部硬膜下出血增多，急行去骨瓣手术。术后患者未见自发睁眼，可见四肢自发动作。术后 5 ～ 6 天出现左侧肢体动作减少，术后 8 天，有自发睁眼动作，后为求进一步诊治转来我院。入院查体：意识呈 MCS，CRS-R 8 分。双瞳孔不等大，左侧直径 3.5 mm，右侧直径 3 mm，对光反射均灵敏，双侧角膜反射存在，压眶后左侧鼻唇沟变浅，右侧肢体有自发动作，疼痛刺激四肢均有屈曲反应。

【EEG】发病后第 23 天，意识呈 MCS，监测过程中枕区以 6 ～ 7 Hz 低-中幅 θ 节律为主，可见少量 7.5 ～ 8 Hz α 波活动，右侧颞区可见少量 δ 波活动（图 18-10）。

患者存在自发性睁闭眼：①给予被动闭眼，EEG 可见前额、额导联 θ 波波幅较前略增高（图 18-11）；②给予人中穴疼痛刺激，同步 EEG 未见明显改变（图 18-12）；③给予按压左手甲床疼痛刺激，同步 EEG 可见各导联 θ 波较前明显增多，波幅较前增高（图 18-13）。

监测过程中，左侧各导联可见 11 ～ 13 Hz 睡眠纺锤波，右侧各导联未见明显睡眠纺锤波，未见 REM 期及睡眠Ⅲ期脑波（图 18-14）。

【治疗及预后】初步诊断：颅脑外伤术后，MCS。入院后给予促醒、营养神经、抗感染及对症治疗。该患者为慢性意识障碍，诱发电位提示双侧 N20 存在，EEG 背景可见以 θ 节律为主调，但可见少量 α

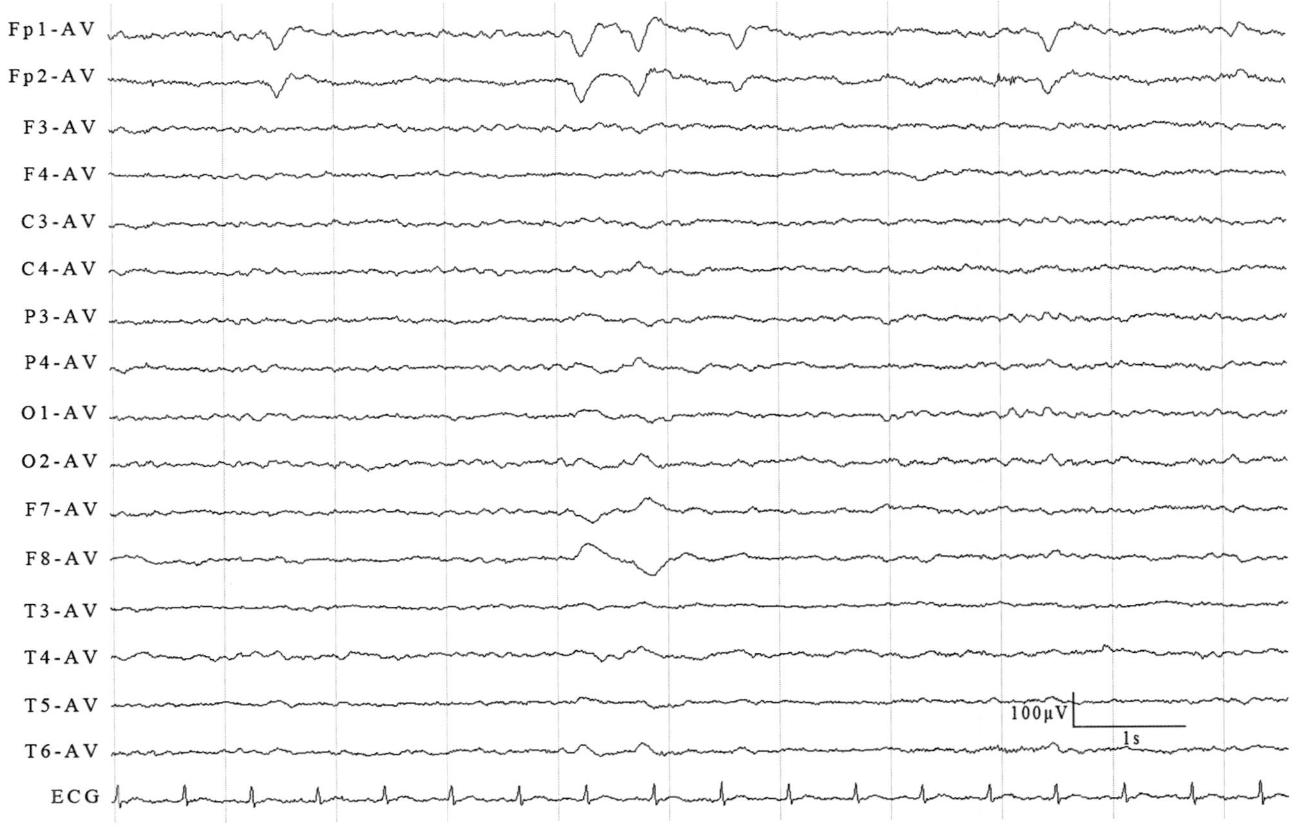

图 18-10 发病后第 23 天，意识呈 MCS，枕区以 6 ～ 7 Hz 低-中波幅 θ 节律为主，可见少量 7.5 ～ 8 Hz α 波活动，右侧颞区可见少量 δ 波活动

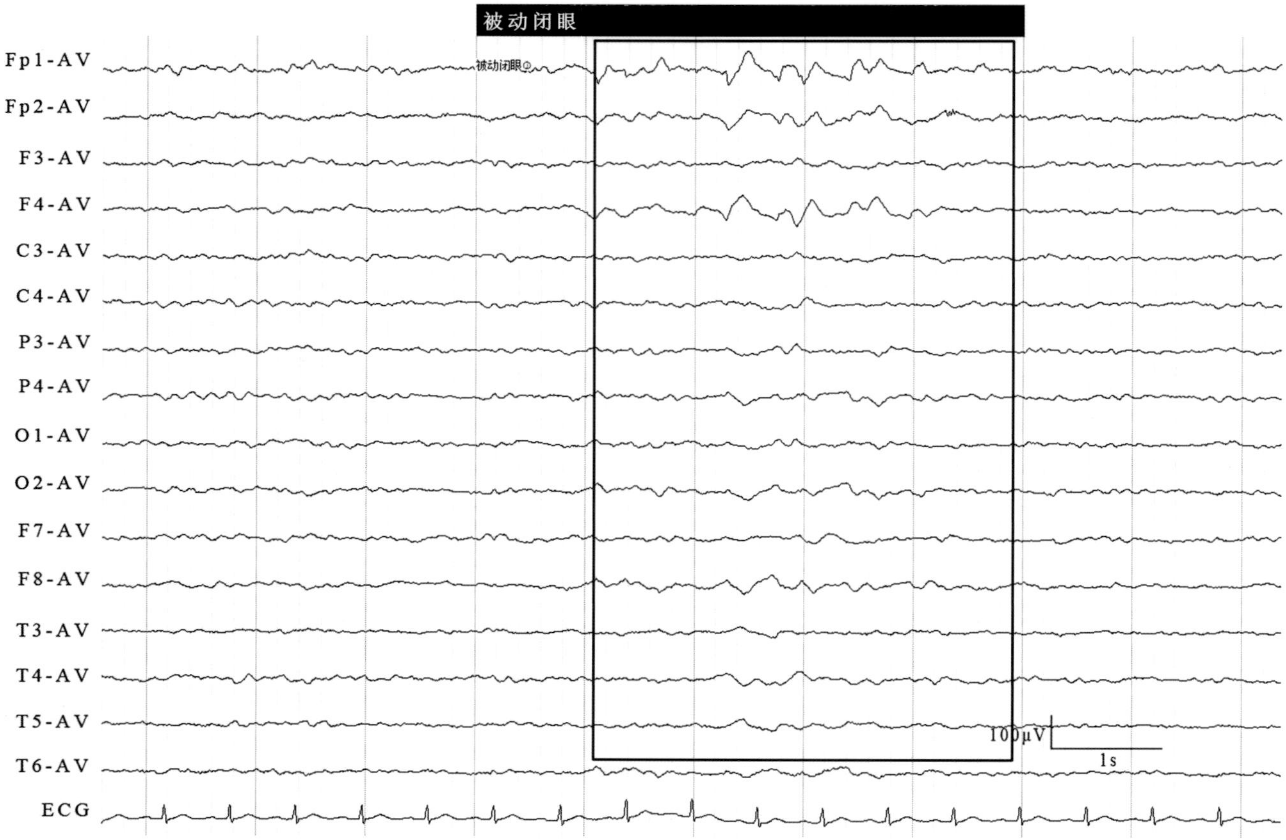

图 18-11 给予被动闭眼后可见前额、额导联 θ 波波幅较前增高（方框内）

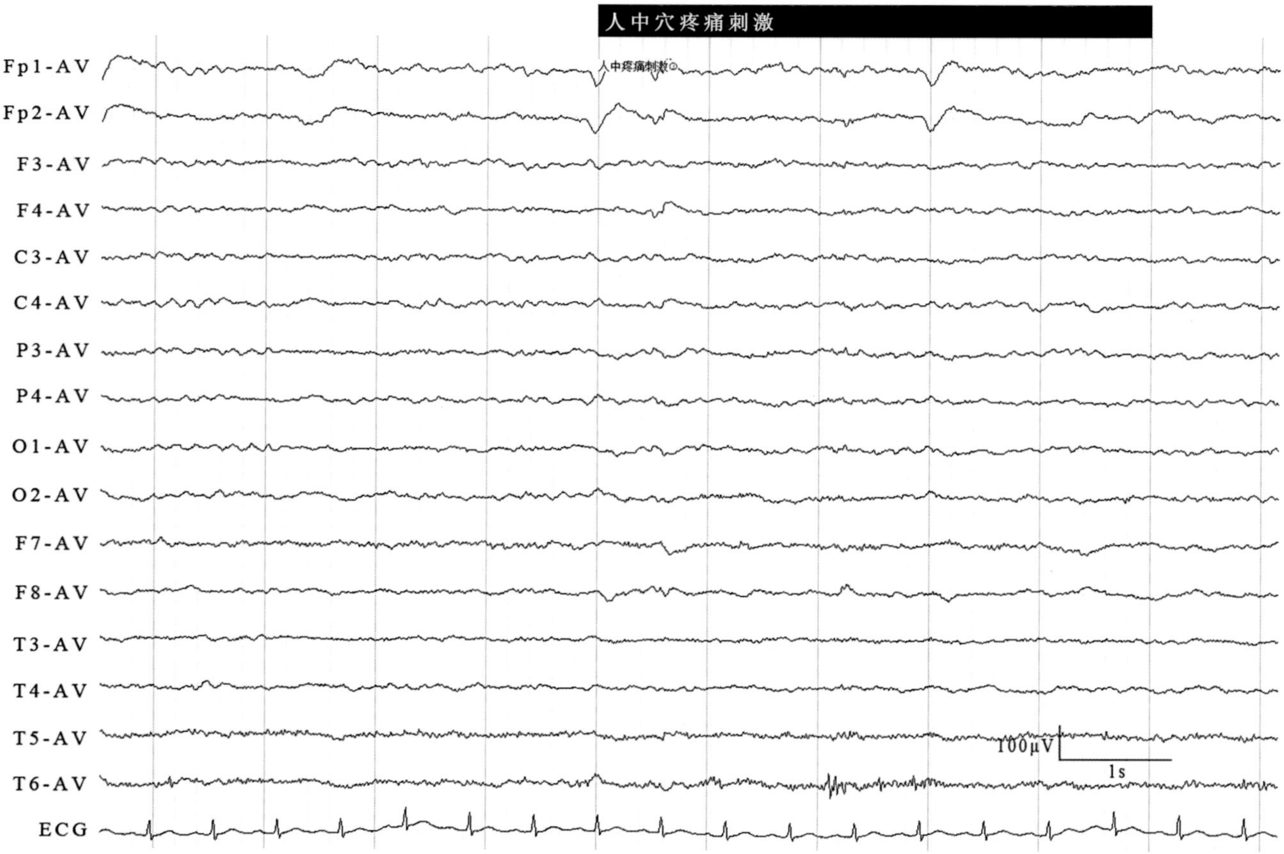

图 18-12 给予人中穴疼痛刺激，同步 EEG 未见明显改变

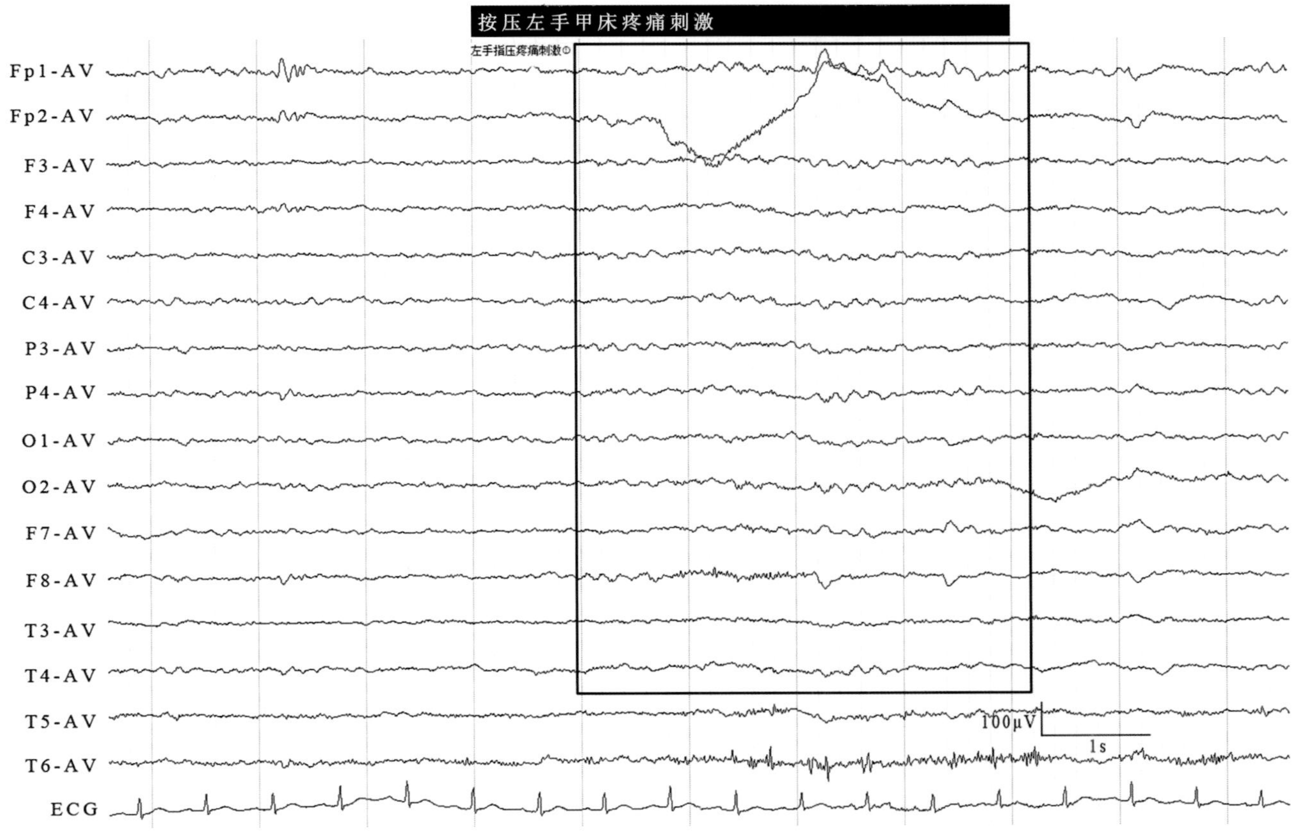

图 18-13　给予按压左侧甲床疼痛刺激，同步 EEG 可见各导联 θ 波较前明显增多，波幅较前增高（方框内）

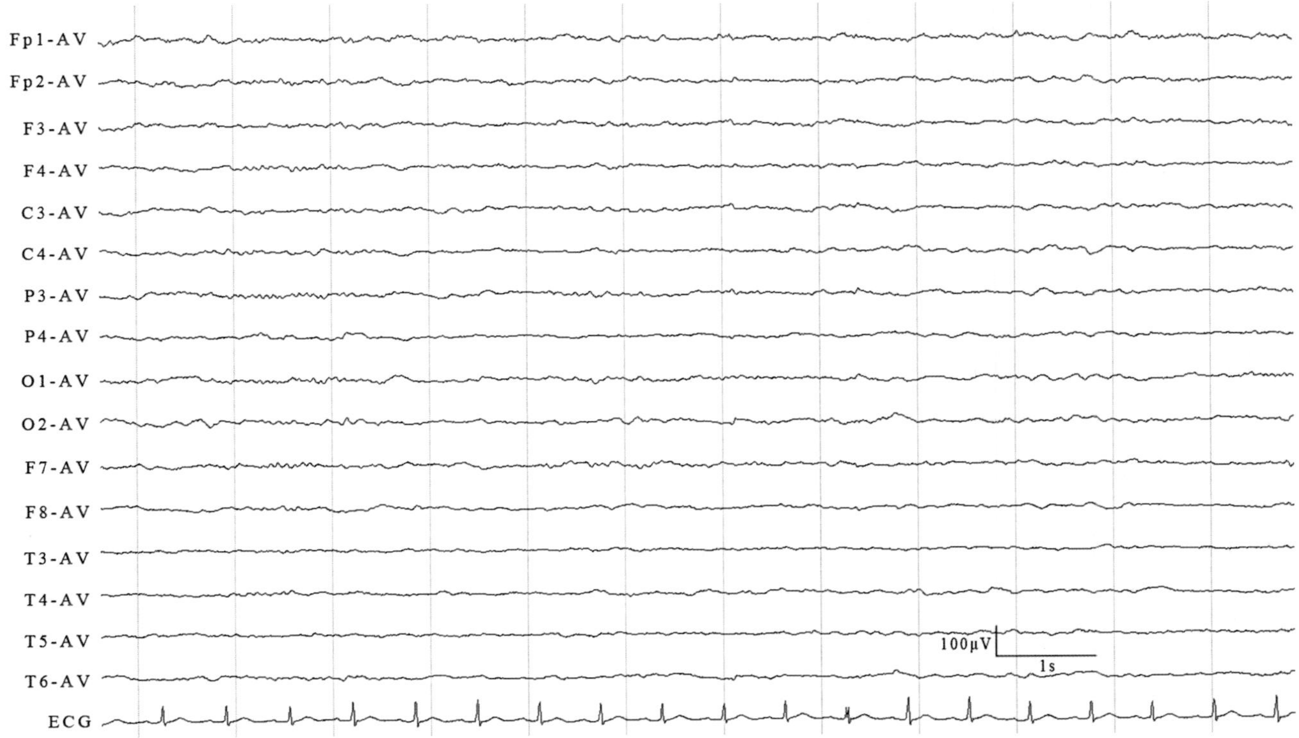

图 18-14　左侧各导联可见 11 ～ 12 Hz 睡眠纺锤波

波活动，存在 EEG-R、睡眠-觉醒周期，有典型睡眠纺锤波，Synek 分级：Ⅱ A，mVG 分级：4 级，提示患者预后良好。发病后 20 天（即入院当天），患者肢体有自主动作，无眼球遵嘱活动、视觉追踪，CRS-R 评分：8 分；此后患者意识逐渐好转，发病后 35 天，出现视觉追踪、间断有遵嘱活动，CRS-R 评分：17 分；发病后 2 个月，患者意识恢复至清楚；发病 7 个月后随访，患者意识清楚，对答部分切题，右手可持物，家人搀扶下可行走，mRS 评分：4 分。

【小结】慢性意识障碍（UWS、MCS）患者的预后判别宜采用多模态评估模式，其中，长程 EEG、EEG-R 以及睡眠 EEG 等参数的组合，能够对慢性意识障碍的预后判别发挥重要作用。

参考文献

[1] Jennett B，Plum F. Persistent vegetative state after brain damage. A syndrome in search of a name. Lancet，1972，1（7753）：734-737.

[2] Multi-Society Task Force on PVS. Medical aspects of the persistent vegetative state（1）. N Engl J Med，1994，330（21）：1499-1508.

[3] Andrews K. International Working Party on the Management of the Vegetative State：summary report. Brain Inj，1996，10（11）：797-806.

[4] Giacino JT，Zasler ND，Katz DI，et al. Development of Practice Guidelines for Assessment and Management of the Vegetative and Minimally Conscious States. Critical Care Nursing Quarterly，1997，12（4）：79-89.

[5] Laureys S，Celesia GG，Cohadon F，et al. European Task Force on Disorders of Consciousness. Unresponsive wakefulness syndrome：a new name for the vegetative state or apallic syndrome. BMC Med，2010，8：68.

[6] Giacino JT，Katz DI，Schiff ND，et al. Practice guideline update recommendations summary：Disorders of consciousness：Report of the Guideline Development，Dissemination，and Implementation Subcommittee of the American Academy of Neurology；the American Congress of Rehabilitation Medicine；and the National Institute on Disability，Independent Living，and Rehabilitation Research. Neurology，2018，91（10）：450-460.

[7] Kondziella D，Bender A，Diserens K，et al. EAN Panel on Coma，Disorders of Consciousness. European Academy of Neurology guideline on the diagnosis of coma and other disorders of consciousness. Eur J Neurol，2020，27（5）：741-756.

[8] Owen AM. Improving diagnosis and prognosis in disorders of consciousness. Brain，2020，143（4）：1050-1053.

[9] 中国医师协会神经修复专业委员会意识障碍与促醒学组. 慢性意识障碍诊断与治疗中国专家共识. 中华神经医学杂志，2020，19（10）：977-982.

[10] Laureys S，Owen AM，Schiff ND. Brain function in coma，vegetative state，and related disorders. Lancet Neurol，2004，3（9）：537-546.

[11] 中华医学会急诊医学学会.《制定我国持续性植物状态诊断标准专家讨论会》会议纪要. 中华急诊医学杂志，1996，5：95.

[12] Giacino JT，Ashwal S，Childs N，et al. The minimally conscious state：definition and diagnostic criteria. Neurology，2002，58（3）：349-353.

[13] Bruno MA，Majerus S，Boly M，et al. Functional neuroanatomy underlying the clinical subcategorization of minimally conscious state patients. J Neurol，2012，259（6）：1087-1098.

[14] Bruno MA，Vanhaudenhuyse A，Thibaut A，et al. From unresponsive wakefulness to minimally conscious PLUS and functional locked-in syndromes：recent advances in our understanding of disorders of consciousness. J Neurol，2011，258（7）：1373-1384.

[15] Cruse D，Chennu S，Chatelle C，et al. Bedside detection of awareness in the vegetative state：a cohort study. Lancet，2011，378（9809）：2088-2094.

[16] Goldfine AM，Bardin JC，Noirhomme Q，et al. Reanalysis of "Bedside detection of awareness in the vegetative state：a cohort study". Lancet，2013，381（9863）：289-291.

[17] Rosanova M，Gosseries O，Casarotto S，et al. Recovery of cortical effective connectivity and recovery of consciousness in vegetative patients. Brain，2012，135（Pt 4）：1308-1320.

[18] Lehembre R，Marie-Aurélie B，Vanhaudenhuyse A，et al. Resting-state EEG study of comatose patients：a connectivity and frequency analysis to find differences between vegetative and minimally conscious states. Funct Neurol，2012，27（1）：41-47.

[19] Li L，Kang XG，Qi S，et al. Brain response to thermal stimulation predicts outcome of patients with chronic disorders of consciousness. Clin Neurophysiol，2015，126（8）：1539-1547.
[20] Urakami Y. Relationship between，sleep spindles and clinical recovery in patients with traumatic brain injury：a simultaneous EEG and MEG study. Clin EEG Neurosci，2012，43（1）：39-47.
[21] Lee YC，Phan TG，Jolley DJ，et al. Accuracy of clinical signs，SEP，and EEG in predicting outcome of hypoxic coma：a meta-analysis. Neurology，2010，74（7）：572-580.
[22] Thenayan EA，Savard M，Sharpe MD，et al. Electroencephalogram for prognosis after cardiac arrest. J Crit Care，2010，25（2）：300-304.
[23] Hulihan JF Jr，Syna DR. Electroencephalographic sleep patterns in post-anoxic stupor and coma. Neurology，1994，44（4）：758-760.
[24] Leithner C，Ploner CJ，Hasper D，et al. Does hypothermia influence the predictive value of bilateral absent N20 after cardiac arrest？ Neurology，2010，74（12）：965-969.
[25] Chen R，Bolton CF，Young B. Prediction of outcome in patients with anoxic coma：a clinical and electrophysiologic study. Crit Care Med，1996，24（4）：672-678.
[26] Amantini A，Grippo A，Fossi S，et al. Prediction of ‘awakening’ and outcome in prolonged acute coma from severe traumatic brain injury：evidence for validity of short latency SEPs. Clin Neurophysiol，2005，116（1）：229-233.
[27] Kang XG，Li L，Wei D，et al. Development of a simple score to predict outcome for unresponsive wakefulness syndrome. Crit Care，2014，18（1）：R37.
[28] Landsness E，Bruno MA，Noirhomme Q，et al. Electrophysiological correlates of behavioural changes in vigilance in vegetative state and minimally conscious state. Brain，2011，134（Pt 8）：2222-2232.
[29] Rossi Sebastiano D，Visani E，Panzica F，et al. Sleep patterns associated with the severity of impairment in a large cohort of patients with chronic disorders of consciousness. Clin Neurophysiol，2018，129（3）：687-693.
[30] Cologan V，Drouot X，Parapatics S，et al. Sleep in the unresponsive wakefulness syndrome and minimally conscious state. J Neurotrauma，2013，30（5）：339-346.
[31] Multi-Society Task Force on PVS. Medical aspects of the persistent vegetative state（2）. N Engl J Med，1994，330（22）：1572-1579.
[32] Song M，Yang Y，Yang Z，et al. Prognostic models for prolonged disorders of consciousness：an integrative review. Cell Mol Life Sci，2020，77（20）：3945-3961.
[33] Schnakers C，Majerus S. Coma and Disorders of Consciousness [M]. London：Springer，2012.

（张晶晶　康晓刚　江　文）

索引

K

L

M

N

P

Q

R

S

T

U

V

W

X

Y

Z